MANUEL

DE

Matière Médicale,

OU

DESCRIPTION ABRÉGÉE DES MÉDICAMENTS,

AVEC

L'INDICATION DES CARACTÈRES BOTANIQUES DES PLANTES MÉDICINALES, ET CELLE DES PRINCIPALES PRÉPARATIONS OFFICINALES DES PHARMACOPÉES DE PARIS, DE LONDRES, D'ÉDIMBOURG, DE BERLIN, DE VIENNE, DE SAINT-PÉTERSBOURG, ETC., ETC., ETC.;

DES CONSIDÉRATIONS SUR L'ART DE FORMULER, ET QUATRE TABLEAUX SYNOPTIQUES.

Par H. **MILNE EDWARDS** et P. **VAVASSEUR**, DD. MM.

SECONDE ÉDITION,

Entièrement refondue et considérablement augmentée.

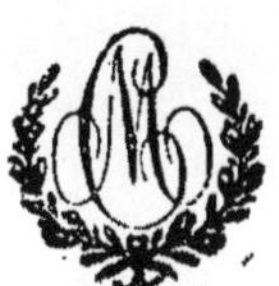

Paris,

COMPÈRE JEUNE, LIBRAIRE,

RUE DE L'ÉCOLE DE MÉDECINE, N° 8.

—

1828.

MANUEL

DE

MATIÈRE MÉDICALE.

IMPRIMERIE D'HIPPOLYTE TILLIARD,
rue de la Harpe, n°. 78.

EXTRAIT

DU

CATALOGUE DES LIVRES DE FONDS

DE COMPÈRE JEUNE, LIBRAIRE,

A Paris, rue de l'École-de-Médecine, n° 8.

SOUSCRIPTION.

MORGAGNI. De sedibus et causis morborum, per ana-
tomen indagatis, 8 très forts volumes in-8°, imprimés en caractères neufs dits cicéro, de la fon-
derie de Firmin Didot, sur papier fin satiné ;
neuvième édition, revue, corrigée et augmentée
de notes, par MM. Chaussier et Adelon, profes-
seurs à l'Ecole de médecine de Paris.

Conditions de la souscription.

L'ouvrage est composé de huit très forts volumes in-8°, papier fin
satiné ; il sera donné aux souscripteurs de mois en mois, au prix de
5 fr. 5o c. par livraison d'un volume et sans interruption, attendu que
l'impression en est terminée ; il pourra être livré complet, pour 44 fr.,
aux personnes qui voudraient l'acquérir dès à présent.

On s'inscrit, sans rien payer d'avance, à Paris, chez Compère jeune,
libraire, rue de l'Ecole de Médecine, n° 8, au coin de la rue Hautc-
feuille, où le Prospectus se distribue gratis.

MANUEL COMPLET POUR LE BACCALAURÉAT ÈS-SCIEN-
CES, comprenant l'Arithmétique, les quatre premiers livres de la Géométrie, la Physique, la
Chimie et la Botanique ; d'après les meilleurs auteurs ; 1 très fort volume in-18, orné de 6 planches et de 5 tables synoptiques, par MM. Alfred
Babin et E.-Fr. Lenoir. Prix, broché, pour Paris,   5 fr. 75 c.

Questions dépendantes du Manuel pour le baccalauréat ès-sciences, sur l'Arithmétique, la Géométrie, la Physique, la Chimie et la Botanique,
à l'usage des aspirants au grade de bachelier ès-
sciences; par MM. Alfred Babin et E.-F. Lenoir;
1 petit volume in-18. Prix, broché, 1 fr. 50 c.

Nouveau Manuel de Botanique, ou Principes élémentaires de physique végétale, à l'usage des
personnes qui suivent les cours de botanique du
Jardin du Roi, des facultés des sciences et de
médecine : ouvrage contenant l'Organographie,
la Physiologie, la Taxonomie, et la description
des cent quatre-vingt-treize familles naturelles
connues; un très fort volume in-18, orné de 12
planches et de 12 tables synoptiques; par MM. *J.
Girardin* et *Jules Juillet*, Pharmaciens internes des
hospices civils de Paris. Prix, br.   5 f. 60 c.

Cet ouvrage est partagé en trois livres : le premier traite de l'*organographie*, c'est-à dire des caractères des organes; le second comprend la
physiologie, ou l'étude des fonctions que ces organes remplissent pendant la vie. Cette partie, une des plus intéressantes de la botanique,
a été traitée avec tous les soins qu'elle mérite, et d'une matière plus
complète que dans les divers Traités qui ont paru depuis une quinzaine
d'années.

Le troisième livre, consacré à la *taxonomie*, renferme l'exposé complet
de toutes les classifications suivies dans les diverses Facultés de Paris,
ou proposées par des botanistes contemporains: telles sont celles de
MM. Guyard, C. Richard, Loiseleur-Deslongchamps et Marquis, De-
candole, etc. Ce livre est terminé par la description des 193 familles
naturelles; adoptées par la presque universalité des botanistes, et disposées dans l'ordre suivi au Jardin du Roi.

Enfin ce Manuel est enrichi de douze tables synoptiques, et de douze
planches destinées à l'intelligence des sujets qui y sont représentés.

Manuel de Matière médicale, ou Description
abrégée des médicaments, avec l'indication des
caractères botaniques des plantes médicinales et
celles des principales préparations officinales des
Pharmacopées de Paris, de Londres, d'Édimbourg, etc., etc., des Considérations sur l'art de formuler, et des tables synoptiques; par MM. *H.-M.
Edwards* et *Vavasseur*; 2e édition, revue avec

soin, et mise au niveau de la science, 1 fort vol.
in-18. Prix, br., pour Paris, 6 fr.

MANUEL DE PHARMACIE, THÉORIQUE ET PRATIQUE,
par *E. Soubeiran*, Pharmacien en chef de l'hôpital de la Pitié, membre adjoint de l'Académie
royale de médecine, membre de la Société de
pharmacie de Paris, l'un des rédacteurs du Journal de Pharmacie et des Sciences accessoires, etc.
1 fort volume in-18, imprimé avec soin sur beau
papier; orné de deux planches et d'une table
synoptique. Prix, br., pour Paris, 5 fr 50 c.

MANUEL DE PHYSIQUE ET DE MÉTÉOROLOGIE, par
MM. Ajasson et Fouché; 1 très fort volume
in-18, orné de planches; sous presse, pour paraître très incessamment.

MANUEL DE CHIMIE ET DE MANIPULATIONS CHIMI-
QUES; par MM. Ajasson et Fouché, 1 très fort
volume in-18, orné de planches. Sous presse,
pour paraître très incessamment.

MANUEL D'ANATOMIE CHIRURGICALE, ou Description
du corps humain, divisé en régions, avec des
considérations sur l'influence que la structure, la
forme et les rapports de nos organes exercent sur
la fréquence, les symptômes et le mode de traitement des principales maladies chirurgicales; 1 très
fort volume in-18, de plus de 600 pages, imprimé avec soin sur carré de vélin. Prix, broché,
pour Paris, 5 fr. 60 c.

MANUEL MÉDICO-LÉGAL DES POISONS, précédé de
considérations sur l'empoisonnement, des moyens
de le constater, du résultat d'expériences faites
sur l'acétate de morphine et les autres alcalis végétaux; suivi d'une Méthode de traiter les morsures des animaux enragés et de la vipère; d'un
Précis sur la pustule maligne; des secours à donner aux personnes empoisonnées, noyées ou as-

phyxiées, etc. ; rédigé sous les yeux de M. le professeur Chaussier, par E. de Montmahou, docteur en médecine, membre de plusieurs sociétés savantes; orné de 20 planches coloriées. Prix, broché, pour Paris, 65 fr. 50 c.

Nous avons, sur les poisons, de savants et volumineux traités ; mais il manquait à la science un livre qui, sous la forme d'un résumé succinct, offrît à la fois les moyens de reconnaître aisément chaque substance vénéneuse, d'en distinguer les effets, d'en constater la présence et d'en combattre les funestes suites. Cette lacune se trouve remplie par le *Manuel Médico-légal des Poisons*, que vient de publier M. le docteur DE MONTMAHOU, déjà connu par de judicieuses observations sur une accusation d'empoisonnement par l'acétate de morphine. Cet ouvrage est du petit nombre de ceux où une ample instruction se trouve renfermée dans peu de mots. Les différents poisons minéraux, végétaux, animaux ; leurs propriétés les accidents qu'ils provoquent, les remèdes qu'ils exigent, sont décrits avec méthode, clarté et précision. La rage, la morsure de la vipère, la pustule maligne, les asphyxies, ainsi que la manière de faire les ouvertures des cadavres, et les rapports en justice, ont trouvé place dans cet ouvrage. L'auteur écrit avec pureté, et son style ne manque pas du genre d'élégance qui convient à de pareilles matières. Vingt planches, coloriées avec soin, ajoutent à l'utilité de son livre ; nous en aurions pu faire l'éloge d'un seul mot, en disant qu'il a été rédigé sous les yeux du savant professeur CHAUSSIER, dont M. DE MONTMAHOU s'honore d'avoir été l'élève.

Sous presse pour paraître incessamment.

PHYSIOLOGIE DE L'HOMME, 4 volumes in-8º, 2ᵉ édition, revue, corrigée et mise au niveau des connaissances actuelles, par N.-P. ADELON, professeur à la Faculté de médecine de Paris, membre de l'Académie royale de médecine, etc.

MANUEL D'ANATOMIE COMPARÉE, précédé d'un Exposé des meilleures méthodes à suivre pour la dissection, par MM. Laurencet et Meyranx; 2 très forts volumes in-8º, imprimés sur carré fin, accompagnés d'un très bel atlas exécuté avec le plus grand soin sur les dessins faits d'après nature, par M. A. Chazal.

Imprimerie d'HIPPOLYTE TILLIARD, rue de la Harpe, nº 78.

PRÉFACE.

Le désir d'être utile aux élèves qui se disposent à subir leur examen de matière médicale, et aux jeunes praticiens qui débutent dans la carrière, nous a fait entreprendre cet ouvrage. Notre but était de leur offrir un résumé aussi complet que possible de nos connaissances actuelles sur cette branche si importante de l'art de guérir, en rassemblant dans un petit espace tout ce qu'il est essentiel de connaître sur ce sujet. La faveur avec laquelle on a accueilli, malgré ses défauts, la première édition de notre Manuel, en nous permettant de croire que nous avions atteint le but que nous nous étions proposé, nous a imposé l'obligation de faire tous nos efforts pour rendre la seconde moins imparfaite. Ainsi, sans toutefois nous écarter du plan que nous avions adopté, nous avons complétement refait notre travail, pour lui donner plus d'ensemble, plus de suite et surtout pour le rendre plus complet; nous avons réparé plusieurs omissions; nous avons fait aussi plusieurs suppressions, portant, il est vrai, sur des objets peu importants; mais ce à quoi nous nous sommes principalement attachés, c'est à bien décrire les substances médicamenteuses, à exposer aussi clairement et aussi succinctement que possible, les principaux caractères physiques et chimiques qui les distinguent, et enfin à donner, de leur manière d'agir sur l'écono-

A

mie en général, et de leurs usages thérapeutiques, une idée aussi exacte que le permet l'état actuel de la science.

Comme nous l'avons fait dans l'édition précédente, nous avons joint à la description des propriétés physiques, chimiques et thérapeutiques des plantes employées en médecine, l'indication des principaux caractères botaniques qui servent à les faire reconnaître. C'est un point si essentiel de l'histoire d'un grand nombre de médicaments, que nous sommes étonnés que la plupart des pharmacologistes ne l'aient pas fait. C'est l'excellent ouvrage de M. A. Richard, intitulé : *Botanique médicale*, qui nous a servi de guide dans cette partie de notre travail.

Ce que nous venons de dire relativement aux caractères botaniques des plantes, est également applicable aux préparations officinales; car ni leur composition exacte ni même leur nom ne sont indiqués dans la plupart des ouvrages de matière médicale. La connaissance de ces préparations nous semble cependant une chose de première nécessité; car, lorsqu'on ordonne un médicament composé, n'est-il pas indispensable de connaître exactement les principes actifs qu'il renferme et les proportions de ces principes? Ainsi en administrant, par exemple, du laudanum de Sydenham, ou de Rousseau, ne faut-il pas savoir que vingt gouttes du premier équivalent à un grain d'opium, tandis que sept gouttes seulement du dernier renferment la même quantité de ce médicament. On néglige trop souvent cette étude importante, et l'on conçoit que l'ennui de compulser les diverses pharmacopées empêche de chercher ce qu'on ne peut cependant trouver que dans ces ouvrages volumineux, ou dans les extraits qu'on en a faits. En réunissant donc, à l'histoire de chaque médicament, l'indication des principales préparations officinales dans lesquelles il entre comme partie essentielle, leur composition, et les doses auxquelles on les administre, nous avons cru faire une chose utile, et nous ne doutons pas que notre ouvrage ne doive à cette circonstance une partie du succès qu'il a obtenu. Dans la première édition, nous nous étions bornés à rapporter les principales préparations officinales des pharmacopées de Paris, de Londres, d'Édimbourg et de Dublin ; dans celle-ci, nous y avons joint celles des pharmacopées d'Autriche, de Russie de Finlande, de Danemarck, de Prusse, de Pologne, de Madrid, de Hollande, etc. Enfin, pour rendre notre travail plus complet et plus utile, nous avons ajouté à l'histoire de chaque médicament un certain nombre de formules magistrales, afin de faire connaître ses modes d'administration les plus simples et les plus généralement usités. La plupart de ces formules ont été puisées dans le formulaire de M. Magendie, dans celui des hôpitaux civils de Paris, de M. Rattier et dans celui de l'hôpital de Guy à Londres.

En décrivant chaque substance médicamenteuse, nous avons indiqué :

1º Les noms les plus usités sous lesquels elle est connue, et spécialement les noms vulgaires, pharmaceutiques et scientifiques, soit botaniques, soit chimiques ;

2º Son origine ;

3º Lorsque c'est une substance végétale, les caractères botaniques de la plante qui la fournit. Quant à ceux des familles auxquelles ces plantes appartiennent, et à ceux qui peuvent servir à faire reconnaître les médicaments tirés du règne minéral, nous les avons réunis à la fin de l'ouvrage dans des tableaux, pour éviter des répétitions fastidieuses;

4º Ses propriétés physiques, et par là nous entendons toujours la description de l'état dans lequel on la trouve le plus habituellement dans le commerce;

5º Ses propriétés chimiques;

6º Les substances avec lesquelles on ne doit jamais l'unir dans une préparation pharmaceutique;

7º Sa préparation;

8º Son mode d'action sur l'économie et ses usages thérapeutiques;

9º Enfin, les doses auxquelles on l'administre; les différentes formes sous lesquelles on peut l'employer, soit à l'intérieur, soit à l'extérieur; les principales préparations officinales dans lesquelles elle entre, leur composition et leurs doses; et enfin quelques formules magistrales destinées à offrir des exemples de la manière dont on doit la prescrire.

Dans le premier chapitre, sous le titre de considérations générales, nous avons réuni ce qui est le plus essentiel à savoir sur les médicaments en général; nous les avons considérés sous le rapport de leurs propriétés physiques et chimiques, de leurs affinités naturelles, de leur mode d'action sur l'économie animale, des préparations que le pharmacien leur fait subir, des formes sous lesquelles on les emploie, et enfin des règles que l'on doit suivre dans leur administration et dans leur mélange; ce qui constitue l'art de formuler.

Comme dans une compilation dont le cadre est si resserré, il nous est impossible de citer tous les auteurs que nous avons mis à contribution, nous nous empressons d'indiquer ici ceux auxquels nous sommes principalement redevables. Ce sont :

MM. Le professeur Alibert, *Eléments de thérapeutique;* Barbier, *Traité de matière médicale;* Brugnatelli, *Materia medica;* Chapmann, *Elements of therapeuctics;* Chevallier et Idt, *Manuel des pharmaciens;* Chevallier, Richard et Guillemin, *Dictionnaire des drogues;* De Candolle, *Essai sur les propriétés médicinales des plantes;* Desbois-de-Rochefort, *Cours de matière médicale;* Duncan, *The Edinburgh dispensatory;* Geoffroy, *Tractatus de materiá medicá;* Guersent, *Dictionnaire de médecine;* Guibourt, *Histoire des drogues simples;* Hanin, *Cours de matière médicale;* Orfila, *Eléments de chimie médicale, Leçons de médecine légale* et *Toxicologie;* Paris, *Pharmacologia;* Patissier, *Manuel des eaux minérales;* A. Richard, *Botanique médicale;* Schwilgué, *Matière médicale;* Swédiaur, *Pharmacologia* et *Pharmacopeia;* Thénard, *Traité de chimie;* Todd Thomson, *The London dispensatory;* Virey, *Histoire naturelle des médicaments;* Whitelaw Ainslie, *Materia indica,* etc., etc., etc.

N. B. Dans le cours de cet ouvrage, nous nous sommes servis du caractère italique pour les noms pharmaceutiques et scientifiques latins des médicaments, et pour ceux des préparations pharmaceutiques officinales et magistrales.

LISTE DES SIGNES ET ABRÉVIATIONS

EMPLOYÉS DANS CET OUVRAGE.

C. B. Caractères botaniques.
Cal. Calice.
Sép. Sépale.
Monosép. Monosépale.
Polysép. Polysépale.
Cor. Corolle.
Pét. Pétale.
Monopét. Monopétale.
Polypét. Polypétale.
Etam. Etamine.
Fl. Fleurs.
Fr. Fruit.
Feuil. Feuilles.
L. Linnée.
Lam. Lamark.
De Cand. De Candolle.
Rich. Richard.
Willd. Willdnow.
P. U. Parties usitées.
P. P. Propriétés physiques.
P. C. Propriétés chimiques.
Subst. incomp. Substances incompatibles.
Prép. Préparation.
U. Usages.
D. et M. d'ad. Doses et modes d'administration.
℔ Livre.
℥ Once.
Ʒ Gros.
ɘ Scrupule.
gʳ grain.
gut. goutte.
Cochl. maj. Cuillerée à bouche.
— min. — à café.
Manip. Poignée.
Pinc. Pincée.
ana. De chaque.
ß Demi.
q. s. Quantité suffisante.
q. q. Quantité quelconque.
p. é. Parties égales.
P. Pharmacopée de Paris.
L. — de Londres.
E. — d'Edimbourg.

D. — de Dublin.
A. Pharmacopée d'Autriche.
R. — de Russie.
F. — de Finlande.
Dan. — de Danemarck.
Pr. — de Prusse.
Pol. — de Pologne.
B. — Batave.
M. — de Madrid.
HP. Formulaire des hôpitaux de Paris.
H. de Guy. — de l'hôpital de Guy.
FM. — de Magendie.
Liq. Liqueur ou Liquor.
Inf. Infusion ou Infusum.
Déc. ou Décoct. Décoction ou Décoctum.
Lin. Liniment ou Linimentum.
Lav. Lavement.
Teint. Teinture.
Tinct. Tinctura.
Comp. Composé. *Compositus.*
Sp. Sirop.
Kna. Quinquina.
Ext. Extrait ou Extractum.
Pot. Potion.
Ung. Unguentum.
Ong. Onguent.
Empl. Emplâtre ou Emplastrum.
Inject. Injection.
Foment. Fomentation.
Pil. Pilules.
Tabl. Tablettes.
Pulv. Pulvérisé.
Bouil. Bouillante.
Carbon. Carbonate.
Muc. Mucilage.
Sulf. Sulfate.
Nit. Nitrate.
Int. Intérieur.
Ext. Extérieur.
Ox. Oxide.
Mur. Muriate.
Acét. Acétate.
Dist. Distillée.
Aci. Acide.

MANUEL

DE

Matière médicale.

CHAPITRE PREMIER.

CONSIDÉRATIONS GÉNÉRALES.

§ 1. La Matière médicale ou pharmacologie (φάρμακον, remède, λόγος, discours) a pour objet la connaissance des médicaments. On donne ce nom aux substances qui jouissent de la propriété de modifier l'état actuel d'un ou de plusieurs de nos organes, et qu'on emploie dans le traitement des maladies. Cette science comprend l'étude des propriétés physiques et chimiques des médicaments, celle de leur nature intime, de l'action qu'ils exercent sur l'économie animale, des cas dans lesquels leur usage peut être avantageux, et enfin l'indication de la manière dont on les prépare, et de leur mode d'administration.

§ 2. Il est difficile d'établir une distinction rigoureuse entre les médicaments et les aliments : en effet, leur origine est commune ; leur action sur l'économie détermine des changements dans son état actuel, et leur usage peut être utile pour ramener les malades à l'état de santé. M. Barbier donne comme caractère distinctif des médicaments, de n'être point décomposés et transformés en chyle par l'action de l'estomac ; mais de modifier l'état

I

de cet organe , tandis que les substances alimentaires sont digérées et transformées en chyle. Dans la plupart des cas cette distinction est exacte : ainsi , le camphre , introduit dans la cavité gastrique , passe bientôt dans le torrent de la circulation , et se retrouve dans le sang et dans l'urine , tel qu'il avait été administré. Mais il est plusieurs médicaments qui éprouvent des changements remarquables. La plupart des sels alcalins, végétaux par exemple , sont transformés en carbonates , et plusieurs substances végétales , évidemment absorbées , ne se retrouvent cependant pas dans le sang. D'un autre côté , nous ne pensons pas que , dans l'état actuel de la physiologie, on puisse affirmer que certains principes immédiats , qui méritent certainement le nom d'aliments , comme la fibrine et l'albumine , ne passent pas dans le sang, sans avoir éprouvé des changements préalables dans leur nature intime. Cette distinction entre les médicaments et les aliments ne nous paraît donc pas rigoureuse. Pour éviter ces inconvénients , il suffirait peut-être de remonter plus haut et d'examiner le rôle que jouent ces diverses substances , après avoir été absorbées. En effet, qu'elles aient ou non éprouvé des changements dans leur nature . avant que de passer dans le torrent de la circulation , les unes sont alors assimilées à nos organes , et deviennent partie intégrante du corps , tandis que les autres ne contribuent pas d'une manière directe à la nutrition. Les premières sont les aliments, les secondes sont les médicaments. Il est cependant un certain nombre de substances nutritives qu'on range parmi les médicaments; mais ce sont celles dont on ne fait pas un usage habituel comme aliment , ou qui possèdent en même temps d'autres propriétés dont on peut tirer partie dans le traitement des maladies. Les fruits acides, les graines des céréales , l'albumine , la gélatine , etc , sont dans ce cas.

§ 3. Les différences qui existent entre les médicaments et les poisons ne sont pas plus tranchées ; car elles ne consistent souvent que dans l'intensité plus ou moins grande de leur action sur l'économie. Les uns et les autres modifient l'état actuel de nos organes ; mais on donne le nom de médicaments à ceux qui peuvent être utiles dans le traitement des maladies, tandis que l'on appelle poisons « tout corps qui détruit la santé » ou anéantit entièrement la vie, lorsqu'il est pris inté- » rieurement, ou appliqué de quelque manière que ce » soit sur un corps vivant, et à très petite dose. » (Orfila, *Leçons de méd. lég.*, t. II, p. 3). Aussi, voit-on souvent la même substance agir comme médicament ou comme poison, suivant qu'on l'emploie en plus ou moins grande quantité ; et les poisons les plus violents deviennent, entre les mains d'un praticien habile, des médicaments précieux ; car on peut répéter avec Pline, *ubi virus, ibi virtus.*

Propriétés physiques des médicaments.

§ 4. Les substances médicamenteuses nous sont fournies par les trois règnes de la nature. Leurs propriétés physiques ne peuvent pas toujours nous éclairer sur le genre d'action qu'elles exercent sur l'économie animale ; mais, dans un grand nombre de cas, l'examen de leur couleur, de leur odeur et de leur saveur peut nous fournir des données approximatives sur ce point. Nous étudierons donc ces différentes propriétés.

§ 5. La couleur des substances minérales ne peut fournir aucun indice du mode ou du degré d'action qu'elles sont susceptibles d'exercer sur l'économie animale ; ainsi le sublimé corrosif, l'un des poisons les plus violents, est blanc comme le sulfate de magnésie, purgatif très doux, et l'hydro-chlorate de soude, ou sel commun, excitant employé tous les jours comme condiment. Il en est de même des médicaments tirés du règne animal. Mais les végétaux nous offrent à cet égard des différences très remarquables. En effet, la couleur *blanche* n'appartient que rarement aux végétaux doués de propriétés très actives. Elle existe, au contraire, presque toujours dans les médicaments mucilagineux, fades et émollients. On peut même dire, en thèse générale, que, parmi les plantes qui constituent des variétés d'un même genre, celles dont les couleurs sont le plus pâles sont aussi les moins actives. Il y a cependant plusieurs exceptions à cette règle ; ainsi les crucifères à fleurs blanches sont douées de propriétés médicinales plus puissantes que les espèces de la même famille dont les fleurs sont jaunes.

La couleur *jaune* se rencontre dans un grand nombre de plantes; mais, quoiqu'elle existe dans plusieurs substances végétales insipides, sucrées, ou âcres, elle appartient plus spécialement à celles qui renferment des principes amers, et ne coexiste que très rarement avec des acides libres. La plupart des végétaux dont la saveur a le plus d'amertume sont de cette couleur; par exemple, la coloquinte, la gentiane, la gomme-gutte, le columbo, la rhubarbe, etc. Cependant les principes immédiats auxquels ces substances doivent leur amertume, sont pour la plupart blancs; et, d'un autre côté, la racine de réglisse est jaune, quoique sa saveur, loin d'être amère ou âcre, soit douce et sucrée.

La couleur *rouge* accompagne presque toujours, dans les végétaux, des propriétés acides et astringentes. Tous les fruits rouges contiennent une quantité plus ou moins grande d'acide. Il en est de même pour beaucoup de fleurs; ainsi, les pétales de roses rouges ont une saveur astringente très prononcée, et contiennent un acide, tandis que les pétales de roses blanches sont, au contraire, fades et mucilagineux. Enfin, dans les tiges et les racines, cette couleur accompagne encore, dans un grand nombre de cas, la saveur styptique due à l'acide gallique et au tannin. Les racines de ratanhia, de fraisier, etc., peuvent nous servir d'exemple; mais ici encore il ne faut pas trop généraliser ; car nous rencontrons de nombreuses exceptions, parmi lesquelles nous nous bornerons à citer la noix de galle.

La couleur *rouge-brune* se rapproche beaucoup de la précédente, et, comme elle, ne se rencontre que rarement dans les substances qui ne possèdent pas, à un plus ou moins haut degré, les propriétés astringentes et toniques, dépendantes de la présence du tannin, ou d'un principe immédiat amer. Le quinquina, l'écorce de chêne, le kino, etc., sont dans ce cas. Quelquefois ces principes existent simultanément avec une huile volatile, dont la saveur chaude et piquante et l'action stimulante masquent plus ou moins complétement leurs propriétés ; c'est ce que nous voyons dans la cannelle, les clous de gérofle, etc.

La couleur *verte*, la plus généralement répandue dans le règne végétal, accompagne ordinairement une saveur acerbe et plus ou moins astringente ; cela est assez constant pour les fruits, mais beaucoup moins pour les feuilles.

La couleur *bleue* est, en général, l'indice de la présence d'un alcali libre. Quelques plantes dont les fleurs sont d'un bleu vif, telles que la bourrache, n'ont point d'action vénéneuse ; mais le plus souvent, celles dont les fleurs sont d'un bleu foncé, ou dont les feuilles participent à cette teinte, et sont d'un vert glauque, exercent une action très puissante sur l'économie, et peuvent devenir des médicaments précieux ou des poisons énergiques : tels sont les hellébores, les papavéracées, etc. On a aussi observé que les champignons dont le suc prend une couleur bleuâtre, sont âcres et vénéneux. Cependant l'épiderme de certains fruits, les prunes et les raisins noirs, par exemple, ont cette teinte, sans qu'elle soit l'indice d'aucune propriété malfaisante.

Enfin la couleur *noire* appartient encore plus spécialement aux plantes vénéneuses. Celles dont les tiges et les feuilles sont tachées de noir contiennent en général des principes vénéneux, qu'on ne trouve qu'en petite quantité, ou même pas du tout, dans les espèces voisines. La couleur noire des fruits, la teinte brune-noirâtre des fleurs, l'aspect sombre et terne de toute la plante sont autant d'indices de ses propriétés âcres ou narcotiques. La belladone, la morelle noire, la jusquiame, etc., en sont des exemples.

Nous voyons donc que la couleur des plantes peut servir à nous donner quelques indices de leurs autres propriétés ; mais comme nous rencontrons à chaque instant des exceptions nombreuses, ces considérations ne peuvent jamais être d'une grande valeur.

Quant aux principes immédiats des végétaux que l'on emploie en médecine, leur couleur, en général blanchâtre, ne peut rien nous faire préjuger sur leur nature ou sur leur mode d'action.

§ 6. La saveur des médicaments ne nous éclaire guère plus sur leur action thérapeutique, que les caractères déduits de leur couleur. Cependant les corps qui n'affectent pas l'organe du goût sont ordinairement sans action bien marquée sur l'économie, à moins toutefois qu'ils ne soient dans un état de division extrême. Les saveurs variant presque à l'infini, il est souvent très difficile ou même impossible de les définir. Il en est cependant un certain nombre qui sont assez franches, et assez généralement connues pour que nous puissions en parler ici.

La saveur *salée* est propre à certaines substances minérales et à quelques végétaux qui contiennent une grande proportion de principes salins, tels que le *Salsosa soda* et autres plantes qui croissent au bord de la mer. En général, les substances douées de cette saveur irritent les parties avec lesquelles elles sont en contact.

La saveur *acide* est encore plus caractéristique ; car elle dépend toujours de la présence d'un acide, c'est-à-dire d'un composé doué de la propriété de rougir le tournesol, et de former avec les bases salifiables des corps nouveaux, nommés sels. Les trois règnes de la nature nous fournissent des acides; ceux du règne minéral sont les plus énergiques; lorsqu'ils sont très forts, leur saveur n'est plus seulement acide, elle devient caustique. Les acides peu énergiques agissent sur l'économie à la manière des rafraîchissants ou tempérants.

La saveur *caustique* résulte de l'action corrosive que certains corps exercent sur l'organe du goût. Elle est propre aux acides concentrés, aux alcalis, à quelques autres substances minérales, et à un petit nombre de substances végétales et animales; telles que les cantharides, le garou, etc. La saveur *âcre* ne diffère guère de la précédente que par son degré d'intensité; elle est commune à un grand nombre de médicaments tirés des règnes minéral et végétal. Ceux de ces derniers qui ne la possèdent qu'à un faible degré sont irritants, et peuvent agir à la manière des excitants généraux, des purgatifs ou des émétiques. Ceux, au contraire, dans lesquels elle est très développée agissent en général comme les substances d'une saveur caustique, en désorganisant les tissus, ou en y déterminant une inflammation plus ou moins vive. Suivant l'intensité de cette action, on les nomme caustiques, vésicants, ou rubéfiants.

La saveur *astringente* ou *styptique* est une des plus franches et des mieux caractérisées : elle est commune à un très grand nombre de végétaux. Comme nous l'avons dit plus haut, elle coexiste ordinairement avec la couleur rouge, ou brun-rouge, et indique en général la présence de l'acide gallique et de substances tannantes. On la rencontre aussi, mais un peu modifiée, dans quelques substances métalliques, telles que l'alun, les sels de fer, etc.. La plupart des médicaments doués de cette saveur agissent d'une manière assez semblable sur les tissus vivants, comme nous le verrons par la suite.

La saveur *amère* est une des plus communes dans la nature, et n'appartient guère qu'aux substances végé-

tales et animales. Elle caractérise en général les médicaments toniques; mais on la rencontre aussi dans plusieurs substances dont l'action est très différente, tels
que la coloquinte, l'aloès, la noix vomique, etc.

La saveur *chaude* appartient aussi presque exclusivement aux substances végétales et animales, et notamment aux végétaux dits aromatiques et aux épices.
Elle est très souvent combinée avec la saveur amère,
et décèle presque toujours la présence d'une huile essentielle, dont l'action est éminemment stimulante.

La saveur *nauséeuse* est liée très étroitement avec
l'impression que les substances qui en sont douées produisent sur l'organe de l'odorat. Elle ne se montre que
dans un petit nombre de corps, et ne peut d'ailleurs
nous donner aucun indice sur leur mode d'action ; cependant, on peut dire qu'elle appartient plus spécialement aux végétaux narcotiques, quoiqu'elle existe aussi
dans quelques médicaments excitants, purgatifs, ou émétiques.

La saveur *mucilagineuse* indique en général la présence de la gomme, de la fécule, de l'albumine ou de
quelques autres principes immédiats, jouissant de propriétés nutritives, et dont l'action médicamenteuse est
très faible. La plupart des substances douées de cette
saveur sont employées comme émollicnts. Il en est de
même de la saveur *sucrée*; on la retrouve cependant
dans quelques purgatifs doux, et dans quelques préparations métalliques.

§ 7. L'odeur des substances médicamenteuses peut
quelquefois servir à nous faire connaître d'une manière approximative le genre d'action qu'elles exercent
sur l'économie animale, si toutefois elles proviennent
du règne végétal, car la plupart des substances minérales sont inodores. Il est peut-être encore plus diffi-
ficile de définir et de classer les odeurs que les saveurs;
aussi, nous bornerons-nous, comme dans le paragraphe
précédent, à parler de celles qui sont le plus généra-

lement connues, et en même temps les plus caracté-
ristiques.

L'odeur *aromatique* coïncide en général avec la saveur chaude et piquante, et, dans la plupart des cas,
dépend, comme elle, d'une huile volatile, à l'existence
de laquelle la plupart des végétaux aromatiques doivent
leur action stimulante. Les odeurs *musquée, balsamique, résineuse,* et autres, se rapprochent beaucoup
de la précédente, et appartiennent aussi plus particulièrement aux substances excitantes ; il est cependant un
certain nombre de ces corps dont l'odeur est presque
nulle, tels que le capsicum, etc.

L'odeur *fétide* se retrouve dans plusieurs végétaux
qui agissent d'une manière spéciale sur le système nerveux, et que l'on a nommés antispasmodiques. Il en est de
même de l'odeur *camphrée.* L'odeur *viréuse* caractérise presque exclusivement les plantes narcotiques ; cependant elle se rapproche de l'odeur *nauséabonde* de
la plupart des végétaux qui agissent comme purgatifs et
comme émétiques. Il est un certain nombre de substances, telles que l'éther et l'acide hydro-cyanique, dont
l'odeur *sui generis* suffit pour les faire reconnaître.
Enfin la considération de cette propriété est souvent
indispensable pour juger de la qualité des médicaments;
en effet, un grand nombre d'entre eux doivent leur
activité à un principe volatil qui les rend en même
temps odorants ; aussi, lorsqu'ils sont devenus inodores,
on peut être assuré qu'ils ont perdu leurs propriétés
médicamenteuses.

§ 8. Les médicaments peuvent être à l'état solide, liquide, ou gazeux. Ces conditions influent sur leur mode
d'action. Il en est de même de leur degré de division,
lorsqu'on les administre à l'état solide. Ainsi, l'azaret,
en poudre très fine, agit comme émétique ; et lorsqu'il est grossièrement pulvérisé, il devient purgatif.

§ 9. L'analogie qui existe entre les plantes, sous
le rapport de leurs formes extérieures, peut souvent

nous éclairer sur leur action thérapeutique. Les plantes dont les caractères botaniques se rapprochent
le plus, contiennent, en général, les mêmes principes
immédiats, et, comme c'est de leur composition chimique que dépendent leurs vertus médicinales, l'existence de principes analogues doit nécessairement en-
traîner une similitude d'action. Or, comme ces divers
principes immédiats sont le résultat de la nutrition des
plantes, et que cette fonction est étroitement liée avec
la structure de leurs organes, il doit en général exister
des rapports déterminés entre cette structure et leurs
propriétés thérapeutiques. L'expérience vient confir-
mer ici ce que la théorie fait présumer. En effet, on
a reconnu que, dans la plupart des cas, les plantes
qui ont entre elles une analogie assez grande pour être
regardées comme des variétés d'un même genre, possèdent toutes les mêmes vertus. On peut même aller plus
loin, et dire qu'ordinairement toutes les plantes d'une
même famille agissent sur l'économie animale d'une manière analogue, et qu'il est probable que les anomalies
qui, dans l'état actuel de la science, font exception à
cette loi générale, disparaîtront lorsqu'on aura mieux
étudié la structure de ces plantes, et qu'on leur aura
assigné leur véritable place dans l'ordre naturel. Quoi
qu'il en soit, nous voyons déjà que la plupart des familles les plus naturelles ne comprennent que des végétaux doués de propriétés à peu près semblables.
Ainsi, les Crucifères contiennent une huile âcre et volatile, qui leur donne des propriétés stimulantes, utilement employées dans le traitement des affections
scorbutiques et des maladies atoniques en général; les
Labiées renferment toutes, outre une huile essentielle
aromatique, un principe extractif amer; aussi sont-
elles en même-temps toniques et stimulantes; mais l'une
ou l'autre de ces propriétés domine, suivant que l'un
ou l'autre de ces principes s'y trouve en plus grande
proportion. La même analogie existe entre les plantes

de la famille des Ombellifères. La racine de toutes les
Violariées est plus ou moins émétique ; les Solanées sont
narcotiques ; les Euphorbiacées, âcres et purgatives ;
toutes les Conifères renferment un suc résineux qui leur
donne des propriétés particulières. Cependant, parmi
les Rubiacées, qui, pour la plupart, sont éminemment
toniques, nous trouvons l'ipécacuanha, qui est essentiellement émétique. Pour rendre ces observations plus
évidentes encore, nous donnerons à la fin de cet ouvrage une table des substances médicamenteuses végétales, rangées d'après l'ordre des familles naturelles.

*De la nature intime et des propriétés chimiques des
médicaments.*

§ 10. Tous les corps de la nature sont simples ou
composés. Les premiers, que l'on désigne encore sous
le nom de corps élémentaires, sont ceux dont jusqu'à présent on n'a pu retirer que des molécules homogènes. Les seconds sont, au contraire, formés de plusieurs éléments, et, par conséquent, renferment des
molécules hétérogènes.

Dans l'état actuel de la chimie, nous connaissons
cinquante corps simples, savoir : l'oxigène, l'hydrogène, le bore, le carbone, le phosphore, le soufre, le
sélénium, l'iode, le chlore, l'azote, et quarante métaux, qu'on range en six classes, suivant leur affinité
pour l'oxigène. On n'emploie en médecine qu'un petit
nombre de ces corps, tels que le soufre, l'iode, le fer,
le mercure, etc., et encore arrive-t-il souvent que,
par l'influence de nos organes, ils s'unissent à d'autres
éléments, et n'agissent sur l'économie qu'à l'état de
combinaison. D'ailleurs, leur action diffère pour chacun
d'eux, et l'on ne peut rien en dire de général.

Les corps composés sont divisés en deux grandes
classes, suivant qu'ils appartiennent à la nature organique ou inorganique. Les premiers constituent le

règne minéral, les seconds, les règnes végétal et animal.

Tous les corps simples peuvent, en se combinant, donner naissance à des composés inorganiques; dans les produits organiques, au contraire, on ne trouve qu'un petit nombre de corps élémentaires. Ainsi, presque toutes les substances végétales sont exclusivement formées d'oxigène, d'hydrogène et de carbone, et la plupart des substances animales sont constituées par ces trois éléments, plus de l'azote : on trouve encore dans quelques corps organiques du soufre, du phosphore, du fer, etc., mais en quantités infiniment petites. Les corps qui résultent ainsi directement de la combinaison de ces éléments, et qui, à leur tour, servent à former les différentes parties des plantes et des animaux, portent le nom de *principes immédiats*.

Parmi les corps composés fournis par le règne minéral, ceux qu'on emploie le plus généralement en médecine sont les acides, les oxides métalliques, certains sulfures et chlorures métalliques, et les sels.

Au nombre des principes immédiats des végétaux ou des animaux, qui servent également à des usages thérapeutiques, les uns jouissent de propriétés acides ou alcalines, et d'autres, au contraire, ne possèdent ni les unes ni les autres, et sont, pour ainsi dire, neutres.

§ 11. On donne le nom d'acide à tous les corps ayant la propriété, 1° de produire sur l'organe du goût une impression particulière, que l'on désigne sous le nom de saveur aigre ou caustique; 2° de rougir la teinture bleue de tournesol, et 3° de se combiner avec les bases salifiables, plus particulièrement avec les alcalis, pour former des sels neutres. Les acides minéraux peuvent être solides ou gazeux. La plupart d'entre eux sont solubles dans l'eau. Leur composition varie; car tantôt ils sont formés d'oxigène et d'un autre corps simple; tantôt d'hydrogène et d'un second principe élémentaire, autre que l'oxigène. Les acides végétaux sont formés de carbone, d'oxigène et d'hydrogène dans les rapports convenables pour former de l'eau, plus de l'oxigène en excès. Ils sont incolores; la plupart d'entre eux sont solides, inodores, plus pesants que l'eau, et solubles dans ce liquide, ainsi que dans l'alcool. Les acides que l'on rencontre tout formés dans les animaux, ou que l'on peut obtenir en traitant les substances animales par divers corps, sont composés, tantôt d'azote, de carbone, d'oxigène et d'hydrogène, tantôt d'hydrogène, de carbone et d'azote, ou de ces deux derniers éléments, unis au chlore!

On n'administre jamais les acides concentrés à l'intérieur; on les applique quelquefois sur la peau, comme escharotiques ou comme irritants. Etendus d'eau, plusieurs d'entre eux deviennent propres aux usages thérapeutiques, et peuvent être donnés à l'intérieur. Ils agissent alors, en général, comme tempérants ou rafraîchissants, et quelquefois comme astringents. Il en est cependant qui produisent des effets particuliers, comme nous le verrons plus tard.

§ 12. Les *bases salifiables* sont de trois espèces : 1° les oxides métalliques; 2° l'ammoniaque; 3° les alcalis organiques. Les oxides métalliques sont des composés résultant de l'union de l'oxigène avec un métal, et qui peuvent presque tous, à un certain degré d'oxidation, se combiner avec les acides, pour former des sels. Ils sont solides, plus pesans que l'eau, cassants, et ternes lorsqu'ils sont réduits en poudre. A l'exception d'un seul, ils sont tous inodores, et un petit nombre d'entre eux seulement sont sapides et solubles dans l'eau. Les oxides de la première section, c'est-à-dire ceux que l'on n'est pas encore parvenu à réduire, portaient autrefois le nom de *terres*. Ceux de la seconde section appartiennent aux métaux qui décomposent l'eau à la température ordinaire, et absorbent l'oxigène à toutes les températures. Les protoxides de calcium, de strontium, de barium, de sodium et de potassium.

qui en font partie, portent plus spécialement le nom
d'*alcalis*. Ils sont blancs, sapides, solubles dans l'eau ;
verdissent le sirop de violettes, et ramènent au bleu
le tournesol rougi par un acide. Les oxides des quatre
autres classes sont, pour la plupart, diversement colorés, insipides, insolubles dans l'eau, et sans action
sur les réactifs dont nous venons de parler. En médecine, on ne se sert que de certains alcalis, des oxides
de fer, de mercure, de zinc, etc.; mais chacun de ces
corps agit sur l'économie d'une manière différente.

Quant à l'ammoniaque, nous dirons seulement ici
qu'elle est composée d'hydrogène et d'azote, et qu'elle
jouit de toutes les propriétés des alcalis.

Les *bases salifiables organiques* sont des produits
immédiats végétaux, ayant la propriété de s'unir aux
acides, de les saturer plus ou moins complétement, et
de former ainsi des sels. Elles sont toutes solides, blanches, d'une saveur plus ou moins amère ou âcre. La
plupart sont inodores et susceptibles de cristalliser.
Elles sont peu ou point solubles dans l'eau froide,
mais, au contraire, solubles dans l'alcool. La quantité d'acide qu'elles peuvent saturer est très petite ;
enfin elles sont toutes composées de carbone, d'azote,
d'hydrogène et d'oxigène ; se décomposent par l'action
du calorique, et se transforment ainsi en eau, en acide
carbonique, en ammoniaque, en huile empyreumatique, etc. A cause de leur peu de solubilité, on ne
les emploie guère qu'à l'état de sels. Leur action varie,
suivant les plantes qui les fournissent.

§ 13. Les *sels* sont des corps composés d'un acide et
d'une base, dans lesquels ces deux éléments neutralisent
plus ou moins complétement leurs qualités respectives.
Tous les sels sont solides (excepté le fluate acide de
silice, et le sous-fluo-borate d'ammoniaque), et plus ou
moins susceptibles de cristalliser, en passant de l'état liquide ou gazeux à l'état solide. La forme de leurs cristaux varie ; ils renferment, en général, une quantité plus

ou moins grande d'eau interposée, pour ainsi dire,
entre leurs molécules, qu'on appelle *eau de cristallisation*. Les sels formés d'un acide et d'une base incolores
sont également sans couleur ; mais, dans le cas contraire,
ils sont presque toujours colorés. La plupart des sels
sont inodores ; ceux qui ne se dissolvent pas dans l'eau
sont insipides ; ceux, au contraire, qui y sont solubles
sont plus ou moins sapides.

Les sels peuvent être neutres, avec excès d'acide ou
avec excès de base. Chaque genre de sels contient toujours une quantité d'acide déterminée ; et cette quantité
est telle, que la proportion d'oxigène qu'elle renferme
est dans un rapport constant avec celle de l'oxigène
contenu dans la base. Ainsi, dans tous les sulfates neutres, l'acide contient trois fois autant d'oxigène que la
base ; dans les carbonates neutres, l'acide contient quatre
fois autant d'oxigène que la base ; dans les sous-carbonates, cette proportion est comme 2 est à 1. Les exemples
suivans serviront à faire mieux comprendre cette loi remarquable.

Dans les sous-carbonates on trouve :

100 p. d'acide carbonique, contenant } Oxigène 72,32 { Soude, 141,38 / Potasse, 218,37 / Baryte, 343,83 / Protoxide de plomb, 506,06 / etc. } Contenant Oxigène 36,15,

Dans les carbonates neutres on trouve :

100 p. d'acide carbonique, contenant } Oxigène 72,32 { Soude, 70 / Potasse, 209 / etc. } Contenant. Oxigène 18,07.

Dans les sulfates neutres on trouve :

100 p. d'acide sulfurique, contenant } Oxigène 60,87 { Soude, 78,46 / Potasse, 120,27 / Chaux, 70,92 / Magnésie, 51,94 / Zinc, 101,96 } Contenant Oxigène 20,07

La solubilité des sels dans l'eau dépend non-seulement de leur affinité pour ce liquide, mais encore du degré de cohésion de leurs molécules. En général, ils se dissolvent dans une moindre quantité d'eau chaude que d'eau froide. Les sels avec excès de base sont insolubles, lorsque leur base est elle-même insoluble ; les sels avec excès d'acide sont, au contraire, plus ou moins solubles.

Par l'action du calorique, les sels cristallisés, qui contiennent beaucoup d'eau de cristallisation, fondent dans cette eau, et se dessèchent ensuite. Ceux qui n'en contiennent qu'une petite quantité décrépitent, c'est à dire sont brisés en petits fragments par la force élastique de la vapeur d'eau qui se forme dans leur intérieur. Chauffés plus fortement, les sels fondent, se volatilisent ou se décomposent. Enfin, lorsqu'ils sont humides, ils peuvent tous être décomposés par un courant électrique. Exposés à l'action de l'air atmosphérique, quelques-uns absorbent de l'oxigène, d'autres se décomposent et se volatilisent ; mais ces cas sont en petit nombre. Les sels, doués d'une grande affinité pour l'eau, attirent l'humidité de l'air, et tombent en *deliquium*. Les sels cristallisés, qui n'ont pas une grande affinité pour l'eau, et qui en contiennent une grande proportion, à l'état d'eau de cristallisation, la cèdent à l'atmosphère, par l'effet de l'évaporation, perdent leur transparence, et deviennent pulvérulents. On dit alors qu'ils sont *efflorescents*.

L'action que les sels exercent sur l'économie varie beaucoup, suivant leur nature ; mais, en général, elle dépend plutôt de la base que de l'acide.

§ 14. L'analogie qui existe entre les propriétés de corps de différente nature, ne peut que rarement servir à nous faire connaître *à priori* l'influence qu'ils exercent sur l'économie. Nous voyons en effet les médicaments qui se ressemblent le moins, sous le rapport de leurs caractères chimiques, déterminer des médications analogues. Ainsi, la manne et la crème de tartre sont toutes

deux laxatives, et n'ont entre'elles aucun autre rapport.
D'un autre côté, la baryte et la strontiane sont deux
oxides métalliques dont les propriétés chimiques sont
tellement semblables, que pendant long-temps on les a
confondus, et cependant l'un est un poison violent,
tandis que l'autre n'a que peu d'action sur l'économie,
comme le prouvent les expériences récentes de M. Gmelin.
Quoi qu'il en soit, on observe en général que, lorsqu'une
substance est douée de propriétés thérapeutiques ou vénéneuses assez marquées, autres que celles qui dépendent
de son action chimique sur les tissus, son action n'est
ni changée ni détruite par les combinaisons qu'elle peut
former ; pourvu, toutefois, que ces dernières ne soient
pas insolubles dans l'eau. Ainsi, le mercure et toutes ses
préparations exercent une médication analogue, mais
dont l'intensité varie suivant leur degré de solubilité, etc.
Lorsque, au contraire, c'est de l'action chimique que
la substance médicamenteuse exerce sur les tissus avec
lesquels elle est en contact, que dépend son activité, elle
peut être complétement détruite par l'effet de la combinaison. La potasse et l'acide sulfurique concentré, par
exemple, sont tous deux des caustiques très énergiques ;
mais, lorsqu'ils sont combinés, et qu'ils forment du
sulfate de potasse, leur contact sur les tissus y détermine à peine une légère irritation.

De l'action des médicaments.

§ 15. Les changements que les médicaments déterminent dans l'état actuel des tissus avec lesquels on les
met en contact, peuvent dépendre de l'action chimique
de ces corps, ou bien de l'influence particulière et inconnue dans sa nature qu'ils exercent sur les propriétés
vitales des organes. Les acides minéraux concentrés, par
exemple, décomposent les parties vivantes qu'ils touchent,
et les transforment en eschares, de la même manière
qu'ils décomposeraient ces tissus privés de vie. L'opium, au

contraire, est presque sans action chimique sur nos organes; mais il en modifie les propriétés vitales de la manière la plus remarquable. Cette action physiologique détermine quelquefois des changements dans les propriétés physiques des tissus ; ainsi, certains médicaments, appliqués sur la conjonctive, y produisent de la rougeur; d'autres fois, au contraire, elle ne se manifeste que par les modifications qu'elle occasione dans l'exercice des fonctions de ces mêmes organes ; l'urée, par exemple, lorsqu'elle est portée dans le torrent de la circulation, exerce sur les reins une influence très marquée, mais seulement appréciable par l'augmentation de la sécrétion urinaire, qui en est la suite.

§ 16. L'action des médicaments est locale ou générale. L'action locale est celle qu'ils exercent directement sur les tissus auxquels on les applique. Les substances que l'on administre en très petite quantité ne produisent ordinairement que des changements de ce genre. Ces effets peuvent varier, non-seulement d'après la nature du médicament employé, mais aussi suivant qu'on l'applique sur tel ou tel organe, et c'est ainsi qu'on voit quelquefois la même substance produire des phénomènes différents sur la conjonctive, la langue, la membrane muqueuse intestinale, etc. L'action des médicaments peut, jusqu'à un certain point, se propager par continuité d'organes : mais, lorsqu'elle devient générale, et qu'elle s'exerce sur toute l'économie, c'est par suite de l'absorption de leurs molécules, par les sympathies qu'elles réveillent, ou enfin par les révulsions qu'elles déterminent.

§ 17. Les expériences récentes qu'on a faites sur l'absorption, ont démontré que les tissus sont, pendant la vie, perméables aux liquides. Il est donc facile de concevoir comment certains médicaments peuvent étendre la sphère de leur action à une certaine distance autour du point sur lequel ils sont appliqués, ou, en d'autres mots, propager leur influence par contiguïté d'orga-

nes, sans produire les mêmes effets sur toute l'économie. Ainsi, les fomentations et les cataplasmes émollients que l'on applique sur les parois de l'abdomen,
dans les cas d'inflammation d'un des organes renfermés
dans cette cavité, déterminent d'abord le relâchement
de la peau, et portent ensuite leur action, de proche
en proche, sur les parties situées plus profondément.

§ 18. Les phénomènes d'imbibition dont nous venons de parler constituent, pour ainsi dire, le premier
degré de l'absorption. Les molécules des liquides péné-
trent ainsi dans l'intérieur des vaisseaux, se mêlent
au sang, et sont portées avec lui dans toutes les parties
de l'économie. Diverses circonstances influent sur la
rapidité de l'absorption; ce sont, d'une part, l'état de
l'individu, la structure des parties avec lesquelles les
substances étrangères sont en contact; et, de l'autre,
les propriétés physiques et chimiques de ces mêmes
substances.

Sous le rapport de l'état physiologique de l'individu,
on sait que, toutes choses égales d'ailleurs, l'absorption
est d'autant plus lente, que la masse des liquides actuellement en circulation est plus grande, et *vice versâ*.
Ainsi, telle substance qui ne sera absorbée que lentement, et dont, par conséquent, les effets seront
peu marqués chez un individu dans un état de pléthore
générale, le sera plus rapidement, et agira avec plus
d'énergie, si, d'une manière quelconque, on diminue
la masse des humeurs en circulation. D'après des expériences que nous avons faites sur ce point, il paraîtrait aussi que la rapidité de la circulation influe sur
la promptitude avec laquelle se manifestent les effets
dépendant de l'absorption d'une substance médicamenteuse.

La perméabilité plus ou moins grande des tissus,
et leur degré de vascularité, si on peut se servir de
cette expression, doivent encore tendre à favoriser ou
à ralentir l'absorption, dont ils sont le siége. On a con-

staté que c'est dans les cellules aériennes du poumon,
que l'absorption se fait avec le plus de rapidité; elle est
également très prompte à la surface des membranes séreuses; mais elle l'est bien moins par les membranes
muqueuses, et notamment par celle qui tapisse la vessie; enfin, la peau s'oppose encore davantage au passage de ces substances dans le système vasculaire.

Quant à l'influence de la nature des médicaments sur
leur absorption, on peut dire, en thèse générale, que
plus ils sont solubles dans l'eau, plus ils pénètrent facilement dans le torrent de la circulation. M. Ségalas
a démontré que les liquides sont absorbés indifféremment, quelle que soit leur nature, pourvu qu'ils soient
miscibles avec le sang, et sans action corrosive sur nos
organes. Ainsi, toutes choses égales d'ailleurs, l'eau,
l'alcool affaibli, les poisons narcotiques dissous dans
l'eau, sont absorbés avec la même rapidité; tandis que
les substances qui ne sont pas miscibles avec le sang ne
le sont que très difficilement, lors même qu'elles
sont à l'état liquide; en effet, l'huile injectée dans la
cavité péritonéale d'un chien, s'y retrouve plusieurs jours
après, sans avoir diminué sensiblement de volume,
tandis que l'eau y disparait au bout de quelques minutes. Ce phénomène parait dépendre d'une cause mécanique, et pouvoir être rapporté aux propriétés physiques de ces substances; car M. Magendie a constaté
que lorsque l'on injecte de l'huile dans les veines,
elle s'arrète dans les vaisseaux capillaires, les obstrue,
et y empêche la circulation. Il n'est donc pas étonnant
qu'elles n'y pénètrent à travers les tissus qu'avec la
plus grande difficulté. Les substances dont l'action chimique détermine la désorganisation des parties avec
lesquelles elles sont en contact, ne sont pas absorbées;
ce qui doit être attribué aux obstacles que ce phénomène
lui-même oppose à l'imbibition.

§. 19. Les molécules des substances médicamenteuses,
ainsi portées dans le torrent de la circulation, pénètrent

avec le sang dans toutes les parties de l'économie, et vont agir directement sur les différens organes. Nous examinerons plus tard les phénomènes qu'elles déterminent alors, et nous nous bornerons à dire ici que, par des expériences physiologiques, on est parvenu à démontrer leur présence dans le tissu cellulaire et le parenchyme de toutes les parties du corps, et qu'elles sont expulsées, soit par la transpiration pulmonaire ou cutanée, soit, ce qui arrive le plus généralement, par la sécrétion urinaire.

§ 20. L'action que les médicaments exercent sur nos organes peut quelquefois se propager à toute l'économie, sans que leurs molécules soient absorbées, et par le seul intermédiaire du système nerveux. On dit alors qu'ils agissent par *sympathie*. En interrompant la communication nerveuse entre le système cérébro-spinal, et les parties sur lesquelles on applique le médicament, on empêche les phénomènes dont nous venons de parler d'avoir lieu.

Un assez grand nombre de substances agissent d'abord par sympathie, et ensuite par absorption; les liqueurs alcooliques, par exemple : aussitôt qu'elles pénètrent dans l'estomac, elles transmettent au cerveau une impression excitante, qui de là se propage dans toute l'économie. Mais bientôt après ces liquides sont absorbés, et alors c'est directement qu'ils vont exciter tous les organes. C'est surtout entre certaines parties, telles que l'estomac et les poumons, l'estomac et le cerveau, que ces influences sympathiques sont les plus évidentes; car elles n'existent pas au même degré entre tous les organes. L'état de la sensibilité de la partie avec laquelle le médicament est en contact, influe aussi d'une manière remarquable sur les effets sympathiques qu'il détermine. Enfin, il n'est donné qu'à un certain nombre de médicaments d'agir de cette manière.

§ 21. Quant à l'action générale que les médicaments peuvent produire par révulsion, nous en parlerons en traitant de leurs effets secondaires. (*Voyez* § 24.)

§ 22. L'influence des médicaments peut se faire sentir d'une manière à peu près égale sur tous les organes. Ainsi, l'action tonique du quinquina se porte en même temps sur les organes digestifs, les poumons, le système musculaire, etc.; mais il est un certain nombre de substances qui, bien qu'elles modifient l'état actuel de toute l'économie, portent plus spécialement leur influence sur un ou plusieurs de nos organes. Une certaine quantité de tartrate d'antimoine et de potasse, par exemple, détermine toujours les mêmes effets sur l'estomac et sur les muscles abdominaux, quelle que soit la manière dont elle est portée dans la masse du sang. En effet, soit qu'on l'introduise dans l'estomac, soit qu'on le mette en contact avec le tissu cellulaire dans une partie quelconque du corps, ou enfin qu'on l'injecte directement dans les veines, ce sel produit toujours des efforts de vomissement. Cette action est si marquée que, malgré l'extraction de l'estomac, chez un animal soumis à l'influence de cette substance, les nausées et les contractions des muscles abdominaux, qui contribuent si puissamment au vomissement, ne laissent pas d'avoir lieu. Le tartre stibié exerce donc une action spéciale.

D'autres substances dirigent particulièrement leur action sur le système nerveux en général, ou même sur une de ses parties seulement. De ce nombre est la strychnine, qui, portée d'une manière quelconque dans le torrent de la circulation, semble concentrer son action stimulante sur la moelle épinière. En effet, l'ablation du cerveau ne l'empêche pas de produire des convulsions générales et le tétanos, comme il arrive lorsqu'on irrite mécaniquement le cordon rachidien. L'opium, dont l'action sur le système nerveux n'est pas moins évidente, paraît, au contraire, porter plus spécialement son influence sur le cerveau. Il en est de même de la belladone, de la jusquiame, etc. L'iode, bien qu'il agisse comme stimulant sur toute l'économie, n'en produit pas moins des effets spéciaux, qui ne sont nullement en rapport avec cette influence générale. Le travail qu'il suscite dans le corps thyroïde et dans les glandes mammaires ne laisse aucun doute à cet égard. Nous pourrions multiplier ces exemples; mais nous croyons ceux que nous venons de rapporter suffisants pour prouver la spécialité d'action de certaines substances médicamenteuses.

§ 23. Les effets des médicaments peuvent être primitifs ou secondaires. Les premiers sont les changements déterminés par l'action directe de ces corps sur nos organes; les seconds les phénomènes qui résultent de ces mêmes changements, et qui en sont, pour ainsi dire, les conséquences. L'effet primitif des caustiques est la désorganisation du tissu sur lequel on les applique; l'inflammation et la suppuration, à l'aide desquelles l'eschare est détachée, en sont les effets secondaires.

Les changements que les médicaments déterminent dans l'état actuel des organes entraînent toujours des modifications correspondantes dans l'exercice des fonctions que ces parties sont appelées à remplir. Ainsi, un médicament qui excite, par le contact de ses molécules, l'organe sur lequel il porte son action, augmente sa sensibilité et les sécrétions dont il peut être le siége. C'est même d'après ces derniers phénomènes que l'on juge du genre de médication qui appartient aux diverses substances employées en médecine; et, pour les bien connaître, il faut examiner successivement l'influence qu'elles exercent sur les fonctions les plus importantes, telles que la circulation, la respiration, la digestion, les sécrétions, etc.

Les effets produits par l'action des médicaments sont, avons-nous dit, primitifs ou secondaires : les premiers sont absolus; les seconds, au contraire, relatifs. Ainsi, une substance excitante, portée dans le torrent de la circulation, stimulera toujours nos organes; mais elle pourra faire couler la sueur, ou augmenter la sécrétion de l'urine, suivant que l'individu sera exposé à une tem-

pérature chaude ou froide. Ces effets secondaires varient encore, suivant l'état de l'individu ; par exemple,
chez une personne en proie à une fièvre intermittente,
l'usage des toniques peut faire cesser les symptômes qui
caractérisent cette maladie ; chez une autre, affectée
d'un catarrhe chronique des bronches, l'administration
de ces mêmes médicaments peut faciliter l'expectoration;
tandis que, chez une troisième, dont la peau est couverte
de taches scorbutiques, elle peut les faire disparaître.
Mais ce sont toujours des effets secondaires qui dépendent de la médication tonique, et qui ne se manifestent
que dans telle ou telle condition. Aussi, lorsque l'on
parle des vertus fébrifuges, antiscorbutiques, antiscrophuleuses, d'une substance médicamenteuse, sont-ce les
effets secondaires que l'on désigne.

§ 24. L'observation nous a appris que, lorsqu'il existe
une inflammation aiguë dans un organe quelconque, le
développement d'une irritation plus vive dans une autre
partie de l'économie, diminue l'intensité de la première
affection, et peut même la faire disparaître complètement. C'est cet effet que l'on cherche à obtenir quand
on emploie les médicaments appelés *révulsifs*, et
dont l'action primitive, purement locale, peut être
suivie des effets secondaires dont nous venons de
parler. Les vésicatoires, appliqués sur la peau, et qui
y déterminent une inflammation plus ou moins vive,
agissent de cette manière. Aussi les emploie-t-on avec
avantage dans le traitement de certaines inflammations
internes ; en effet, ils peuvent en diminuer l'intensité,
et semblent, pour ainsi dire, les appeler au dehors.

§ 25. C'est par suite des modifications que les médicaments déterminent dans l'état actuel de nos organes,
que leur usage peut être utile dans le traitement des
maladies. Aussi est-ce d'après des considérations tirées
de la nature de ces changements, que l'on doit en général
se guider dans leur emploi thérapeutique. Il est cependant un petit nombre de substances dont l'efficacité con-

'tre certaines maladies ne peut être révoquée en doute,
bien que, dans l'état actuel de nos connaissances, nous
ne puissions apercevoir aucun rapport de cause et d'effet
entre la médication qu'elles déterminent, et l'influence
qu'elles exercent sur les symptômes qui constituent ces
états pathologiques ; on les appelle *médicaments spécifiques*. Le mercure peut nous servir d'exemple, et le succès
que l'on obtient de son administration dans les cas de syphilis constitutionnelle ne peut être expliqué par aucun
des changements que nous voyons survenir à la suite de
son action immédiate sur nos organes. Cependant, il est
probable que c'est ainsi qu'il doit agir, et que ces anomalies disparaîtront lorsque nous connaîtrons mieux la
nature de la diathèse syphilitique.

§ 26. Le pouvoir de l'habitude influe, en général,
d'une manière très marquée sur les effets des médicaments. Les organes semblent s'accoutumer peu à peu au
contact de leurs molécules, et devenir de moins en moins
sensibles à leur influence. Aussi, lorsqu'on emploie la
même substance pendant long-temps, et d'une manière
continue, faut-il en augmenter progressivement la dose,
pour que l'impression qu'elle fait sur nos organes soit
suivie des mêmes effets. C'est surtout parmi les médicaments qui portent plus spécialement leur action sur le
système nerveux que ce phénomène est remarquable.
On sait en effet que, dans les dernières périodes des affections cancéreuses, lorsqu'on cherche à calmer, par le moyen de l'opium, les douleurs atroces auxquelles le malade
est en proie, il faut en augmenter journellement la dose
pour en obtenir l'effet désiré. L'influence de l'habitude
sur l'action des liqueurs alcooliques n'est pas moins
prononcée. Une personne qui est accoutumée à leur
usage peut en prendre des quantités considérables
sans éprouver aucun symptôme d'ivresse, tandis que,
lorsqu'on n'en a pas l'habitude, une très petite quantité
suffit pour les déterminer.

Il est cependant un certain nombre de substances

dont l'action lente et graduelle a besoin d'un certain
temps pour se développer, .et ne se manifeste que lorsqu'on en a continué l'usage pendant long-temps. Les
effets qu'elles produisent sont bien moins affoiblis par
l'habitude que ceux des substances dont l'action est
plus prompte. Cependant, après quelque temps, on
peut, sans déterminer des accidens fâcheux, en administrer des quantités dont l'usage aurait d'abord été
suivi des symptômes les plus alarmants.

De l'administration des médicaments.

§ 27. Nous devons examiner ici l'administration des
médicaments sous le rapport, 1° des parties du corps
avec lesquelles on les met en contact; 2° des doses
auxquelles on les prescrit; 3° de leur mélange, ou de
l'art de formuler; 4° de leur choix et des préparations
pharmaceutiques qu'on leur fait subir; 5° enfin des
formes sous lesquelles on les emploie.

§ 28. Lorsque les substances médicamenteuses n'ont
d'action bien marquée que sur les organes avec lesquelles elles sont en contact, c'est sur la partie malade qu'on doit les appliquer, à moins toutefois qu'on
ne cherche à obtenir de leur action locale des effets
généraux par révulsion, et, dans ce dernier cas, c'est
toujours sur une partie saine, plus ou moins éloignée
de l'organe malade, qu'il faut agir. C'est ainsi que,
dans le traitement de certaines affections inflammatoires internes, on applique à la peau des caustiques
ou des vésicatoires, comme moyens révulsifs:

Lorsque l'influence du médicament peut se propager
par continuité d'organes, on le fait agir sur la partie
la plus voisine du point affecté, afin que ses effets
soient aussi marqués que possible; car l'influence de
ces substances est d'autant moins forte, que les parties
auxquelles on les applique sont plus éloignées de celles
dont on veut changer l'état actuel.

Quant aux médicaments qui agissent par sympathie,
on les ingère en général dans l'estomac; car ce viscère
a les liaisons sympathiques les plus étroites avec les
autres organes importants. Enfin, lorsque les substances
médicamenteuses agissent par suite de l'absorption de
leurs molécules, on les administre ordinairement à l'intérieur. Mais on peut aussi les faire pénétrer dans l'é-
conomie en les mettant en contact avec la peau et en
profitant de la force absorbante de cette membrane. La
présence de l'épiderme est un obstacle puissant à l'absorption des molécules médicamenteuses, et elle serait
très lente et souvent même presque nulle si l'on se bornait
à une simple application. Pour obvier à cet inconvénient, il est nécessaire ou de les faire pénétrer, pour
ainsi dire, de force, à travers les pores de l'épiderme,
au moyen de frottements plus ou moins forts, ou
bien d'enlever cette couche membraneuse dans une
certaine étendue pour les mettre en contact immédiat avec la surface du derme. La première de ces méthodes, celle des frictions, est très anciennement connue,
et porte le nom d'*iatraleptique*. M. Chrétien, de Montpellier, l'a beaucoup préconisée et l'a mise en usage avec succès dans un grand nombre de cas; la deuxième est nommée
méthode *endermique* par M. Lambert, qui, conjointement avec M. Bally, a fait de nombreuses expériences
tant à la Pitié qu'à l'hôpital Cochin, en appliquant sur
la plaie d'un vésicatoire diverses substances médicamenteuses susceptibles d'agir par absorption. Les résultats
de ces expériences, consignés dans un mémoire lu à
l'Académie des Sciences, ne laissent aucun doute sur
l'efficacité de ce mode d'administration des médicaments,
que l'auteur regarde comme très avantageux, toutes les
fois qu'on redoute leur action irritante sur la membrane muqueuse gastro-intestinale, ou qu'on veut les
soustraire aux altérations que leur font éprouver les
forces digestives. Il conseille cependant de n'employer
de cette manière que les médicaments susceptibles d'agir

efficacement à très petites doses, tels que la morphine,
la strychnine, la quinine, le sublimé, etc.

§ 29. Les doses auxquelles on administre les médi-
ments sont différentes pour chacun d'eux, suivant leur
nature et leur degré d'activité. On ne peut donc établir
de règle fixe à cet égard, et l'expérience seule doit être
notre guide. Nous ferons seulement observer que les
doses d'une même substance médicamenteuse doivent
varier suivant les effets qu'on se propose d'obtenir,
suivant l'âge, le sexe, le tempérament du malade, etc.

Les effets d'un médicament diffèrent souvent complétement, suivant la quantité à laquelle il est administré. C'est ainsi que la plupart des substances astringentes, toniques et excitantes n'ont guère qu'une action
purement locale, quand on les donne à petites doses;
tandis qu'au contraire, à plus hautes doses, elles étendent leur influence sur toute l'économie. L'opium, pris
en petite quantité, est un calmant très énergique; à plus
fortes doses, il devient excitant, et produit une congestion
cérébrale quand la quantité ingérée est trop grande.
La digitale, à hautes doses, agit directement sur le canal
intestinal, comme le prouvent les vomissements et les
évacuations alvines qui suivent son usage; à doses fractionnées, au contraire, ces effets locaux ne s'observent
plus et sont remplacés par des phénomènes généraux,
tels que le ralentissement des mouvements du cœur et
l'augmentation des sécrétions, surtout celle de l'urine.
Il en est de même dés préparations antimoniales qui,
suivant la dose à laquelle on les administre, sont tour-
à-tour émétiques, purgatives et diaphorétiques.

On doit toujours proportionner la dose des médicaments à l'âge et à la force des malades. Il est d'observation qu'en général, plus un individu est faible et
au-dessous de l'âge viril, plus les effets d'une quantité
déterminée d'un médicament sont caractérisés. Il s'en suit
donc que, pour obtenir la même médication chez un
adulte et chez un enfant, il faut employer des doses très

Tableau
DES
POIDS ET MESURES DES PRINCIPALES PHARMACOPÉES DE L'EUROPE.

PHARMACOPÉE FRANÇAISE.

Le kilogramme. Kilo. = 2 liv. métriq. = 1000 gram. (*)
La livre . . . . ℔ = 16 onces. . . = 500.
L'once. . . . . ℥ = 8 gros. . . . = 32.
Le gros. . . . . ʒ = 3 scrupules. = 4.
Le scrupule. . . ℈ = 24 grains. . = 1,3.
Le grain. . gr ou ḡ = » . . . . = 0,05.

Mesures de capacité.

Le litre (décimètre cube) ou pinte. lit. = 2 ℔s.
La chopine ou 1/2 litre. . . . . . . = 1 ℔.
Le demi-setier ou 1/4 de litre. . . . = 8 ℥.
Le verre. (**) . . . . cyath. . . . = 5 ℥.
La cuillerée à bouche. cochl. maj. . = 5 ʒ.
— à café. . . cochl. min. . = 1 ʒ.
La goutte. . . . . . . gut. . . . . = 1. gr.

PHARMACOPÉES ITALIENNES.

La livre est de 12 onces de France; elle se divise comme la livre française.

PHARMACOPÉES D'ANGLETERRE, D'ÉCOSSE, D'IRLANDE, ET DES ÉTATS-UNIS D'AMÉRIQUE.

		grammes.	℥	ʒ	℈	gr.
Le troy pound. ℔ = 12 ounces.	=	372,96	12	1	1	13.
L'once. . . ℥ = 8 drachms.	=	31,08	1	»	»	9.
Le drachm. . ʒ = 3 scruples.	=	3,88	»	1	»	1.
Le scruple. . ℈ = 20 grains.	=	1,29	»	»	1	».
Le grain. . gr = »	=	0,067	»	»	»	1,2

Mesures de capacité.

litres.
Le gallon ou *congius*. . . 8 pints. . . . = 3,7851.
Le pint ou *octarius*. O. . 16 fluidounces. . = 0,4739.
Le fluidounce . . . . fʒ . . 8 fluiddrachms. = 0,0295.
Le fluiddrachm . . . fʒ . . 60 minims. . . . = 0,0039.
Le minim ou goutte. ♏ . . » . . . . . = 0,0006.

PHARMACOPÉE BATAVE.

		grammes.	℥	ʒ	℈	gr.
1 ℔ . . . = 12 ℥ . . .	=	369,12. . .	12	»	1	14.
1 ℥ . . . = 8 ʒ . . .	=	30,76. . .	1	»	»	3.
1 ʒ . . . = 3 ℈ .	=	3,84. . .	»	1	»	».
1 ℈ . . = 20 gr. .	=	1,28. . .	»	»	1	».
1 gr. . . = » . . .	=	0,064. . .	»	»	»	1.

PHARMACOPÉE AUTRICHIENNE.

		grammes.	℥	ʒ	℈	gr.
1 ℔ . . . = 12 ℥ .	=	420,36 . . .	13	5	2	19.
1 ℥ . . . = 8 ʒ .	=	35,03 . . .	1	1	»	12.
1 ʒ . . . = 3 ℈ .	=	4,38 . . .	»	1	»	10.
1 ℈ . . = 20 gr.	=	1,46 . . .	»	»	1	3.
1 gr. . . = » .	=	0,072 . . .	»	»	»	1,37

PHARMACOPÉES DANOISE ET SUÉDOISE.

		grammes.	℥	ʒ	℈	gr.
1 ℔ . . . = 12 ℥ .	=	356,22 . .	11	5	»	10.
1 ℥ . . . = 8 ʒ . .	=	29,68 . .	»	7	»	16.
1 ʒ . . . = 3 ℈ . .	=	3,71 . .	»	»	2	22.
1 ℈ . . . = 20 gr. . .	=	1,23 . .	»	»	»	23.
1 gr. . . = » . .	=	0,061 . .	»	»	»	1,14

Mesure de capacité.

grammes.
La kanne de Suède, *cantharus* = 88 ℥ suédoises, 2622,4.

PHARMACOPÉES PRUSSIENNE, RUSSE, FINLANDAISE, POLONAISE, ET DE QUELQUES ÉTATS D'ALLEMAGNE.

		grammes.	℥	ʒ	℈	gr.
1 ℔ . = 12 ℥ . .	=	357,66 . .	11	5	1	14.
1 ℥ . . = 8 ʒ . .	=	29,80 . .	»	7	2	9.
1 ʒ . . = 3 ℈ . .	=	3,72 . .	»	»	2	22.
1 ℈ . . = 20 gr. .	=	1,24 . .	»	»	»	23.
1 gr. . = » .	=	0,062 . .	»	»	»	1,16.

Ces poids sont ceux qu'on connait sous le nom de *poids de Nuremberg* ou *des pharmaciens*.

La mesure de Berlin, pour les liquides,

litres.
pèse. . . . . 36 ℥ Nuremb. = 1,17.

(*) Les évaluations en grammes ne sont que approximatives; ce sont celles que le *Codex* a adoptées.

(**) Les valeurs de ces mesures sont celles que donne le *Codex*. Elles ne sont que approximatives, et varient suivant la densité des liquides. Aussi ne devra-t-on en faire usage que pour mesurer ceux qui n'ont qu'une faible action, comme les véhicules aqueux, les tisanes, etc.

Le poids des gouttes dépend de leur volume, et est en rapport avec la densité du liquide et surtout avec sa viscosité. Comme on n'administre par gouttes que les substances liquides dont l'action est très énergique, il serait à souhaiter, qu'à l'exemple des Anglais, on adoptât en France une mesure uniforme pour ces quantités, afin d'éviter les erreurs qui naissent de ce mode d'évaluation. Pour remédier autant que possible à ces inconvénients, nous donnons ci-dessous, d'après le *Codex*, le poids moyen de vingt gouttes des médicaments liquides les plus actifs et les plus employés :

Éther sulfurique . . . . = 7. grains.
——— alcoolisé . . . . = 9.
Teinture de castoréum. . . }
——— de benjoin.. . . . } . : = 10.
Huile animale de Dippel. . }
——— essentielle de menthe. . . = 13.
Eau de Rabel. . . . . . . = 14.
Laudanum de Sydenham. . . . = 15.
Huile essentielle de gérofle. . . . = 16.
Laudanum de Rousseau. . . . . = 22.
Acide hydrocyanique à 0°,900. . = 24.

différentes. La table suivante, dressée par Gaubius, pourra servir de guide aux jeunes médecins dans l'administration des substances actives aux diverses époques de la vie, quoiqu'on ne doive pas la considérer comme une règle invariable de laquelle on ne puisse s'écarter :

Pour un adulte , dose entière, prise pour l'unité . . . . 1.
Au-dessous d'un an. . . . . 1/15 à 1/12.
à deux ans.. 1/2.
trois ans. 1/6.
quatre ans. 1/4.
sept ans. . . : . . . . 1/3.
quatorze ans. . . . , ... 1/2.
vingt ans . . . . 2/3.
de vingt à soixante ans. 1
Au-dessus de cet âge , on suivra la gradation inverse.

La constitution de la femme étant en général moins forte que celle de l'homme, on voit, d'après ce que nous venons de dire, qu'elle exige des doses un peu moins fortes ; mais on ne peut fixer au juste dans quelle proportion.

Les doses de médicaments devront encore être modifiées suivant le tempérament et l'idiosyncrasie des malades ; car on conçoit de suite qu'une personne très irritable, douée de ce qu'on est convenu d'appeler un tempérament nerveux, ne pourra supporter, sans inconvénient, la dose de certains médicaments, des excitans, par exemple, que l'on donnera avec avantage, au contraire, à un individu mou et lymphatique. Il est donc très important d'adapter les doses à ces différentes conditions. D'un autre côté, certaines dispositions individuelles, inconnues dans leur nature, et dont l'ensemble forme l'idiosyncrasie, font que les mêmes substances, données aux mêmes doses et dans les mêmes circonstances, n'agissent pas toujours de la même manière et avec la même énergie chez tous les individus ; c'est ainsi que des quantités très faibles d'opium, produisent, chez certaines personnes, tous les symptômes du narcotisme, tandis que d'autres y sont, pour ainsi dire, in-sensibles. Une demi-once d'un sel neutre quelconque, suffit, dans beaucoup de cas, pour produire d'abondantes évacuations, et même la superpurgation, tandis que, dans d'autres, deux onces, et même plus, paraissent rester sans aucun effet.

On devra enfin tenir compte des effets de l'habitude, et se rappeler que les organes soumis pendant quelque temps à l'influence d'une substance médicamenteuse, s'y accoutument assez promptement, au point d'y devenir presque insensibles. C'est ce que prouvent, entre autres exemples, les quantités énormes d'opium que certains individus peuvent prendre sans éprouver d'accidents immédiats, comme on en voit des cas nombreux parmi les peuples de l'Orient. C'est en augmentant graduellement les doses de la substance que l'on emploie, que l'on parvient facilement à contrebalancer ces effets de l'habitude.

Dans le cours de cet ouvrage, nous indiquerons toujours les doses de chaque substance médicinale, que l'on donne le plus communément à l'homme adulte. Nous croyons que, d'après les considérations précédemment exposées, chacun pourra facilement les modifier et les graduer, suivant l'exigence des cas, et suivant ce que l'expérience et l'observation lui auront appris à cet égard.

§ 30. Les médicaments sont simples ou composés. On appelle simples ceux que l'on peut administrer tels que la nature nous les offre, ou qui ne sont formés que d'une seule substance, dont la nature intime peut d'ailleurs être plus ou moins complexe, comme les éthers, l'acétate de morphine, le cyanure de mercure, etc. Les seconds résultent, au contraire, du mélange de deux ou de plusieurs médicaments simples.

On mélange les médicaments pour atteindre divers buts : 1° pour augmenter l'action de la substance principale qu'on se propose d'administrer ; 2° pour diminuer l'action trop irritante d'un médicament , et prévenir certains effets qui l'empêcheraient de remplir l'indication qu'on a en vue; 3° pour obtenir en même temps les effets de deux ou de plusieurs médicaments différents ; 4° pour former un médicament nouveau dont les effets ne pourraient être produits par aucune des substances employées isolément; 5° enfin, pour rendre l'administration des substances médicamenteuses plus facile. Examinons chacun de ces cas en particulier.

§ 31. *L'action d'un médicament peut être augmentée :*

1° *En mêlant diverses préparations de la même substance.* Lorsque tous les principes actifs d'un médicament ne sont pas solubles dans le même liquide, et qu'on ne peut l'administrer en substance, on doit avoir recours à ce genre de combinaison. C'est ainsi qu'on rend plus actives la plupart des infusions et des décoctions végétales, en y ajoutant une certaine quantité de teinture ou d'extrait de la même plante ;

2° *En combinant des médicaments du même genre, c'est-à-dire ceux qui, pris isolément, peuvent produire des effets immédiats semblables, mais avec moins d'énergie que lorsqu'ils sont ainsi réunis.* Cette augmentation d'activité n'est bien évidente que pour un certain nombre de médicaments. D'après les observations de Valisnieri, douze gros de pulpe de casse produisent un effet purgatif à peu près équivalent à celui de quatre onces de manne. Mais si l'on réunit huit gros de casse et quatre de manne, on obtient alors des effets beaucoup plus marqués, et qui peuvent même aller jusqu'au double. Le mélange de substances aromatiques diffusibles est également susceptible de modifier l'action de chacune d'elles. Il en est encore de même des médicaments antispasmodiques, émétiques, cathartiques, etc., comme le prouve d'une manière évidente, l'action d'un mélange d'ipécacuanha et de tartre émétique; enfin , il arrive même quelquefois que le mélange de deux ou de plusieurs purgatifs diminue les inconvénients qu'entraine l'administration de chacun d'eux en particulier, en même temps qu'il rend leur action plus certaine et plus énergique. Ainsi l'extrait de coloquinte composé des pharmacopées anglaises, qui contient plusieurs drastiques, est plus actif, et cependant beaucoup moins irritant qu'aucune des substances qui le composent, prises isolément ;

3º *En unissant le médicament avec une substance d'une nature différente, qui n'exerce sur lui aucune action, mais qui rend l'économie en général, l'estomac ou tout autre organe, plus sensible à son influence.*

Il est beaucoup plus facile de prouver cette vérité que d'en donner l'explication ; aussi nous bornerons-nous ici à en rapporter quelques exemples. Le mélange de l'ipécacuanha et du jalap rend l'effet purgatif de ce dernier beaucoup plus énergique. On augmente l'action de certains purgatifs en y associant un principe amer ; l'élatérium, par exemple, contient un principe *sui generis*, et une matière amère, presque inerte par elle-même, mais qui, d'après les expériences du docteur Paris, paraît augmenter considérablement l'énergie du principe purgatif auquel elle est unie. Cullen a observé qu'en faisant infuser les feuilles du séné avec une substance amère, on obtient de l'administration d'une faible dose de ce purgatif, les mêmes effets que lorsqu'il est employé seul en plus grande quantité. L'influence que l'opium exerce sur l'action du mercure est encore très remarquable. Il paraîtrait même que, dans quelques cas, les effets généraux du mercure, après avoir cessé complétement, ont reparu sous l'influence de l'opium. On en trouve un exemple très curieux dans le neuvième volume du Journal de Hufeland. Une vieille femme, qui avait été soumise à un traitement mercuriel assez prolongé, était prise d'une salivation considérable chaque fois qu'elle faisait usage d'opium ; et cependant tous les symptômes qui

caractérisent l'action générale du mercure avaient complétement disparu depuis assez long-temps..

§ 32. *L'action trop irritante d'un médicament
peut être diminuée, et, pour ainsi dire, corrigée :*

1° *Par son mélange avec une substance qui en
augmente ou qui en diminue la solubilité.* C'est ainsi
que l'addition d'une petite quantité d'alcali diminue la
tendance de certains drastiques à produire des coliques,
et qu'en mêlant la gomme-gutte avec une substance insoluble, on l'empêche de produire des nausées, en rendant sa solution plus difficile ;

2° *Par son mélange avec une substance susceptible
de préserver l'estomac ou l'économie en général de
ses effets délétères.* Il est un grand nombre de substances
qui, lorsqu'elles irritent trop vivement le canal digestif,
ne peuvent être absorbées et sont rejetées au dehors
sans avoir produit les effets qu'on en attendait. La scille
et les préparations antimoniales, par exemple, n'agissent
plus comme diurétiques ou diaphorétiques, lorsqu'elles
déterminent des vomissements ou des déjections alvines.
Il est donc nécessaire, dans ces cas, de savoir les associer à des substances capables d'obvier à cette action locale, et de corriger ainsi leurs effets. L'opium remplit
souvent cette indication ; d'autres fois ce sont les stimu-
lans aromatiques que l'on met en usage, ou enfin, les
mucilages et les substances émollientes, qui enveloppent,
en quelque sorte, les substances actives, et diminuent
ainsi l'action locale que l'on redoute. C'est dans cette
vue qu'on administre toujours le sublimé corrosif mêlé
avec de la gomme ou dans un véhicule mucilagineux, et
qu'on unit les sels alcalins à l'opium, lorsqu'on veut
empêcher leur action purgative, et en obtenir des effets
diurétiques.

§ 33. *On mélange les médicaments pour obtenir
en même temps les effets de deux ou plusieurs d'entre
eux :*

1° *En employant des substances qui, bien qu'elles*

exercent des médications différentes, produisent sou-
vent le même résultat en définitive. Pour augmenter la
sécrétion de l'urine, par exemple, on associe souvent
des médicaments dont le mode d'action sur l'économie
est entièrement différent, tels que le calomel et la scille.
Le premier agit, comme les préparations mercurielles en
général, en activant l'absorption ; tandis que la dernière
porte principalement son action sur les organes sécréteurs de l'urine ;

2° *En combinant des substances dont l'action est*
entièrement différente, et qui sont destinées à rem-
plir plusieurs indications à la fois. C'est dans cette
vue que l'on unit fréquemment les purgatifs avec les
antispasmodiques, les narcotiques, les toniques, les mercuriaux, etc. En effet, l'usage des toniques occasione
souvent de la constipation ; aussi est-il très souvent
utile d'y adjoindre un médicament purgatif, pour contrebalancer cet effet. Dans le traitement de l'ascite et des
hydropisies chroniques en général, il est des cas où l'on
cherche en même temps à soutenir les forces du malade,
et à déterminer d'abondantes évacuations. On arrive à
ce double résultat en associant les toniques et les exci-
t ants aux purgatifs drastiques. Le mélange des purgatifs
et des narcotiques est encore employé avec le plus grand
succès dans le traitement de la colique de plomb.

§ 34. *On combine deux ou plusieurs substances*
médicamenteuses pour obtenir des effets qui ne résul-
teraient d'aucune d'elles, prises isolément :

1° *En unissant des médicaments dont l'action est*
essentiellement différente, et qui, par leur réunion,
produisent sur l'économie des effets autres que ceux
qu'ils détermineraient isolément, sans cependant agir
chimiquement les uns sur les autres. Cet effet nous
paraît inexplicable ; mais les exemples en sont trop nombreux pour qu'on puisse conserver aucun doute à cet
égard. Nous voyons l'opium et l'ipécacuanha, administrés d'une manière convenable, ne produire ni les

effets narcotiques de l'un, ni les effets émétiques de l'autre, mais agir comme un puissant diaphorétique ;

2° *En combinant des substances qui agissent chimiquement les unes sur les autres, et qui donnent ainsi naissance à des composés nouveaux, ou mettent à nu les principes actifs de l'une d'elles.* En faisant agir l'acide acétique sur l'ammoniaque, par exemple, on obtient un produit nouveau, dont l'action est très différente de celles de ces deux corps pris isolément. Dans la potion anti-émétique de Rivière, on mélange du suc de citron et du carbonate de potasse. Ce dernier est décomposé par l'acide citrique, et laisse dégager l'acide carbonique qu'il renfermait ;

3° *En mêlant des substances qui augmentent ou diminuent la solubilité des principes dans lesquels résident leurs propriétés médicamenteuses.* On peut remplir cette indication à l'aide des substances qui agissent ou chimiquement ou mécaniquement. Ainsi, le tartrate acide de potasse, ou crème de tartre, devient plus soluble et par conséquent plus actif par l'addition de l'acide borique. L'aloès agit avec plus de rapidité et irrite moins le gros intestin, lorsqu'on l'associe au savon ou à un sel alcalin.

§ 35. *Enfin on a souvent pour but, dans le mélange des médicaments, de leur donner une forme plus agréable ou plus efficace.*

Les substances que l'on mêle aux médicaments, soit pour rendre leur goût ou leur odeur moins désagréables aux malades, soit pour empêcher une décomposition spontanée trop prompte, ou enfin pour faciliter leur action, varient suivant la nature des médicaments qu'on emploie, leur degré de solubilité, le but que l'on se propose, et, jusqu'à un certain point, le caprice du malade. Cependant on doit, en général, les choisir telles que leur action ne nuise pas à l'efficacité des médicaments principaux. Nous aurons occasion plus bas de revenir sur ce sujet.

§ 36. Tels sont les divers objets que l'on a en vue, lorsqu'on mélange plusieurs médicaments simples pour en former un médicament composé. Suivant le rôle que ces diverses substances sont appelées à remplir, on leur donne les noms de *base*, d'*adjuvant ou auxiliaire*, *de correctif* et d'*excipient* ou *intermède*. La base est le médicament principal ; les adjuvants sont ceux qui facilitent et accélèrent son action ; les correctifs sont destinés à adoucir l'action trop énergique de la base ; enfin les excipiens lui servent de véhicule, et l'intermède, espèce d'excipient, est destiné à la rendre miscible à l'eau.

Il est souvent inutile d'employer à la fois tous ces élémens dans la formation d'un médicament composé. Plusieurs substances n'ont besoin d'aucun adjuvant pour faciliter leur action, et d'autres s'administrent très bien sans correctif, et même sans véhicule. Il arrive aussi que la même substance remplit à la fois plusieurs de ces indications. L'adjuvant, par exemple, peut servir en même temps de correctif ou de véhicule Ces dernières considérations sont d'autant plus importantes, que la simplicité est une des conditions les plus essentielles dans la composition des préparations pharmaceutiques.

On ne doit jamais réunir, dans une formule, que les substances dont on connaît bien et l'action réciproque et l'influence sur l'économie animale ; et on peut dire, en général, que plus un médicament est compliqué, plus ses effets sont incertains ; aussi ne faut-il combiner que des médicaments susceptibles de remplir, d'une manière évidente, les indications dont nous avons parlé plus haut, et doit-on toujours avoir présent à l'esprit cette maxime importante : *Superflua nunquàm non nocent.*

§ 37. Les préparations pharmaceutiques sont divisées en deux grandes classes :

1º Les *préparations officinales*, c'est-à-dire celles

dont la composition est indiquée dans les pharmacopées,
et qui, en général, se trouvent toutes préparées dans
les officines ;

2° Les *préparations magistrales*, dont la composition est indiquée par le médecin, et que les pharmaciens préparent d'après la formule qu'il donne au moment.

§ 38. La *formule* ou prescription pharmaceutique
est l'indication des noms et des doses des substances qui
doivent entrer dans la composition d'une préparation
magistrale, à laquelle on ajoute souvent la manière de
la faire et de l'administrer.

La clarté et la concision sont deux conditions essentielles dans la rédaction des formules. On doit les écrire
lisiblement en latin, ou, mieux encore, en langue
vulgaire. On place ordinairement au commencement
de la première ligne le signe ℞, que l'on regarde
généralement aujourd'hui comme l'abréviation du mot
latin *recipe*, *prenez*; mais qui, au fait, n'est qu'un
reste des superstitions astrologiques du moyen âge. On
attribuait alors une grande importance à la prétendue
influence des planètes, et l'on mettait toujours en tête
des formules le symbole de l'astre sous la prédominance
duquel on devait recueillir les médicaments qu'on y in-
diquait. Or le signe ℞ est celui par lequel on désignait
Jupiter.

Chaque substance doit ensuite être indiquée par son
nom scientifique ou pharmaceutique, suivant que l'un
ou l'autre est plus généralement connu, et moins susceptible d'être confondu avec un autre. Il faut toujours
placer les noms des médicaments les uns au-dessous des
autres, en ayant soin de n'en mettre qu'un seul sur la
même ligne. L'ordre dans lequel on les range est peu
important; cependant il vaut mieux indiquer d'abord
les ingrédients les plus actifs. La désignation de la dose
doit toujours suivre le nom du médicament, et être pla-
cée sur la même ligne, en laissant toutefois un petit in-

tervalle entre eux. On peut l'écrire en toutes lettres, mais·
en général on se sert de signes que l'usage a con-
sacrés, et que nous présentons dans le tableau suivant. La quantité de chacun de ces poids est ordi-
nairement· indiquée par des chiffres romains. Lorsque
l'on emploie la même dose de plusieurs substances différentes, on les réunit par une accolade, et on place le mot
ana ou $\overline{aa}$ devant la désignation de la quantité commune
à toutes. Enfin, on termine la formule en indiquant le
mode de préparation du médicament, et la manière dont
on doit l'administrer. Lorsque la préparation ne· pré-·
sente rien de particulier, on se borne à inscrire le nom
pharmaceutique qu'elle doit porter, précédé des lettres·
·F. S. A. (*fiat secundum artem*). Dans le cas contraire,
on indique le mode de préparation aussi succinctement
que possible; l'on date et l'on signe.

§ 39. Les poids et mesures usités en médecine ne·
sont pas les mêmes pour tous les pays, et diffèrent presque pour chacun d'eux.. Comme il est souvent d'une
grande importance dans la pratique de connaitre au
juste les valeurs qu'ils représentent, nous avons cru
devoir donner, dans le tableau suivant, les évaluations
de ceux qu'on emploie le plus en Europe, en les com-
parant avec ceux dont nous nous servons en France.

Nous devons ici prévenir nos lecteurs que, dans le
cours· de· cet ouvrage, pour leur éviter des calculs longs
et fastidieux, nous avons, à l'exemple du *Codex*,
exprimé en nombres généraux et proportionnels les
quantités des substances qui entrent dans la composition
des préparations officinales, et seulement ramené aux·
poids et mesures français les quantités·de celles qui forment les préparations magistrales.

§ 40. Nous devrions examiner maintenant les diverses préparations pharmaceutiques que l'on fait subir
aux médicaments, et les formes sous lesquelles on les
administre; mais auparavant nous croyons nécessaire
d'appeler un instant l'attention sur les· erreurs que l'on

peut commettre dans la composition des préparation magistrales ; erreurs qui se rapportent à trois source principales, savoir :

1º *L'association de substances qui ne peuvent se méler, ou former des composés d'une consistance uniforme et convenable.* Beaucoup de substances insolubles dans l'eau ne peuvent être administrées sous forme liquide, qu'à l'aide d'un intermède : tel que le mucilage ou l'albumine, qui sert à tenir leurs molécules en suspension. Si l'on omettait de prescrire l'intermède, la formule n'atteindrait pas le but qu'on s'était proposé. Il en serait de même si l'on ordonnait le camphre et le baume de copahu en pilules, sans y joindre un intermède convenable ; car ces deux substances, broyées ensemble, prennent une consistance sirupeuse, et il serait impossible d'en faire une masse pilulaire, si l'on n'y joignait un peu de jaune d'œuf coagulé ;

2º *L'association de substances qui se décomposent mutuellement, et dont l'action est ainsi changée, ou entièrement détruite.* Toutes les fois qu'on mêle deux sels en dissolution, qui, par l'échange de leur base et de leur acide, peuvent former un sel soluble et un sel insoluble ou deux sels insolubles, il y a nécessairement décomposition. Comme il serait difficile d'indiquer ici toutes les substances qui sont incompatibles les unes avec les autres, nous aurons soin d'en parler à l'histoire particulière de chaque médicament ;

3º *La méthode indiquée pour la préparation des médicaments est insuffisante pour atteindre le but qu'on se propose, ou est de nature à changer qu à détruire l'action des substances employées.* Certains médicaments ne sont solubles que dans l'alcool, l'éther ou l'huile ; d'autres sont solubles dans l'eau, mais seulement à l'aide du calorique ; d'autres enfin, par le seul effet de l'ébullition, perdent leurs propriétés actives. Il est donc de la plus haute importance de ne pas ordonner en infusion, dans l'eau froide, une substance qui n'est soluble dans ce liquide qu'à chaud, et de ne pas prescrire en décoction les médicaments que l'ébullition altère ou qui perdent ainsi leurs vertus, etc. A la description de chaque substance, nous indiquerons les menstrues qui leur conviennent, et la forme sous laquelle on doit les employer.

Du choix des médicaments simples.

§ 41. La composition des substances minérales étant toujours la même, il importe peu au médecin d'où elles proviennent, pourvu qu'elles soient aussi pures que possible ; mais les propriétés médicinales des plantes pouvant varier considérablement, suivant une foule de circonstances, il est nécessaire de donner ici les règles générales qui doivent présider à leur choix.

Toutes les plantes, dans les premiers temps de leur existence, présentent une composition à peu près analogue, et ne contiennent guère que du mucilage. Il en est de même lorsqu'elles sont privées de l'influence vivifiante de la lumière solaire. Dans ce cas, leurs feuilles n'offrent point la couleur verte qui leur est naturelle ; elles sont presque inodores et insipides ; en un mot, elles sont *étiolées*. Il faut donc bien se garder de les recueillir à cette époque ou dans cet état maladif, lorsqu'on veut se servir des principes actifs qu'elles peuvent renfermer à une époque plus avancée, ou dans leur état naturel.

Les racines annuelles et bisannuelles doivent être récoltées en automne ; les racines vivaces, au contraire, doivent être recueillies au printemps.

Les tiges ligneuses contiennent le plus de principes actifs avant le développement des bourgeons, ou après la chute des feuilles. Dans les tiges herbacées, les propriétés médicinales sont au contraire plus développées après l'apparition des feuilles, et avant celle des fleurs..

Les écorces doivent toujours être prises sur les arbres

parvenus à leur entier développement, et être récoltées en automne ou au printemps.

Il faut, en général, recueillir les fleurs avant leur entier développement ; et comme l'époque de la floraison varie pour les différentes plantes, nous l'avons indiquée en faisant l'histoire de chacune d'elles.

Quant aux choix des substances médicamenteuses qui se trouvent dans le commerce, il faut se guider sur leurs caractères propres que nous aurons soin de donner par la suite.

La plupart des plantes ne perdent pas leurs propriétés médicinales par la dessiccation : il en est même dont l'activité semble être augmentée par cette opération. Mais elle doit être faite avec soin, et on observe, en général, qu'elle est d'autant meilleure qu'elle est plus prompte. C'est à l'air et dans les étuves que l'on dessèche les plantes, suivant que la quantité d'humidité dont on veut les priver est plus ou moins considérable.

§ 42. Il n'est guère possible d'administrer les médicaments tels que la nature nous les offre : leur forme, leur volume, leur dureté, leur état d'impureté etc., s'y opposent. Il faut donc les soumettre à certaines préparations, soit pour changer leur état, soit pour développer et rendre plus sensibles leurs propriétés, soit enfin pour leur en communiquer de nouvelles en les combinant avec d'autres. C'est au moyen de la division, de l'extraction, de la solution, du mélange et des combinaisons que l'on remplit ces indications.

§ 43. La division mécanique d'une substance médicinale peut s'opérer, 1° par concassation ; 2° par section ; 3° par râpure ou limation ; 4° par mouture, et 5° par pulvérisation.

On *concasse* un médicament, lorsqu'à l'aide du pilon ou de tout autre corps contondant, on le réduit en fragments plus ou moins volumineux. La *section*, division à l'aide d'un instrument tranchant ou d'une scie ; celle que l'on opère avec la lime ou la râpe, et que l'on nomme en pharmacie *rasion* et *limation*, et la *mouture* qui se fait au moyen d'un moulin, sont autant d'o-pérations analogues dont le but est de faciliter l'extraction des principes actifs en multipliant les points de contact de la substance avec le liquide à l'action dissolvante duquel on la soumet.

La *pulvérisation*, ou réduction d'un corps solide en poudre plus ou moins fine, peut être effectuée par *concussion*, *trituration*, *porphyrisation*, *frottement* et *intermède*. Pour pulvériser les corps très durs, tels que les bois, les racines, les écorces, etc., on a recours à la *concussion;* à cet effet, on les place dans un mortier, et on les frappe fortement à coups de pilon. Les substances très fragiles, qui pourraient se ramollir et s'agglutiner par suite de l'élévation de température produite par une percussion violente, telles que les résines et les gommes résines, doivent au contraire être broyées entre le mortier et le pilon. Dans le premier cas, on fait agir ce dernier instrument perpendiculairement; tandis que, dans le second, celui de la pulvérisation par *trituration*, on se borne à le promener circulairement sur les parois du mortier.

La *porphyrisation* ou *lévigation* est l'opération à l'aide de laquelle on réduit en poudre impalpable un corps très dur, tel que le fer, les yeux d'écrevisse, etc., en le broyant avec une molette sur une table de porphyre ou de marbre; mais il faut auparavant le pulvériser grossièrement. Lorsque la substance que l'on porphyrise n'est ni altérée, ni dissoute par l'eau, on ajoute une certaine quantité de ce liquide pour faciliter l'opération; mais il faut porphyriser à sec les corps qui sont dans le cas contraire.

La *pulvérisation* par *frottement* se fait en usant, pour ainsi dire, sur un tamis de crin les corps que l'on veut réduire en poudre. Cette opération ne convient que pour un très petit nombre de substances, telles que la magnésie, l'agaric blanc, etc., dont les particules n'ont entre elles qu'une très faible cohésion. Enfin, pour faciliter la pulvérisation de certains corps, on y mêle une substance étrangère, destinée à en absorber l'humidité, ou à s'interposer entre leurs molécules, et que l'on nomme *intermède*. Ce corps doit toujours être de nature à n'altérer ni les propriétés médicinales, ni les propriétés chimiques de la substance que l'on veut réduire en poudre. Sans intermède, il serait presque impossible de pulvériser le camphre; mais, à l'aide de quelque gouttes d'alcool, rien n'est plus facile. Le sucre est l'intermède que l'on emploie pour pulvériser la vanille, les feuilles d'argent, etc.; enfin, pour obtenir le calomel en poudre impalpable, on le réduit en vapeur, et on le fait arriver ainsi dans de l'eau.

On administre sous forme de poudre, 1° les médicaments insolubles, et qui, pendant leur trajet dans le canal alimentaire, n'éprouvent que difficilement les altérations qu'ils doivent subir pour produire leurs effets thérapeutiques; 2° ceux dont les divers principes actifs ne sont pas solubles dans le même véhicule; 3° ceux qui, s'ils n'étaient pas dans un état de division extrême, pourraient irriter trop vivement les surfaces avec lesquelles ils sont mis en contact.

Le degré de finesse des poudres influe beaucoup sur leur mode d'action. Ainsi, comme l'a observé M. Virey, l'ellébore non pulvérisé fait vomir; tandis que, réduit en poudre, il agit comme purgatif. En général, le degré extrême de pulvérisation facilite l'action de toutes les substances dont les principes actifs ne sont pas solubles; tandis qu'il nuit à l'activité de celles dont les principes actifs sont de nature volatile, ou qui se combinent facilement à l'oxigène.

Les poudres peuvent être simples ou composées.

§ 44. L'extraction est l'opération par laquelle on sépare d'une substance une ou plusieurs de ses parties constituantes. Elle peut se faire par calcination, carbonisation, torréfaction, sublimation, clarification, ex-

pression, lavage, cristallisation , inspissation et distillation.

On *calcine* un corps en l'exposant, pendant un certain
temps, à une température très élevée, pour le priver
des principes volatils qu'il contient ou qui peuvent résulter de la décomposition de quelques-uns de ses principes fixes ; ainsi on calcine l'alun pour le priver d'eau ;
le carbonate de magnésie pour le réduire à l'état d'oxide,
et en chasser l'acide carbonique ; la corne de cerf, pour
détruire toutes les substances organiques qu'elle renferme, et laisser à nu les matières calcaires.

La *carbonisation* est une opération semblable, mais
poussée moins loin. Elle a pour but la décomposition
d'une substance organique, et sa réduction en une
masse charbonneuse. L'éponge brulée, par exemple, est
préparée de cette manière. Il en est encore de même de
la *torréfaction*, qui n'est qu'un commencement de carbonisation, et qu'on emploie pour changer les propriétés
de certaines substances, ou pour en chasser l'humidité,
et déterminer une combinaison plus intime entre leurs
principes. Ainsi, la rhubarbe perd, par la torréfaction,
une grande partie de son principe purgatif, qui est volatil, et devient essentiellement astringente ; tandis que,
au contraire, le café acquiert plus d'activité.

Le but de la *sublimation* est absolument l'opposé de
celui de la calcination ; par cette dernière, en effet, on
cherche à obtenir les parties fixes d'un corps, en chassant ses principes volatils, tandis que, par la seconde,
c'est le produit volatil que l'on a en vue de recueillir.
Cette opération se fait en soumettant à l'action du calorique, dans des vaisseaux clos, les substances dont on
veut extraire les principes volatils, qui viennent alors se
condenser, sous forme solide, à la partie supérieure de
l'appareil. C'est ainsi que l'on prépare les fleurs de
soufre, le sublimé corrosif, etc.

La *clarification*, ou séparation des particules insolubles qui troublent la transparence d'un liquide, peut se faire par *dépuration*, *filtration* ou *coagulation*. Dans la première de ces opérations, on laisse le liquide dans un repos parfait, jusqu'à ce que les corps qui y sont en suspension se soient précipités; et alors on le décante. Ce mode de clarification ne peut être mis en usage que lorsque la substance sur laquelle on agit est en masse assez grande; qu'elle n'est pas de nature à s'altérer pendant le temps nécessaire pour achever l'opération, et enfin que sa pesanteur spécifique est moindre que celle des particules qui en troublent la transparence. La *filtration* èst l'opération par laquelle on fait passer un liquide à travers un corps dont les interstices sont assez petits pour s'opposer au passage des particules solides qui s'y trouvent. On peut employer à cet usage les filtres de laine, de toile, de papier, de verre pilé, de sable ou de charbon, suivant que le liquide est plus ou moins dense, ou de nature à attaquer l'un ou l'autre de ces corps. Enfin la clarification par *coagulation* se fait à l'aide de l'albumine contenue dans le liquide, ou que l'on y ajoute à cet effet, et qui, par l'action du calorique, des acides, etc. se solidifie, se prend en masse, et entraîne avec elle les substances étrangères. C'est, en général, le blanc d'œuf que l'on emploie à cet usage.

Le *lavage* est employé pour séparer les uns des autres des corps déjà réduits en poudre, et dont la pesanteur spécifique est différente. On délaie le mélange dans de l'eau qu'on laisse ensuite reposer; au bout de quelques minutes, la poudre la plus pesante se précipite au fond du vase, tandis que l'autre reste en suspension; on décante alors, et on renouvelle l'opération une ou plusieurs fois, si cela est nécessaire.

La *cristallisation* est l'opération dans laquelle les molécules d'un corps liquide ou gazeux se rapprochent de manière à donner naissance à un solide régulier, que l'on nomme *cristal*. Elle peut se faire au moyen du calorique ou des liquides, tels que l'eau ou l'alcool : dans ce dernier cas, les cristaux se déposent, soit par le refroidissement du liquide qui en est saturé, et qui ne peut en dissoudre autant à froid qu'à chaud, soit par son évaporation plus ou moins lente. Ce procédé peut être employé non-seulement pour purifier certaines substances, telles que les sels, mais aussi pour isoler celles qui ne sont pas douées du même degré de solubilité; car toujours les moins solubles cristallisent les premières.

L'*expression* est une opération mécanique au moyen de laquelle on retire d'une substance le suc qu'elle contient. Tantôt il suffit de piler les végétaux dont on veut extraire le suc, et de les soumettre ensuite à une pression graduelle; d'autres fois, il faut y mêler une petite quantité d'eau.

L'*inspissation* consiste dans l'évaporation d'une portion de l'eau qui tient en dissolution des principes médicamenteux; c'est par ce moyen qu'on prépare les *extraits* et les *gelées*.

Les extraits sont des préparations dans la composition desquelles entrent tous les principes solubles de la substance dont ils sont formés, et qui ont acquis par l'évaporation une consistance variable, depuis celle du miel jusqu'à l'état de siccité parfaite. On les obtient, 1° en faisant évaporer le suc exprimé des plantes fraîches, après toutefois l'avoir clarifié; 2° en faisant dissoudre dans un véhicule quelconque, par macération, digestion ou infusion, et jamais par décoction, les parties solubles des substances sèches, et en soumettant ensuite le produit ainsi obtenu à l'évaporation, soit au bain-marie, soit à l'aide de la vapeur.

On emploie comme véhicule l'eau ou l'alcool, et alors les extraits prennent le nom d'*aqueux* ou d'*alcooliques*.

On connaît, sous le nom de gelées, des préparations mucilagineuses qui se liquéfient par l'action du calorique, et qui reprennent une certaine consistance par le refroidissement. Elles sont peu solubles dans l'eau froide, et solubles dans l'eau bouillante. On les prépare avec des matières végétales ou animales.

La *distillation* est une opération assez analogue à la sublimation dont nous avons déjà parlé, et dont on se sert pour séparer les liquides qui se réduisent en vapeurs à des températures différentes. La forme des appareils distillatoires est extrêmement variable; mais, cependant, ils sont toujours composés de deux parties principales, l'une dans laquelle on chauffe le liquide pour le réduire en vapeurs; l'autre dont on abaisse, au contraire, la température, pour condenser les vapeurs et les faire repasser à l'état liquide. On emploie ce procédé pour purifier l'eau et pour préparer les eaux distillées, les alcoolats, certaines huiles essentielles et le vinaigre distillé. On donne encore le nom de distillation à l'opération par laquelle on décompose, par l'action du calorique, certaines substances, telles que le succin et la corne de cerf, pour en recueillir les produits volatils.

Les *eaux distillées* des plantes se font en distillant de l'eau sur une plante ou sur une de ses parties. Ce liquide se charge ainsi d'une certaine quantité de principes volatils, qui, en général, sont des huiles essentielles. Ce sont les plantes les plus odorantes qui donnent ainsi à l'eau les propriétés médicinales les plus marquées.

Les *alcoolats* ou *esprits* sont des préparations analogues aux précédentes; seulement on emploie de l'alcool au lieu d'eau, comme dissolvant des principes volatils odorants dont on veut s'emparer. Les alcoolats ont une odeur moins prononcée que les eaux distillées; mais elle devient très forte par l'addition d'un peu d'eau, qui, dans la plupart des cas, ne doit pas en troubler la transparence. On les divise en *simples* et en *composés*, suivant qu'ils ont été préparés avec une ou plusieurs substances.

La *solution* est le changement d'état qu'éprouve un corps solide par suite de la division et de la désagrégation de ses molécules par l'interposition d'un liquide quelconque, sans cependant qu'il y ait changement dans leur nature intime. Les liquides employés comme dissolvants sont l'eau, l'alcool, l'éther, le vin, le vinaigre et les huiles.

La dissolution peut se faire :

1° Par *macération*, c'est-à-dire, en laissant agir, pendant un certain temps, à la température ordinaire, le liquide sur le corps que l'on veut dissoudre ;

2° Par *digestion*, opération qui ne diffère de la précédente que par sa plus longue durée, et par l'élévation de la température à 35° ou 40° centig. ;

3° Par *infusion*, en versant le liquide chauffé à une température plus ou moins élevée, sur le corps dont on veut extraire les principes médicamenteux. La température et la durée du contact doivent varier suivant la nature des substances ;

4° Par *décoction*, c'est-à-dire, en faisant bouillir plus ou moins long-temps la substance avec le liquide.

C'est à l'aide de l'une ou de l'autre de ces opérations que l'on obtient les tisanes, les bouillons, les eaux minérales artificielles, les vins et les vinaigres médicinaux simples ou composés, les teintures alcooliques et éthérées, les huiles médicinales, les sirops, oximels, etc.

L'eau, peu chargée de principes médicamenteux, et que l'on prescrit aux malades comme boisson habituelle, porte le nom de *tisane*. L'action des tisanes est en général peu marquée ; et elles ne servent guère que comme moyens auxiliaires. Comme leur usage doit être continué pendant un certain temps, il faut les changer souvent et les rendre le moins désagréables possible. C'est pourquoi il est souvent nécessaire de les clarifier et de les édulcorer, pour corriger leur insipidité ou leur saveur désagréable.

Les tisanes s'obtiennent par décoction, lorsqu'on emploie des substances vertes et inodores, telles que la racine de bardane, les feuilles de chicorée, etc., ou des' substances dures, telles que l'orge, le riz et autres graines.

On fait infuser les fleurs sèches et les substances aromatiques; mais, lorsqu'on veut en extraire les principes extractifs et les principes odorants, on combine ces deux modes de manipulation.

Enfin, on fait macérer les substances solubles dans l'eau froide, telles que la gomme, la rhubarbe, etc.

Les *apozèmes* ne diffèrent des tisanes, qu'en ce qu'ils sont plus chargés de principes médicamenteux, et qu'ils ne servent jamais de boisson habituelle aux malades. Ils se préparent d'ailleurs de la même manière.

Les *bouillons médicinaux* sont des solutions aqueuses de principes immédiats des animaux, obtenues par décoction, et préparées de manière à être peu nutritives, légères et rafraîchissantes.

Les *eaux minérales artificielles* s'obtiennent en faisant dissoudre dans de l'eau une substance gazeuse ou saline en quantité suffisante pour lui communiquer des propriétés médicinales. On cherche, en général, dans leur composition, à imiter la nature le plus exactement possible.

On donne le nom de *teintures alcooliques* aux solutions des principes actifs des médicaments dans de l'alcool. On les prépare toujours par digestion, dans des vases clos. Le degré de concentration de l'alcool employé à cet usage varie de 22° à 40° de l'aréomètre de Baumé, suivant les différentes substances sur lesquelles on le fait agir. Ces dernières doivent en général être desséchées, pour que l'eau qu'elles contiennent n'affaiblisse pas l'alcool, et concassées ou pulvérisées, pour faciliter l'action dissolvante de ce liquide.

Les teintures sont simples ou composées, suivant qu'il entre une ou plusieurs substances dans leur composition. La proportion d'alcool employée dans la préparation des teintures varie beaucoup; d'après la pharmacopée de Paris, on doit employer 4 p. d'alcool et 1 de

la substance médicamenteuse, pour faire toutes les
teintures simples, excepté celles de cantharides, de
camphre, d'opium et de succin. Dans les pharmacopées étrangères, ces proportions varient davantage.
Quant à la composition des teintures composées, nous
l'indiquerons en traitant de chaque substance en particulier.

Les *teintures éthérées* ne diffèrent des précédentes,
qu'en ce qu'au lieu d'alcool, on emploie l'éther sulfurique concentré comme dissolvant. Dans la plupart des
teintures éthérées simples, le Codex de Paris prescrit
les mêmes proportions que pour les teintures alcooliques.

Le vin agit sur les substances médicamenteuses, à peu
près comme le fait un mélange d'alcool et d'eau, et peut
dissoudre ainsi les principes actifs d'un grand nombre de
médicaments. Ces solutions portent le nom de *vins
médicinaux*. On choisit toujours pour cet usage des
vins généreux, blancs ou rouges. De même que dans
la préparation des teintures, on emploie toujours les
substances desséchées, à moins, toutefois, que la dessiccation n'altère leurs propriétés, comme il arrive pour
les plantes crucifères ; dans ce cas, on ajoute une
certaine quantité d'alcool pour contre-balancer l'effet
de l'eau qu'elles contiennent. C'est toujours par macération et à vases clos qu'on doit préparer les vins
médicinaux. Pour remédier aux inconvénients qui peuvent résulter de la décomposition spontanée du vin,
et des différences qu'il présente sous le rapport des
proportions d'alcool qu'il contient, Parmentier a proposé de préparer les vins médicinaux en y mélangeant
une quantité déterminée de teinture alcoolique de la
substance médicamenteuse. Les vins médicinaux peuvent être simples ou composés.

Lorsqu'on emploie le vinaigre comme dissolvant des
principes actifs des médicaments, on obtient les *vinaigres médicinaux*. Les règles que nous avons expo-

sées pour la préparation des vins sont applicables aux vinaigres.

Les *huiles médicinales* se préparent en faisant dissoudre les principes actifs d'une ou de plusieurs substances médicamenteuses, dans une huile fixe ou essentielle. L'huile d'olive est la plus généralement employée; on y fait macérer les substances, lorsqu'elles sont odorantes; mais la décoction ou la digestion sont nécessaires, quand elles sont à l'état frais.

Les *sirops* sont des liquides visqueux, dans la composition desquels on fait entrer ordinairement deux parties de sucre sur une partie d'un liquide quelconque. C'est, en général, l'eau chargée des principes médicamenteux des plantes que l'on emploie à cet usage. Les procédés dont on se sert pour préparer les sirops varient suivant la nature des médicaments qu'on fait entrer dans leur composition; ainsi on peut les faire à chaud ou à froid. Ces préparations sont encore simples ou composées.

Les *mellites* n'en diffèrent que par le miel, qui remplace le sucre. Les *oximels* sont encore des espèces de sirops, formés de miel et de vinaigre.

§ 45. La MIXTION, ou mélange, est l'opération par laquelle on unit plusieurs substances qui ne se combinent pas chimiquement, pour obtenir ainsi un médicament composé. La composition de ces produits varie beaucoup, et on ne peut guère les classer que d'après leur degré de consistance. Les mélanges peuvent être, 1° *solides* : ce sont les espèces, les poudres, les trochisques, les pastilles et les tablettes; 2° *liquides*, comme les émulsions, les loochs, les potions, les gargarismes, les collyres, les fomentations, les lotions et les injections; 3° *mous*, savoir, les électuaires, les marmelades, les pâtes et les cataplasmes; 4° enfin, *gras*, tels que les cérats, les pommades, les onguents, les baumes et les emplâtres.

1° *Mélanges solides.*

On donne le nom d'*espèces* au mélange de plusieurs
plantes ou parties de plantes desséchées ayant des propriétés plus ou moins semblables. Suivant la nature de
ces mélanges, on les nomme espèces astringentes, amères,
aromatiques, pectorales, émollientes, etc. Ainsi, parties égales de sommités desséchées de sauge, de mélisse,
de thym, de serpolet, d'origan, d'absinthe, d'hyssope,
de menthe poivrée, etc., constituent les espèces aromatiques. Les espèces émollientes sont composées de feuilles
sèches de mauve, de guimauve, de bouillon blanc, de
pariétaire et de seneçon. Ces mélanges servent en général à faire les tisanes, les apozèmes, les lotions, etc.

Les *poudres*, comme nous l'avons dit, peuvent être
simples ou composées. Ces dernières sont un mélange
de plusieurs substances médicamenteuses pulvérisées,
que l'on fait, soit pour faciliter la division du médicament principal, soit pour remplir une des indications
dont nous avons parlé § 30 et suivants. On ne doit jamais faire entrer dans ces préparations les substances
salines qui, en attirant l'humidité de l'air, ou à
cause de la grande quantité d'eau de cristallisation
qu'elles contiennent, peuvent se liquéfier et altérer le
mélange.

Les poudres sont rarement administrées seules. On les
suspend ordinairement dans un liquide, ou on les in-
corpore dans du sirop ou dans du miel, pour en former
des électuaires ou des bols.

En France, on donne le nom de *trochisques* à un mélange solide de médicaments escharotiques, réunis au
moyen de la gomme ou de la mie de pain, et uniquement destinés aux usages externes. Les seuls qu'on emploie aujourd'hui sont ceux de *minium*. Dans les pharmacopées étrangères, on donne plus d'extension à ce
mot, et il est presque équivalent à celui de *tablettes*.

Les *pastilles* sont des mélanges médicamenteux, qui doivent uniquement leur consistance au sucre. Les tablettes n'en diffèrent que par le mucilage qu'on y ajoute.

2° *Mélanges liquides.*

Les *émulsions* sont des préparations magistrales, blanches et laiteuses, composées d'une certaine quantité d'huile fixe, tenue en suspension dans l'eau, au moyen de l'albumine, du sucre, etc. On emploie, pour les préparer, plusieurs graines huileuses, et plus spécialement les amendes douces.

La suspension dans l'eau d'une huile fixe ou volatile, d'une résine, d'une gomme-résine ou d'un baume, à l'aide d'un intermède quelconque, forme encore une sorte d'émulsion. Ces préparations servent très souvent d'excipient aux substances insolubles dans l'eau, telles que le kermès, le camphre, etc. On doit avoir soin de n'y jamais mêler ni acides, ni alcool, qui en détermineraient la coagulation.

Les *loochs* ne diffèrent des émulsions que par l'addition d'un mucilage qui augmente leur consistance.

Les *juleps* sont des mélanges d'une consistance visqueuse et oléagineuse, dans la composition desquels il entre, en général, une grande proportion de sirop. Ces préparations, ainsi que les *mixtures* et les *potions*, que l'on confond souvent sous le nom générique de *potions*, ne sont jamais prescrites comme boissons habituelles, mais s'administrent, en général, à petites doses à la fois, et à des intervalles déterminés.

Les *potions* résultent du mélange de divers liquides, tels que les eaux distillées, les infusions, décoctions, etc., et de sirops auxquels on ajoute des teintures, des électuaires, des sels, etc. Les *mixtures* ne sont formées que de liquides qui se mêlent facilement au moyen de l'agitation.

Les *gargarismes* sont des mélanges liquides, desti-

nés à agir localement sur la bouche et l'arrière-bouche,
et qu'en général les malades ne doivent pas avaler. Sous
le nom de *collyres*, on comprend toutes les préparations pharmaceutiques destinées à agir sur les yeux. Ils
peuvent être secs, mous ou liquides. Les premiers sont
des poudres impalpables, les seconds des pommades, et
les troisièmes se font avec des eaux distillées ou des dissolutions salines.

Les *fomentations* et les *lotions* sont des espèces de
bains locaux. Les premières s'administrent toujours
chaudes, à l'aide de linges ou de flanelles, qu'on laisse
séjourner plus ou moins long-temps ; les secondes servent
seulement à laver les parties malades.

On donne le nom d'*injections* aux médicaments liquides que l'on porte dans une cavité naturelle ou acci-
dentelle du corps, à l'aide d'une seringue. Elles portent
le nom de *lavements* ou *clystères*, lorsqu'elles sont destinées à être introduites dans le gros intestin.

3° *Mélanges mous.*

On obtient les *électuaires* par le mélange de substances médicamenteuses pulvérulentes, amalgamées
avec des pulpes, des sucs, des extraits, du sucre ou du
miel. Ces préparations peuvent être simples ou composées. Les premières portent le nom de *conserves*, et sont
formées de sucre et d'une seule substance végétale réduite en poudre ou en pulpe. La composition des secondes varie beaucoup ; on les nomme encore *confec-
tions* et *opiats*, lorsqu'on y fait entrer de l'opium.

Les *pâtes* sont des mélanges qui ont pour base la
gomme et le sucre dissous dans une eau chargée de principes médicamenteux, et desséchées de manière à avoir
une consistance molle, et à pouvoir être maniées sans
adhérer aux doigts.

Les *pilules* sont des masses d'un petit volume (de 1
à 6 grains), d'une consistance assez grande pour con-

server la forme globulaire, mais pouvant cependant céder facilement à la pression. Il entre, en général, dans leur composition, des substances réduites en poudre, dont les particules sont réunies à l'aide d'un extrait, d'un sirop, d'un mucilage, etc: Cette forme couvient spécialement pour l'administration des substances, 1º dont la saveur et l'odeur sont très désagréables; 2º qui agissent à très petites doses; 3º qui sont destinées à agir lentement et graduellement; 4º qu'on veut empêcher de se dissoudre trop rapidement; 5º qui ne doivent agir que lorqu'elles sont parvenues dans le gros intestin; et 6º enfin, dont la pesanteur spécifique est trop grande pour qu'on puisse les suspendre dans un véhicule aqueux. On ne doit, au contraire, jamais administrer en pilules les médicaments, 1º qui n'agissent qu'à hautes doses; 2º qui attirent l'humidité de l'air; 3º dont la consistance est telle, que l'on est obligé d'employer une grande quantité de poudre inerte pour former une masse pilulaire; et 4º enfin, qui sont si peu solubles, que, donnés à l'état solide, ils traversent le canal digestif sans être altérés.

Les *bols* ne diffèrent des pilules que par leur volume plus grand et leur moindre consistance.

Les *cataplasmes* sont des mélanges pultacés, destinés à être appliqués à la surface du corps. Ils sont, en général, formés de farines, de poudres, ou de pulpes cuites ou délayées dans de l'eau, du lait ou un liquide quelconque. Ils portent le nom de *sinapismes*, lorsque la farine de moutarde en fait la base.

4º *Mélanges gras.*

On donne le nom de *cérats* aux mélanges d'huile et de cire fondue, auxquelles on ajoute souvent une certaine quantité d'eau, des extraits ou des sels, etc. Leur consistance est toujours molle

Les *liniments* sont des préparations dans lesquelles

une huile grasse sert d'excipient à un médicament plus actif, et qui sont employées en frictions ou en embrocations sur la peau.

Les *pommades* ne sont autre chose que de l'axonge ou toute autre graisse animale, unie à certains principes médicamenteux. Les substances végétales ou animales y sont dissoutes ; les substances minérales n'y sont en général qu'à l'état de mélange ; aussi en pharmacie distingue-t-on les pommades par solution, qui se font à l'aide de la chaleur, et les pommades par mélange, qui se font par trituration.

Les *onguents* ou *baumes* résultent de la combinaison d'un corps gras, tel que l'axonge, et d'une substance résineuse. Leur consistance est plus grande que celle des pommades ; mais la chaleur du corps suffit pour les liquéfier. Il est quelques pommades auxquelles on donne communément le nom d'onguents.

De même que les onguents, les *emplâtres* ont pour base un corps gras ; mais ils sont solides et tenaces, et adhèrent à la peau, sans se liquéfier. Les uns résultent du mélange de la cire et des résines ; les autres sont dus à une véritable combinaison chimique, qui a lieu entre les acides oléique et margarique qui se développent par la saponification des corps gras, et les oxides métalliques avec lesquels on les met en contact. Dans le Codex, les premiers sont désignés sous le nom d'*onguents solides*, et les seconds sous celui d'*emplâtres proprement dits*.

Enfin, les *suppositoires* sont des médicaments solides, d'une forme conique, destinés à être introduits dans le rectum et à y demeurer un certain temps, comme calmants ou comme purgatifs. Ce sont ordinairement des onguents ou des pommades appliqués sur des mèches de charpie, ou du savon convenablement taillé, que l'on emploie à cet usage.

§ 46. Quant aux combinaisons chimiques à l'aide desquelles on prépare certains médicaments, nous ne

pouvons en rien dire ici de général : nous les indiquerons à l'histoire particulière de chacune de ces substances.

De la classification des médicaments.

§ 47. Le but de toute classification, dans les sciences
naturelles, est de rapprocher les uns des autres et de
réunir en groupes les objets qui ont entr'eux le plus
d'analogie et des ressemblances plus ou moins parfaites
sous certains rapports. Cet arrangement méthodique
des corps, d'après une ou plusieurs de leurs propriétés,
contribue puissamment à faciliter l'étude et à aider la
mémoire ; car, si la classification est bonne, il suffit de
connaître dans chaque groupe un des objets qui le composent, pour avoir une idée générale, plus ou moins exacte,
de tous les autres. Pour être réellement utile, une
classification doit donc toujours être basée sur les propriétés dont la connaissance est le but de la science à
laquelle on l'applique ; et, par cela même que, dans les
diverses branches des sciences naturelles, on envisage
les corps sous des points de vue tout-à-fait différents,
il est clair que chacune d'elles exige une classification
particulière. C'est donc à tort que certains auteurs ont
appliqué la même classification à l'histoire naturelle, à
la chimie et à la pharmacologie. La première, en effet,
a pour objet l'étude des formes extérieures des corps,
la seconde, celle de leur composition élémentaire et des
phénomènes de leurs combinaisons, et la troisième, enfin, celle de leurs effets sur l'économie animale ; effets
qui n'ont souvent aucun rapport appréciable avec leurs
propriétés physiques et chimiques.

On a bientôt senti qu'on ne pouvait parvenir à arranger
les médicaments d'après un ordre méthodique, qu'en prenant pour base leur mode d'action sur l'économie. Mais ici
se sont rencontrées d'immenses difficultés, et les nombreuses classifications qu'on a tour à tour proposées, sont toutes

plus ou moins vicieuses. Les exemples suivants suffiront
pour en faire juger, Les uns ont rangé les substances
médicamenteuses d'après les vertus spécifiques qu'on leur
attribuait contre telle ou telle maladie, et ont établi
des classes de fébrifuges, d'antiscorbutiques, d'antiar-
thritiques, d'antisyphilitiques, etc.; d'autres prenant
pour base certains effets secondaires qui peuvent résulter de l'action des médicaments, ont établi presqu'autant de divisions qu'il y a d'indications curatives à
remplir; et, sous les noms de béchiques, d'expecto-
rants, d'emménagogues, d'hydragogues, d'incisifs, etc.,
ils ont rassemblé confusément toutes les substances qui
peuvent, en dernier résultat, faciliter l'expectoration,
ou favoriser l'écoulement des règles, etc., quelle que fût
d'ailleurs leur nature et leur action primitive sur l'économie.

Les progrès rapides de la science, depuis qu'on a abandonné le vague des explications hypothétiques pour s'en
tenir à l'observation, ont enfin fait justice de toutes
ces vues erronnées. On a reconnu de nos jours que les
seules bases raisonnables sur lesquelles on puisse fonder
une classification des médicaments, sont les changements
physiologiques qu'ils produisent dans l'action des organes. Rien ne serait donc plus facile que d'établir, d'a-
près ces données, une clasification réellement utile, si
nous connaissions parfaitement l'action primitive de
chaque substance médicamenteuse sur l'économie; mais
malheureusement nos connaissances, à cet égard, sont
encore bien loin de ce point de perfection. Aussi,
croyons-nous, comme M. Cap, pharmacien de Lyon;
dont un mémoire sur ce sujet a été couronné par la
société de médecine de Paris, croyons-nous, dis-je, que,
dans l'état actuel de la science, il est impossible d'arriver à une classification rigoureuse des médicaments.
Celle que nous suivons dans le cours de cet ouvrage
est donc bien imparfaite et susceptible de beaucoup
d'objections; mais, telle qu'elle est nous croyons qu'elle

peut faciliter l'étude de la matière médicale et ne pas être sans quelqu'utilité dans la pratique.

Nous divisons les médicaments en :

1° CAUSTIQUES, qui, par leur action chimique, désorganisent les parties du corps avec lesquelles ils sont en contact;

2° RUBÉFIANTS et ÉPISPASTIQUES, qui déterminent l'inflammation des parties auxquelles on les applique sans les désorganiser;

3° ASTRINGENTS, qui, appliqués aux tissus vivants, produisent une sorte de resserrement fribrillaire, et n'agissent guère que localement;

4° TONIQUES, qui, par leur action générale, tendent à augmenter l'énergie des organes;

5° EXCITANTS, qui stimulent le tissu des organes, et augmentent l'activité et la rapidité de leurs fonctions.

Nous les subdivisons en :

Généraux, dont l'action stimulante se fait sentir à toute l'économie;

Spéciaux, qui agissent plus particullèrement sur un ou plusieurs organes, tels que les reins, la peau, le système nerveux, etc.;

6° NARCOTIQUES ou STUPÉFIANTS, qui agissent spécialement sur le système nerveux, et qui tendent essentiellement à diminuer son activité, ou même à suspendre momentanément ses fonctions;

7° ÉMÉTIQUES, qui excitent la contraction de l'estomac et des muscles abdominaux, et produisent ainsi des vomissements;

8° PURGATIFS, qui déterminent à la surface interne des intestins une irritation passagère et modérée, d'où résultent des évacuations alvines;

9° LAXATIFS, qui produisent des évacuations alvines, mais en agissant plutôt comme émollients, que comme irritants;

10° TEMPÉRANTS, qui modèrent la trop grande activité des organes, et plus spécialement la rapidité de la circulation ;

11° EMOLLIENTS, qui tendent à ramollir les tissus avec lesquels ils sont en contact ;

12° ANTHELMINTIQUES, qui, sans agir d'une manière très marquée sur l'économie, déterminent la mort ou l'évacuation des vers intestinaux.

CHAPITRE II.

SUBSTANCES CAUSTIQUES.

On désigne sous le nom de caustiques, *caustici* (de
καίω je brûle), les substances qui, par leur action
chimique, désorganisent les parties du corps avec lesquelles elles sont mises en contact. On les nomme encore *cautères potentiels*, pour les distinguer du feu,
qu'on appelle *cautère actuel*.

On les divisait autrefois en *escarrotiques* (*ισχάρα*
escarre), qui agissent fortement, et en *cathérétiques*
(*καθαίρω*, je ronge) dont l'action est moins énergique; mais cette distinction ne peut plus être admise
aujourd'hui : car l'action de ces corps est susceptible
de varier, et varie en effet, suivant une foule de circonstances, telles que leur degré de concentration, la
durée de leur contact, etc.

Les caustiques, en général, agissent en décomposant
chimiquement les tissus auxquels ils sont appliqués, en
les privant de la vie, et en déterminant une véritable
gangrène locale et circonscrite qu'on nomme *escarre*.
Ceux dont l'action est forte, la potasse caustique, l'acide
sulfurique concentré, etc., produisent ces phénomènes avec
une telle rapidité, que l'inflammation ne se manifeste
qu'après la formation de l'escarre; tandis qu'elle est,
au contraire, le premier effet de ceux qui agissent avec
moins d'énergie. Dans tous les cas, la suppuration s'é-
tablit plus ou moins promptement, et sépare la partie
désorganisée de celles qui l'environnent.

La plupart des substances employées comme caustiques n'ont qu'une action locale; quelques-unes, cepen-

6,

dant, sont susceptibles d'être absorbées et de porter leur
action délétère sur l'économie en général; les préparations arsenicales en fournissent la preuve.

L'emploi des caustiques est restreint de nos jours,
à un petit nombre de cas. On leur préfère, en général,
le cautère actuel ou l'instrument tranchant. On s'en sert
principalement pour établir des exutoires, surtout dans
les cas où il convient de produire une puissante dérivation ; pour arrêter les progrès de certaines affections
gangréneuses, telles que l'anthrax et la pustule maligne ; pour ouvrir certains abcès indolents ; pour changer le mode de vitalité de la peau dans quelques ulcères
cancéreux ou dartreux; pour réprimer les fongosités
des plaies, et, enfin, pour empêcher l'absorption du
virus déposé à la surface des plaies envenimées.

POTASSE CAUSTIQUE. *Potassa fusa. Lapis causticus.*
Hydrate de protoxide de potassium impur. Potasse à la
chaux. Pierre à cautère.

P. P. Fragments aplatis, irréguliers, cassants, d'un
blanc grisâtre, quelquefois rougeâtres, d'une saveur extrêmement caustique et d'une odeur faible *sui generis.*

P. C. La pierre à cautère est formée de : protoxide
de potassium 100; eau 25, plus un peu de sous-carbonate, de sulfate et d'hydrochlorate de potasse, de silice, etc. Elle jouit au plus haut degré des propriétés alcalines, c'est-à-dire, de verdir le sirop de violettes, de
ramener au bleu la teinture de tournesol rougie par un
acide, de rougir le papier de curcuma; exposée à l'air,
elle en attire promptement l'acide carbonique et l'humidité, et se transforme ainsi en un sous-carbonate très
déliquescent. Elle est très soluble dans l'eau et dans l'alcool, se combine avec les corps gras, et forme des savons
mous; enfin, elle entre en fusion au-dessous de la chaleur rouge.

PRÉP. On traite la potasse du commerce (sous-carbo-

nate de potasse impur), dissoute dans douze ou quinze
fois son poids d'eau, par un excès de chaux vive; ou filtre la liqueur; on la fait évaporer rapidement, et on la
coule sur une table de marbre chauffée, où elle se fige;
on la concasse, et on la conserve dans des flacons bien
bouchés.

U. Cette substance est extrêmement caustique; elle
décompose rapidement les parties avec lesquelles elle est
en contact, et, sur la peau, laisse une escarre molle,
grisâtre, qui se détache lentement. On profite de cette
action pour établir certains exutoires; pour ouvrir quelques abcès froids ou accompagnés d'induration des parties voisines; pour cautériser les plaies envenimées, etc,
A l'intérieur, elle agit à la manière des poisons corrosifs; on l'a cependant administrée, en dissolution très
étendue, comme antiacide, diurétique et lithontriptique. On en a obtenu de bons effets dans la gravelle, les
coliques néphrétiques et autres affections dépendantes
de la surabondance de l'acide urique. On l'a également
conseillée dans le traitement des scrophules et de quelques
maladies de la peau, telles que la lèpre, etc. Cette dissolution, même très étendue, fatigue bientôt l'estomac
et amène l'anorexie; ce qui empêche d'en continuer
long-temps l'usage.

D. ET M. D'AD. Comme caustique, un fragment de la grosseur d'une
lentille. À l'int. *Eau de potasse.* P. *Liq. potassæ.* L. (Potus. caust. 1;
eau dist. 10); gut. v à xx, dans ℥ vj de véhic. mucilagineux. *Tinct.
kalina.* POL. (Pot. caust. 1; alcool rect. 6.)

SOUDE CAUSTIQUE. *Soda.* Protoxide de sodium.

Ses propriétés physiques sont semblables à celles de la
potasse, qu'elle pourrait remplacer avec avantage comme
caustique. En effet, le sous-carbonate qui se forme pendant son action sur la peau n'est pas déliquescent, comme
celui de potasse, et, par conséquent, n'est pas sujet à
couler.

Nɪᴛʀᴀᴛᴇ ᴅ'ᴀʀɢᴇɴᴛ ꜰᴏɴᴅᴜ. *Nitras argenti fusus.*
Pierre infernale. Il ne se trouve pas dans la nature.

P. P. Petits cylindres de deux à trois pouces de
long, de la grosseur d'une plume, d'une couleur grise
ou noirâtre, moins foncée à l'intérieur, inodores et d'une
saveur extrêmement caustique, amère et métallique. Leur
cassure laisse voir une foule de petits cristaux blanchâtres disposés en rayons.

P. C. Ce sel, formé de : acide nitrique 100 et argent
214,38, n'est pas déliquescent, à moins qu'ils ne contienne un peu de cuivre ; il est soluble dans son poids
d'eau à 15° ; cristallise en lames minces, blanches, demi-
transparentes ; noircit à la lumière ; éprouve la fusion
ignée à une température peu élevée, et se décompose à
la chaleur rouge. Sa dissolution colore, d'une manière
permanente, la peau en brun ou en violet foncé.

Sᴜʙsᴛ. ɪɴᴄᴏᴍᴘ. Les alcalis fixes, les acides hydro-
chlorique, sulfurique et tartarique, les savons, l'arsenic,
les hydrosulfates, les infusions végétales astringentes, etc.

Pʀᴇ́ᴘ. On traite l'argent métallique par l'acide nitrique, et on fait chauffer, avec précaution, le nitrate
ainsi obtenu, jusqu'à ce qu'il ait éprouvé la fusion ignée,
pour en chasser toute l'eau ; puis on le coule dans une
lingotière de cuivre, légèrement enduite de suif. La couleur noire de la pierre infernale, (le nitrate d'argent cristallisé est blanc,) dépend d'une petite quantité d'oxide
d'argent, ou d'argent métallique mis à nu par la décomposition de cette matière grasse.

U. C'est le meilleur des cathérétiques ; aussi est-ce
celui qu'on emploie le plus fréquemment : cette substance
agit lentement sur la peau, mais très rapidement sur les
chairs vives ; l'irritation qu'elle occasione est légère et de
peu de durée ; l'escarre est mince, sèche et grisâtre ;
enfin, elle n'est pas absorbée. On s'en sert pour réprimer
les chairs fongueuses ; pour combattre les rétrécissements
du canal de l'urètre par la méthode de Ducamp, ceux du
canal nasal, comme on l'a proposé récemment ; pour

obtenir la cicatrisation des ulcères de la cornée, celle
des trajets fistuleux anciens, d'ulcères rebelles, et de
chancres indolents. Appliquée en poudre sur les plaies
compliquées de pourriture d'hôpital, elle en arrête les
progrès et amène la guérison; dissoute dans l'eau, elle est
recommandée, comme collyre astringent, dans certaines
ophtalmies chroniques. Enfin, elle a été employée récemment pour cautériser les boutons varioliques, les faire
avorter et prévenir, suivant M. Serres, les inflammations
des méninges qui viennent si souvent compliquer la variole; ce mode de traitement porte le nom de méthode
ectrotique. Administré à l'intérieur et à grandes doses,
le nitrate d'argent est un poison corrosif très actif; à
petites doses, il occasione de la chaleur à l'épigastre,
des coliques, des vertiges et quelquefois, au bout d'un
certain temps, la coloration de la peau en bleu ou en
brun; il paraît, en outre, augmenter la sécrétion urinaire. On l'a employé dans l'épilepsie, l'angine de poitrine, et quelques autres maladies nerveuses. C'est, d'ailleurs, un médicament très dangereux.

D. ET M. D'AD. Comme caustique, q. q. ; en collyre, gr. j dans ℥ ij
d'eau. A l'int., 1/10 à 1/6 de gr., deux ou trois fois par jour, en augmentant progressivement jusqu'à 12 ou 15 gr. *Pil. de nit. d'argent.* HP.
(Nit. d'arg. gr. iij; ext. gom. d'opium ℨ ß; musc Ə j; camphre Ə ij :
pour 48 pil.) 2 ou 3 pil. par jour.

BEURRE D'ANTIMOINE. *Deuto-murias stibii sublimatus.* Perchlorure d'antimoine. Muriate d'antimoine. C'est
toujours le produit de l'art.

P. P. Il est épais, onctueux, blanc, demi-transparent,
inodore et d'une saveur très caustique.

P. C. Composé de : antimoine 100 et chlore 80; exposé
à l'air il jaunit et en attire l'humidité; il fond au-dessous
de 100°; se volatilise un peu au-dessus; et, par le refroidissement, cristallise en prismes tétraèdres. L'eau
le décompose et le transforme en sous-hydrochlorate pul-

vérulent et insoluble, qu'on appelle *Poudre d'Alga-*
roth.

PRÉP. On fait chauffer graduellement, dans une cornue de verre, 3 p. d'antimoine métallique pur et 8 p.
de deuto-chlorure de mercure. Le beurre d'antimoine
se sublime et vient se condenser dans le col de la cornue.

U. Ce caustique agit avec énergie et promptitude ; il
produit des escarres plus sèches et plus exactement limi-
tées que la potasse. Il est très employé surtout pour cautériser les plaies étroites et sinueuses, telles que celles
qui résultent de la morsure d'animaux enragés ou venimeux. On administrait autrefois, à l'intérieur, la poudre
d'Algaroth comme émétique ; mais ce médicament, dont
l'action est très incertaine, est tout-à-fait abandonné.

M. D'AD. On l'applique au moyen d'un pinceau de linge, ou de
bourdonnets de charpie ; on doit auparavant absorber avec soin le sang,
car ce liquide décompose rapidement la chlorure d'antimoine.

OXIDE BLANC D'ARSENIC. *Oxidum album arsenici.*
Acide arsenieux. Deutoxide d'arsenic. On le trouve,
mais en petites quantités, dans la nature, dans les diverses parties de l'Europe.

P. P. Masses vitreuses, compactes, fragiles, transparentes, incolores ou d'un jaune pâle, lorsqu'elles n'ont
pas été exposées au contact de l'air, demi-transparentes,
et même opaques dans le cas contraire ; inodores, d'une
saveur âcre et corrosive, laissant sur la langue un arrière-goût douceâtre, d'une pesanteur spécifique de $3,73$,
quand elles sont transparentes, et seulement de $3,69$
quand elles sont opaques.

P. C. Cet oxide est formé de : arsenic 100, et oxigène $41,89$. Il est soluble dans 13 d'eau bouillante, et 80
d'eau froide ; l'alcool et les huiles le dissolvent aussi en
petite quantité ; projeté sur des charbons ardents, il se
volatilise, et donne une fumée blanche, épaisse, d'une
odeur alliacée ; chauffé avec du charbon et un peu de

potasse ou de soude, il est décomposé et l'arsenic métallique se sublime.

Prép. En faisant griller la mine de cobalt arsenicale,
cet oxide se volatilise et se dépose sur les parois de la
cheminée ; on le purifie en le sublimant de nouveau.

Subst. incomp. L'eau de chaux, l'hydrosulfate de potasse, la décoction de quinquina.

U. Appliqué à l'extérieur, c'est un caustique puissant que l'on emploie dans le traitement des ulcères
cancéreux, surtout ceux de la peau du visage ; mais
on doit apporter à son application les plus grands mé-
nagements, à cause des accidents funestes qui peuvent
résulter de son absorption. A l'intérieur, c'est un poison
des plus violents. Il produit des coliques atroces, des vomissements sanguinolents, des sueurs froides, des tremblements, etc. Cependant quelques médecins anglais,
entr'autres le docteur Fowler, l'ont administré, à très petites doses, dans les fièvres intermittentes, les affections
cancéreuses, certaines maladies cutanées, les migraines
périodiques, les rhumatismes chroniques, etc. ; mais son
usage est extrêmement dangereux.

D. et M. d'ad. A l'ext., *Pâte caustique de Rousselot*, *corrigée par
M. Dubois*. P. (Ox. d'arsenic 1; sulf. rouge de mercure 16; résine de
sang-dragon 8) q. s. pour couvrir l'ulcère. On humecte cette poudre
avec un peu d'eau gommée pour en former une pâte. A l'int., 1/16 à
1/8 de gr. en pil., ou en dissolution dans ℥ j d'eau et de lait.

Oxide rouge de mercure. *Oxidum hydrargyri rubrum.* Deutoxide de mercure. Précipité per se.

P. P. Masses formées de petites écailles brillantes,
d'un rouge-orangé, donnant une poudre d'un jaune-
serin quand elle contient de l'eau, et d'un rouge-jaunâtre
quand elle est anhydre, inodores, et d'une saveur caustique et métallique.

P. C. Il contient : mercure 100 et oxigène 8 ; se dissout, en petite quantité, dans l'eau, et cette dissolution

verdit le sirop de violettes; chauffé au rouge, il est décomposé, et le mercure se volatilise.

Prép. On l'obtient en décomposant le nitrate de mercure, ou en chauffant, pendant dix ou quinze jours,
jusqu'à la température de l'ébullition, du mercure en
contact avec l'air dans un vase à col très étroit.

U. Cette substance ne s'emploie, de nos jours, qu'à
l'extérieur, comme escarrotique et stimulant; pour détruire les chairs fongueuses; pour exciter certaines ulcérations vénériennes, et principalement pour combattre
les ophthalmies chroniques, entretenues par l'ulcération
du bord libre des paupières. On devra se rappeler qu'elle
est susceptible d'être absorbée et de donner lieu à de
graves accidents.

D. et M. D'ad. *Pommade ophtalmique de Régent.* P.(Deutox. de merc.,
acét. de plomb et camphre pulv. ana, 1; beurre frais 18.) *Ung.
hydrarg. nitrico-oxidi.* L. E. (Deutox. de merc. 1; cire blanche 2;
axonge 6.) *Ung. oxidi hydr. nitrati.* B. (Deutox. de merc. 1 ; axonge
32.) *Ung. hydr. rubrum* Pn. (Deutox. de merc., 1 ; ong. rosat, 10.)
Pom. contre l'ophtalmie. Dor. (Axonge ℥ ij; oxide rouge de merc.
gr. x; sulfate de zinc gr. xx.)

Sulfate de cuivre. *Sulfas cupri.* Deuto-sulfate de
cuivre. Vitriol bleu. Couperose bleue. Il existe dans la
nature, dissout dans les eaux de certaines sources.

P. P. Cristaux prismatiques à 4 ou 8 pans, transparents, d'une belle couleur bleue, légèrement efflorescents, inodores, d'une saveur styptique et d'une pesanteur spécifique de 2,19.

P. C. Ce sel composé de : acide sulfurique 32,14,
oxide de cuivre 31,80, eau 36,06, est soluble dans 4
d'eau froide et 1 d'eau bouillante; cette dissolution rougit
le tournesol; chauffé, il fond dans son eau de cristallisation et devient blanc; à une température plus élevée,
il se décompose.

Prép. On grille lentement le sulfure de cuivre natif ou artificiel; on expose le produit à l'action de

l'air humide, pendant un certain temps ; on le lessive et
on fait évaporer la liqueur.

U. On l'emploie pour cautériser certains ulcères fongueux, les chancres vénériens atoniques, les aphtes, etc. ;
dissout dans l'eau, il est utile comme styptique dans les
hémorragies extérieures, et comme stimulant dans les
leucorrhées, les blénnorrhagies et les ophthalmies chroniques entretenues par l'atonie des membranes muqueuses.
Pris à l'intérieur, il irrite fortement la surface gastro-intestinale et donne lieu à des coliques, des vomissements
fréquents, des déjections alvines sanguinolentes, des ho-
quets, des convulsions, etc. A petites doses, on l'a administré comme émétique dans quelques empoisonnements,
et comme stimulant dans quelques affections catarrales,
dans l'épilepsie, la danse de Saint-Guy, les fièvres intermittentes, et dans la première période de certaines phthi-
sies pulmonaires. Ce médicament, très dangereux, est
peu en usage aujourd'hui.

D. et M. d'ad. A l'ext., en substance q. q. ; en lotion ou injection Э
j à Ʒ dans ℔j de véhicule. *Pierre divine.* P. *Cuprum aluminatum* Pot.
(Sulf. de cuivre, nit. de potasse et alun, ana, 24 ; camphre, 1.) Ʒ j
par ℔ij d'eau. *Solut. sulfatis cupri comp.* E. (Sulf. de cuivre et alun
ana Ʒ ; acide sulfurique 1, 5 ; eau 32.) q. q. A l'int., comme émétique, gr. j à iv dans Ʒ vj d'eau ; comme tonique et stimulant, gr. 1/4
à 1/2 par jour, et plus progressivement, en dissolution ou en pilules.

VERT-DE-GRIS. *Acetas cupri crudus.* Acétate de cuivre impur. Ærugo. Verdet.

P. P. Poudre d'une couleur verte-bleuâtre, sans odeur
et d'une saveur forte et styptique.

P. C. Composé de : acétate de cuivre neutre 43 ; hydrate de deutoxide de cuivre 37,5 ; eau 15,5. L'eau
dissout l'acétate de cuivre et le sépare de l'oxide.

PRÉP. On laisse, pendant un certain temps, des lames
de cuivre en contact avec du marc de raisin.

U. A l'extérieur, on l'emploie pour réprimer les chairs
fongueuses ; pour détruire les excroissances syphilitiques ;

pour cautériser certains ulcères atoniques et carcinomateux, etc. Son action, à l'intérieur, est semblable à celle
du sulfate de cuivre, seulement elle est moins violente ;
on l'a proposé comme excitant dans les affections scro-
phuleuses et cancéreuses; mais il est presque abandonné,
à cause des accidents graves qu'il peut occasioner.

D. et M. d'ad. A l'ext., *Onguent Égyptiac.* P. *Linim. Æruginis.* L. E.
Oximel Æruginis. Dan. (Miel 14; ac. acétique 7 ; vert-de-gris 5.) *Ceratum
Æruginis.* Pn. Dan. (Cire 12 ; résine 6 ; térébent. 4; vert-de-gris 1.) q. q.
A l'int., comme émétique, g^r. i à ij ; comme stimulant, g^r. 1/4 à 1/2.

AMMONIAQUE LIQUIDE. *Ammonia.* Alcali volatil fluor.
Esprit de sel ammoniac. Solution de gaz ammoniac dans
l'eau.

P. P. Liquide incolore, transparent, d'une odeur très
pénétrante, *sui generis*, d'une saveur caustique, d'une
pesanteur spécifique variable suivant la proportion de
gaz ammoniac; celle du Codex, que nous décrivons est
de 0,903, et marque 22o à l'aéromètre.

P. C. Le gaz ammoniac est formé de : azote 1 et hydrogène 3 en volume; à la température ordinaire, l'eau
peut en dissoudre 430 fois son volume; cette dissolution
contient : gaz ammoniac 25,37 et eau 74,63; elle verdit
le sirop de violettes; chauffée légèrement, le gaz se dégage en totalité; elle forme des sels avec les acides.

Prép. On fait chauffer dans une cornue p. é. de
chaux nouvellement éteinte et d'hydrochlorate d'ammoniaque pulvérisés, et on fait passer dans l'eau le gaz qui
se dégage.

Subst. incomp. Les acides, les sels métalliques,
l'alun.

U. Appliquée à la peau, l'ammoniaque concentrée y
produit rapidement une vive douleur, de la rougeur,
des phlyctènes, et même une escarre, quand le contact
est assez prolongé. Elle est journellement employée,
comme rubéfiante, dans les rhumatismes chroniques,

les engorgemens récents des mammelles, les tumeurs
froides, les névralgies, le croup, l'angine, etc. On
l'emploie' encore (M. Gondret) pour désorganiser la
peau d'une manière lente et douloureuse dans certaines
affections, dans lesquelles une forte révulsion est indiquée; enfin, elle sert à cautériser la morsures des animaux venimeux, et la piqûre de certains insectes. Concentrée et à hautes doses, elle agit comme un poison
irritant très. violent; étendue d'eau, comme stimulant
et diaphorètique très énergique. On l'administre avec
succès dans certains cas d'éruptions cutanées difficiles
ou supprimées brusquement, de fièvres dites ataxiques ;
de rhumatisme chronique, de morsures de serpents et
d'insectes venimeux. Enfin, dans les syncopes, ou fait
respirer le gaz qui se dégage de cette dissolution, pour
irriter la membrane pituitaire.

D. et M. d'Ad. Comme caustique, pure et concentrée, sur un lingé.
Caustique ammoniacal. Gondret: (ammon. 2; suif et huile d'olives,
ana 1.) q. q.; comme rubéfiant, *Lin. volatil.* P. *Oleum ammoniatum.*
E. (ammon. 1; huile d'amandes douces 8.) *Lin. ammoniæ fortius.*
Sapo ammoniæ fortior. B: (Ammon. 1; huile d'olives 2.) *Lin. ammoniatum.* Pr. F. Pol. (huile d'olives 3; ammoniaque 1.) *Lin. volatile:*
A. R. Dan. (Ammon. 1; huile 4.) q. q. *Lin. volatil camphré.* Hp.
(huile d'olives ℥ iv; camphre et ammon. ana ℈ ij). À l'int., gut. xx
à xl dans ℥ vj de véhic. *Eau de Luce.* P. (ammon. 16; teint. de baume
de la Mecque et d'huile de succin 1.). gut. xv à xx, dans ℥ vj de véhic.
Spiritus ammoniæ. L. Pol. F. (Ammon. 1; alcool 3.) ℥ß à j. *Liq. ammon.
anisatus.* Pr. Pol. (Ammon. 6; huile essent. d'anis 1; alcool 24.) gut.
xx à xxx.

Les acides minéraux concentrés, le deuto-chlorure,
le deuto-iodure et le nitrate acide de mercure, sont
encore de puissants caustiques, qu'on emploie dans plusieurs cas; mais comme ces substances sont douées d'autres propriétés plus importantes, nous les décrirons à la
place qu'elles doivent occuper en vertu de ces propriétés.

CHAPITRE III.

SUBSTANCES ÉPISPASTIQUES ET RUBÉFIANTES.

Les médicaments rubéfiants (*rubefacere*, rougir) sont ceux qui, appliqués à la peau, y déterminent de la rougeur et les autres symptômes d'une inflammation légère. Lorsque cette action est plus énergique. ou plus long-temps prolongée, la rubéfaction est suivie d'une sécrétion de sérosité qui s'amasse sous l'épiderme, le détache, et détermine la formation de vésicules ou ampoules qu'on nomme *phlyctènes ;* phénomènes tout-à-fait semblables à ceux d'une brûlure légère. On donne aux médicaments doués de cette action, le nom de *vésicants* ou *épispastiques* ($\epsilon\pi\iota\sigma\pi\alpha'\omega$, j'attire). Ainsi ces noms divers n'expriment que des degrés différents d'une même action physiologique.

Quoique l'action immédiate de la plupart de ces substances soit purement locale, elles produisent quelquefois une excitation générale plus ou moins vive ; mais alors ces effets ne sont que sympathiques, et ne dépendent pas de l'influence du corps vésicant sur l'économie en général Cependant il en est quelques-unes qui peuvent être absorbées et produire des effets généraux indépendants de toute influence sympathique.

C'est presque toujours dans la vue de déplacer une irritation fixée sur un organe important, et de l'appeler, pour ainsi dire, au-dehors ; en un mot, de produire une dérivation, qu'on provoque aussi l'inflammation de la peau, et qu'on entretient plus ou moins long-temps l'écoulement purulent qui en est la suite.

Dans certains cas, on profite de l'effet stimulant des

vésicants sur l'économie en général, pour combattre la
prostration des forces et autres symptômes adynamiques.

SUBSTANCE VÉSICANTE TIRÉE DU RÈGNE ANIMAL.

CANTHARIDE. *Cantharis vesicatoria,* Geoffroy: *Meloë
vesicatorius,* L. *Lytta vesicatoria,* Fabricius. Insecte
coléoptère, section des hétéromères, famille des traché-
lides, très commun en Espagne, en Italie et en France,
où il vit, en nombreuses familles, sur le frêne, le lilas,
le troëne, etc.

P. P. Les cantharides ont le corps long de 6 à 10
lignes, les antennes noires, filiformes, composées de
11 articles; les élytres longues, flexibles, d'un vert
doré très brillant, et les tarses d'un brun foncé. Leur
odeur est forte, pénétrante, désagréable et particulière, et leur saveur extrêmement âcre; pulvérisées,
elles donnent une poudre grise brunâtre, parsemée de
particules brillantes d'un vert métallique.

P. C. Elles contiennent, d'après M. Robiquet : une
substance particulière, nommée *Cantharidine,* une huile
verte, une matière noire insoluble dans l'eau, une
matière jaune soluble, de l'acide urique, de l'acide
acétique, des phosphates de chaux et de magnésie; et,
suivant M. Orfila, un principe huileux volatil; d'où
paraît dépendre leur odeur.

La CANTHARIDINE, principe vésicant de ces insectes,
est blanche. en petites lames cristallines, insoluble dans
l'eau et l'alcool à froid, soluble dans l'éther, les huiles
et l'alcool bouillant, d'où elle se précipite par le réfroi-
dissement.

PRÉP. On fait périr les cantharides en les plongeant
dans des baquets contenant du vinaigre étendu d'eau;
après quoi on les fait sécher.

U. De tous les épispastiques, ce sont les cantharides
qu'on emploie le plus habituellement. Leur action se

borne ordinairement à la peau ; cependant leurs principes actifs peuvent être absorbés et causer de graves accidents. C'est ainsi qu'à la suite de l'application d'un vésicatoire, on a vu survenir la strangurie, l'hématurie, le priapisme, etc. A l'intérieur, elles agissent à la manière des poisons âcres les plus énergiques ; mais, outre l'irritation très vive de la surface gastro-intestinale qu'elles occasionent, elles ont bien manifestement une action spéciale sur les organes génito-urinaires, qu'elles stimulent violemment. Malgré leur extrême âcreté, on les administre, à petites doses, comme stimulant très énergique, dans certaines paralysies de la vessie, l'anaphrodisie, les écoulements blennorrhagiques anciens et rebelles. On en a conseillé l'usage dans l'épilepsie, les hydropisies, l'hydrophobie, et certaines maladies de la peau ; mais l'expérience n'a pas paru justifier leur emploi dans ces dernières maladies. Les médecins anglais cependant s'en servent fréquemment dans ces divers cas, et assurent en obtenir de très bons effets. Quoi qu'il en soit, c'est un médicament très dangereux, dont l'usage exige une grande circonspection.

D. ᴇᴛ M. ᴅ'ᴀᴜ. Comme épispastique, Poudre, q. q. sur l'*Empl. de cantharides.* P. (Canth. 125 ; poix blanche 280 ; cire jaune 180 ; térébenthine 80.) *Empl. vésicatoire anglais.* P. *Emplastrum lyttæ.* L. *Emp. cantharidis.* E. (Empl. de cire, axonge et canth. ana p. é.) *Emp. cantharidum.* R. (Canth. et térébenth. ana 32 ; cire 96 ; camphre 3.) *Emp. cantharidum.* Pʜ. Dᴀɴ. Pᴏʟ. F. (Canth. 2 ; térébent. et huile, ou axonge ana 1 ; cire 4.) *Emp. perpetuum.* Pʜ. Dᴀɴ. Pᴏʟ. (Térébent. et résine ana 6 ; canth. 2 ; euphorbe 1.) *Taffetas épispastique.* P. (Canth., myrrhe, euphorbe et garou ana p. é.) *Pommade épispastique verte.* P. (Canth. 8 ; ong. populéum 210 ; cire 32 ; verdet et ext. d'opium ana 3.) *Pom. épisp. jaune.* P. (Canth. 15 ; axonge 202 ; eau et cire 31 ; curcuma et huile essent. de citron ana 1.) *Ceratum lyttæ.* L. *Ung. cantharidum.* Pʜ. Pᴏʟ. (Cérat 6 ; canth. 1.) *Huile de cantharides.* P. (Canth. 1 ; huile d'olives 8.)

A l'int., Poudre, gr. j à ıv en pil. *Teint.* P. B. (Canth. 1 ; alcool 8 ; contient 1/55 de principes solubles.) gut. ıv à x, dans une émulsion. *Tinct. lyttæ.* L. *cantharidis.* E. (Canth. 1 ; alcool 96.) gut. x à xxx. *Tinct. cantharidum.* Pʜ. F. Pᴏʟ. (Canth. 1 ; alcool 24.) R. (Canth. 1 ; alcool 12.) A. (Canth. ; alcool 6.) La dose de ces dernières teintures varie

suivant leur degré de force. A l'ext., en frictions, ℥ j à ij. *Lin. de
cantharides camphré*. P. (Teint. de canth. 8 ; huile d'amandes douces 64 ;
savon amygdalin 16 ; camphre 1.) *Lin. cantharidé*. CH. (Teint. de canth'
1 ; alcool camphré 2.) q. q.

SUBSTANCES VÉSICANTES VÉGÉTALES.

Famille des Thymelées.

GAROU. *Cortex gnidii*. Sain-bois. *Daphne gnidium*,
L. Arbuste qui croit dans le midi de la France, dans
les lieux secs et incultes. P. U. L'écorce.

C. B. Feuil. lancéolées, aiguës ; fl. blanches, odorantes ; fr. : baie
globuleuse, sèche, noirâtre.

P. P. Lanières minces, tenaces, de deux à trois pieds
de long, grisâtres à l'extérieur, jaunes intérieurement,
couvertes d'un duvet soyeux et de petites taches blanches de distance en distance ; d'une odeur faible, nauséeuse et d'une saveur très âcre.

P. C. Le garou paraît devoir ses propriétés vésicantes
à une substance particulière, nommée *Daphnine*, découverte par M. Vauquelin dans le *Daphne alpina*. Elle
est volatile, soluble dans l'eau, et d'une saveur nulle
d'abord, mais qui se développe peu à peu et devient très
âcre. Cette écorce contient, en outre du ligneux, et quelques sels.

U. On l'emploie à l'extérieur pour établir des exutoires, lorsqu'on redoute l'action des cantharides sur l'appareil génito-urinaire. On l'a administré, à l'intérieur,
comme stimulant et diaphorétique, dans quelques cas de
dartres, de scrophules, de syphilis constitutionnelle et de
rhumatisme chronique.

D. ET M. D'AD. A l'ext., comme vésicant, un morceau macéré dans
du vinaigre et appliqué sur la peau. *Pomm. de garou*. P. (Garou 4 ;
axonge 10 ; cire 1.) *Ung. mezerei*. Pot. (Garou 18 ; axonge 96 : cire 16 ;
huile de citron 1.) A l'int., Poudre, gr j à x. *Decoctum mezerei*. E. (Garou 1 : réglisse 2 ; eau 192.) ℥ iv à vj, trois fois par jour

Les DAPHNÉ MEZEREUM et LAUREOLA sont souvent mêlés avec le précédent et jouissent des mêmes propriétés.

Famille des Crucifères.

MOUTARDE. *Sinapis nigræ semen. Sinapis nigra*, L. Pl. annuelle, indigène, qui croît dans les lieux humides, et que l'on cultive en grand en Alsace et en Picardie. P. U. Les graines.

C. B. Tige herb. cylindrique, haute de 2 à 3 pieds; feuil. lyrées, grandes, sessiles, glabres; fl. jaunes, petites, disposées en épis, cal. étalé, pét. dressés; fr. : siliques grêles, tétragonales.

P. P. La semence de moutarde est presque ronde, rouge-brunâtre en dehors, jaune vif en dedans, d'une saveur piquante, un peu amère; inodore, lorsqu'elle est entière, elle acquiert une odeur forte et très pénétrante, quand on la broie dans l'eau, et laisse échapper un principe volatil qui irrite vivement les yeux.

P. C. Suivant M. Thibierge, elle contient : 1° une huile fixe d'un jaune verdâtre, soluble dans l'alcool; 2° une huile volatile, d'un jaune clair, pesante, d'une saveur âcre et piquante, soluble dans l'eau et contenant du soufre; 3° de l'albumine végétale; 4° du mucilage; 5° du soufre; 6° de l'azote, et 7° des sels à base de chaux. C'est l'huile volatile qui paraît être le principe actif de la moutarde. L'huile douce contient, d'après MM. Garot et Henry fils : une substance grasse, analogue à la cholestérine; une matière colorante rouge, et un acide cristallisable, qu'ils nomment *Sulfo-sinapique.*

U. La graine de moutarde est journellement employée à l'extérieur comme rubéfiant et même comme vésicant, quand on redoute les cantharides, ou qu'on veut obtenir un effet très prompt. Son usage à l'intérieur, comme condiment, est trop généralement connu pour en parler ici. Elle jouit de propriétés stimulantes très prononcées.

On l'a conseillée, unie au quinquina, dans les fièvres intermittentes, les hydropisies, la chlorose. Administrée sans
avoir été réduite en poudre, on dit en avoir obtenu de
très bons effets dans la dyspepsie et certaines constipations opiniâtres.

D. et M. d'ad. A l'ext., *Sinapismes.* II P. (Farine de mout, ℥ iv;
vinaigre q s.) *Pédiluves sinapisés.* IIP. (Far. de mout. ℥ iv à viij;
eau très chaude q. s.) A l'int., graines concassées, Ɔ ij à iv, dans lait
℔ j, (on passe pour séparer le caillot); graines entières, ℥ j à ij; en
lavement, cochl. ij à iij.

L'Euphorbe, *Gummi-resina euphorbium*, suc concret fourni par les *Euphorbia antiquorum, officinarum* et *canariensis*, L., qui croissent en Afrique et
aux îles Canaries, est doué d'une excessive âcreté et
irrite violemment les parties avec lesquelles il est en
contact. Il est en larmes irrégulières, de la grosseur d'un
pois, jaunâtres, demi transparentes, ordinairement per-
cées d'un ou de deux trous, inodores, et d'une saveur
nulle d'abord, mais ensuite brûlante et corrosive. D'après
M. Pelletier, cette substance est composée de : résine très
âcre et insoluble dans les alcalis caustiques 60; cire 14;
malate de chaux 12 ; malate de potasse 1 ; bassorine, ligneux, huile volatile, etc., 10. Projetée sur des charbons
ardents, elle brûle avec une odeur agréable; l'eau n'en
dissout qu'environ $^1/_7$, l'alcool $^1/_4$ et l'éther $^3/_5$.

La violence extrême de son action et les dangers qui
peuvent en résulter ont fait abandonner l'usage de l'euphorbe, qu'on employait autrefois comme drastique dans
les hydropisies, l'ictère et plusieurs autres maladies. On
ne s'en sert plus aujourd'hui qu'à l'extérieur, comme
rubéfiant et même comme cathérétique. Les chirurgiens
du nord l'emploient avec avantage pour combattre la
carie et la nécrose.

D. et M. d'ad. A l'ext., comme cathérétique. *Tinct. euphorbii.* Ph.
R. Pol. (Euphorbe 1; alcool 12.)

La Clématite des haies, *Clematis vitalba*, L.,
Herbe aux gueux, de la fam. des Renonculacées, arbuste
indigène qui croît abondamment dans les haies, possède
des propriétés épispastiques très énergiques. Ses feuilles
fraîches, pilées et appliquées à la peau, produisent la
rougeur, l'inflammation, et même des ulcérations plus
ou moins profondes. Malgré l'âcreté de cette plante,
Stoerck en a conseillé l'usage à l'intérieur, contre les
symptômes vénériens consécutifs, le cancer, la gale, les
tumeurs blanches, etc., et elle est encore employée dans
ces cas dans le nord de l'Europe.

La Renoncule bulbeuse, *Ranunculus bulbosus*, L.,
la R. acre, *R. acris*, L., l'Anémone des bois, *Anemone nemorosa*, L., et quelques autres plantes de la
même famille, le Gouet ordinaire, *Arum maculatum*, L., de la famille des Aroïdées, la Chélidoine,
grande éclaire, *Chelidonium majus*, L., de la fam.
des Papavéracées, etc. etc., sont remarquables par leur
extrême âcreté, et pourraient, à défaut d'autres moyens,
servir à irriter vivement la peau, et même y déterminer
une vésication complète.

La Dentelaire, *Plumbago europœa*, L., de la
fam. des Plumbaginées, est très irritante, et s'emploie
communément dans le midi de la France pour combattre
la gale; sa racine desséchée est employée comme masticatoire; enfin la Joubarbe acre, *Sedum acre*, L.,
l'Ortie, *Urtica urens*, L., et plusieurs autres plantes
jouissent de propriétés analogues, et dans les cas où l'on
manquerait d'autres moyens, on pourrait s'en servir
pour produire la rubéfaction de la peau.

CHAPITRE IV.

MÉDICAMENTS ASTRINGENTS.

Les médicaments astringents (*astringere,* resserrer) sont ceux qui , mis en contact avec des tissus vivants, y déterminent une sorte de resserrement fibrillaire, en même temps qu'ils exercent une action tonique passagère. C'est en vertu de la première de ces propriétés que les substances de ce genre, appliquées à la surface d'une plaie saignante, produisent une astriction qui arrête l'écoulement du sang fourni par les petits vaisseaux. Quand on emploie les astringents dans cette vue, à l'extérieur, ils prennent le nom de *styptiques.*

Le goût peut, en général , faire reconnaître les substances qui jouissent de la propriété astringente ; la sensation d'âpreté qu'elles laissent sur la langue est connue de tout le monde.

Les règnes végétal et minéral fournissent les médicaments de ce genre. Ceux que l'on tire du premier doivent ordinairement leur activité à la présence de l'acide gallique et du tannin, qu'on avait jusqu'ici regardé comme un principe immédiat, mais que M. Chevreul croit composé d'acide gallique, d'un principe colorant, et de diverses autres substances. Ces corps, qui se dissolvent à peine dans l'eau froide, mais très facilement dans l'eau bouillante, décomposent l'émétique et les sels de fer, et forment, avec la gélatine, un composé insoluble; ils ne doivent donc jamais être mêlés à ces substances, dans les préparations pharmaceutiques. L'acide gallique est très soluble dans l'alcool ; mais le tannin ne s'y dissout pas toujours en entier.

Les astringents minéraux sont des acides ou des sels avec excès d'acide. Appliqués sur les membranes muqueuses ou sur les surfaces dénudées, ils occasionent tous une impression douloureuse, suivie d'engourdissement, en même temps que les parties se resserrent, et deviennent blanchâtres par suite de la contraction des capillaires. Mais, au bout d'un certain temps, l'afflux du sang augmente graduellement, et le réseau vasculaire paraît plus développé qu'auparavant.

Quelle que soit la nature des astringents, ils exercent tous une influence semblable sur l'économie animale. Ils resserrent les tissus avec lesquels ils sont en contact, augmentent leur tonicité et commencent par y produire une excitation locale; mais si leur action est trop prolongée, ils émoussent la sensibilité des parties et tendent à en augmenter la densité.

L'action long-temps continuée de ces substances à l'intérieur diminue considérablement la sécrétion qui se fait à la surface interne des intestins. Elles paraissent aussi avoir une influence sympathique sur la transpiration cutanée, qu'elles diminuent; et c'est pour cela qu'elles agissent quelquefois comme diurétiques. Certains médicaments, qu'on emploie ordinairement comme astringents, peuvent, quand on les donne à hautes doses, agir sur l'économie en général à la manière des toniques (*voy.* chap. V); mais ils occasionent souvent de la cardialgie, des vomissements et d'autres accidents; ce qui empêche de s'en servir de cette manière.

D'après ce que nous venons de dire, on voit que la médication astringente doit être nuisible toutes les fois qu'il existe une inflammation assez intense d'un organe important; cependant on en retire quelquefois de grands avantages dans le début d'une inflammation externe, tels que le panaris, les brûlures, l'érysypèle produit par l'insolation; mais c'est surtout lorsque la phlegmasie est devenue chronique, qu'il n'existe plus de douleur, et que les sécrétions ne sont point revenues à leur état normal, comme dans certaines diarrhées chroniques et dans la dernière période des inflammations catarrhales du vagin ou de l'urètre, que les astringents, convenablement administrés, sont du plus grand secours. On les emploie encore avec succès, dans la colique des peintres; mais on doit alors les donner à assez hautes doses.

On a beaucoup vanté l'efficacité de ces médicaments pour combattre les hémorragies passives, telles que les ménorrhagies, les hématuries, et quelques autres; et, en effet, ils réussissent assez souvent. Mais dans l'hémoptysie, l'hématémèse et autres, on fera bien de s'en abstenir; car ces accidents sont très souvent le résultat de lésions organiques qui pourraient être aggravées par toute excitation un peu forte. Si cependant on croit à propos d'en faire usage dans quelques-uns de ces cas, on devra toujours commencer par les moins irritants; tandis que, dans les premiers cas, on peut se servir d'abord et sans crainte des plus énergiques.

SUBSTANCES MINÉRALES ASTRINGENTES.

ACIDE SULFURIQUE. *Acidum sulfuricum.* Huile de vitriol. Acide vitriolique. Il existe dans la nature en grande abondance, combiné avec certaines bases salifiables, telles que la chaux, l'alumine, la soude, etc., et quelquefois libre et simplement mêlé à d'autres substances, dans les eaux de quelques rivières, et dans certaines grottes voisines des volcans.

P. P. Cet acide, tel qu'on le trouve dans le commerce, est liquide, blanc ou brunâtre, d'une consistance huileuse, inodore, d'une saveur extrêmement acide, d'une pesanteur spécifique de 1,842, et marque 66° à l'aréomètre. Dans cet état, il contient toujours de l'eau, dont il est très difficile de le séparer. On est cependant parvenu à l'obtenir anhydre, et alors il est so-

lide, blanc, opaque, fond a 25°, et cristallise par le ré-
froidissement en houpes soyeuses.

P. C. L'acide sulfurique anhydre est composé de :
soufre 100 et oxigène 149,16 ; celui du commerce contient sur 100 : eau 19 ; acide absolu 81, et quelques
traces de sulfates de plomb, de cuivre, d'alumine, etc. Il
rougit très fortement le tournesol, charbonne rapidement
et réduit en une bouillie noire les substances animales
et végétales. Exposé à l'air, il en attire l'humidité, noircit et augmente de poids absolu, en diminuant de pesanteur spécifique. Il bout et se volatilise à environ 25° ;
chauffé avec du charbon, il se décompose en oxigène
et en acide sulfureux; il se congèle à — 10°, et cristallise
en prismes hexaèdres; mêlé à l'eau, il se fait, au moment
du mélange, un dégagement considérable de calorique;
enfin, il est doué d'une très grande affinité pour les bases
salifiables et surtout pour la baryte.

Subst. incomp. Tous les carbonates, les nitrates, les
hydrochlorates, les hydrosulfates, etc.

Prép. On chauffe, dans une chambre de plomb, un
mélange de 8 p. de soufre et de 1 p. de nitre. Le soufre
se transforme en acide sulfureux aux dépens de l'oxigène
de l'air et de l'acide nitrique, qui est transformé en acide
nitreux. Ces deux acides se combinent et forment un
composé solide, décomposé par l'eau et changé en acide
sulfurique qui se dissout, et en gaz nitreux qui se dégage.

U. L'acide sulfurique concentré est un caustique très
énergique, et par conséquent un poison très violent; étendu
d'eau, il agit, à l'extérieur, comme un puissant astringent;
à l'intérieur, il augmente la tonicité des organes, active les
fonctions digestives et la sécrétion urinaire, en même temps
qu'il diminue la chaleur, étanche la soif et ralentit la
circulation. Cette action le rapproche des médicaments
tempérants, sans cependant nous permettre de le séparer
des astringents. Son usage trop long-temps prolongé détermine la cardialgie, l'amaigrissement et une altération
profonde des forces digestives.

On l'administre, avec beaucoup de succès, sous forme de limonade, dans les fièvres bilieuses et typhoïdes, dans le scorbut, les diarrhées chroniques, les dysenteries anciennes et les hémorragies passives.

A l'extérieur, on l'emploie, comme escharotique, pour détruire les porreaux, et comme excitant de la peau, dans la gale, et quelques autres affections chroniques de ce tissu.

D. ET M. D'AD. A l'int., gut. xij à xxxvi, dans eau sucrée ℔ ij. *Ac. sulfuricum dilutum.* L. D. E. DAN. R. F. (Ac. sulf. 1 ; eau 7.) gut. x à xxx. *Eau de Rabel. Ac. sulf.* alcoolisé. P. *Mixtura sulfurico-acida.* POL. (Alcool 3 ; ac. sulf. 1.) Ͽ j à ʒ j, dans véhicule ℔ j à ij. *Liq. acidus Halleri.* A. (Alcool et ac. sulf. ana, p. é.) *Ac. sulf. aromaticum.* E. (Ac. sulf. 12 ; alcool 48 ; cannelle 3 ; gingembre 1.). gut. x à xxx. *Élixir vitriolique de Mynsicht. Tinct. aromatica cum ac. sulf.* P. (Ac. sulf. 13 ; médicaments aromatiques 20 ; sucre 8 ; alcool 100.) gut. xv à xxx. *Tinct. aromatica sulfurica.* PN. (Teint. aromatique 12 ; ac. sulf. 1.) mêmes doses. *Mixt. vulneraria acida.* PN. POL. (Ac. sulf. 1 ; vinaigre 6 ; alcool 3 ; miel 2.) En gargarisme, gut. xv à xx, dans véhicule ʒ viij. *Gargarisme détersif.* II P. (Eau d'orge ʒ vj ; miel rosat ʒ ij ; ac. sulf. gut. 20.) A l'Ext., très concentré, comme escharotique ; affaibli, comme astringent.

ALUN. *Alumen.* Sulfate acide d'alumine et de potasse, ou d'ammoniaque. On le trouve, en petite quantité, dans les environs des volcans.

P. P. Cristaux octaédriques réguliers, incolores, transparents, inodores, d'une saveur douceâtre, puis très styptique, et d'une pesanteur spécifique de 1,719.

P. C. L'alun à base de potasse est formé de : acide sulfurique 33,77 ; alumine 10,82 ; potasse 9,94 ; eau 45,47. Il est légèrement efflorescent ; soluble dans 15 d'eau froide, et dans un peu moins que son poids d'eau bouillante ; cette dissolution rougit la teinture de tournesol. Chauffé, il fond dans son eau de cristallisation, et constitue, dans cet état, l'*Alun de roche ;* à une plus haute température, il se boursoufle, devient opaque, se dessèche, et prend le nom d'*Alun calciné, Alumen ustum ;* à une chaleur rouge, il se décompose.

Prép. On expose des schistes argileux, mêlés de sulfure de fer, à l'action de l'air et de l'eau pendant un an
et plus; on grille le minerai qui en résulte, puis on
lessive le tout, et on fait cristalliser la liqueur. La potasse est fournie par les cendres du bois employé au
grillage; mais comme elle n'est pas en quantité suffisante,
et que la liqueur contient encore, après une première
cristallisation, beaucoup de sulfate acide d'alumine, on
y ajoute de la potasse et on procède à une seconde cristallisation. On purifie l'alun de la petite quantité de sulfate de fer qu'il contient, par des cristallisations successives.

Subst. incomp. Les alcalis et leurs carbonates, la
chaux, la magnésie, l'ammoniaque, les sels de mercure,
l'acétate de plomb, l'infusion de quinquina, de noix de
galle et un grand nombre de matières végétales et animales.

U. Astringent très énergique, l'alun occasione souvent une sensation douloureuse dans l'estomac, et à
hautes doses, il donne lieu à des coliques, des nausées et
des vomissements. On l'emploie avec avantage dans les
hémorrhagies utérines et autres, non accompagnées d'inflammation; dans les écoulements atoniques, tels que la
blennorrhée, la leucorrhée, certaines diarrhées séreuses,
et à l'hôpital Saint-Antoine, dans la colique saturnine.
A l'extérieur, on s'en sert pour combattre certaines inflammations chroniques de la conjonctive, de l'arrière-
bouche et de la peau, quelques ulcérations superficielles,
telles que les aphtes, les chutes du rectum, les flueurs
blanches, et enfin les hémorragies externes. M. Pommier, et après lui M. Bretonneau, l'ont employé avec
succès dans les cas de croup ou angine maligne couen-
neuse, (*diphthérite* de M. Brétonneau); ou l'insuffle en
poudre dans l'arrière bouche.

L'alun calciné est très employé à l'extérieur comme
escharotique, pour réprimer les chairs fongueuses.

D. et M. d'ad A l'int., gr vj à ʒj. en dissol, ou en pil. *Potion alu-*

mineuse HP. (Alun ℈ j ß; sp. simple ʒ j; eau de roses ℥ iv.) par cuill.
Serum lactis aluminosum. B. (Alun ℈ ij ; lait ℔ j. ; ʒ iv à ℥ ij, plusieurs fois par jour. *Pil. astringentes.* HP. (Alun gʳ vj; ext. d'opium
gʳ j ; cachou ℈ j ; pour 5 pil.) A l'ext., gargarismes, injections, lotions
et collyres, ʒ ß à ʒ ij par ℔ j d'eau. *Liq. aluminis comp.* L. (Alun,
sulf. de zinc ana 1; eau bouil. 64.) *Gargarisme astringent.* HP. (Déc.
d'orge, de roses rouges ana ℥ iij ; alun ℈ j ; miel rosat ℥ ij.) *Collyre
alumineux.* HP. (Eau de roses, eau comm. ana ℥ ij ; alun ℈ j). q. q.

Sᴜʟꜰᴀᴛᴇ ᴅᴇ ꜰᴇʀ. *Sulfas ferri viridis.* Protosulfate
de fer. Vitriol vert. Couperose verte. Il n'existe qu'en
très petites quantités dans la nature.

P. P. Cristaux rhomboïdaux, transparents, d'un beau
vert, inodores, d'une saveur styptique, analogue à celle de
l'encre et d'une pesanteur spécifique de 1,880.

P. C. Ce sel est formé de : acide sulfurique 29,01 ;
protoxide de fer 25,43 ; eau 45,56. Exposé à l'air, il se
recouvre d'une croûte pulvérulente, jaunâtre (sous-
sulfate de peroxide). Il est soluble dans 2 p. d'eau froide
et dans les ³/₄ de son poids d'eau bouillante ; cette dissolution, par l'action de l'air, devient trouble et passe du
vert au jaune rougeâtre ; à une température peu élevée,
il éprouve la fusion aqueuse, se boursoufle et devient
blanc ; à une chaleur plus forte, il est décomposé, et laisse
pour résidu de l'oxide rouge de fer.

PʀÉᴘ. Le sulfate de fer dont on se sert en pharmacie,
s'obtient en faisant agir directement de l'acide sulfurique
à 20° sur du fer métallique. Les procédés qu'on emploie pour se procurer cette substance en grand ne permettent pas de l'avoir assez pure.

Sᴜʙsᴛ. ɪɴᴄᴏᴍᴘ. Tous les sels dont la base forme, avec
l'acide sulfurique, un composé insoluble, les oxides métalliques des deux premières classes, le borax, le nitre,
le muriate d'ammoniaque, le tartrate de potasse et de
soude, les acétates de plomb, les savons, etc. On regarde, en général, le tannin et les autres principes astringents végétaux comme ne pouvant être administrés avec
ce sel; mais plusieurs auteurs modernes sont portés à

croire que les précipités ainsi formés conservent les propriétés médicinales du sulfate de fer.

U. C'est un astringent très énergique qu'on ne doit, par conséquent, employer à l'intérieur qu'avec beaucoup de ménagement; en effet, à hautes doses, il peut occasioner des vomissements, des coliques violentes et autres symptômes d'une irritation gastro-intestinale; on le conseille dans les hémorragies passives, surtout celles qui sont de nature scorbutique, dans le diabètes et quelques autres affections atoniques. D'après M. Marc, il est très utile dans le traitement des fièvres intermittentes; enfin, on lui a reconnu des propriétés anthelmintiques. A l'extérieur, on l'emploie contre les hémorragies, les écoulements muqueux chroniques, les ulcères rebelles et saignants.

D. ET M. D'AD. A l'int., g^r j à vj, et progressivement jusquà ℈ j, en pil. avec un extrait amer, ou en dissol. dans l'eau. *Pil. ferri comp.* L. (Myrrhe pulv. 2; sous-carbonate de soude, sulfate de fer et sucre ana 1.) g^r x à ℈ j, 2 fois par jour. *Pil. tonico-nervinæ.* DAN. (Sulf. de fer, assa fetida et ext. de camomille ana p. é.) mêmes doses. *Eau minérale du docteur Marc.* (Sulf. de fer ℨ j; eau ℔ ij.) un verre dans l'apyrexie. A l'ext., en dissoluion dans l'eau, sous forme de lutions, injections, etc. *Emplastrum roborans.* B. (Empl. de litharge 24; résine 6; cire et huile d'olives ana 3; sulf. de fer 8.)

OXIDE DE ZINC. *Oxidum zinci.* Protoxide de zinc. Fleurs de zinc. Pompholix. Tuthie préparée. On le trouve en grande quantité dans la nature, mêlé à des substances étrangères.

P. P. Flocons blancs, légers, doux au toucher, inodores et insipides.

P. C. Cet oxide contient: zinc 100 et oxigène 24,77. Il est inaltérable à l'air et insoluble dans l'eau et dans l'alcool. Il se dissout en totalité dans les acides, avec lesquels il se combine, et dans les alcalis caustiques.

PRÉP. On chauffe dans un creuset, avec le contact de l'air, du zinc métallique, jusqu'à environ 370°. Le métal s'enflamme et se convertit en flocons blancs qu'on recueille.

U. Cette substance astringente et tonique occasione, à hautes doses, des nausées, des coliques, des vomissements, et même des vertiges et une sorte d'ivresse passagère. On l'a beaucoup vantée dans le traitement de l'épilepsie, de la chorée, de l'hystérie et autres névroses. Elle est utile dans les écoulements muqueux atoniques. On l'emploie avec avantage à l'extérieur, contre l'ophtalmie chronique, les leucorrhées rebelles, les gerçures du mamelon et les taies de la cornée.

D. ET M. D'AD. A l'int.', gr vj à ℨ ß en pil. *Pil. de Méglin.* . IIP. (Ox. de zinc, ext. de valériane, de fumeterre, de jusquiame ana ℨ j; pour 36 pil.) 2 à 4 et plus par jour: A l'ext., *Ong. de tuthie.* P. (Ox. de zinc 1; beurre et ong. rosat ana 2.) *Ung. zinci.* L. E. F. DAN. (Ox. de zinc 1; cérat ou axonge 6.) PH. B. (Ox. de zinc 1: cérat 8.) *Collyre sec.* DUP. (Sucre ℨ ij; ox. rouge de merc. gr x; ox. de zinc, gr xx.) pincée j.

SULFATE DE ZINC. *Sulfas zinci.* Vitriol blanc. Couperose blanche. Il n'existe, dans la nature, qu'impur et en petites quantités.

P. P. Cristaux prismatiques à quatre pans, blancs, inodores, d'une saveur âcre, styptique et acidule, et d'une pesanteur spécifique de 1,912.

P. C. Il est composé de : acide sulfurique 31,99; oxide de zinc 32,12; eau 35,89; légèrement efflorescent, soluble dans 2.5 d'eau froide et dans un peu moins de son poids d'eau bouillante. Chauffé, il fond dans son eau de cristallisation, et à une haute température, il se décompose.

PRÉP. On fait agir de l'acide sulfurique affaibli sur du zinc métallique en grenaille; on filtre la dissolution, et on la laisse cristalliser.

SUBST. INCOMP. Les alcalis, les hydrosulfates, le lait, les infusions astringentes végétales.

U. A hautes doses, ce sel agit à la manière des poisons irritants, et provoque le vomissement presque instantanément; à petites doses, il est astringent et to-

nique. On l'emploie, comme émétique, dans certains cas
d'empoisonnement, pour obtenir promptement des vomissements ; mais c'est un moyen peu sûr. Comme tonique et astringent, il est utile dans les leucorrhées, les
catarrhes chroniques, et certaines dyspepsies. On l'a
conseillé encore dans l'épilepsie, la coqueluche, etc. A
l'extérieur, il est très employé en lotions et en injections,
dans les ophtalmies, les blennorrhagies chroniques, les
ulcérations scrofuleuses, et certaines inflammations et
ulcérations superficielles.

D. ET M. D'AD. Comme émétique, gr x à xx ; comme astringent, gr ij
à vj, 2 ou 3 fois par jour. *Pil. astringentes.* Dr. PARIS. (Sulf. de zinc
gr x ; myrrhe pulv. ℨ ß ; conserve de roses q. s. pour 20 pil.) 2 par
jour. A l'ext., collyres, gr j à ij par ℥ j de liq. ; injections et lotions,
Ɔ j à ℨ par ℔ j d'eau. *Collyre de sulf. de zinc.* P. (Sulf. de zinc 1 ; eau
de roses 250 ; alcool 8.) *Collyre astringent.* HP. (Sulf. de zinc gr xx ;
eau de roses ℥ iv.)

PROTOXIDE DE PLOMB FONDU. *Oxidum plumbi fusum,*
seu *Lithargirum.* Litharge. On ne le trouve pas dans
la nature.

P. P. Lames cristallines, brillantes, opaques, jaunes
ou jaunes-rougeâtre, inodores et insipides.

P. C. Cet oxide est composé de : plomb 100, et oxigène 7,7. Chauffé avec le contact de l'air, il passe à
l'état de deutoxide ; il attire l'acide carbonique de l'air,
et se transforme, à la longue, en sous-carbonate. Il est
un peu soluble dans l'eau, très soluble dans les alcalis
et dans les acides, avec lesquels il forme des sels.

PRÉP. On chauffe du plomb métallique avec le contact
de l'air, puis on laisse refroidir lentement le protoxide
ainsi obtenu.

U. On ne l'emploie qu'à l'extérieur, sous forme d'emplâtre ou d'onguent, comme dessicatif et maturatif.

D. ET M. D'AD. *Emplâtre diapalme,* ou *simple.* P. (Litharge, axonge
et huile d'olives ana p. é. ; eau q. s.) *Emp. plumbi.* L. D. (Litharge

;15 ; huile d'olives 26 ; eau 8.) *Ong. de la mère.* P. *Ceratum fuscum.* A.
(Litharge , axonge , beurre et graisse de mouton ana 15 ; huile d'o-
;lives 50 ; cire jaune 18 ; poix noire 8.) q. q. Cet oxide entre encore
dans la composition d'un grand nombre d'emplâtres peu usités aujour-
.d'hui.

DEUTOXIDE DE PLOMB. *Oxidum plumbi rubrum.*
seu *Minium.* Oxide rouge de plomb. C'est toujours le
produit de l'art.

P. P. Poudre d'un rouge-orangé très éclatant, insipide, inodore, et d'une pesanteur spécifique de 8,94.

P. C. Il est formé de : plomb 100, et oxigène 11,08.
Chauffé , il fond et passe à l'état de protoxide. Il est insoluble dans l'eau , et ne se combine avec les acides qu'en
perdant de l'oxigène et en repassant à l'état de litharge.

PRÉP. On calcine à l'air du protoxide de plomb.

U. Les mêmes que ceux du précédent. On ne s'en sert
qu'à l'extérieur, sous forme d'emplâtre.

M. D'AN. *Emplâtre de Nuremberg.* P. (Ox. rouge de plomb 90 ; huile
d'olives et cire jaune ana 125 ; camphre 6.) *Trochisques de minium.*
P. (Minium 1 ; sublimé corrosif 2 ; mie de pain 8 ; eau de roses q. s.)
comme escharotiques.

ACÉTATE DE PLOMB NEUTRE. *Acetas plumbi crystal-
linus.* Sel ou sucre de Saturne. Il n'existe pas dans la
nature.

P. P. Masses irrégulières , blanches , assez semblables
à du sucre, formées par l'aggrégation de petites aiguilles
cristallines , prismatiques à quatre pans, d'une saveur
sucrée , puis astringente, et d'une pesanteur spécifique
de 2,35.

P. C. Ce sel composé de : acide acétique 26,99 ;
oxide de plomb 58,71 ; eau 14,30, est un peu efflorescent et très soluble dans l'eau et dans l'alcool. Cette dissolution aqueuse est acide , limpide, quand on a employé

de l'eau distillée, trouble et blanche quand c'est de
l'eau de puits ou de rivière. Chauffé à l'air, il se décompose et donne des vapeurs d'acide acétique.

Subst. incomp Les alcalis et leurs carbonates, la
plupart des acides et des sels neutres, la chaux, la magnésie, les hydrosulfates, les savons, les infusions végétales astringentes, et la plupart des matières animales.

Prép. On fait bouillir de la litharge dans de l'acide
acétique distillé.

U. Ce sel, à hautes doses, agit comme les poisons irritants; en petites quantités, il produit quelquefois la colique dite *de plomb;* mais ordinairement il n'occasione
pas d'accidents, et jouit seulement d'une action astringente très énergique. On l'emploie avec succès à l'intérieur pour combattre les diarrhées colliquatives entretenues par des ulcérations superficielles de la membrane
muqueuse des intestins, les hémorragies pulmonaires,
utérines et intestinales, les catarrhes chroniques, et surtout les sueurs colliquatives des phthisiques. On s'en
sert très fréquemment à l'extérieur, comme astringent et
répercussif, dans les ophtalmies, les inflammations superficielles de la peau, les brûlures, les contusions, etc.

D. et M. d'ad. A l'int., gr 1/2 à ij, et plus progressivement en pil.
ou dissout dans de l'eau dist. *Pil. astringentes.* (Acét. de plomb gr iij;
opium gr j ; ext. de ciguë gr x, pour 4 pil.) 2 par jour. *Pil. d'acét.*
de plomb. HP. (Acét. de plomb, poud. de guimauve ana Əj ; sirop
q. s., pour 12 pil.) 4 à 8 par jour. A l'ext., lotions, injections, collyres, ℈ ij à ℥ ij par ℔ j de liq. *Aqua saturnina.* R. Dax. F. (Acét. de
plomb 1 ; eau dist. 24; alcool 2.) *Ceratum plumbi acetatis.* L. *Cerat.*
Saturni. Dax. (Acét. de plomb 1 ; cire 8 ; huile d'olives 32.) q. q. *Col-*
lyre résolutif. HP. (Inf. de fl. de sureau ℥ iv ; acét. de plomb gr vj ;
alcool ℈ ij.)

En faisant bouillir une partie de litharge pulvérisée
avec une dissolution de 3 p. d'acétate de plomb dans environ 9 p. d'eau distillée, et en concentrant la liqueur
jusqu'à 30°, on obtient le sous - ACÉTATE DE PLOMB
LIQUIDE, *Sub-acetas plumbi liquidus,* ou Extrait de

Saturne. Cette dissolution verdit le sirop de violettes, et précipite abondamment en blanc par l'acide carbonique et l'eau commune. On ne l'emploie qu'à l'extérieur, comme astringent, résolutif et répercussif, dans les inflammations érysipélateuses dépendantes de causes externes, dans les brûlures, les contusions, les entorses, etc.

M. d'AD. *Eau blanche*, ou *de Goulard*. (Sous-acét. de plomb liq. étendu d'eau.) *Eau végéto-minérale*. P. (Sous-acét. de plomb 1 : eau dist. 64; alcool 4.) *Collyre résolutif*. HP. (Inf. de fl. de sureau ℔j : sous-acét. de plomb ℨ j.) *Gargarisme astringent*. HP. (Sous-acét. de lomb ℨ ß; déc. d'orge ℔ j; sp. simple ℥ j.) *Cérat de Goulard*. P. (Sous-acét. de plomb 1 ; cérat simple 125.) *Cer. plumbi comp.* L. (Sous-acét. de plomb 40 ; cire jaune 64 ; huile d'olives 144 ; camphre 1. *Lin. résolutif opiacé.* HP. (Huile blanche ℥ ij; laudanum liq. ℨ ij; sous-acét. de plomb ℥ j.)

Sous-carbonate de plomb, *Sub-carbonas plumbi*. Céruse. Blanc de plomb. On le trouve en petite quantité dans la nature.

P. P. Pains coniques, très blancs, ou écailles dures, d'un blanc grisâtre, insipides, inodores, et d'une pesanteur spécifique de 6,07.

P. C. Ce sel, composé de : acide carbonique 100, et oxyde de plomb 504,33, est insoluble dans l'eau, à moins qu'elle ne contienne de l'acide carbonique, soluble dans la potasse, et réductible par la chaleur.

Prép. On fait passer un courant de gaz acide carbonique dans une certaine quantité de sous-acétate de plomb liquide.

U. Cette substance est très employée dans les arts, et c'est ordinairement elle qui produit l'affection connue sous le nom de *colique des peintres*. En médecine, on ne s'en sert qu'à l'extérieur, dans un petit nombre de cas; elle est astringente et dessiccative.

M. d'AD. *Ong blanc de Rhasès.* P. *Ung. carbonatis plumbi.* E. (Céruse 1 ; axonge ou ong. simple 8.) *Ung cerussæ.* PR. PoL.-B. (Axonge et

céruse, ana 2 suif 1.); q. q. *Empl. cerussæ.* P. Pol. (Céruse 9)
axonge 6.)

Borax. *Sub-boras sodæ.* Sous-borate de soude. Il se
trouve en grande quantité dans certains lacs du Thibet et
de la Chine, et dans quelques mines du Pérou.

P. P. Cristaux irréguliers, ordinairement hexaèdri-
ques, blancs, demi-transparents, d'une saveur styptique et urineuse, et d'une pesanteur spécifique de 1,72.

P. C. D'après M. Soubeiran, le borax est composé
de : acide borique 34,98; soude 16,77, et eau 48,25. Il
est un peu efflorescent, soluble dans 8 p. d'eau froide
et 2 d'eau bouillante. Cette dissolution verdit le sirop de
violettes. Chauffé, il fond dans son eau de cristallisation, et, à une chaleur rouge, il se transforme en un verre
transparent.

Prép. On purifie le borax du commerce en le fondant au feu, puis en le dissolvant dans l'eau, et en faisant cristalliser la liqueur.

Subst. incomp. Les acides, la potasse, les sulfates
et les muriates de chaux et de magnésie, etc.

U. On ne l'emploie qu'à l'extérieur, comme astringent
et détersif, dans les affections aphteuses, dans les sali-
vations excessives accompagnées d'ulcérations de la langue et de la face interne des joues.

D. et M. d'ad. Gargarismes, ʒ ß à ij par ℔ j de liq. *Gargarisme
détersif.* HP. (Déc. d'orge ℔ j ß; sp. de gomme ℥ j; borax ʒ ij.)
Gargarisme astringent. (Borax ʒ ij; eau de roses ℥ viij; miel rosat
℥ j.) *Mel boracis.* L. (Borax 1; miel 8.)

Chaux. *Calx.* Protoxide de calcium On ne la trouve
jamais dans la nature que combinée avec les acides, et
surtout avec l'acide carbonique.

P. P. Masses irrégulières, d'un blanc grisâtre, lorsque
la chaux est anhydre, *chaux vive;* poudre ou fragments très friables et pulvérulents, d'une grande blan-
cheur, lorsqu'elle est hydratée; *chaux éteinte,* d'une

saveur âcre et caustique, et d'une pesanteur spécifique
de 2,3.

P. C. Elle est formée de : calcium 100 et oxigène 39.
Exposée à l'air, elle en attire l'humidité et l'acide carbonique, se réduit en poudre, et passe à l'état de sous-
carbonate. Mise en contact avec l'eau, elle l'absorbe rapidement, et passe à l'état d'hydrate ; cette action est
accompagnée d'une élévation de température, d'un grand
dégagement de vapeurs aqueuses et d'un sifflement remarquable. Elle se dissout dans environ 400 p. d'eau ;
et verdit le sirop de violettes.

Subst. incomp. Les acides, les carbonates, les infusions de quinquina, de rhubarbe, de colombo, etc.

Prép. On calcine, dans de vastes fourneaux, le carbonate de chaux.

U. Cette substance caustique, introduite dans l'estomac, agit comme les poisons irritants. Dissoute dans
l'eau et à faibles doses, elle jouit de propriétés astringentes et anti-acides très prononcées. On l'administre
dans les diarrhées et leucorrhées chroniques, certaines
dyspepsies, le diabètes, les affections vermineuses. On
l'emploie comme lithontriptique dans les affections calculeuses, et l'on assure en avoir obtenu de grands avantages. A l'extérieur, on s'en sert en lotions et en injections, pour combattre les ulcères atoniques et cancéreux,
certaines maladies de la peau, la gale, la teigne, et les
écoulements muqueux atoniques.

D. et M. d'ad. *Eau de chaux.* P. *Liq. seu Aqua calcis.* L. E. D. Pa.
R. Dan. Pol. B. (Sol. saturée de chaux dans de l'eau dist.) ℥ j à viij
dans ℔ j de lait, ou d'un liq. mucilagineux. A l'ext., *Savon calcaire,*
P. (Eau de chaux 8 ; huile d'amandes douces 1.) *Lin. oléo-calcaire opiacé.*
P. (Eau de chaux et huile d'amandes douces ana 125 ; laudanum liq.
de Sydenham 4.) *Lin. aquæ calcis.* E. D. (Eau de chaux, huile d'olives
ou de lin ana p. é.) *Lin. résolutif.* HP. (Huile blanche ℥ ij ; camphre ℨ ij ; eau de chaux ℥ ß.) *Lotion alcoolisée de Swédiaur.* (Eau de
chaux ℔ ß ; alcool ℥ iv.) q. q.

SUBSTANCES ASTRINGENTES VÉGÉTALES.

Famille des Légumineuses.

Cachou. *Catechu. Terra japonica.* Extrait préparé avec le bois et les fruits encore verts du *Mimosa catechu*, L., et de plusieurs autres arbres de la même famille, qui croissent aux Indes-Orientales, et surtout au Bengale.

C. B. Feuil. grandes, bipinnées, composées d'environ 12 paires de feuilles pinnées, formées elles mêmes d'un grand nombre de folioles lancéolées, aiguës; 2 épines un peu recourbées; fl en épis cylindriques, 2 à 3 à l'aisselle des feuil.; fr. planes, allongés, et contenant 5 ou 6 graines.

P. P. On distingue trois espèces de cachous. La première, *cachou de Bombay*, est en morceaux carrés, d'un brun rougeâtre, friables, d'une texture uniforme, d'une cassure inégale, d'une pesanteur spécifique d'environ 1,39; la deuxième, *cachou du Bengale*, est en pains arrondis, du poids de 3 ou 4 onces, d'une couleur de chocolat foncé à l'intérieur et de rouillé au dehors, plus friables, d'une pesanteur spécifique de 1,28; enfin la troisième, *cachou en masses*, est en morceaux irréguliers, du poids de 3 ou 4 onces, d'un brun rougeâtre, luisants, homogènes et enveloppés de grandes feuilles très nerveuses. Ces trois espèces de cachou sont inodores et d'une saveur d'abord très astringente, puis douce et agréable, au moins pour la première et la dernière espèce.

P. C. Le cachou de Bombay est formé, sur 200 p., de : tannin 109; extractif 68; mucilage 13; matières insolubles, chaux et impuretés 10. Celui du Bengale ne contient que 97 de tannin. Enfin, la composition de celui de la troisième sorte est très analogue à celle du cachou de Bombay. Ces trois espèces sont presque toutes entièrement solubles dans l'eau et dans l'alcool.

Subst. incomp. Les alcalis, les sels métalliques, surtout ceux de fer, la gélatine.

U. C'est un des meilleurs astringents que possède la matière médicale, et c'est aussi l'un des plus employés. A petites doses, fréquemment répétées, il agit comme léger tonique On l'emploie avec beaucoup de succès dans les diarrhées et les écoulements muqueux chroniques, les hémorragies passives utérines, intestinales et autres. On s'en sert encore sous forme de lotions et de gargarismes, pour remédier au relâchement des gencives, aux ulcérations aphteuses de la bouche dans les sujets scorbutiques, et enfin pour corriger la fétidité de l'haleine.

D. ET M. D'AD. Poudre, gr vj à ℈ ß. Décoct. ou inf. ℈ j à ℈ ij dans ℔ ij de véhic. *Inf. catechu comp.* L. E. (Cachou 5 ; cannelle 1 ; eau bouil. 128.) ℥ j à iij toutes les heures. *Apozème astringent.* (Cachou ℈ j ; rac. de bistorte et de grande consoude ana ℨ iv ; eau bouil. ℔ j ; sp. de coings ℥ j.) *Confection japonaise.* P. Elect. catechu compl E. D. B. (Cachou 64 ; kino 48 : cannelle et muscade ana 16 ; opium 3 ; sp. de roses rouges ou de gingembre 660.) ℈ j à ℈ j. *Pastilles de cachou.* P. (Cachou 1 ; sucre 4 ; mucilage q. s., pour des past. de 12 gr : on peut les aromatiser avec quelques gouttes d'une teinture odorante quelconque.) 5 à 10. *Teint. de cachou.* P. (Cachou 3 ; alcool 12. (*Tinct. catechu.* Pr. (Cachou 1 ; alcool 6.) *Tinct. catechu.* L. E. D. (Cachou 3 ; cannelle 2 ; alcool 32.) *Tinct. catechu comp.* Pol. (Myrrhe et cachou ana 4 ; baume du Pérou 1 : alcool de cochléaria 64.) ℈ j à iij , *Pot., astringente.* HP. (Teint. de cachou, bistorte pulv. ana ℈ ij ; sp. de coings ℥ j ; eau ℥ iv.) *Mixture astringente.* (Inf. d'angusture ℥ j ; teint. de cachou ℈ j ; ipécacuanha pulv. gr x.)

Le SANG-DRAGON, *Resina sanguis draconis*, suc résineux fourni par le *Pterocarpus draco*, L., arbre qui croît aux environs de Santa-Fé, en Amérique et dans les îles de la Sonde, est en masses ovales, en bâtons ou en fragments informes, durs, opaques, fragiles, d'une cassure nette, luisante, d'un rouge foncé, et d'une saveur presque nulle. Les masses ovales sont enveloppées dans des feuilles de roseau. Cette substance, insoluble dans l'eau, soluble en presque totalité dans l'alcool, et dont la composition n'est pas connue, était employée comme astringente dans les hémorragies passives, les

diarrhées, etc. ; mais son action nulle , ou du moins très
faible , en a fait presque complétement abandonner l'u-
sage de nos jours. Elle entre dans la composition de
quelques préparations astringentes et des poudres et
opiats dentifrices.

D. ET M. D'AD. Poudre , gr x à ℨ ß. *Teint.* P. ℈ j à ℨ ß.

Le *Calamus rotang* et le *Dracæna draco* , L., fournissent une résine qui est confondue, dans le commerce,
avec le sang-dragon, et qui jouit des mêmes propriétés.

Le Bois de Campêche , *Lignum Campechianum*,
provient de l'*Hœmatoxylum campechianum* , L.,
grand arbre épineux , qui croît à Campêche en Amérique , à l'île Sainte-Croix , à la Jamaïque. Il est en bûches plus ou moins grosses, brunâtres extérieurement ,
d'un rouge foncé à l'intérieur, dures , compactes , d'une
odeur agréable, d'une saveur douceâtre , puis amère et
astringente. D'après M. Chevreul , il contient une huile
volatile, du tannin, une matière colorante rouge , cristalline , soluble dans l'eau bouillante, nommée *héma-
tine* , des sels de chaux et de potasse. Il est très peu
employé en France ; en Angleterre, on le prescrit,
comme astringent, vers la fin des dyssenteries , dans les
diarrhées et les flux muqueux.

D. ET M. D'AD. Déc. , ℥ ß dans ℔ ij d'eau réduites au 1/3. *Ext. hœ-
matoxyli.* L. Pol. ℨ j à ij.

L'Acacia vrai , *Succus Acaciæ veræ* , suc concret,
que l'on obtient des gousses encore vertes du *Mimosa
nilotica* , L., est en petits pains, du poids de 4 à
8 onces, enveloppés dans des morceaux de vessie, solides,
d'un rouge-brun, d'une saveur très astringente, puis
douceâtre. Il contient de l'acide gallique, du tannin et
du mucilage Cette substance, très rare dans le commerce, est remplacée par l'Acacia nostras, que l'on
prépare en Allemagne avec les fruits verts du prunier

sauvage, *Prunus spinosa*, L., de la fam. des Rosacées, et qui est plus dur, plus brun et plus âcre que le précédent. Ces extraits, aujourd'hui presque inusités, entrent dans la composition de la thériaque. Il en est de même du Suc d'hypociste, extrait des fruits du *Cytinus hypocistis*, petite plante parasite de la fam. des Aristolochiées. Il est en masses noires, du poids de 2 à 3 kilog., enveloppées d'une vessie, et d'une saveur astringente. On pourrait administrer ces substances à la dose de ℈ j, à ℥ j.

Famille des Cupulifères.

Écorce de Chêne. *Cortex roboris. Quercus robur,* L. Arbre indigène, très commun dans toute l'Europe.

C. B. Fl. m. : chatons grêles, pendants, écaille caliciforme plane, lobée, 6 à 8 étam. insérées à son centre ; fl. fem. : 3 stig., invol. uniflore, formé d'écailles imbriquées ; fr. : gland entouré à sa base d'une cupule écailleuse.

P. P. Cette écorce épaisse, raboteuse, crevassée et noirâtre au dehors, lorsqu'elle a été prise sur de grosses branches, est lisse et d'un gris bleuâtre, quand elle provient de jeunes pousses ; elle est rougeâtre en dedans, et d'une saveur très styptique ; réduite en poudre, elle porte le nom de *tan*.

P. C. Elle contient une grande quantité de tannin, de l'acide gallique et une matière extractive, qui sont solubles dans l'eau.

Subst. incomp. Les carbonates alcalins, l'eau de chaux, les sulfates de fer et de zinc, l'acétate de plomb, le sublimé, la gélatine, l'infusion de quinquina jaune.

U. C'est un des astringents les plus énergiques, à cause de la grande quantité de tannin qui entre dans sa composition ; aussi faut-il l'administrer à l'intérieur avec ménagement ; car, à trop hautes doses ou trop longtemps continuée, cette substance fatigue l'estomac, et produit la cardialgie. On l'a beaucoup vantée, il y a quelques années, comme fébrifuge ; mais elle ne saurait remplacer le quinquina. On l'emploie avec avantage comme astringent, dans certaines dysenteries, dans les diarrhées rebelles, dans les hémorragies passives, les leucorrhées et autres écoulements muqueux atoniques. A l'extérieur, on s'en sert en lotions et en gargarismes.

D. et M. d'ad. A l'int., Poudre ℨ ɪv à ℥ j. Déc. ℨ ij à ℥ ß par ℔ ij d'eau. A l'ext., *Foment. fortifiante.* IIP. (Écorce de chêne et roses rouges ana ℥ vj ; racine de quintefeuille ℥ j ; eau ℔ j.) *Injec. astringente.* (Déc. d'écorce de chêne ℔ j ß ; alun ℨ ɪv.)

Noix de galle. *Gallæ turcicæ.* Excroissances qui se développent sur les feuilles du *Quercus infectoria*, L., qui croît dans l'Asie-Mineure ; elles sont produites par la piqûre d'un insecte, nommé *Diplotepis gallæ tinctoriæ*, qui y dépose ses œufs.

P. P. Corps charnus, globuleux, de la grosseur d'une cerise, durs, pesants, raboteux, d'une couleur brune ou verdâtre, et d'une saveur amère et très astringente. Ceux qui sont blancs, légers, percés d'un trou, sont beaucoup moins estimés.

P. C. Suivant M. H. Davy, les noix de galle contiennent : tannin 130 ; acide gallique 3 t ; mucilage 12 ; et matières salines 12, sur 500 p. ; le reste est une substance ligneuse. L'eau et l'alcool s'emparent des principes actifs.

Subst. incomp. Les mêmes que pour l'écorce de chêne.

U. L'action astringente de cette substance est encore plus forte que celle de la précédente ; à trop hautes doses, elle occasione des douleurs d'estomac et des vomissements. Ses usages sont à peu près les mêmes que ceux de l'écorce de chêne. En gargarismes, on l'emploie avec beaucoup d'avantages pour combattre la salivation mercurielle.

D. et M. d'ad. A l'int., Poudre, gr viij à ℈ j. Déc. ou inf., ℨ j à ij par ℔ ij d'eau. *Tinct. gallarum.* E. D. (Noix de galle 1 ; alcool 8.) ℨ j à ij. *Mixt. astringente.* (Inf. d'écorce de chêne ℥ ij ; noix de galle pulv.

g^r x ; teint. de cachou et de cardamome comp. ana ℨ ß ; sp. d'éc.
d'orange ℈ j.) *Garg. astringent.* HP. (Déc. d'orge et vin rouge ana
℈ iv ; roses de Provins, noix de galle et écorce de grenadier ana ℈ j ;
miel rosat ℥ ij ; ac. sulfurique q. s.) *Pom. astringente.* (Noix de galle
pulv. et axonge ana p. é.)

Famille des Polygalées.

Ratanhia. Radix ratanhiæ. Krameria triandra,
Ruiz, et *K. ixina.* Arbustes qui croissent, le premier au
Pérou, dans les terrains sablonneux et arides, et le se-
cond dans les Antilles. P. U. L'écorce de la racine.

C. B Rac traçante, tige rameuse, velue, blanchâtre ; feuil. petites,
ovales, coriaces ; fl. situées à l'aisselle des feuil. sup., accompagnées de 2
bractées, cal. 4 div. profondes, cor. irregulière, 4 pét., 3 étam. libres et ascendantes ; fr. globuleux, hérissé de pointes, contenant deux
graines dépourvues d'endosperme.

P. P. Racine ligneuse, divisée en un grand nombre
de ramifications cylindriques de la grosseur du petit
doigt, d'un brun rougeâtre, d'une saveur extrêmement
astringente et sans mélange d'amertume. La partie cen-
trale, *meditullium*, est ligneuse, dure, d'un rouge pâle,
et presque sans saveur.

P. C. D'après M. Vogel, cette racine contient : tannin modifié 40 ; gomme 1,50 ; fécule 0,50 ; ligneux 48 ;
acide gallique une trace. L'eau et l'alcool s'emparent des
principes actifs du ratanhia, qui leur communique une
couleur rouge.

SUBST. INCOMP. Les sels de fer, la gélatine, les acides
minéraux, etc.

U. C'est un astringent très énergique, que l'on emploie avec beaucoup de succès à peu près dans les
mêmes cas que le cachou, tels sont les hémorragies
passives, les diarrhées chroniques, la leucorrhée, les
blennorrhagies anciennes.

D. ET M. D'AD. Déc., ℥ ß à j dans ℔ ij d'eau réduites à j. *Ext. aqueux*
ou alcoolique. P. ℈ j à ℨ ß. *Pot. astringente.* HP. (Eau de roses ℥ iv ;

ext. de ratanhia ℈ j ; sp. diacode ℥ j.) *Tis. astringente.* (Rac. de ratanhia ℥ ß ; eau ℔ ij, qu'on réduit à ℔ j ; vinaigre ℈ ß ; sp. de
coings q. s.)

Famille des Rubiacées.

Gomme kino. *Gummi kino*, seu *gambiense.* Suc
épaissi, extrait des tiges et des branches du *Nauclea
gambir*, Hunter, arbuste qui croît dans les îles de la
Sonde.

C. B. feuil. opposées; fl. axillaires infundibuliformes.

P. P. Masses opaques, dures, fragiles, d'un rouge très
foncé, d'une cassure brillante presque noire, inodores,
et d'une saveur extrêmement styptique, suivie d'un
goût douceâtre.

P. C. Cette substance contient beaucoup de tannin et
de l'extractif ; elle est peu soluble dans l'eau froide, mais
elle se dissout en grande partie dans l'eau chaude et dans
l'alcool. La solution aqueuse se trouble par le refroidissement.

Subst. incomp. La gélatine, le sulfate de fer, les sels
d'argent, de plomb.

U. L'action et les usages du kino sont à peu près les
mêmes que ceux du cachou et du ratanhia, mais il est
moins souvent employé, à cause de sa cherté.

D. et M. d'ad. Poudre, g^r x à ℈ ß. Déc. ℈ j à ij par ℔ ij d'eau. *Poud.
astringente.* (Sulf. de cuiv. g^r x ; kino ℈ j ; gom. arabique ℈ ij.) g^r x à
xv. *Tinct. kino.* L. (Kino ℈ ; alcool ℥z.) ℈ j à ıv. *Pot. astringente.* (Teint.
de kino ℈ ıv ; inf. de coquelicots ℥ ıv ; sp. de coings ℥ ij.) Cochl. ij
toutes les 4 heures.

La racine de Garance, *Radix rubiæ tinctorum*, *Rubia tinctorum*, L., plante vivace, indigène, cultivée
dans le midi de la France, est noueuse, de la grosseur
du petit doigt, rougeâtre en dehors, jaunâtre en dedans,
et d'une saveur amère et âcre. Elle contient une matière
colorante rouge, pour laquelle elle est recherchée dans
les arts, et qui a la propriété de colorer en rouge les os
et les sécrétions des animaux qui en font usage pendant

quelque temps. On la regardait comme légèrement astringente et tonique, et on l'administrait dans le rachitis, la dyssenterie et les flux muqueux ; mais son action est si faible, qu'on l'a presque entièrement abandonnée de nos jours.

Il en est de même de l'Aspérule, *Asperula cynanchica*, L., qu'on employait en gargarismes dans le début des angines inflammatoires, et du Caille-lait, *Galium verum*, L., que l'on administrait comme faible astringent et antispasmodique.

Famille des Polygonées.

Bistorte. *Bistortæ radix. Polygonum bistorta*, L. Plante vivace, indigène, qui croît dans les prés élevés. P. U. La racine.

C. B. Tige herbacée, droite de 1 ou 2 pieds de haut; feuil. radicales cordiformes, blanches en dessous, les caulinaires moins grandes, presque sessiles, sémi-amplexicaules; fl. roses, en épi ovoïde; fr. ovoïde, triangulaire, lisse, à une seule graine.

P. P. Racine de la grosseur du doigt, deux ou trois fois contournée sur elle-même, et présentant, à chaque coudure, une espèce d'articulation, brune à l'extérieur, rougeâtre à l'intérieur, inodore, et d'une saveur astringente très prononcée.

P. C. Elle contient une très grande quantité de tannin, de l'acide gallique, de l'amidon et de l'acide oxalique. L'eau et l'alcool dissolvent ses principes actifs.

Subst. incomp. Le sulfate de fer, la gélatine, etc.

U. C'est un des meilleurs astringents indigènes que possède la matière médicale. On l'emploie avec avantage dans les flux chroniques, les hémorragies passives du poumon et des intestins, les diarrhées atoniques, etc. Unie à la gentiane ou à quelque autre substance amère, on a vanté la bistorte dans les fièvres intermittentes.

D. et M. d'ad. A l'int., Poudre, ℨ ß à j. Déc. ℥ j à ij par ℔ ij d'eau *Poud. de tribus.* IIP. (Gentiane ℥ ß : bistorte et pivoine ana ℨ ij.)

Poud. antifébrile. (Bistorte et calamus aromaticus ana ʒ iij; gingembre ʒ j; hydrochlor. d'ammon. ℈ iv.) pour 8 doses. *Pot. stoma-*
chique. HP. (Bistorte ʒ j; rob de sureau ʒ iij; sp. de sucre ℥ j; eau
℥ iv.) *Lavem. astringent.* HP. (Bistorte ℥ j; têtes de pavots ℥ ß; eau
℔ ij.) *Foment. astringente.* HP. (Bistorte et écorce de grenadier ana.
℥ ij, vin rouge ℔ j; hydrochlor. d'ammon. ʒ ij.)

Famille des Myrtinées.

Grenadier. *Punica granatum*, L. Arbrisseau originaire du nord de l'Afrique, cultivé dans le midi de
l'Europe. P. U. Les fleurs non épanouies, *Balausti;*
l'écorce du fruit, *Malicorium*, et celle de la racine,
Cortex radicis punicæ.

C. B. Tronc irrégulier, couvert de petites épines; feuil. elliptiques,
luisantes; fl. terminales d'un beau rouge, cal. coloré, campanulé, cor.
5 pét., ovaire inf. à plusieurs loges; fr. arrondi, sec, coriace, d'un
jaune rougeâtre, contenant un grand nombre de graines charnues.

P. P. Les fleurs sont rouges, desséchées; l'écorce du
fruit est en fragments secs, durs, coriaces, rougeâtres
en dehors, jaunes en dedans; celle de la racine est en
petits fragments d'un gris jaunâtre à l'extérieur et jaunes
à l'intérieur. Ces subtances sont inodores et d'une saveur très astringente, sans amertume.

P. C. Les fleurs et le *malicorium* contiennent une
grande quantité de tannin et de l'acide gallique; l'é-
corce de la racine est composée, selon M. Mitouart,
d'une matière grasse assez abondante, de tannin, d'acide
gallique, d'une matière résineuse, de mannite, de sucre
et de ligneux.

Subst. incomp. Les mêmes que pour les substances
précédentes.

U. Toutes les parties du grenadier sont douées de
propriétés astringentes très énergiques; les fleurs et le
malicorium s'emploient dans les mêmes cas que le cachou, la bistorte, etc. L'écorce de la racine, outre ses
qualités astringentes, et peut-être à cause d'elles, paraît

exercer, sur le tube intestinal et même sur le tœnia, une action particulière qui en détermine l'expulsion. Les faits nombreux de guérison, dans des cas de ce genre, même les plus rebelles, recueillis récemment en France et ailleurs, ne permettent pas de douter de l'efficacité de cette substance comme anthelmintique. Son administration exige de la prudence; car, à trop hautes doses, elle donne lieu à des vomissements, à des coliques et à des douleurs d'estomac; elle paraît agir aussi sur le système nerveux, comme le prouvent les vertiges, l'état d'ivresse et les assoupissements qu'elle occasione quelquefois.

D. ET M. D'AD. Fleurs. Infusion, ℨ ß à ℨ j par ℔ ij d'eau. Malicorium. Poud. ℨ ß à ℈ j. Inf. ℨ ij à iv par ℔ ij d'eau. Ecorce de la racine. Poud. gr xij à ℈ ß. Déc. ℨ ij par ℔ ij d'eau réduites à j; cette quantité se prend en trois fois, à 1/2 h. d'intervalle.

On employait autrefois, dans les flux muqueux et atoniques, les feuilles et l'écorce du MYRTE COMMUN, *Myrtus communis*, L., arbrisseau très voisin du précédent, et qui croît spontanément dans le midi de la France; mais aujourd'hui on n'en fait plus usage.

ROSE ROUGE OU DE PROVINS. *Rosæ rubræ flores*. *Rosa Gallica*, L. Arbrisseau qui croît dans le midi de la France. P. U. Les pétales des fleurs non épanouies.

C. B. Tiges dressées, rameuses, garnies de nombreux aiguillons rougeâtres; feuil. alternes, pétiolées, composées de 3 ou 7 folioles ovales, sessiles; fl. d'un beau rouge cramoisi, cal. urcéolé, persistant, globuleux; fr. : akènes renfermés dans le tube du cal.

P. P. Folioles d'un rouge foncé, d'une odeur faible mais agréable, et d'une saveur amère et styptique.

P. C. Suivant M. Cartier, elles contiennent : du tannin, de l'acide gallique, une matière colorante, une huile essentielle, une matière grasse, de l'albumine, des sels solubles à base de potasse, des sels insolubles à base de chaux, de la silice et de l'oxide de fer. L'eau, l'alcool et le vinaigre s'emparent des principes actifs.

Subst. incomp. Les sulfates de fer et de zinc, la gélatine, l'eau de chaux, etc.

U. La rose rouge est astringente, tonique, et employée avec avantage dans les hémorragies passives, les
écoulements muqueux, les diarrhées colliquatives, et
autres cas de ce genre.

D. et M. d'ad. Inf., pinc. ij à iv, par ℔ ij d'eau. *Inf. rosæ.* L.
(Roses rouges 4 ; ac. sulfur. dilué 5 ; sucre 12 ; eau bouill. 384.) ℥ ij à
iv. *Syr. rosæ gallicæ.* E. (Roses rouges 1 ; sucre 10 ; eau bouill. 9.) ℥ ß
à ij. *Conserve de roses.* P. B, R. (Ros. rouges 9 eau de roses ; q. s. ; sucre
100.) *Conf. rosæ gallicæ.* L. E. D. (Ros. rouges 1 ; sucre blanc 3.) ℨ j à
ij. Cette prép. est très usitée comme excipient de médicaments actifs.
Vinaigre rosat. P. Dan. (Roses rouges 1 ; Vinaigre 16.) *Tinct. rosarum
acidula.* Pr. (Roses rouges 3 ; ac. sulf. dilué 1 ; eau 24.) ℥ ß à j. *Miel
rosat.* P. (Roses rouges 1 ; eau bouil. 4 ; miel purif. 6.) *Mel rosarum.* Pr.
Pol. F. A. R. (Ros. rouges 1 ; miel 12 ; eau 6.) ℥ j à ij, en lavements,
gargarismes, lotions.

Les fruits mûrs de l'Eglantier, *Rosa canina*, L.,
nommés *Cynorrhodons*. ont une saveur acide et astringente, et paraissent contenir de l'acide citrique libre.
On s'en sert pour préparer la *Conserve de cynorrhodons*. P. *Conf. rosæ caninæ*. L., que l'on administre
quelquefois, comme léger astringent, dans les diarrhées chroniques, etc., à la dose de ℨ ij à ℥ j.

Tormentille. *Tormentillæ radix. Tormentilla erecta*, L. Plante vivace, indigène, qui croît dans les prés et
les bois, principalement dans les Alpes et les Pyrénées.
P. U. La racine.

C. B. Tige herb., étalée, stolonifère ; feuil. pinnées, 3 ou 5 folioles ;
fl. jaunes, petites, axillaires, solitaires, cal. 8 div. cor. 4 pét. ; fr.
arrondis, nus, fixés à un réceptacle sec.

P. P. Racine irrégulière, noueuse, épaisse, tuberculeuse, d'une couleur brune en dehors, rougeâtre en dedans, d'une odeur légèrement aromatique, d'une saveur
très astringente et un peu amère.

P. C. Elle contient une très grande proportion de tannin qui se dissout dans l'eau bouillante et dans l'alcool.

Subst. incomp. Les mêmes que pour la bistorte, le cachou, etc.

U. Cette substance est très astringente, et s'emploie à peu près dans les mêmes cas que le cachou ; mais elle est aujourd'hui peu usitée.

D. et M d'ad. Poud., Ʒ ß à j. Déc., Ʒ ij à iv, par ℔ ij d'eau. *Ext.* B. Ƭ j à Ʒ ß. *Tinct. tormentillæ.* B. (Torment. 1; alcool 8.) Ʒ ß à j.

L'Argentine, *Potentilla anserina*, L., et la Quinte-feuille, *P. reptans*, qui sont très voisines de la précédente, contiennent beaucoup de tannin, jouissent absolument des mêmes propriétés, et peuvent très bien la remplacer.

Fraisier. *Fragariæ radix. Fragaria vesca*, L. Plante vivace, indigène, très commune dans les bois. . P. U. La racine.

C. B. Tiges herb., stolonifères, velues ; feuil. radicales, trifoliolées ; fl. blanches à l'extrémité des rameaux, cal. à 10 div., étam. insérées à la base des div. du cal. ; fr. akènes, petits, durs, portés sur un réceptacle charnu.

P. P. Racine cylindrique, rameuse, brunâtre, inodore, et d'une saveur amère et astringente.

P. C. La décoction de cette racine est d'une couleur rouge ; elle contient du tannin et de l'acide gallique.

Subst. incomp. Le sulfate de fer.

U. Elle est faiblement astringente, et s'emploie dans les hémorragies, la dyssenterie et les écoulements gonorrhéiques. On lui a aussi attribué des propriétés diurétiques, mais elles ne sont guère prouoncées. .

D. et M. d'ad. Déc. Ʒ j à ij, dans ℔ ij d'eau. .

Bénoite. *Cariophyllatæ radix. Geum urbanum*, L.. Plante vivace, indigène, qui croît dans les bois et les lieux couverts. P. U. La racine.

C. B. Tiges herb., dressées, velues ; feuil. radic. composées de 9 folio-les profondément dentées, les caulinaires presque sessiles, composées

de 3 folioles , accompagnées de 2 stipules : fl. petites , jaunes , terminales , cal. étalé à 5 div. profondes, 30 étam. ; fr. akènes , surmontés
d'une pointe formant un crochet à leur extrémité.

P. P. Racine de la grosseur d'une plume à écrire , d'où
partent un grand nombre de fibriles , brunes au dehors ,
rouges pâles intérieurement , d'une odeur approchant de
celle du gérofle , lorsqu'elle est fraiche , et d'une saveur
astringente , aromatique , un peu amère.

P. C. Suivant M. Tromsdorff , elle contient : tannin 410 ; résine 40 ; huile volatile 0.39 ; adragantine 92 ;
matière gommeuse 158 et ligneux 300 ; l'eau et l'acool
en dissolvent les parties actives.

Subst. incomp. Les sels de fer, la gélatine, etc.

U. La bénoite jouit de propriétés astringentes et toniques , qui la font employer avec assez de succès dans
les diarrhées chroniques, la dernière période de la dysenterie, les catarrhes chroniques, les hémorragies utérines passives et les fièvres intermittentes.

D. et M. d'ad. Poudre, Ɵ j à ℈ j. Déc. ℥ j , par ℔ ij d'eau réduites
au tiers. Teint. (Bénoite 1 ; alcool 16.) ℈ ij à ℥ ß.

Aigremoine. *Herba Agrimoniæ. Agrimonia eupatoria* , L. Plante indigène , vivace , commune au bord
des chemins , et qui fleurit pendant tout l'été, P. U.
Toute la plante.

C. B. Tige herb. , dressée , hérissée de poils ; feuil. pinnées, folioles
lancéolées, accompagnées de stipules foliacées ; fl. jaunes , en épi terminal , 2 pistils , ovaire arrondi , monosperme ; fr. 2 akènes.

P. P. Son odeur est agréable et légèrement aromatique , lorsque la plante est fraiche ; sa saveur amère et
astringente.

P. C. Elle parait contenir une huile essentielle. Le
sulfate de fer noircit son infusion aqueuse. L'eau et l'alcool en dissolvent les principes actifs.

U. C'est un astringent peu énergique, que l'on conseille dans les engorgements du foie et de la rate , dans

les hémorragies passives, dans les flux muqueux chroniques, et qu'on emploie, en gargarisme, dans les inflammations et ulcérations des amygdales.

D. et M. d'Ad. Poudre, ℥ ß à j. Inf., pinc. j à iij, par ℔ ij d'eau.

L'Alchemille, *Alchemilla vulgaris*, L., plante vivace, indigène, très voisine de la précédente, jouit de propriétés semblables et s'emploie quelquefois aux mêmes usages.

Les fruits du Coignassier, *Pyrus cydonia*, L., qui ont la forme de très grosses poires, sont jaunes, cotonneux, et d'une odeur particulière très prononcée. Leur pulpe, surtout avant leur maturité, est âpre et astringente, et sert à la préparation du *Sirop de coings*. P. B., qu'on emploie habituellement à la dose de ℥ j à ij pour édulcorer les boissons astringentes.

Les feuilles de la Ronce commune, *Rubus fruticosus*, L., arbrisseau épineux très commun dans les haies, sont un peu astringentes et s'emploient en décoction tant à l'intérieur qu'à l'extérieur, et surtout en gargarisme dans les angines chroniques. Les *R. procumbens* et *villosus*, qui croissent dans l'Amérique du nord, sont vantés par le docteur Chapman, comme d'excellents astringents, très efficaces dans la dernière période de la dysenterie et les diarrhées atoniques des vieillards.

L'Ulmaire, *Spiræa ulmaria*, L., et la Filipendule, *S. filipendula*, L., qu'on employait jadis contre les flueurs blanches sont aujourd'hui inusitées. Il en est de même de l'écorce du Merisier a grappes, *Cerasus padus*, L., arbre indigène, qui croît dans les forêts.

Le Sumac, *Rhus coriaria*, L., arbuste de la famille des Térébinthacées, qui croît abondamment en Espagne, contient, dans toutes ses parties, beaucoup de tannin et d'acide gallique. On s'en sert pour préparer des lotions et des injections astringentes. On ne l'administre pas à l'intérieur. Il en est de même des cônes ou fruits du Cy-près, *Cupressus semper virens*, L. , arbre de la famille des Conifères.

On range encore parmi les substances astringentes végétales, l'écorce du Tamarisc, *Tamarix gallica*, L. , arbrisseau du midi de l'Europe, de la fam. des Portula-cées ; la Pervenche, *Vinca major* et *V. minor*, L. , de la fam. des Apocinées ; le Géranion a Robert, *Ge-ranium robertianum*, L. ; le Bec-de-grue, *G. grui-num* ; le Géranion sanguin, *G. sanguineum*, et quel-ques autres, de la fam. des Géraniacées ; l'Euphraise, *Euphrasia officicinalis*, L. , de la fam. des Scrophu-lariées ; le Plantain, *Plantago major*, L., de la fam. des Plantaginées, dont l'eau distillée, que l'on emploie souvent dans les collyres résolutifs, ne possède aucune vertu astringente, etc.

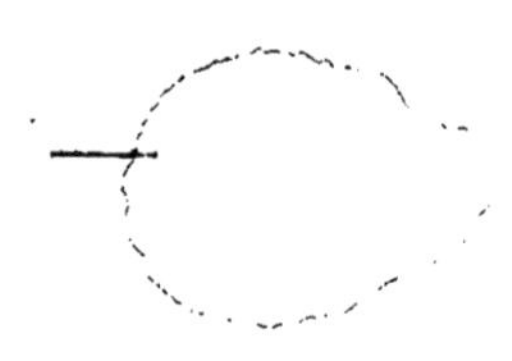

CHAPITRE V.

SUBSTANCES TONIQUES.

Les toniques (τόνος, ton, tension) sont des médicaments dont l'action générale sur l'économie tend à
augmenter l'énergie des organes. Il n'y a pas de ligne de
démarcation bien tranchée entre ces médicaments et les
astringents ; en effet, administrés à de petites doses, les
toniques n'agissent guère que localement et à la manière
des astringents ; mais, à plus hautes doses, ils exercent
sur la plupart des fonctions vitales une influence directe
et indépendante de leur action locale. Dans ce dernier
cas, les contractions du cœur deviennent plus énergiques, sans cependant augmenter de fréquence, et le
pouls, en même temps qu'il acquiert de la force , devient
plus dur, plus serré, plus plein ; le teint cependant ne
s'anime pas, et la chaleur animale n'est pas augmentée,
à moins que la médication tonique ne soit long-temps
prolongée : mais alors ces phénomènes, ainsi que
l'accélération de la circulation qui les accompagne, ne
sont que des effets secondaires dépendant de l'augmentation de la nutrition et non de l'influence directe des
toniques sur le système nerveux. Ces médicaments activent la nutrition, non-seulement par leur action sur
l'économie en général, mais encore par les modifications
qu'ils impriment aux organes digestifs. Ils rendent la
digestion plus rapide et plus complète, les matières fécales plus consistantes ; ils en diminuent la quantité, et
vont même jusqu'à produire la constipation.

L'action des toniques sur les organes sécréteurs est
également très marquée. Ils tendent toujours à les forti-

10

fier, et à augmenter leur énergie, et cependant il peut
résulter de cette action des effets diamétralement opposés. Ainsi, lorsque la surabondance des produits de la
sécrétion dépend de la faiblesse de l'organe, ces médicaments tendent évidemment à les diminuer, en ra-
menant le tissu sécréteur à l'état normal : lorsque, au
contraire, les sécrétions sont diminuées par l'inertie
des organes, on les voit augmenter sous l'influence
des toniques. C'est ainsi qu'ils agissent souvent comme
diurétiqnes, diaphorétiques, emménagogues, expecto-
rants, etc.

Les médicaments toniques sont en général tirés des
règnes végétal et minéral ; les toniques végétaux sont
remarquables par les principes amers qu'ils contiennent,
et auxquels ils doivent en grande partie leurs propriétés
thérapeutiques. Dans plusieurs d'entre eux, ce principe
amer offre tous les caractères de l'alcalinité, telles
sont la quinine, la cinchonine, etc. Il y a quelques années ou confondait tous ces principes amers
différents sous le nom d'*extractif*; mais on sait aujour-
d'hui que l'extractif est un produit dont la composition
varie suivant la nature de la plante qui le fournit. Quoi
qu'il en soit, dans l'analyse de beaucoup de végétaux,
on désigne encore sous ce nom une substance amère,
azotée, soluble dans l'eau et dans l'alcool. Outre ces
principes, les médicaments toniques contiennent souvent
des substances tannantes, de l'acide gallique, etc ; ce qui
les rapproche des astringents ; mais en général, la proportion de ces substances est faible, et ce n'est pas à
elles qu'on doit rapporter leur action directe sur l'économie animale. Les toniques fournis par le règne minéral se rapprochent encore davantage des astringents ; et
il n'y a pas de caractères chimiques qui puissent les
faire distinguer. Quant aux substances animales toniques, on n'a guères employé que la bile de bœuf.

On profite de l'influence fortifiante que les toniques
exercent sur toute l'économie pour relever les forces gé-

néiales , et augmenter l'énergie des organes dans un
grand nombre de maladies. C'est surtout dans le traitement des fièvres intermittentes et de certaines affections
périodiques , telles que les névralgies, que l'emploi des
médicaments de ce genre est, pour ainsi dire, universel-
lement adopté. Leurs effets, dans ces cas, sont tellement marqués, que plusieurs d'entre eux ont , pendant
long-temps, été regardés comme spécifiques et désignés
sous les noms de *fébrifuges* et *d'anti-périodiques*. Est-ce
à leur action tonique qu'on doit rapporter ces résultats
heureux? On serait porté à le croire ; car, administrés
pendant l'apyrexie, ils s'opposent au retour de la maladie,
en imprimant à toute l'économie une énergie et une
activité insolites ; tandis que si on les donne pendant
l'accès, ils augmentent l'intensité des symptômes , et deviennent nuisibles par la même raison qu'ils sont utiles
dans le premier cas.

L'emploi des fortifiants est encore indiqué dans les
maladies essentiellement atoniques, telles que les fièvres
adynamiques , les affections gangréneuses, scorbutiques
et scrofuleuses. On s'en sert également avec avantage,
vers la fin de la plupart des inflammations chroniques,
lorsqu'il n'existe plus ni fièvre ni douleur , dans les cas
d'affaiblissement des organes digestifs , etc.

D'après ce que nous venons de dire, on voit que l'on
doit s'abstenir de ces médicaments , toutes les fois que le
canal digestif ou quelque autre organe important est le
siége d'une inflammation plus ou moins aiguë.

Les toniques sont employés à l'extérieur dans beaucoup de cas, et notamment dans ceux d'ulcères atoniques et de gangrène. Leur action, dans ce cas, se rapproche beaucoup de celle des astringents.

SUBSTANCES MINÉRALES TONIQUES.

FER (limaille de). *Ferri scobs* seu *limatura.* Ce
métal, le plus abondant de tous, se trouve sous une
multitude de formes dans presque tout l'univers, _

P. P. Il est solide, d'un gris bleuâtre, très ductile,
tenace, dur, d'une structure granuleuse, attirable à
l'aimant et susceptible de devenir magnétique lui-même;
d'une saveur légèrement styptique, d'une odeur particulière qui ne se développe que par le frottement, et d'une
pesanteur spécifique de 7,788.

P. C. Exposé à l'air humide, il en absorbe l'oxigène
et l'acide carbonique, et se transforme en oxide et en
sous-carbonate; à une haute température il brûle rapidement et passe à l'état d'oxide; il décompose l'eau et
fond à 130° du pyromètre de Wedgwood.

Prép. On préfère la limaille des épingliers, parce
qu'elle ne contient pas de cuivre comme celle qui
provient d'autres ateliers; on pourrait toutefois la dé-
barrasser de ce métal au moyen d'un barreau aimanté.
Ainsi purifiée, on la porphyrise.

U. Le fer et ses diverses préparations jouissent d'une
action tonique très manifeste, mais qui ne se fait sentir
que lentement sur l'économie animale. C'est d'abord
sur le canal digestif que se porte l'influence fortifiante de
ces médicaments; ils augmentent, mais d'une manière
lente et presque insensible, les forces digestives, excitent l'appétit et favorisent puissamment l'élaboration
des matières alimentaires; ils diminuent, par suite du
resserrement qu'ils déterminent, la quantité des sécrétions intestinales, jusqu'au point de produire la constipation; enfin, ils colorent en noir les matières fécales; ce
qui fait présumer que les diverses préparations ferrugineuses sont toutes ramenées à l'état de deutoxide par
l'action des organes digestifs. A la suite de cette action
locale, les molécules ferrugineuses absorbées et portées
dans le sang, comme le prouvent les expériences de
MM. Tiedemann et Gmelin, manifestent bientôt leur
influence sur la circulation et sur le sang lui-même; c'est
même cette influence qui caractérise spécialement leur
médication, quoique d'ailleurs elle se propage à toute
l'économie. Après quelque temps de l'emploi du fer, le

pouls se développe, devient plus fort et plus fréquent,
par suite de l'augmentation d'activité du cœur ; le teint
s'anime, le sang lui-même paraît plus vermeil, et les
mouvements musculaires, ainsi que toutes les fonctions,
paraissent s'exécuter avec plus d'énergie et de régularité.
Ces phénomènes sont surtout très évidents sur les individus affaiblis, d'une constitution molle et lymphatique,
dont la circulation est lente, le teint pâle et les actions
vitales peu énergiques. Si l'on continue pendant trop
long-temps l'usage des préparations martiales, ou qu'on
les administre à trop hautes doses à la fois, ou bien à
des individus robustes, pléthoriques et d'un tempérament sanguin, on voit survenir d'abord des douleurs
d'estomac, des rapports nidoreux, des coliques, puis de
la céphalalgie avec congestion du sang vers la tête, des
hémorrhagies actives et surtout des épistaxis, des ménorrhagies, etc., et en général tous les accidents qui dépendent de la pléthore sanguine.

D'après ces considérations, on voit que le fer et ses
diverses préparations doivent être très utiles dans toutes
les affections caractérisées par la faiblesse générale et
l'inertie des organes ; c'est ce que l'expérience démontre d'une manière positive. On les administre avec
beaucoup de succès dans la chlorose, l'aménorrhée dépendante d'une faiblesse générale ; dans quelques cas
d'engorgements chroniques des viscères abdominaux, qui
succèdent souvent aux fièvres intermittentes ; dans les
scrofules, les écoulements muqueux entretenus par
l'atonie des membranes, certains cas de diabètes, la
convalescence des maladies graves, pour ranimer les
forces digestives, et enfin dans toutes les affections atoniques qu'accompagnent la pâleur et la bou-
fissure de la peau et les autres signes d'une faiblesse
générale. Ces médicaments sont nuisibles au contraire, toutes les fois qu'il existe un état pléthorique,
ou une affection inflammatoire aiguë.

Le fer métallique s'emploie de préférence dans les

cas de dyspepsie, d'hystérie, de chlorose, surtout lors‑
qu'ils sont accompagnés d'acidité des premières voies.

D. ET M. D'AD Gʳ ᵥ à ℥ ß progressivement, en pil. avec quelque extrait amer. *Tabl. de fer.* P. (Lim. de fer 4; cannelle 1; sucre 40; mucilage q. s. pour des tabl. de 12 gʳ.) 3 ou 4 par jour. *Past. ferrugi‑ neuses.* HP. (Lim. de fer, chocolat ana ℥ ß; safran ℨ j; mucilage q. s. pour des pastilles de 12 gʳ.) mêmes doses. *Vin chalybé.* P. (Vin blanc 32; lim. de fer 1.) *Vinum ferri.* L. D. (Tournure de fer 1; vin du Rhin 16.)*Vinum martiatum.* Pa. F. (Lim. de fer 2; cannelle 1; vin du Rhin 24.) ℥ ij à iv, 2 ou 3 fois le jour. *Poudre antichlorotique.* HP. (Lim. de fer Ɔ j; kna. ℨ j; cannelle ℨ ß, pour 12 doses.) *Pil. toniques.* STOLL. (Lim. de fer, gomme ammoniaque, ext. de petite centaurée, ana ℨ j; sp. de fumeterre q. s. pour des pil. de 6 gʳ.) 3 pil. par jour. *Pil. martiales.* SYDENHAM. (Lim. de fer ℨ ij; cannelle gʳ xviij; ext. d'absinthe q. s. pour des pil. de 4 gʳ.) 9 pil. par jour.

OXIDE NOIR DE FER. *Oxidum ferri nigrum.* Ethiops martial. Oxide de fer magnétique. Mélange de deuto et de protoxide de fer hydratés. Il se trouve dans la na‑ ture en grande quantité, surtout en Suède. C'est une de ses variétés qui porte le nom de *pierre d'aimant.*

P. P. Poudre d'un noir plus ou moins foncé, tachant fortement le papier, inodore, d'une saveur ferrugineuse, attirable à l'aimant et d'une pesanteur spécifique de 5,107.

P. C. Il est formé, selon Berzélius, de : fer 100 et oxigène 39,31, et suivant M. Thénard, il résulte d'un mélange de proto et de deutoxide de fer. Il est insoluble dans l'eau, mais se dissout dans les acides sans efferves‑ cence.

PRÉP. On soumet de la limaille purifiée et lavée avec soin à l'action prolongée de l'eau, en agitant la masse de temps en temps, et en l'exposant à une température de 20° à 25°.

U. *V.* page 112.

D. ET M. D'AD. Gʳ ᵥ à Ɔ j en poud. ou en pil. *Pil. emménagogues.* HP. (Ox. noir de fer gʳ j; safran et valériane ana gʳ ij; sp. d'armoise q. s. pour 1 pil.) 4 à 8 par jour.

Pᴇʀᴏxɪᴅᴇ ᴅᴇ ꜰᴇʀ. *Oxidum ferri rubrum.* Oxide rouge de fer. Colcothar. Safran de Mars astringent, etc. Cette substance existe en grande quantité dans la nature, sous le nom de *pierre hématite,* de fer oligiste, etc.; mais elle est ordinairement très impure.

P. P. Masses friables, d'un rouge violet, ou poudré d'un beau rouge vif, tachant les doigts, inodore, insipide et inattirable à l'aimant.

P. C. Cet oxide contient : fer 100 et oxigène 44,22. Il attire l'acide carbonique de l'air et passe à l'état de carbonate ; il est insoluble dans l'eau et soluble dans certains acides.

Pʀᴇᴘ. On décompose le proto-sulfate de fer par la chaleur, dans un creuset ; on pulvérise le résidu et on le lave jusqu'à ce qu'il ne contienne plus d'acide sulfurique.

U. *V.* page 112.

D. ᴇᴛ M. ᴅ'ᴀᴅ. Les mêmes que ceux du précédent.

Sᴏᴜs-ᴄᴀʀʙᴏɴᴀᴛᴇ ᴅᴇ ꜰᴇʀ. *Sub-carbonas ferri.* Oxide de fer brun. Rouille. Safran de Mars apéritif.

P. P. Poudre d'un brun rougeâtre, inodore et d'une saveur légèrement styptique.

P. C. La composition de cette substance varie suivant le mode de préparation employé pour l'obtenir : elle contient en général, une plus ou moins grande quantité de proto et de deutoxide de fer; elle est insoluble dans l'eau et légèrement soluble dans un excès d'acide carbonique. Les acides la dissolvent avec effervescence.

Pʀᴇᴘ. On soumet la limaille de fer à l'action de l'air humide, ou l'on décompose le sulfate de fer par un souscarbonate alcalin.

U. Parmi les préparations ferrugineuses, la rouille est l'une des plus employées. Elle jouit des mêmes propriétés et s'administre dans les mêmes circonstances

que le fer métallique. (*V*. Limaille de fer, page 112.);
mais en outre, on l'emploie avec beaucoup de succès en
Angleterre, d'après la méthode du docteur Hutchinson,
comme antipériodique, dans le tic douloureux de la face
et autres névralgies intermittentes. Nous l'avons administrée dans plusieurs cas de cette nature, et nous avons
toujours obtenu, sinon la cessation complète, au moins
une diminution considérable des douleurs.

D. ET M. D'AD. Comme tonique, gr xv à Ʒj, et comme antipériodique, Ʒ j à iij par jour en 3 doses, *Bol tonique*. Dr PARIS. (Sous-
(carbon. de fer gr x; valériane Ʒ ß; sp. de gingembre q. s.) *Eau rouillée.*
Eau aérée dans laquelle on a plongé des morceaux de fer rouillés.) *Voyez*
Eaux minérales ferrugineuses, page 118.

TARTRATE DE POTASSE ET DE FER. *Tartras potassæ et
ferri*. Tartre martial ou chalybé soluble. Ce sel est toujours le produit de l'art.

P. P. Petites aiguilles verdâtres, ou poudre d'un brun
tirant sur le vert, inodore et d'une saveur styptique.

P. C. C'est, comme son nom l'indique, un sel double, très souvent mêlé à du fer métallique et à de l'oxide
noir de ce métal. Il est très déliquescent, et, par conséquent, très soluble dans l'eau.

PRÉP On fait bouillir dans 7 parties d'eau, 2 de limaille de fer et 5 de tartrate acide de potasse, jusqu'à ce
que la liqueur ne soit plus acide; on filtre et on fait évaporer la solution.

SUBST. INCOMP. Les acides puissants, l'eau de chaux,
l'acide hydrosulfurique, les hydrosulfates, et les infusions végétales astringentes.

U. Le tartrate de fer jouit des mêmes propriétés que
les autres préparations martiales (*V*. Lim. de fer, pag.
112); seulement son action est moins énergique ;
c'est pourquoi on l'administre de préférence aux enfants,
dans les cas où l'usage des martiaux est réclamé. On
l'emploie encore à l'extérieur comme astringent et résolutif dans les contusions, les entorses, etc.

D. ET M. D'AD. A l'int., gr xij à Ɔ j et même Ʒ ß en dissol. ou en pil. avec un ext. amer. *Teint. de Mars tartarisée.* P. (Dissol. concentrée de tartrate de potasse et de fer, marquant 32° Bau., environ 400 ; alcool 40.) gut. xx à xl. *Vin chalybé de Parmentier.* P. (Teint. de Mars tart. 1; vin 32.) Ʒ j à iv. *Pil. astringentes.* Dr PARIS. (Tart. de pot. et de fer gr x ; columbo gr xv.) 3 ou 4 par jour. A l'ext., *Boules de Nancy.* P. *Globuli martiales.* A. DAN. PR. (Lim. de fer 1 ; tartre de vin rouge 2 ; alcool q. s.) en dissol. dans de l'eau, *Eau de boule,* q. s.

PROTOCHLORURE DE FER, *Murias ferri sublimatus.* Ce sel est toujours le produit de l'art.

P. P. Paillettes cristallines, très petites, blanches ou brunâtres, inodores, et d'une saveur styptique.

P. C. Ce sel, très déliquescent, passe en se dissolvant à l'état d'hydrochlorate ; exposé à l'air, il en absorbe l'oxigène et se transforme en hydrochlorate de peroxide de fer.

PRÉP. On chauffe fortement, dans un creuset recouvert d'un autre creuset renversé, de l'hydrochlorate de fer desséché, obtenu en faisant agir de l'acide hydrochlorique liquide sur de la tournure de fer; le chlorure se volatilise et se rassemble dans le creuset supérieur.

SUBST. INCOMP. Les alcalis et leurs carbonates, les infusions végétales astringentes et le mucilage de gomme arabique.

U. Le protochlorure de fer, outre les propriétés qui lui sont communes avec les autres ferrugineux, paraît doué d'une action stimulante très prononcée. Il est en général très peu employé.

D. ET M. D'AD. *Teint. de Bestuchef.* P. A. (Chlorure de fer 1; éther sulf. alcoolisé 9.) gut. x à xv. *Alcool ferratus.* F. (Chlorure de fer 1; alcool 6.) mêmes doses.

En Angleterre, on emploie, au lieu du protochlorure de fer, l'HYDROCHLORATE DE PEROXIDE de ce métal, dissous dans de l'alcool sous le nom de *Tinct. muriatis ferri.* L. E. D., dont on administre de gut. x à xxx, et progressivement jusqu'à cxx, dans un véhicule approprié.

HYDROCHLORATE DE FER ET D'AMMONIAQUE. *Murias
ammoniæ et ferri. Ferrum ammoniacale.* Fleurs martiales. Ens Veneris. On ne trouve pas ce sel dans la
nature.

P. P. Grains cristallins, d'un jaune orangé, d'une saveur styptique, et d'une odeur qui rappelle celle du safran.

P. C. On ignore si c'est un sel double, ou simplement
un mélange de chlorure de fer et de sel ammoniac; quoi
qu'il en soit, sa composition varie suivant le degré de
chaleur employé dans sa préparation et la durée de l'o-
pération. Il est déliquescent et très soluble dans l'alcool.

PRÉP. On chauffe jusqu'au rouge 3 p. d'hydrochlorate d'ammoniaque avec 1 p. d'hydrochlorate de peroxide de fer dans une capsule recouverte d'une autre
capsule renversée. Les fleurs martiales se rassemblent
dans cette dernière.

SUBST. INCOMP. Les mêmes que pour le précédent.

U. Comme le précédent, il jouit de propriétés stimulantes et ne s'emploie que rarement.

D. ET M. D'AD. G^r ij à x en pil. ou en dissol. *Tinct. ferri ammoniati.* L.
(Hydrochl. de fer et d'ammon. 1; alcool 4.) gut. x à xxx, 2 ou 3 fois par
jour.

EAUX MINÉRALES TONIQUES.

On donne le nom d'*eaux minérales* à celles qui tiennent en dissolution une ou plusieurs substances étrangères, en quantité suffisante pour exercer une action
plus ou moins marquée sur l'économie animale. Ces
eaux sont naturelles ou artificielles; les premières, préparées par la nature, sortent de terre et forment des
sources plus ou moins abondantes; les secondes, au contraire, sont faites de toutes pièces dans nos laboratoires.

Parmi les eaux minérales naturelles, les unes sont
froides et les autres chaudes ou *thermales.* Les propriétés médicamenteuses de ces eaux varient suivant leur

température, et suivant la nature du principe actif qui prédomine dans leur composition ; ainsi les unes sont toniques, d'autres excitantes, d'autres agissent sur le système
cutané, d'autres, enfin, déterminent des évacuations alvines. Nous les examinerons successivement dans les chapitres où nous traitons des substances qui exercent ces
diverses médications.

Les eaux qui jouissent de propriétés toniques renferment en général une assez grande proportion de fer, et
ont reçu, pour cette raison, le nom de *ferrugineuses*,
martiales, ou *chalybées*. Ce métal s'y trouve à l'état
de peroxide tenu en dissolution par l'acide carbonique,
et rarement à l'état de sulfate ; c'est du moins l'opinion
la plus générale ; cependant M. Longchamps, d'après de
nombreuses observations, pense que, dans la plupart de
ces eaux, l'oxide de fer se trouve combiné avec la chaux;
qu'il joue à l'égard de cette base le rôle d'un acide, et
qu'ainsi le sel calcaire tenu en dissolution serait un *fer-
rate de chaux*. On y trouve en outre, en proportions
variées, de l'acide carbonique, des sels de soude, de
magnésie, de chaux, et même de manganèse, etc. D'ailleurs, avec les réactifs, elles se comportent toutes comme
les autres dissolutions de fer.

Ces eaux, prises au sortir de la source, sont, pour la
plupart, limpides, inodores et d'une saveur styptique
et métallique. Exposées à l'action de l'air, elles se re-
couvrent promptement d'une pellicule irisée, et déposent, au bout d'un certain temps, des flocons d'un jaune
d'ocre formés de protoxide de fer.

Les eaux ferrugineuses toniques sont toutes froides ;
celles qui sont chaudes jouissent de propriétés purgatives, et ne contiennent d'ailleurs qu'une très faible
proportion de fer.

L'action de ces eaux sur l'économie animale est, à peu
de chose près, la même que celle des préparations martiales en général ; aussi les emploie-t-on souvent avec
beaucoup de succès, dans les maladies qui réclament

l'usage des ferrugineux. C'est surtout dans les affections chroniques des viscères abdominaux, dans la chlorose, dans les écoulements muqueux atoniques et rebelles, etc., que l'on en retire le plus d'avantages. On les administre ordinairement en boisson, à des doses variables que nous indiquerons à chacune d'elles.

Les plus employées sont les eaux de :

Spá, petite ville du royaume des Pays-Bas, possède sept sources minérales, dont la principale, située au centre de la ville, se nomme le *Pouhon:* Ses eaux, dont la température est de 10°, contiennent, d'après M. Jones, sur 231 pouces cubes d'eau : acide carbonique 262 pouces cubes; oxide de fer g^r 5,24; carbonate de chaux 9,87 ; *id.* de magnésie 1,80; *id.* de soude 2,27 ; muriate de soude 1,6; sulfate de soude 0,99; silice 2,26, et alumine 0,29.

Eau de Spa artificielle. P. Eau chargée de 5 fois son volume d'acide carbonique 650; sous-carbonate de soude 0,1 ; *id.* de magnésie 0,2 ; *id.* de fer et muriate de soude ana 9,05.

D. et M. d'ad. En boisson, de 3 à 4 verres par jour, qu'on augmente progressivement jusqu'à 12 ou 15 : en injections, lotions et bains.

Forges, bourg près de Gournay (Seine-inférieure). On y trouve trois sources, la *Reinette*, la *Royale* et la *Cardinale.* Suivant M. Robert, l'eau de cette dernière est composée par pinte de : acide carbonique 2 fois le volume; carbonate de chaux g^r $^3/_4$; *id.* de fer $^5/_6$; muriate de soude $^9/_{10}$; *id.* de magnésie $^1/_5$; sulfate de chaux $^1/_2$; *id.* de magnésie $^9/_{10}$; silice $^1/_6$. Celle des deux autres contient à peu près les mêmes substances, mais en moindres proportions.

D. et M. d'ad. En boisson, de 1 à 7 verres par jour progressivement, pures ou coupées avec du vin.

Aumale, petite ville à huit lieues d'Amiens (Seine-

Inférieure). A quelque distance de la ville, au milieu d'une prairie, existent trois sources dont les eaux jouissent des mêmes propriétés. Elles contiennent par pinte : acide carbonique g^r 7 ; acide hydrosulfurique 1 ; carbonate de fer 3 ; *id.* de chaux 1 ; muriate de chaux 6.

D. et M. d'Ad. En boisson, de 1 à 2 litres par jour, pendant un mois ou six semaines.

Rouen (Seine-Inférieure). Les sources, dites de la *Maréquerie*, sont au nombre de trois. Leurs eaux, dont la température est de 10 à 12°, contiennent par pinte, suivant M. Dubuc : acide carbonique $^1/_{30}$ du volume ; carbonate de fer g^r 1 ; *id.* de chaux $^3/_4$; muriate de chaux 3 ; extractif végétal 1 à 2.

D. et M. d'Ad. En boisson, de 4 à 5 verres tous les matins.

Passy, près Paris, possède cinq sources très rapprochées les unes des autres, dont deux sont nommées *anciennes* et trois *nouvelles*. Ces dernières jouissent de propriétés très actives, et sont plutôt astringentes que toniques dans leur état naturel ; mais lorsqu'on les expose pendant quelques mois au soleil, elles laissent déposer une grande partie du fer qu'elles contenaient, et portent alors le nom d'*eaux épurées*, que l'on emploie le plus ordinairement. Quant aux anciennes, leur action est à peine marquée, et elles sont presque complétement abandonnées. Analysées par M. Deycux, les eaux nouvelles, au sortir de la source, lui ont fourni : sulfate de chaux g^r 43 ; *id.* de protoxide de fer 17,24 ; *id.* de magnésie 22 ; *id.* d'alumine et de potasse 7 ; muriate de soude 6,06 ; carbonate de fer 0,08 ; acide carbonique 0,02. Après l'épuration, elles contiennent : sulfate de chaux g^r 44,4 ; *id.* de magnésie 27,7 ; *id.* d'alumine et de potasse 7,6 ; *id.* de protoxide de fer 1,2 ; muriate de soude 6,7.

D. et M. d'Ad. Les eaux épurées, à l'int., de 3 à 4 verres jusqu'à

2 litres par jour, pures ou mêlées avec du vin. Les eaux naturelles, à l'ext. en lotions, douches, injections, etc.

PYRMONT, petite ville du cercle de Westphalie, présente un grand nombre de sources minérales dont les propriétés diffèrent. La principale et la plus fréquentée se nomme le *Puits-Sacré*. La température de ses eaux est d'environ 13°. 100 ℔s, suivant Westrumb, contiennent : muriate de soude gr 122 ; *id.* de magnésie 134 ; sulfate de soude 289 ; *id.* de magnésie 547 ; carbonate de fer 105,5 ; *id.* de chaux 348,75 ; *id.* de magnésie 339 ; principes résineux 9. D'après cette analyse, on voit que ces eaux se rapprochent beaucoup des eaux salines purgatives, dont elles produisent, dans certains cas, les effets ; mais comme elles agissent le plus souvent à la manière des toniques, nous avons cru devoir les placer ici. Les eaux des autres sources ne contiennent pas de fer, et sont ou salines ou simplement acidules.

Eau de Pyrmont artificielle. P. Eau contenant 5 fois son volume d'acide carbonique 650 ; muriate de soude 0,1 ; sulfate de magnésie 0,4 ; carbonate de magnésie 0,6 ; *id.* de fer 0,05.

D. ET M. D'AD. Environ un litre par jour, pures ou mêlées au vin et autres boissons.

SUBSTANCES TONIQUES VÉGÉTALES.

Famille des Rubiacées.

QUINQUINA. *Cortex peruvianus.* Kina. C'est le nom qu'on donne à plusieurs espèces du genre *Cinchona*, arbres originaires du Pérou et de plusieurs autres parties de l'Amérique du sud.

C. B. Tronc droit ; feuil. opposées ; fl. en panicules terminales, cal. adhérent, à 5 dents, cor. monopétale, à 5 div., 5 étam., renfermées dans l'intérieur du tube, capsule infère, allongée, ovoïde, biloculaire et bivalve ; fr. déhiscent à 2 loges, contenant plusieurs graines ailées.

Le nombre des différentes sortes d'écorces qu'on trouve actuellement dans le commerce sous le nom générique de quinquina est très considérable, et malgré les nombreux et importants travaux dont elles ont été l'objet, il règne encore une grande confusion dans les déterminations de l'espèce botanique à laquelle se rapporte chacune d'elles. Quoi qu'il en soit, nous divisons les quinquinas en quatre espèces principales, savoir : les quinquinas gris, jaunes, rouges et blancs.

Quinquina gris. Q. de Loxa. Cascarilla fina. Les écorces qui se rapportent à cette première espèce, proviennent, en majeure partie, du *Cinchona condaminea*, Humboldt, *C. officinalis*, L., qui croît au Pérou et surtout dans la province de Loxa.

C. B. Tronc de 15 à 18 pieds de haut ; écorce crevassée, d'un gris cendré ; feuil. ovales, luisantes, persistantes, le pétiole coloré en rose ; fl. blanches ou roses, odorantes.

P. P. Écorces roulées sur elles-mêmes en forme de tube, de 8 à 10 pouces de long, quelquefois aplaties ; en général minces, d'une demi-ligne à une ligne d'épaisseur, compactes, médiocrement fibreuses, d'une cassure nette, d'une odeur faible, et d'une saveur amère et astringente, laissant un arrière-goût sucré. A l'extérieur, ces écorces sont rugueuses, inégales, recouvertes d'un épiderme mince d'une couleur grise ou brunâtre, fendillé transversalement et chargé de divers lichens ; à l'intérieur, elles sont lisses et d'une couleur jaunâtre, ou rouge-pâle ; la poudre est remarquable par sa teinte fauve.

P. C. D'après MM. Pelletier et Caventou, le quinquina gris contient : 1° de la *cinchonine* (*voy.* p. 131) unie à un acide particulier découvert par M. Vauquelin, et nommé *kinique* ; 2° une matière grasse verte ; 3° une matière colorante rouge, appelée par Reuss, qui l'a trouvée, *rouge cinchonique* ; 4° du tannin ; 5° une matière colorante jaune ; 6° du kinate de chaux ; 7° de la gomme ; 8° de l'amidon et du ligneux. La cinchonine entre pour environ $^1/_{500}$ dans sa composition.

Quinquina jaune. Calisaya. Q. jaune royal. Cette espèce est fournie par le *Cinchona cordifolia,* Mutis, arbre
très commun dans la province de Calisaya au Pérou.

C. B. Tronc de 20 à 25 pieds de haut ; écorce grise-noirâtre ; feuil.
ovales lancéolées, violacées, tomenteuses en dessous, pubescentes en
dessus ; capsule presque fusiforme, longue d'un pouce.

P. P. Ecorces très compactes, pesantes, plus ou moins
roulées, de la grosseur du doigt, recouvertes d'un épiderme grisâtre rugueux, d'une épaisseur plus ou moins
grande suivant la grosseur de l'écorce, fendillé transversalement, offrant souvent des lichens à sa surface ; c'est
le *quinquina jaune en écorces:* ou morceaux aplatis, quelquefois cependant bien roulés, d'un volume et d'une forme
variables et dépourvus d'épiderme ; c'est le *Q. calisaya
mondé.* Leur cassure est fibreuse, luisante ; leur couleur
à l'intérieur, d'un jaune clair, qui devient plus foncé
quand on les mouille ; leur odeur est presque nulle et
leur saveur d'une amertume extrême, mais sans aucune
stypticité. La poudre est d'une teinte jaune plus claire
que celle de l'écorce.

P. C. La composition du quinquina jaune ne diffère
de celle du précédent qu'en ce qu'il ne contient pas de
cinchonine, qui est remplacée par la *quinine* (*voy.*
pag. 133) et qui s'y trouve dans la proportion de $^1/_{100}$
environ.

Le Quinquina orangé, qui provient du *Cinchona
lancifolia,* Mutis, est aujourd'hui très rare dans le commerce, et par conséquent très peu employé. Cette écorce
est épaisse, aplatie ou roulée, pesante, compacte, dure,
recouverte d'un épiderme grisâtre, raboteux, entre-
coupé de fentes profondes, d'une couleur brune rougeâtre à l'intérieur, d'une odeur aromatique, d'une saveur
amère et aromatique, un peu astringente. Elle n'a pas
été analysée.

Quinquina rouge. Les écorces qu'on réunit sous cette

dénomination sont, pour la plupart, fournies par le *Cinchona oblongifolia*, Mutis, qui croit très abondamment
dans les forêts de Santa-Fé de Bogota.

C. B. Tronc de 80 à 100 pieds ; feuil. oblongues, de 1 à 2 pieds de long;
fl. blanches, odorantes, formant une panicule terminale d'environ un
pied de long; capsules oblongues, d'un pouce et demi de longueur.

P. P. Ecorces en général aplaties, quelquefois roulées, lourdes, compactes, couvertes d'un épiderme rugueux, irrégulièrement fendillé, d'une couleur blanchâtre en dehors, d'un rouge brun en dedans. Au-
dessous, est une couche d'un aspect résineux, compacte, fragile, et d'une couleur rouge foncée. La partie
ligneuse est fibreuse et d'un rouge de rouille. La poudre
est d'un ton plus foncé. L'odeur de ce quinquina est
faible, sa saveur moins amère que celle des autres,
mais très styptique et désagréable.

P. C. Sa composition est à peu près analogue à celle
des précédents, si ce n'est qu'on y trouve à la fois de
la cinchonine et de la quinine, dans la proportion de
$^8/_{1000}$ de la première et de $^7/_{1000}$ de la seconde.

Quinquina blanc. Cette sorte, assez rare dans le
commerce, peut être rapportée au *Cinchona ovalifolia*,
Mutis, qu'on trouve dans les Andes du Pérou et de la
Nouvelle-Grenade.

C. B. Tronc de 8 à 10 pieds de haut; écorce grisâtre, crevassée,
rameaux quadrangulaires, soyeux; feuil. ovales, luisantes en dessus
soyeuses en dessous; fl. blanches, petites; capsules ovoïdes, fusiformes, d'un pouce de longueur.

P. P. Ecorces minces, roulées, cassantes, couvertes
d'un épiderme blanchâtre, à cassure fibreuse, d'une
couleur comme basanée à l'intérieur, d'une saveur
amère, nauséabonde et un peu acerbe.

P. C. La composition de cette espèce ne diffère presque pas de celle de la précédente.

Telles sont les quatre espèces principales de quinquinas que les pharmacologistes de nos jours s'accor-

dent à admettre. Il en est encore un grand nombre d'autres qu'on trouve mêlées avec celles-ci; mais comme
elles sont peu connues et peu employées, nous croyons
inutile de les décrire ici.

L'eau froide s'empare d'une portion des principes
actifs des quinquinas; l'eau bouillante en dissout davantage; mais la décoction se trouble par le refroidissement; elle s'altère très promptement; l'alcool en est le
meilleur dissolvant.

SUBST. INCOMP. Les acides concentrés, les sels de fer,
le sulfate de zinc, le nitrate d'argent, le deutochlorure
de mercure, le tartrate antimonié de potasse, les infusions de camomille, de colombo, de cachou, de rhubarbe, etc., font naître d'abondants précipités dans
les infusions et décoctions des diverses sortes de quinquinas.

U. Administrée à petites doses, l'écorce du Pérou
n'agit guère que sur l'estomac et le canal intestinal; elle
augmente la vitalité de cet appareil, réveille les forces
digestives, et rend l'assimilation des substances alimentaires plus rapide et plus parfaite; mais cette action
fortifiante se borne presque exclusivement aux tissus
avec lesquels le quinquina est mis en contact; tandis
que, sous l'influence de quantités plus grandes, on voit
se manifester une série de phénomènes généraux, qui
ne permet pas de douter que cette action ne s'étende à
toute l'économie. En effet, après l'administration d'une
dose ordinaire de quinquina, sous quelque forme que ce
soit, la bouche devient sèche; on éprouve à l'estomac
une sensation de chaleur qui se propage bientôt à tout
l'abdomen; la circulation s'accélère, le pouls devient
plus vite et plus plein; la chaleur générale, et par suite
la transpiration cutanée, augmentent; enfin on éprouve,
dans toutes les parties, un sentiment de vigueur plus
ou moins prononcé et permanent, qui caractérise la médication tonique. Si la dose du quinquina est trop forte,
ou bien si son usage est trop long-temps continué, ou

enfin qu'il existe un état inflammatoire du canal digestif ou même de tout autre organe, tous les phénomènes que nous venons d'énumérer augmentent d'intensité, et tous les symptômes de la phlegmasie
s'exaspèrent. On voit survenir une gêne et une chaleur
ardente à la région épisgatrique, des nausées, des bor-
borygmes, des vomissements ou des évacuations alvines,
une soif vive, une chaleur générale âcre et brûlante; le
pouls est dur et fréquent; les artères temporales battent
avec force; à tous ces symptômes, viennent se joindre
une céphalalgie violente, des hémorrhagies nasales, une
agitation extrême, la sécheresse de la peau, et même,
dans certains cas, du délire, de l'insomnie, des mouvements irréguliers, et tous les signes d'une irritation de
l'encéphale.

D'après ce que nous venons d'exposer sur les effets
immédiats du quinquina, on voit que cette substance
exerce sur l'économie animale une action tonique des
plus énergiques. L'intensité de cette action varie suivant
les diverses espèces de quinquinas, et suivant la quantité de quinine et de cinchonine qu'ils contiennent; car
on sait aujourd'hui, à n'en pouvoir douter, que c'est
à ces deux principes qu'ils doivent leurs propriétés toniques. Enfin quelques espèces, le quinquina rouge par
exemple, jouissent, en outre, de qualités astringentes
très prononcées, dues à la présence du tannin. Ainsi,
lorsqu'on admininistre le quinquina en substance, ce
que l'on fait aujourd'hui beaucoup moins que jadis, on
devra choisir telle ou telle espèce de préférence à telle
autre, suivant l'indication qu'on se propose de remplir.

Une des actions les plus remarquables du quinquina,
à laquelle il doit en grande partie la célébrité dont il
jouit depuis si long temps, est celle qu'il exerce sur les
maladies intermittentes. Personne n'ignore que, convenablement administré, il empêche, d'une manière
presque certaine, le retour périodique des accès qui ca-

ractérisent ces affections. A quoi tient cette propriété singulière? Dépend-elle de l'influence fortement tonique de cette substance, comme quelques personnes le croient? ou bien faut-il admettre qu'elle agit sur le système nerveux d'une manière spécifique, comme d'autres le pensent? Dans l'état actuel de la science, il n'est guère possible de décider cette question, et nous croyons, comme M. Barbier, qu'on ne concevra bien l'action antipériodique du quinquina que quand on connaîtra la cause du retour régulier des mêmes mouvements morbides à des intervalles égaux et à des heures fixes.

L'écorce du Pérou s'administre comme tonique, et surtout comme fébrifuge. Comme tonique, son emploi est considérablement restreint de nos jours, et cependant il convient dans la plupart des cas qui réclament l'usage des fortifiants. On le prescrit avec beaucoup de succès dans les affections adynamiques et gangréneuses, les fièvres typhoïdes avec prostration extrême des forces, les angines gangréneuses, les hémorrhagies passives accompagnées d'une grande faiblesse, etc. Il est encore très utile, dans le traitement de la goutte, du rhumatisme chronique, des scrofules, des maladies scorbutiques. A doses fractionnées, on l'emploie avec avantage dans les dyspepsies sans irritation de l'estomac, dans les cas de diarrhées rebelles et devenues chroniques, dans les vieux catarrhes, et en général dans toutes les inflammations très anciennes et peu intenses des membranes muqueuses, qui semblent se perpétuer par l'atonie des tissus, et qui cèdent plus facilement à l'emploi des toniques qu'au traitement antiphlogistique, qui, bien souvent au contraire, paraît les aggraver et les rendre plus rebelles. A l'extérieur, on s'en sert en poudre ou en décoction concentrée, dans les cas d'ulcères sordides atoniques, de plaies compliquées, de pourriture d'hôpital, de gangrène humide; et, sous forme de lotions, injections, gargarismes, dans certaines angines gangréneuses ou simplement chroniques, dans les écoulements mu-

queux entretenus par l'atonie des membranes ; dans les
cas de chute du rectum, du vagin, etc.

C'est surtout comme fébrifuge qu'on fait le plus fréquemment usage de ce médicament, et que son emploi
est suivi des plus heureux effets. On l'administre alors
à doses plus fortes que dans les cas indiqués précédemment. Dans les fièvres intermittentes ordinaires, on le
fait prendre, à hautes doses, quelque temps avant l'accès, ou bien, et c'est la méthode la plus sûre, on l'administre à petites doses pendant toute la durée de l'apyrexie, de manière à modérer l'intensité de l'accès et à
le faire cesser graduellement. On devra toujours éviter
de donner ce médicament pendant la fièvre ; car alors,
loin d'en diminuer l'intensité, il l'augmenterait et la
rendrait plus rebelle. Cependant, dans les fièvres rémittentes dont les accès ne sont séparés que par des intervalles très courts, on pourra commencer à l'administrer vers la fin de l'accès, et donner alors la dose entière,
pour qu'il puisse agir avant le retour du paroxysme.
Mais avant d'en venir à l'usage de ce médicament héroï-
que, il est toujours convenable de combattre par des
moyens appropriés, les complications que présente la
maladie, qui souvent disparaît rapidement sous l'influence de ces moyens, après un petit nombre d'accès,
comme on l'observe très fréquemment dans les fièvres
intermittentes printannières. Dans les fièvres intermittentes pernicieuses, qui portent le nom de fièvres *lar-
vées*, et dont, comme chacun sait, la gravité est très
grande, on ne devra pas, au contraire, hésiter un moment à recourir au quinquina, et à le donner de suite à
hautes doses dans l'intervalle des accès, de manière à
en empêcher complétement le retour ; car, dans le plus
grand nombre des cas, c'est le seul moyen de conserver
les jours du malade ; moyen qui, fort heureusement,
manque rarement son effet, lorsqu'il est convenablement employé. On l'emploie encore dans les névralgies
périodiques, avec beaucoup de succès.

La dose de quinquina à administrer en une seule ou en plusieurs prises, dans l'intervalle d'un accès à l'autre, varie suivant une foule de circonstances, au nombre desquelles figurent en première ligne, l'âge, la constitution du malade et l'intensité de la maladie. Dans le plus grand nombre des cas, elle est de deux gros à une demi-once; on l'augmente progressivement, et, dans certaines circonstances, elle peut être portée jusqu'à une et même deux onces.

Les préparations de quinquina sont extrêmement nombreuses; la poudre est celle qu'on employait le plus ordinairement et avec le plus d'avantage; mais elle est généralement remplacée aujourd'hui par les sels de quinine et de cinchonine, comme nous le dirons plus bas. Cette préparation, assez difficile à administrer en général, à cause de son volume et de son goût très désagréable, cause, chez quelques individus, des nausées, des vomissements et des évacuations alvines. On devra dans ces cas, la remplacer par une autre mieux appropriée à l'état de l'estomac du malade, ou bien y associer quelque substance aromatique, ou une certaine quantité d'opium; car il est à remarquer que quand le quinquina fait vomir, il perd toutes ses vertus fébrifuges.

D. ᴇᴛ M. ᴅ'ᴀᴅ. A l'int., Poudre, comme tonique, gʳ x à Ʒ ß; comme fébrifuge, Ʒ j à ℥ j et même jusqu'à ℥ ij et iij en plusieurs prises.

Pot. tonique. IIP. (Kna. Ʒ j ß; sp. simple ℥ j; eau ℥ iv.) *Bols dits ad quartanam.* IIP. (Kna. Ʒ iv; émétique gʳ vj; ext. de genièvre q. s. pour 24 bols.) 1 toutes les heures. *Poudre fébrifuge.* Cᴜʟᴇɢᴏᴀɴ. (Kna. gris ℥ ß; sulf. de magnésie Ʒ vj.) 1/4 toutes les 2 heures. *Poudre tonique.* (Kna., tart. de pot. ana ℥ j; clous de gérofle pulv. nᵒ 30.; Ʒ j ß toutes les 3 heures. *Opiat fébrifuge.* (Kna., rhubarbe ana Ʒ iv; mur. d'ammon. gʳ xx; sp. de fl. de pêcher q. s. pour 18 bols.) Inf. et déc., Ʒ ij à ℥ j par ℔ ij d'eau. *Déc. de kna. simple.* P. (Kna. gris 16; sous-carbon. de pot. 1; sp. de kna. 8; eau 500.) *Déc. de kna. comp.* P. (Kna. gris 32; fol. séné, sulf. de soude ana 8; muriate d'ammon. 1; sp. de séné comp. 32; eau 1000.)

Ext. aqueux. P. *Ext. cinchonæ.* L. D. Pᴏʟ. Pᴀ. Dᴀɴ. ℞. *Ext. sec* ou

Sel de Lagaraye. P. *Ext. alcoolique.* P. *Ext. cinch. resinosum.* L. E. D. ℈ß à ℥ j. *Tab. de kna.* P. (Ext. sec de kna. 8 ; sucre blanc 64 ; cannelle 1 ; pour des tabl. de 8 gr.) 12 à 20 par jour. *Mixture tonique.* HP. (Ext. de kna. ℈ ij ; sp. de Tolu et eau ana ℥ ij.)

Teinture. P. *Tinct. kinæ.* R. Pr. Pol. *Tinct. cinch. vel corticis peruviani.* F. Dan. B. D. ℥ß à iv. *Mixture tonique.* Dr Pants. (Déc. de kna. ℥ vj ; teint. de kna. ℥ß ; conf. arom. ℈ j ; esp. arom. d'ammon. ℈ j.) cochl. 2 à 3 par jour. *Teint. fébrifuge de Huxham.* P. *Tinct. chinch. comp.* L. (Kna. 64 ; éc. d'oranges amères 48 ; serpentaire de Virginie 12 ; safran 4 ; cochenille 2,5 ; alcool 1000.) *Tinct. kinæ comp.* Pr. (Kna. 3 ; gentiane, éc. d'oranges ana 1 ; eau dist. de cannelle 8 ; alcool 16.) *Tinct. kinæ amara.* F. (Kna. 8 ; gentiane, éc. d'oranges ana 3 ; alcool 48) ℈j à iv et plus. *Tinct. cinch. ammoniata.* L. (Kna. 1 ; esprit arom. d'ammon. 8.) ℥ß à ij. *Teint. éthérée de kna.* P. (Kna. 32 ; cascarille 8 ; cannelle 6 ; safran 1 ; vin d'Espagne et alcool ana 150 ; éther sulf. 3.) ℥ß à j.

Vin de kna. P. (Kna. 1 ; alcool 2 ; vin rouge 12.) ℥ ij à vj. *Vin de kna. comp.* P. (Kna. 125 ; quassia, éc. de Winter et d'oranges amères ana 8 ; alcool 250 ; vin 1500.) *Vinum amarum.* B. (Kna. 8 ; gentiane 4 ; éc. d'oranges 2 ; cannelle blanche 1 ; alcool 32 ; vin d'Espagne 384.) *Elix. balsam. stomachicum Hoffmanni.* Dan. (Kna., éc. d'oranges et sous-carb. de pot. ana 2 ; ext. de chardon-bénit, de pet. centaurée, myrrhe ana 1 ; vin de Madère 48.) *Tinct. burgundica.* B. (Kna. 12 ; calamus arom., cannelle ana 2 ; éc. d'oranges 4 ; cochenille 1 ; vin blanc 480.) ℈j à iv. *Bierre de kna.* P. (Kna. 1 ; bierre 32.) ℥ ij à vj.

Sirop de kna. P. (Kna. gris 64 ; eau 625 ; sucre blanc 250.) *Sirop de kna. vineux.* P. (Kna. gris 32 ; ext. de kna. 12 ; vin de Lunel 250 ; alcool 16 ; sucre blanc 375.) ℥ß à ij.

A l'ext., Déc. concentrée en lotions, injections, gargarismes, lavements, etc. *Cataplasme antiseptique.* P. (Far. d'orge 48 ; poud. de kna. 8 ; camphre 1 ; eau 125.) *Cérat de kna.* P. (Cérat simple 8 ; ext. alcool. de kna. 1) *Lavem. antiseptique.* HP. (Kna. ℥ j ; camphre ℈ ij ; eau ℔ ij.)

CINCHONINE. *Cinchoninum.* Substance alcaline végétale, qui existe dans les quinquinas gris et rouges, combinée à l'acide kinique, et découverte par M. Gomez, qui lui donna le nom de *Cinchonin.*

P. P. Aiguilles prismatiques très fines, ou plaques blanches, transparentes, cristallines, d'une saveur amère qui se développe lentement.

P. C. Cette substance, composée de : carbone 76,97 ; azote 9,02 ; hydrogène 6,22 et oxigène 7,97, selon

MM. Pelletier et Dumas, est soluble dans l'alcool, surtout à chaud ; elle est presque insoluble dans l'eau
froide et exige pour se dissoudre 2,500 fois son poids
de ce liquide bouillant ; l'éther et les huiles volatiles la
dissolvent difficilement. Exposée à l'air, elle absorbe
lentement un peu d'acide carbonique ; chauffée, elle se
décompose avant de se fondre. Elle est douée de toutes
les propriétés alcalines, s'unit à tous les acides et forme
avec la plupart des sels parfaitement neutres.

Prép. On traite à chaud le quinquina gris pulvérisé
par l'acide hydrochlorique faible ; on filtre la liqueur,
puis on ajoute de la chaux en excès ; on fait bouillir
quelques instants, on filtre de nouveau, on lave le dépôt, puis on le traite par l'alcool bouillant, qui dissout
la cinchonine seulement, et duquel on la sépare par l'é-
vaporation. Si, comme il arrive presque toujours, elle
retient de la matière colorante, on la combine avec un
acide et on décolore le sel par le charbon animal, puis
on sépare de nouveau la base végétale par la chaux et
par l'alcool.

U. La cinchonine jouit des propriétés toniques et
fébrifuges du quinquina gris, qui la fournit ; mais elle
est presque inusitée, à cause de son insolubilité presque
complète.

D. et M. d'ad. En substance, gr ij à viij, en pilules.

Sulfate de cinchonine. *Sulfas cinchonini.* Sel neutre
qui résulte de la combinaison de l'acide sulfurique avec
la cinchonine.

P P. Cristaux prismatiques à quatre pans, très courts
et terminés en biseau, réunis en faisceaux, blancs, luisants, flexibles, inodores et d'une saveur très amère.

P. C. Ce sel, formé de : cinchonine 100 et acide sulfurique 13,021, est insoluble dans l'éther, soluble dans
54 d'eau froide, et en toutes proportions dans l'alcool.
Il fond comme la cire, à environ 100° ; à une plus haute

température, il devient rouge et se décompose. Par l'addition d'un peu d'acide sulfurique, il passe à l'état de bisulfate acide, qui se dissout dans un peu moins de son poids d'eau froide.

Prép. On l'obtient directement en combinant la base à l'acide sulfurique, ou bien en faisant évaporer et cristalliser les eaux-mères qui ont servi à l'extraction du sulfate de quinine. (*Voy*, page 134.)

U. M. Chomel a constaté que cette substance jouit des mêmes propriétés que le sulfate de quinine, mais à un plus faible degré, et qu'ainsi, pour en obtenir les mêmes effets, on doit en employer une plus forte dose ; c'est pourquoi il est beaucoup moins usité. Cependant M. Bally, qui a administré ce sel avec un succès complet, à la dose de 6 à 8 grains, dans plusieurs fièvres intermittentes, le préfère au sulfate de quinine, en ce qu'il est beaucoup moins irritant.

D. et M. d'ad. En substance, gr ij à xv. en dissol. ou en pil. avec un ext. amer. *Sirop de cinchonine.* FM. (Sulf. de cinchon. ℨ ; sp. simple 500) ℥ j à iij. *Vin de cinchonine.* FM. (Sulf. de cinchon. 1 ; vin de Madère 1000.) ℥ j à iv et plus, en plusieurs fois. *Alcool de cinchonine.* FM. (Sulf. de cinchon. 1 ; alcool 64.) ℥ j à iv.

Quinine. *Quininum.* Base salifiable végétale, alcaline, découverte, par MM. Pelletier et Caventou, dans les quiquinas jaunes, rouges, gris, etc.

P. P. Masses poreuses, blanchâtres, d'une saveur amère et désagréable. On peut cependant obtenir cette substance cristallisée en aiguilles très fines et formant des houpes soyeuses.

P. C. D'après MM. Pelletier et Dumas, elle est formée de : carbone 75 ; azote 8,45 ; hydrogène 6,66 ; oxigène 10,43. Elle est presque insoluble dans l'eau froide, et soluble dans 5000 fois son poids d'eau bouillante ; elle se dissout au contraire très facilement dans l'alcool et l'éther. Les huiles fixes et volatiles en dissolvent une petite quantité. Elle est inaltérable à l'air ; chauffée,

elle fond, et, au delà de 100°, se décompose. Enfin
elle jouit des propriétés alcalines, et se combine avec
les acides, pour former des sels neutres solubles.

Préd. On peut l'extraire directement des quinquinas
jaunes par un procédé semblable à celui dont on se sert
pour obtenir la cinchonine (*voy*. page 132); mais on
préfère généralement décomposer le sulfate de quinine
par la magnésie ou la chaux en excès. On traite le précipité par l'alcool bouillant, qui dissout la quinine mise
à nu, et on l'isole ensuite par l'évaporation de l'alcool. On
la purifie par de nouvelles dissolutions dans ce liquide.

U. Cette substance agit de la même manière que la
cinchonine, mais elle n'est guère employée qu'à l'état
de sel neutre, à cause de son insolubilité.

D. et M. d'ad. En substance g^r j à viij, en pilules.

Sulfate de quinine. *Sulfas quinini.* Substance saline neutre, qui résulte de l'action de l'acide sulfurique
sur la quinine.

P. P. Aiguilles très fines, blanches, nacrées, flexibles, ayant l'aspect de l'amianthe, réunies en mamelons
étoilés, et d'une saveur excessivement amère.

P. C. Ce sel, suivant M. Baup, est composé de :
quinine 76,27 ; acide sulfurique 8,47 ; eau 15,25 ; et,
lorsqu'il est effleuri, de : quinine 86,12 ; acide sulfurique 9,57, et eau 4,31. Il est soluble dans environ 740
d'eau froide et dans 30 d'eau bouillante. Il devient
beaucoup plus soluble par l'addition d'un peu d'acide
sulfurique, qui le fait passer à l'état de bisulfate. Il se
dissout facilement dans l'alcool. Exposé à l'air, il s'effleurit rapidement ; chauffé, il fond et offre l'aparence
de la cire, et à 100°, il devient phosphorescent, surtout quand on le frotte ; il est alors chargé d'électricité
vitrée. A une plus haute température, il se décompose.

Préd. On l'obtient directement d'après le procédé de
M. Henry fils, qui consiste à traiter le quinquina jaune,

(135)

à plusieurs reprises et à chaud , par l'eau aiguisée par
l'acide sulfurique. On sépare les matières colorantes , en
traitant la liqueur ainsi obtenue par la chaux vive; puis
on soumet le précipité, préalablement lavé à l'eau froide,
à l'action de l'alcool à 36° ; on évapore ensuite cette
teinture , et on traite à chaud le résidu par l'acide sulfurique faible. Par le refroidissement, on obtient des
cristaux de sulfate de quinine pur. Un kilog. de quinquina jaune fournit environ 12 grammes de sulfate.

U. Le sulfate de quinine jouit des propriétés toniques et surtout fébrifuges des écorces qui le fournissent. Les expériences faites peu de temps après sa découverte, par MM. Double, Villermé, Chomel, etc.,
et qui ont été confirmées depuis par les praticiens de
tous les pays, ne laissent aucun doute à cet égard. On
administre maintenant, avec le plus grand succès, le sulfate de quinine dans presque tous les cas où l'on employait jadis le quinquina en substance (*voy*. pag.
126), et nous n'hésitons pas à regarder la découverte
des principes actifs des quinquinas, comme une des plus
précieuses pour l'art de guérir. En effet, l'action de la
quinine, de la cinchonine, et surtout de leurs sels solubles, est toujours beaucoup plus certaine que celle du
quinquina en substance. D'un autre côté, elles donnent
le moyen de connaître précisément la dose de la substance active que l'on emploie, et cette connaissance est
d'autant plus importante, que les écorces versées dans
le commerce sous le nom générique de *quinquina*, varient excessivement sous le rapport de leurs propriétés
actives, propriétés que, d'ailleurs, il est extrêmement
difficile, pour ne pas dire impossible, d'apprécier par
l'inspection et l'examen le plus attentif. Enfin, et ce
n'est pas un de leurs moindres avantages, elles permettent d'administrer ce médicament sous un très petit volume, en présentant son principe actif isolé du ligneux
et des autres substances presque inertes, qui ne font
que fatiguer les organes digestifs, lorsqu'on l'administre.

en substance et à hautes doses, comme on était obligé
de le faire encore il y a quelques années.

D. ET M. D'AD. En substance, g^r ij à xij en diss. ou en pil. *Bols fébrifuges.* (Sulf. de quinine g^r viij ; ext de kua. g^r xij ; sp. d'éc. d'o-
ranges q. s. pour 3 bols.) 1 toutes les 2 heures.. *Pil. de sulf. de quinine.* (Sulf. de quinine et ext. de gentiane ana g^r vj, pour 6 pil.
Pil. fébrifuges. SÉDILLOT. (Sulf. de quinine g^r xij ; opium g^r iij , pour
12 pil.) 1 toutes les heures. *Sirop de quinine.* FM. (Sulf. de quinine 1 ;
sp. simple 138.) ℥ ij à iij. *Vin de quinine.* FM. (Sulf. de quinine 0,6 ;
vin de Madère 1000.) ℥ j à ij. *Alcool de quinine.* FM. ;Sulf. de quinine
0,3 ; alcool 32.) ʒ ij à ʒ iv , dans une potion.

L'ACÉTATE DE QUININE a été employé dans les mêmes
cas que le sulfate ; mais on lui préfère généralement ce
dernier, à cause de sa plus grande solubilité. Ce sel
cristallise très facilement en aiguilles soyeuses et nacrées ; sa saveur est très amère ; il est peu soluble dans
l'eau froide, très soluble, au contraire, dans l'eau bouillante, et se prend en masse par le refroidissement.

Sous la dénomination générale de *quinquina*, on
comprend encore plusieurs écorces qui ne proviennent
pas de véritables cinchonas, et qu'on pourrait appeler
faux quinquinas. En effet, elles ne contiennent ni cinchonine ni quinine, et ne peuvent, par conséquent,
remplacer, comme fébrifuges, les vrais quinquinas décrits plus haut ; en outre, elles fatiguent beaucoup plus
les organes digestifs, et produisent très souvent des évacuations alvines, et même des vomissements. Elles sont,
pour la plupart, rares dans le commerce, et ne sont pas
employées en France.

Les principales sont :

1° Le QUINQUINA PITON, fourni par l'*Exostemma
floribunda*, Persoon, arbre qui croît sur les montagnes des Antilles. Cette écorce est mince, légère, très
fibreuse, roulée, cylindrique, de la grosseur du doigt,
d'un gris foncé à l'extérieur, brune ou noirâtre à l'inté-

rieur, d'une odeur faible et nauséeuse, et d'une saveur amère, très âcre et désagréable ;

2° Le Quinquina caraïbe, qui provient de l'*Exostemma caribœa*, Persoon, arbuste qui croît aux Antilles. Cette écorce est en fragments convexes, recouverts d'un épiderme jaunâtre, ordinairement mince, mais quelquefois dur, spongieux, profondément crevassé, d'une teinte jaune, rouge ou brunâtre à l'intérieur, d'une texture fibreuse, présentant çà et là de petits points brillants et cristallins, d'une saveur très amère, et d'une odeur très faible ;

3° Le Quinquina nova, fourni par le *Portlandia grandiflora*, L., arbre qui croît à Surinam et à la Jamaïque. Ecorces longues d'un pied, ordinairement roulées, lisses et blanchâtres à l'extérieur, d'un rouge pâle à l'intérieur, d'une texture fibreuse, d'une odeur qui se rapproche de celle du tan, et d'une saveur fade d'abord, puis astringente et désagréable ;

4° Le Quinquina bicolore, qui est très répandu depuis quelque temps en Italie, et dont on ignore l'origine ; on est cependant porté à croire qu'il provient d'un *Exostemma*. Cette écorce est roulée en tubes de huit à dix pouces de long, épaisse d'une demi-ligne environ, dure, cassante, unie, d'un gris jaunâtre en dehors, d'un brun foncé en dedans, inodore, et d'une saveur amère et très analogue à celle de l'angusture.

Quassia. *Quassiæ lignum. Quassia amara,* L. *Q. Excelsa* des pharmacopées anglaises. Arbre qui croît à Surinam, à la Jamaïque et à la Guyanne, P. U. Le bois et l'écorce de la racine.

C. B. Feuil. éparses, glabres quino-pinnées, pétiole commun rougeâtre, folioles sessiles, ovales, à nervures rougeâtres ; fl. rouges, en épi multiflore, hermaphrodites, ayant à leur base une bractée, cal. petit, cor. insérée sur un disque hipogyne cylindrique, tronqué, ovaire, globuleux à cinq loges soudées par leur sommet ; fr. : 5 drupes noires, ovoïdes, distinctes, renfermant une noix monosperme.

P. P. La racine du quassia est grosse comme le bras, cylindrique, couverte d'une écorce mince, grisâtre, fendillée; le bois se trouve dans le commerce en gros morceaux; il est blanc, tirant sur le jaune, surtout lorsqu'il a été exposé à l'air, léger et très difficile à réduire en poudre. Ces différentes parties, et surtout l'écorce, sont inodores et d'une saveur extrêmement amère, sans aucun mélange d'àcreté ni d'astringence.

P. C. Cette substance contient un principe amer, nommé *Quassine*, découvert par Thomson, une trace d'huile volatile, de la gomme, du ligneux et plusieurs sels à base de chaux. L'alcool et l'eau, même froide, s'emparent de ses principes actifs.

La QUASSINE est d'un jaune brun, transparente, incristallisable, très soluble dans l'eau et dans l'alcool affaibli, et insoluble dans l'éther.

SUBST. INCOMP. Le nitrate d'argent, l'acétate de plomb.

U. Le quassia est un tonique très énergique, totalement dépourvu d'astringence et d'àcreté. Il n'agit pas du tout comme excitant; car même à hautes doses, il n'accélère pas la circulation et n'élève pas là chaleur animale. Il fortifie les tissus, développe l'action du canal alimentaire, mais sans l'irriter et sans occasioner, comme plusieurs autres amers, ni nausées, ni évacuations alvines. On l'administre avec avantage dans tous les cas qui réclament l'emploi des fortifiants, et particulièrement dans la dyspepsie résultant de l'atonie des organes digestifs, dans certains cas de goutte, dans les catarrhes chroniques et les écoulements muqueux entretenus par la faiblesse des organes, tels que les leucorrhées, les blennorhées, les diarrhées sans inflammation. Il réussit aussi très bien dans quelques vomissements purement spasmodiques; enfin on l'a vanté comme fébrifuge, et en effet on l'a employé avec succès en Amérique, et particulièrement à Surinam, contre les fièvres intermittentes; mais dans les fièvres intermittentes graves et rebelles, il ne saurait remplacer efficacement l'écorce du Pérou.

D. ET M. D'AD. Poudre (rarement) Ɔ j à ℨ ß. Inf. ℨ j par ℔ j d'eau. *Infusum quassiæ.* L. E. (Quassia 1 ; eau bouil. 288.) ℨ j à iij, 2 ou 3 fois par jour. *Mixture tonique.* (Inf. de quassia ℥ x ; teint de columbo ℨ j ; teint de mur. de fer gut. x.) à prendre en une fois. *Tinct. quassiæ.* E. D. B. (Quassia 1 ; alcool 32.) Ɔ j à ℥ j. *Extractum quassiæ.* R. POL. A. Ɔ j à ℥ ß.

SIMAROUBA. *Cortex simarubæ. Quassia simaruba,* L. Grand arbre qui croît à la Guyanne, à Saint-Domingue et à la Jamaïque. P. U. L'écorce de la racine.

C. B. Feuil. alternes, 10 à 16 folioles alternes ; fl. dioïques, petites, blanchâtres, disposées en panicules, fl. m. 10 étam., fl. fem. 10 étam. avortées.

P. P. Ecorces en lanières minces, légères, longues de plusieurs pieds, roulées et repliées sur elles-mêmes, d'une texture fibreuse, difficile à pulvériser, d'une couleur grisâtre à l'extérieur et jaunâtre à l'intérieur, inodores, et d'une saveur très amère sans aucune stypticité.

P. C. Cette substance contient, d'après l'analyse de M. Morin : 1º de la quassine ; 2º une matière résineuse ; 3º une huile volatile dont l'odeur se rapproche de celle du benjoin ; 4º de l'acide malique et traces d'acide gallique ; 5º des sels à base d'ammoniaque, de potasse et de chaux ; 6º de l'oxyde de fer ; 7º de la silice ; 8º de l'ulmine, et 9º du ligneux. L'alcool et l'eau dissolvent les principes actifs : l'infusion est plus amère que la décoction, qui se trouble par le refroidissement.

SUBST. INCOMP. Les carbonates alcalins, le sublimé, l'acétate de plomb, les infusions de cachou, de noix de galle et de quinquina jaune.

U. Les propriétés de cette substance se rapprochent beaucoup de celles de la précédente. On l'emploie comme tonique avec beaucoup d'avantage, dans les mêmes cas, et principalement dans le dernier période de la dysen-

terie, dans certaines diarrhées chroniques', dans la dyspepsie. On l'a aussi conseillée comme fébrifuge dans les
fièvres intermittentes, et elle a quelquefois réussi.

D. ET M. D'AD. Poudre, (rarement) ℈ j à ℨ ß. Déc. ou inf. ℨ j à iij
par ℔ ij d'eau. *Inf. simarubæ.* L. (Simarouba 1 ; eau bouil. 96,) ℥ ij
à iij.

Famille des Rutacées.

ANGUSTURE VRAIE. *Cortex angusturæ. Galipæa fé-*
brifuga, Aug. Saint - Hilaire. *Cusparia febrifuga*,
Humb. et *Bonplandia trifoliata*, Willd. Grand arbre
de l'Amérique-Méridionale. P. U. L'écorce.

C. B. Tronc droit, de 60 à 80 pieds de hauteur, écorce grisâtre ; feuil.
trifoliées, pétiole long de 8 à 10 pouces, folioles ovales, alongées,
luisantes ; fl. blanches en grappes dressées à l'aisselle des feuil. sup., cal.
subcampanulé, cor. 5 pét. soudés par leur base, 5 ou 6 étam.
2 seulement fécondes ; ovaire à 5 loges uniovulées ; fr. 5 caps. monospermes, réunies sur un axe commun.

P. P. Ecorces en fragments plus ou moins roulés, et
même tout-à-fait plats, de quelques pouces de long sur
une ou deux lignes d'épaisseur, recouvertes d'un épiderme mince, et quelquefois au contraire épais, blanchâtre, lisse ou un peu raboteux. Leur surface interne
est lamelleuse, d'un brun jaunâtre, la substance intermédiaire est d'une structure compacte et d'une couleur fauve
foncée. Leur cassure est nette et résineuse, leur odeur
forte, *sui generis*, leur saveur très amère, légèrement
aromatique et persistante.

P. C. La composition de cette substance n'est pas
bien connue ; on sait cependant qu'elle ne contient ni
tannin ni acide gallique, mais un principe amer très
abondant, une matière azotée qui, d'après M. T. Thomson, est analogue à la cinchonine, du carbonate d'ammoniaque et un peu d'huile essentielle. Les principes
médicamenteux sont solubles dans l'eau et l'alcool.

Subst. incomp. Les acides concentrés, la potasse, l'infusion de noix de galle et de quinquina jaune, les sulfates de fer et de cuivre, le sublimé corrosif.

U. L'écorce d'angusture vraie jouit de propriétés toniques et stimulantes. A trop hautes doses, elle donne lieu à des nausées et à des vomissements ; à doses modérées, elle réveille les forces digestives, augmente l'appétit, rend les digestions plus faciles, et par suite exerce une action fortifiante sur l'économie en général. On l'a beaucoup vantée, comme fébrifuge, dans les premiers temps de son introduction dans la matière médicale, et on l'a même regardée comme supérieure au quinquina ; mais d'après les observations de M. Alibert, elle ne paraît pas mériter ces éloges, et ne saurait remplacer l'écorce du Pérou. Cependant, on l'administre avec avantage dans les affections atoniques du canal digestif, telles que les diarrhées séreuses, la dyspepsie, etc. Elle peut être utile dans tous les cas qui réclament l'emploi des fortifiants ; mais on devra se garder de l'employer toutes les fois qu'il existera un état inflammatoire, soit aigu, soit chronique.

D. et M. d'ad. Poudre, g^r x à ℈ j. Inf. ℥ ß par ℔ j d'eau. *Inf. cuspariæ.* L. (Angust. 1 ; eau bouil. 3a.) ℥ j à iij, toutes les 3 ou 4 h. *Pot. tonique.* H P. (Déc. d'angust. ℥ vj ; eau de cannelle ℥ ß ; teint. d'opium gut. xx.) cochl. 3 par jour. *Mixture tonique et astringente.* (Inf. d'angust. ℥ j ; teint. de cachou ʒ j ; ipécacuhana pulv. g^r x.) 2 doses. *Tinct. angusturæ.* E. D. (Angust. 1 ; alcool 16.) ʒ j à ij. B. (Angust. 1 ; alcool 8.) ʒ ß à j. *Ext. angusturæ.* B. ℈ j à ʒ ß.

Famille des Ménispermées.

Columbo. *Columbæ radix. Menispermum palmatum*, Lam. *Cocculus palmatus*, De Cand. Arbuste sarmenteux qui croît en Afrique, à Madagascar, et aux Indes-Orientales. P. U. La racine.

C. B. Tige grimpante, simple, couverte de longs poils ; feuil. orbiculaires, à 5 nervures et à 5 lobes écartés et palmés ; fl. m. portées sur des pédoncules simples ou rameux plus longs que les feuil. , cal. 6 sép., cor. 6 pét. épais, 6 étam. plus longues que les pétales , fl. fem. inconnues.

P. P. Cette racine est épaisse, fibreuse et composée de ramifications fusiformes. Dans le commerce elle est en rouelles, d'environ un pouce et demi de diamètre, ou en morceaux de 2 à 3 pouces de long, recouverts d'une écorce épaisse, jaunâtre, se détachant facilement et offrant un épiderme rugueux, d'une couleur brune ou olivâtre ; le parenchyme est d'une texture spongieuse, d'une couleur jaune verdâtre, et présente des zônes concentriques ; sa saveur est amère et son odeur désagréable.

P. C. Le colombo contient, d'après M. Planche : amidon 33, gomme 9, principe azoté 6, matière jaune amère 13., un peu d'huile volatile, des sels de chaux et de potasse, de l'oxyde de fer , de la silice et du ligneux. La teinture d'iode la colore en bleu foncé. Les principes solubles dans l'eau bouillante forment environ le tiers en poids de cette racine ; l'alcool en dissout une plus grande quantité encore.

Subst. incomp. L'infusion de noix de galle et de quinquina jaune, l'acétate de plomb, le sublimé corrosif et l'eau de chaux.

U. L'action de cette substance sur l'économie se rapproche beaucoup de celle du quassia, c'est-à-dire que c'est un amer franc et sans mélange d'astringence ni d'âcreté ; cependant, à trop hautes doses, elle provoque des nausées et des vomissements ; mais, convenablement administrée, elle fortifie les organes, sans agir comme stimulant. On l'emploie avec avantage dans les diarrhées chroniques, la dysenterie , les maladies atoniques de l'estomac et du canal intestinal, et, en général, dans tous les cas qui réclament l'emploi des toniques proprement dits. A petites doses, elle est très utile pour combattre les nausées et les vomissements qui accompagnent si souvent les premiers temps de la grossesse, ou qui dépendent d'un état spasmodique de l'estomac.

D. ET M. D'AD. Poudre, gr xv à ℨ ß. Déc. ou inf. ℨ ij à ℥ ß par
℔ ij d'eau. *Inf. columbæ.* L. E. (Columbo 1 ; eau bouil. 64.) ℥ j à iij,
plusieurs fois par jour. *Tinct. columbæ.* L. E. D. (Columbo 1 ; alcool 16.) ℨ j à iij.

La substance que nous venons de décrire est devenue
très rare dans le commerce ; les marchands la remplacent
par une autre racine qui lui ressemble beaucoup, et que
M. Guibourt nomme FAUSSE RACINE DE COLUMBO. Elle
vient d'Alger et des côtes septentrionales de l'Afrique,
et l'on ne connaît pas la plante qui la produit. Elle diffère du vrai colombo par son épiderme gris fauve, marqué de stries circulaires, par sa couleur jaune-orangée
à l'intérieur, par sa saveur amère et sucrée et par son
odeur à peine sensible. D'un autre côté, elle ne contient
pas d'amidon et elle ne se colore pas par l'iode ; elle
donne à l'éther une couleur jaune ; l'infusion aqueuse
rougit le tournesol et précipite en vert noirâtre par le
sulfate de fer. Ces différences indiquées par M. Guibourt suffiront pour éviter toute erreur relativement à
cette substance.

Famille des Gentianées.

GENTIANE. *Gentianæ radix. Gentiana lutea*, L.
Plante vivace, indigène, qui habite les montagnes ; elle
croît très abondamment en Auvergne, dans les Vosges,
les Pyrénées, les Alpes, et fleurit en mai. P. U. La
racine.

C. B. Rac. perpendiculaire, rameuse ; tige droite de 2 à 3 pieds de
haut ; feuil. embrassantes, ovales, d'un vert clair, 5 à 7 nervures ; fl.
jaunes en épi, cor. régulière, rosacée, étam. alternes avec les lobes de
la cor., anthères droites, 2 stygmates, point de styles, ovaire et capsule fusiformes, uniloculaires ; fr. plats et membraneux sur les bords.

P. P. La racine de gentiane est alongée, de la
grosseur du pouce, rugueuse, annelée, brune à l'extérieur, d'un jaune vif et d'une texture spongieuse à l'in-

térieur, d'une odeur un peu nauséeuse et d'une saveur très amère, mais franche et non astringente.

P. C. Elle contient, d'après MM. Henry et Caventou, un principe amer particulier, qu'ils ont nommé *Gentianin*, une matière oléo-résineuse très analogue à la glu, une huile verdâtre, du sucre incristallisable, de la gomme, une matière colorante jaune, et enfin du ligneux. L'eau, l'alcool et l'éther peuvent dissoudre les parties actives de cette racine.

Subst. incomp. L'acétate de plomb, le sulfate de fer, etc.

U. La gentiane est, sans contredit, le plus puissant et le plus usité de tous les amers indigènes que possède la matière médicale. Comme la substance précédente, elle exerce sur l'économie une action franchement tonique : cependant le principe volatil et odorant que contient la plante fraîche, et dont on ne retrouve que des traces lorsqu'elle est desséchée, parait agir sur le système nerveux, et provoque, selon M. Planche, des nausées, des vomissements et une sorte d'ivresse assez persistante. On l'administre très communément et avec le plus grand succès dans tous les cas qui nécessitent l'emploi de la médication tonique, et entre autres dans les dyspepsies, les diarrhées séreuses entretenues par l'atonie de l'appareil digestif : elle convient encore dans quelques cas d'inflammation chronique de la membrane muqueuse des intestins, lorsque cette altération dépend de la faiblesse des tissus. On l'emploie journellement dans les affections scrofuleuses, certains cas de goutte, la jaunisse dépendante de la faiblesse de l'appareil biliaire, la chlorose, l'hystérie, etc. On la donne encore seule ou unie à d'autres substances toniques et astringentes, dans les fièvres intermittentes, et l'on assure en avoir obtenu de très bons effets ; mais elle est loin d'être aussi sûrement efficace que le quinquina ou ses principes actifs.

D. et M. d'ad. Poudre, Ɔ j à ℨ ß. *Poudre antiarthritique amère ou du Duc de Portland.* P. (Gent., aristoloche ronde, germandrée, chamæ-

pytis pulv. ana 1 ; fl. de pet. centaurée 2.) gr xij à Ɔ j. Déc. ℨ ij à iv
par ℔ ij d'eau. *Inf. gentianæ comp.* L. (Gentiane, éc. d'orange sèche
ana 1 ; éc. de citron fraîche 2 ; eau bouil. 96.) ℥ j à ij, 2 ou 3 fois par
jour. *Extrait.* P. *Ext. gentianæ.* Pa. A. F. Poz. R. B. gr xij à ℨß. *Tein-*
ture. P. *Tinct. gentianæ.* Pa. Pol. B. (Gentiane 5 ; alcool 24.) ℨ j à ij.
Teint. de gent. ammoniacale. Elixirium ad scrophulas. P. (Gent. 4 ; carbon. d'ammon. 1 ; alcool 125. *L'Elixir de Peyrilhe* n'en diffère que par
ce que le carb. d'ammon. est remplacé par 1,5 de carbon. de potasse.) ℨ ij à iv. *Tinct. gentianæ comp.* L. E. D. *Tinct. amara comp.* B.
(Gentiane 4 ; éc. d'orange 2 ; cannelle blanche ou cardamome 1 ; alcool 48.) *Tinct. amara.* Pa. Pol. (Gent., oranges amères, pet. centaurée
ana 2 ; zédoaire 1 ; alcool 36.) *Tinct amara.* A. (Ext. de gent. et d'absinthe ana 4 ; teint. d'éc. d'orange 8 ; carbon. de potasse 1 ; eau de cannelle 96 ; alcool 24.) ℨ j à ij. *Vin amer de Parmentier.* (Teint. de gent.
ℨ vj ; vin blanc ℔ ij.) ℥ j à iv. *Vinum gentianæ comp.* E. (Gent. 4 ;
kina 8 ; éc. d'orange 2 ; cannelle blanche 1 ; alcool 32 : vin d'Espagne
blanc 248.) B. (Gent. 16 ; éc. d'orange 12 ; poivre noir 1 ; gingembre 2 ;
vin d'Espagne 192.) ℨ iv à vj. *Pot. antiscrofuleuse.* HP. (Teint. de
gent. ℥ j ; carbon. d'ammon. ou de soude ℨß.) en 3 ou 4 fois. La gentiane entre pour environ 1/15 dans la composition de la *Thériaque* et
pour 1/13 à peu près dans celle du *Diascordium.*

Plusieurs autres gentianes, telles que les *Gentiana*
purpurea et *G. punctata*, L., jouissent d'une amertume extrêmement forte, et remplacent, dans le nord
de l'Europe, celle que nous venons de décrire, avec laquelle d'ailleurs elles sont très souvent mélangées. La
Gentiana acaulis, L., et quelques autres petites espèces qui croissent dans les Alpes, contiennent, suivant
MM. Guillemin et Jacquemin, une beaucoup plus
grande quantité de gentianin que la gentiane officinale,
et pourraient lui être substituées avec avantage ; mais la
petitesse de leurs racines empêche les marchands de les
recueillir et de les livrer au commerce.

GENTIANIN *Gentianinum.* Principe actif de la gentiane, découvert par MM. Henry et Caventou.

P. P. Petites aiguilles, d'une belle couleur jaune, inodores et d'une saveur extrêmement amère.

P. C. Cette substance n'est ni acide ni alcaline ; elle

est peu soluble dans l'eau froide ; se dissout mieux dans ce liquide bouillant et très bien dans l'alcool, l'éther et les acides qui affaiblissent sa couleur, en rendant sa saveur plus prononcée. Exposée à la température d'environ 350°, elle se décompose en partie, et en partie se volatilise, en donnant lieu à de belles vapeurs jaunes qui se condensent sous la forme de petites aiguilles cristallines.

Prép. On traite la racine de gentiane par l'éther ; on filtre la liqueur ; on évapore l'éther et on lave à plusieurs reprises le résidu avec de l'alcool faible ; on évapore de nouveau ; on délaie dans l'eau le résidu et on ajoute un peu de magnésie bien lavée ; on fait bouillir le tout ét évaporer au bain-marie ; enfin on traite de nouveau par l'éther pour séparer la magnésie , et on obtient le gentianin pur.

U. D'après les expériences de M. Magendie , ce principe n'est nullement vénéneux ; il agit sur l'économie absolument de la même manière que la substance qui le fournit ; mais seulement cette action est plus énergique. On peut l'employer avec avantage dans les mêmes cas que la gentiane.

D. et M. d'ad. En substance , gr ij à iv en pil. *Teinture.* FM. (Gentianin 0,25 ; alcool 3ƶ.) ℥ j à iv. *Sirop.* FM. (Gentianin 0,8 ; sp. de sucre 500) ℥ j à ij.

Chiretta ou Chirayta. *Gentiana chirayta* , Roxburgh. *Henricea pharmacearcha* , Lemaire - Lizancourt. Plante vivace qui croît dans l'Indostan et au Bengale. P. U. La tige et la racine.

C. B. Tige ligneuse , rameuse supérieurement , haute de 2 à 3 pieds ; feuil. opposées ; fl. jaunes terminales , en panicules dichotomes ou trichotomes à l'extrémité des rameaux.

P. P. Fragments ligneux jaunâtres , de la grosseur d'une plume à écrire , offrant un canal médullaire très grand , inodores et d'une saveur excessivement amère.

P. C. Cette substance contient , suivant MM. Boissel et Lassaigne , une résine , une matière amère d'un jaune foncé, une matière colorante jaune, de la gomme, de l'acide malique, des sels de potasse et de chaux, et des traces d'oxyde de fer. L'eau et l'alcool s'emparent de ses principes actifs.

U. La chiretta est très employée dans l'Indostan comme tonique, dans les fièvres intermittentes, les maladies atoniques du canal digestif, la goutte, etc. Les médecins anglais lui ont reconnu des propriétés toniques très marquées, et la prescrivent dans les cas qui réclament l'usage des médicaments fortifiants. Elle est peu usitée en France, à cause de sa rareté dans le commerce.

D. et M. d'ad. Poudre, gr xij à ℈ j. Déc. ou inf. ℨ ſs par ℔ ij d'eau.

Petite Centaurée. *Centaurii minoris summitates.* *Chironia centaurium*, Lamark. *Erythræa centaurium*, Richard. Plante annuelle, indigène, qui croît abondamment dans toute l'Europe et fleurit aux mois de juillet et d'août. P. U. Les sommités fleuries.

C. B. Tige herbacée, un peu quadrangulaire, haute d'environ un pied ; feuil. ovales, aiguës, sessiles; fl. roses en corymbes au sommet de la tige, cal. cylindrique, à 5 div., cor. infundibuliforme, à 5 div., profondes, anthères roulées en spirales, 1 style bifurqué, portant 2. stigm., ovaire allongé, uniloculaire et polysperme; fr. caps. bivalve, uniloculaire.

P. P. Cette plante est inodore et d'une saveur amère très franche, plus forte encore lorsqu'elle est desséchée.

P. C. Les sommités fleuries de la petite centaurée contiennent, suivant M. Moretti, un acide libre, une matière muqueuse, une substance extractive amère, et quelques sels. L'eau et l'alcool les dépouillent complétement de leurs principes actifs.

U. La petite centaurée est un des amers indigènes les plus estimés et les plus généralement employés. Son action sur l'économie est très analogue à celle de la gentiane et des autres substances franchement amères. On l'emploie dans toùs les cas qui réclament l'usage des toniques ; mais c'est surtout contre les fièvres intermittentes qu'on l'a vantée, et en effet elle réussit très bien, lorsque ces maladies ne sont point rebelles, comme celles qu'on voit paraître au printemps ; mais elle ne saurait remplacer le quinquina dans les fièvres intermittentes pernicieuses et dans celles qui se développent en automne dans certaines localités. On la donne encore dans les affections goutteuses, la chlorose et autres maladies entretenues par l'atonie des organes.

D. ET M. D'AD. Poudre, ℥ß à ℥j. Déc. ou inf. ℨ iv à vj dans ℔ ij d'eau. *Eau distillée.* P. ℥ j à iv. *Extrait.* P. *Ext. centaurii minoris.* Pol.R. A. Dan. Ph. B. ℈ j à ℥j. *Essentia seu Tinct. centaurii minoris* Dan. (Pet. cent. 1 ; alcool 4) ℥ j à vj.

Les praticiens de l'Amérique du nord emploient, au lieu de la petite centaurée, la *Chironia angularis*, plante annuelle qui croît abondamment dans les états du midi et du centre, et qui se rapproche beaucoup de celle-ci. Elle jouit d'une amertume extrême, mais franche, d'une odeur légèrement aromatique et ne fatigue pas les organes digestifs. Son usage est très commun, et c'est presque un remède vulgaire contre les fièvres intermittentes et rémittentes. On l'administre en infusion très forte, dont on fait prendre des doses copieuses et souvent répétées.

MENYANTHE TRÈFLE D'EAU. *Herba trifolii fibrini, Menyanthes trifoliata*, L. Plante vivace, indigène, qui habite les lieux aquatiques, et fleurit en avril et en mai. Elle est très commune aux environs de Paris. P. U. Les tiges et les feuilles.

C. B. Tige herbacée, rameuse, horizontale, articulée, grosse comme le doigt ; feuil. composées de trois folioles ovales, portées par un long pétiole ; fl. blanches, un peu rosées, en épi court, supportées par un pédoncule commun, cal. persistant, 5 div., cor. monop., 5 découpures ciliées, 3 étam., 1 style, 2 stigmates ; caps. ovoïde, polysperme, uniloculaire.

P. P. La tige et les feuilles de cette plante fraiche sont d'un vert foncé, lisses et douces au toucher, d'une odeur faible, mais désagréable, et d'une saveur très amère et un peu nauséeuse.

P. C. Le suc exprimé contient, suivant M. Tromsdorff, une substance extractive azotée, très amère, une gomme brune, de l'inuline, de la fécule verte, du malate et de l'acétate de potasse, et environ 75 pour 100 de son poids d'eau. Les principes actifs se dissolvent très bien dans l'eau et l'alcool.

U. Le trèfle d'eau jouit de propriétés toniques assez énergiques ; mais, administré à doses un peu fortes, il cause très souvent des nausées, des vomissements, des coliques et des évacuations alvines ; ce qui démontre qu'il irrite l'estomac et le canal intestinal. A doses modérées, on l'emploie avec avantage dans les affections atoniques du canal digestif, dans le scorbut, le rhumatisme chronique, la goutte, etc. Il est d'un usage journalier dans le traitement des maladies de la peau. On l'a beaucoup vanté comme fébrifuge, mais il ne possède pas plus de vertu, sous ce rapport, que les autres substances amères, qui, comme on sait, guérissent très bien les fièvres intermittentes légères du printemps, mais échouent presque constamment contre celles de l'automne, qui offrent plus de gravité et de tenacité. On le conseille enfin comme emménagogue, et il convient dans les cas où la suspension des règles est due à l'atonie des organes.

D. ET M. D'AD. Poudre, (rarement) ℈ j à ʒ j. Déc. et inf. ℥ j par ℔ ij d'eau. Suc exprimé des feuilles fraiches, ℥ j à iv. *Ext. trifolii aquatici.* A. PH. F. POL. DAN. B. ℈ j à ʒ j.

Famille des Synanthérées.

I. Tribu des Cynarocéphales.

BARDANE. *Bardanæ* seu *Lappæ majoris radix.* *Arctium lappa*, L. Plante indigène, bisannuelle, très commune dans les terrains incultes et au milieu des dé-

combres, qui fleurit pendant tout l'été. P. U. La racine
et quelquefois les feuilles. En Angleterre, on en emploie
aussi les graines.

C. B. Tige très rameuse, haute de 4 à 6 pieds, rougeâtre ; feuil. cordiformes, très grandes, cotonneuses, ondées sur les bords et portées sur
un long pétiole canaliculé ; fl. violettes, flosculeuses, toutes fertiles, à
l'extrémité des rameaux, involucre arrondi, formé d'un grand nombre
de petites folioles imbriquées, terminées par un crochet recourbé en
dedans ; fr. quadrilatère, portant une aigrette sessile.

P. P. La racine de cette plante est grosse comme le
doigt, charnue, fusiforme, noirâtre à l'extérieur, blanche intérieurement, inodore et d'une saveur douceâtre
et un peu astringente. Les graines sont aromatiques,
amères et âcres.

P. C. La racine contient une grande quantité d'*Inuline* (*voy*. pag. 153), de l'extractif amer, et des sels à
base de potasse. Les feuilles fournissent une très grande
quantité de sous-carbonate de potasse, du nitrate de
potasse, et quelques autres sels. L'eau s'empare des
principes actifs.

U. Cette substance, quoique douée d'une saveur assez
amère, n'a que peu de vertus toniques. Cependant c'est
ainsi qu'elle paraît agir sur l'économie animale ; mais ses
effets sont en général peu marqués. Quoi qu'il en soit,
on la recommande généralement comme diaphorétique
et diurétique, et en effet, convenablement administrée,
elle agit souvent de cette double manière. On l'emploie
journellement dans le traitement des maladies de la peau,
surtout dans les cas où cette membrane est sèche et
aride. On la conseille dans les affections goutteuses,
rhumatismales et syphilitiques, sans qu'on puisse dire
si l'on en obtient aucun avantage. Les graines de la bardane s'emploient en Angleterre comme sudorifiques ;
mais elles sont d'un usage peu commun. Les feuilles pilées,
appliquées sur les ulcères atoniques rebelles, sur les
croûtes laiteuses, etc., excitent assez vivement la peau,
et produisent souvent de bons effets.

D. et M. dad. Poudre (rarement) ℈ j à ℥ ß. Décoct. ℥ j à ij par ℔ ij d'eau.

CHARDON BÉNIT. *Cardui benedicti,* vel *sancti herba Centaurea benedicta*, L. Plante annuelle qui croît spontanément dans le midi de la France, et fleurit en juin et juillet. P. U. Les feuilles et les sommités fleuries.

C. B. Tige herbacée, rameuse, quadrangulaire, rougeâtre, couverte de poils ; feuil. alternes, profondément et irrégulièrement dentelées, chaque dentelure terminée par une épine ; fl. en capitules solitaires, terminaux, jaunes, renfermant 20 à 23 fleurons hermaphrodites et fertiles, excepté ceux du disque, involucre conique, formé d'écailles imbriquées ; fr. glabre, portant une aigrette double.

P. P. Cette plante, presque inodore, est d'une amertume très forte, mais non persistante.

P. C. Elle contient, d'après Stollmann : chlorophylle résineuse 4,5 ; principe amer 15,5 ; gomme 8,3, et beaucoup de sels à base de potasse et de chaux. L'eau et l'alcool dissolvent ses principes actifs.

SUBST. INCOMP. Le nitrate d'argent, l'acétate de plomb.

U. Le chardon bénit jouit de propriétés toniques très marquées ; cependant, administré à hautes doses, et surtout sous forme de forte décoction, il provoque le vomissement, et on s'en sert quelquefois de cette manière pour faciliter l'action des émétiques. Le plus souvent on l'emploie comme fortifiant, contre les dyspepsies, les diarrhées chroniques, et en général dans les affections atoniques. On l'a souvent administré comme fébrifuge, et l'on dit en avoir obtenu de très bons effets. On l'a conseillé dans les affections arthritiques, dans certains cas de pleurésies et de péripneumonies chroniques. Enfin, on l'a regardé comme anthelmintique ; mais il ne paraît avoir aucune vertu particulière sous ce rapport.

D. et M. d'ad. Poudre, ℈ j à ℥ j. Inf. ℥ ß à ij dans ℔ ij d'eau. Décoct. (rarement) ℥ ß à j dans ℔ ij d'eau, par petites tasses tièdes

Eau distillée. P. ℥ j à iij. *Extrait.* F. *Ext. cardui benedicti.* Pn. R. F. Pol. Dan. ℨ ß à j. *Vin.* (Chardon bénit ℥ j ; vin rouge ℔ i.j) ℥ j à ij.

Chausse-trappe ou Chardon étoilé. *Cardui stellati herba. Centaurea calcitrapa*, L. Plante annuelle, indigène, très commune dans les lieux stériles, qui fleurit pendant tout l'été. P. U. Toute la plante, mais rarement la racine.

C. B. Tige rameuse, velue, striée ; feuil. sessiles, lancéolées, dentées ; fl. roses en capitules sessiles et latéraux, les fleurons extérieurs plus grands et stériles, involucre ovoïde, composé d'écailles disposées en étoile, et terminées par une pointe très piquante ; fr. elliptiques, sans aigrettes.

P. P. Toute cette plante, et surtout les feuilles, est extrêmement amère ; son odeur est nulle.

P. C. Selon M. Figuier, elle contient une matière résiniforme, une substance azotée, une substance gommeuse, des sels à base de potasse et de chaux, une matière colorante verte, une petite quantité d'acide acétique, et enfin du ligneux. L'eau et l'alcool dissolvent les principes actifs.

Subst. incomp. La noix de galle, les sels de fer, l'acétate de plomb.

U. Elle jouit des mêmes propriétés que la précédente ; cependant elle paraît moins susceptible d'occasioner des nausées et des vomissements. On l'emploie absolument dans les mêmes cas que le chardon bénit.

D. et M. d'ad. Inf. ou déc. ℥ j par ℔ ij d'eau. Suc exprimé de la plante fraîche, ℥ ij à iv. *Extrait.* ℨ ß à j.

On employait autrefois, comme toniques et sudorifiques, la Grande centaurée, *Centaurea centaurium*, L., qui croît dans les bois et les pâturages élevés, et dont la racine charnue, allongée et rougeâtre, jouit d'une odeur aromatique et d'une saveur amère ; la Jacée, *C. jacea*, L. ; le Bleuet, *C. cyanus*, L. ; le Chardon marie, *Carduus marianus*, L. ; mais leur usage est tombé en desuétude, à cause du peu d'énergie de

leur action. On prépare cependant encore une *Eau distillée de bleuet*, P., qu'on emploie souvent comme véhicule pour la préparation de certains collyres.

II. *Corymbifères.*

Aunée. *Radix enulæ campanæ. Inula helenium*,
L. Plante vivace, qui croit dans les prés humides aux
environs de Paris, et fleurit eu juillet et août. P. U. La
racine.

C. B. Tige cylindrique, de 4 à 6 pieds de haut; rameuse à son sommet, couverte d'un duvet blanchâtre, feuil. radicales ovales, aiguës,
cotonneuses en dessous, irrégulièrement dentées et pétiolées, les
caulinaires petites, sessiles et presque rondes; fl. jaunes, à l'extrémité
des rameaux, les fleurons de la circonférence femelles, involucre
formé de folioles imbriquées; graines allongées, cylindriques, surmontées d'une aigrette soyeuse et sessile.

P. P. La racine d'aunée est grosse, tubéreuse, allongée, brunâtre en dehors, blanche en dedans, d'une
odeur aromatique et d'une saveur très amère, et ensuite
comme camphrée et piquante

P. C. Elle contient 36,7 d'un principe particulier découvert par Rose, et nommé *Inuline* par Thomson,
blanc, pulvérulent, soluble dans l'eau bouillante, d'où
il se précipite par le refroidissement, et qu'enfin on regarde comme une sorte d'amidon; o,3 d'une huile volatile concrète, très analogue au camphre; o,6 de cire;
1,7 d'une résine âcre; 36,7 d'une matière extractive
amère; 4,5 de gomme et et enfin du ligneux, de l'albumine et des sels à base de potasse, de chaux et de magnésie. L'eau et l'alcool dissolvent tous ses principes
actifs.

U. Cette plante jouit de propriétés toniques assez
énergiques, et en outre, elle agit aussi comme excitante, en raison de l'huile volatile camphrée qu'elle
contient. On la recommande dans les vices de la digestion dépendants de la faiblesse des organes, dans cer-

tains cas de toux humide, avec expectoration abondante,
mais sans fièvre et sans chaleur à la peau ; dans la dernière période des catarrhes pulmonaires, lorsque l'irritation a cessé ; dans les catarrhes chroniques de la vessie et des voies urinaires, dans les diarrhées séreuses et
rebelles. On lui a attribué des vertus diurétiques et diaphorétiques ; et en effet, administrée en infusion tiède,
à petites doses souvent répétées, elle peut agir de cette
manière et convenir dans les cas où il est utile de provoquer les sueurs et les urines, sans affaiblir cependant
les organes. On l'a administrée comme emménagogue et
comme anthelmintique, mais sous ce double rapport,
elle n'a pas plus de vertu particulière que tous les autres
amers. A l'extérieur, elle a été employée avec quelque
succès contre la gale.

D. ET M. D'AD. Poudre, ℈ ß à j. Déc. ou inf. à chaud, ℥ ß à j par
℔ ij d'eau. *Dér. d'aunée comp.* HP. (Aunée ℥ j ; hyssope et lierre terrestre, ana ℈ ij ; eau ℔ ij ; sp. de miel ℥ ij ; nitrate de pot. ℈ ß.) ℥ j
à ij toutes les h. *Pot. d'aunée comp.* HP. (Déc. d'aunée ℥ iv ; teint. de
digitale ℈ ß ; alcool de potasse gut. xviij ; sp. des cinq racines ℥ j.)
par cuill. *Extrait.* P. *Extract. helenii.* Pot. B. Pu. A. ℈ j à ℈ j. *Teinture* P. *tinct. enulæ.* A. ℈ j à ij. *Vin.* (Aunée ℥ j ; vin rouge ℔ ij.)
℥ ij à iv.

Le Tussilage, *Tussilaginis herba, flores. Tussilago farfara*, L. Plante indigène, vivace, très commune dans les terrains argileux et qui fleurit au commencement du printemps, jouit d'une saveur amère et
mucilagineuse. On l'emploie en infusion théiforme, à la
dose d'une poignée dans deux livres d'eau, dans les catarrhes pulmonaires légers et quelques autres affections
peu graves. Son action, quoique très faible, peut être
rapportée à la médication tonique.

Il en est de même de l'Ayapana, *Eupatorium aya-
pana*, Ventenat, plante du Brésil dont la saveur est
amère, aromatique, et l'odeur agréable. On la regardait
jadis comme un remède des plus précieux pour une

foule de maladies, mais son peu de vertus l'a fait jus-
tement abandonner de nos jours.

III. *Chicoracées.*

CHICORÉE SAUVAGE. *Cichorii herba, radix. Cicho-*
rium intybus, L. Plante vivace qui croît en abondance
sur le bord des chemins. P. U. Les feuilles et la racine.

C. B. Tige herbacée, droite, rameuse; feuil. radicales, allongées,
obtuses; fl. d'un bleu clair. disposées en épi peu serré, involucre
double, l'extérieur formé de 5 folioles allongées, l'intérieur à 8 div.;
fr. tronqués, garnis d'un rebord frangé.

P. P. La racine de cette plante est oblongue, de la
grosseur du doigt, fusiforme, roussâtre à l'extérieur,
blanche intérieurement, inodore, d'une saveur amère
ainsi que les feuilles; la plante fraiche fournit un suc
blanchâtre laiteux d'une amertume très prononcée.

P. C. Elle paraît contenir du nitrate et du sulfate de
potasse, un muriate et un principe extractif amer.

SUBST. INCOMP. L'infusion de noix de galles, les sels
de fer, de plomb, etc.

U. La chicorée sauvage a une action tonique qu'elle
doit à son amertume. Cette action, quoique lente et
faible, devient cependant manifeste au bout d'un certain temps. On l'emploie journellement dans les cas
d'affaiblissements des organes gastriques, et dans une
foule d'autres affections qui exigent l'emploi des fortifiants. On lui a long-temps attribué des propriétés fondantes et apéritives, et on l'a conseillée, en conséquence,
dans les engorgements du foie et des viscères abdominaux, l'ictère, les maladies de la peau, etc.; mais on
sait aujourd'hui à quoi s'en tenir sur ces vertus si mer-
veilleuses. Enfin la racine desséchée et torréfiée est un
succédané du café, dont on fait un grand usage depuis
une vingtaine d'années.

D. ET M. D'AD. Racine. Décoct. $\mathfrak{Z}$ j à ij par ℔ ij d'eau. Feuilles. Dé-

c oct. et inf. , manip. j à ij par ℔ ij d'eau. *Suc épuré.* P. ℥ ij à iv. *Ex-*
trait. P. gr x à ʒ ß , et comme excipient d'autres médicaments, q. s.
Sirop. P. ℥ j à ij. *Sirop de chicorée comp.* P. (Rac. de chicorée et rhubarbe, ana 12 ; feuil. de chicorée 18; fumeterre et scolopendre,
ana 6 ; baies d'alkékenge 4 ; santal citrin et cannelle, ana 1 ; eau 812.)
℥ j à ij. Cette préparation est laxative. *Syrupus cichorii cum rheo.* A.
(Feuil. de chicorée 16 ; rac. de chicorée 48 ; carbonate de potasse 1 ;
rhubarbe 64; sucre 1152 ; eau 1536.) mêmes doses.

PISSENLIT. *Taraxaci herba , radix , seu Dens leo-*
nis. Leontodon taraxacum , L. Plante vivace qui croit
abondamment dans les prés et les lieux incultes. P. U.
Les feuilles et la racine.

C. B. Feuil. radicales roncinées, hampe uniflore droite, fistuleuse,
fragile ; fl. terminales d'un jaune d'or, involucre extérieur étalé, l'intérieur dressé ; fr. d'une couleur olive pâle , ovalaires, surmontés d'une
aigrette radiée , supporté par un stype grêle.

P. P. La racine fusiforme, couverte d'un épiderme
noirâtre, blanche à l'intérieur, contient abondamment
un suc laiteux, inodore, d'une saveur amère, douceâtre, légèrement acide ; les feuilles sont aussi un peu
lactescentes et d'une amertume agréable.

P. C. Cette plante contient beaucoup d'extractif, une
résine verte, de la fécule, une matière sucrée, du nitrate
de potasse et de chaux, de l'acétate de chaux, etc.

SUBST. INCOMP. Les mêmes que pour la chicorée sauvage.

U. Les propriétés et les usages du pissenlit sont les
mêmes que ceux de la chicorée sauvage. Cette plante
est très fréquemment employée , et recommandée dans
les affections chroniques du foie, la jaunisse, les hydropisies et les maladies de la peau.

D. ET M. D'AD. Racine. Décoct. ℥ ß à ij par ℔ ij d'eau. Feuilles.
Inf. ou décoct. manip. j à ij par ℔ ij d'eau. *Déc. de pissenlit comp.* STOLL.
(Rac. de pissenlit , de chicorée , de chiendent ana ℥ ij ß ; eau ℔ ij ;
sp. des 5 racines ℥ ij ; sulfate de pot. ʒ ij ; liq. anodyne d'Hoffmann
gut. xxv.) ʒ ij à iv, 2 ou 3 fois par jour. *Suc exprimé des feuilles frai-*

ches. P. ℥ ij à iv. *Extractum taraxaci.* F. R. L. D. g^r x à ℨ ß. *Ext. seu Mellago taraxaci.* Ph. Pol. Δ. Dan. mêmes doses.

Famille des Urticées.

Houblon. *Lupuli fructus*, seu *coni. Humulus lupulus*, L. Plante vivace, indigène, qui croît spontanément dans les haies, et que l'on cultive en grand dans plusieurs provinces du nord de la France, en Flandres, en Angleterre, etc. P. U. Les fruits et les sommités.

C. B. Tige herbacée, anguleuse, rude, grimpante ; feuil. opposées, assez semblables à celles de la vigne ; fl. dioïques, les *mâles* situées à l'aisselle des feuil. supérieures, forment des grappes irrégulières ; les *fem.* constituent des espèces de cônes formés d'écailles imbriquées, à la base desquelles se trouvent deux fl. sessiles ; fr. cônes membraneux, ovoïdes, allongés, 2 petits akènes à la base des écailles.

P. P. Ces fruits, composés d'écailles foliacées, persistantes, et couvertes de petits poils chargés d'une sorte de poussière nommée *Lupuline*, ont une couleur jaune verdâtre, une saveur amère et aromatique, et lorsqu'ils sont réunis en grande quantité, désagréable et vireuse, à peu près comme le chanvre.

P. C. Indépendamment de la lupuline, le houblon contient, suivant MM. Payen et Chevallier, une huile volatile, une matière grasse, de la cire, de l'acétate d'ammoniaque, du malate de chaux, du tannin, de l'acide gallique et des traces d'osmazôme. L'eau bouillante, l'alcool et l'éther dissolvent les principes actifs de cette plante.

Subst. incomp. Les acides minéraux, les sels de fer, de plomb, d'argent, de mercure.

U. Le houblon, en vertu de son amertume, exerce une action tonique sur l'économie animale ; mais en outre, il paraît jouir d'une propriété narcotique qu'il doit principalement à l'odeur qu'il exhale, et qui n'est pas sensible lorsqu'on l'administre en infusion, en extrait ou en teinture. On l'emploie avec avantage comme

14

fortifiant, pour remédier aux vices de la digestion dépendants de l'atonie des organes gastriques ; on l'administre journellement dans les affections scrofuleuses, le carreau, le rachitisme, certaines maladies de la peau, etc. On l'a vanté comme fébrifuge, mais il ne réussit guère que dans les cas de fièvres intermittentes simples, qui en général disparaissent spontanément après un petit nombre d'accès. Ses propriétés lithontriptiques ne sont pas mieux constatées. Tout le monde sait qu'il entre dans la composition de la bierre.

D. ET M. D'AD. Poudre , gʳ xij à ℈j, et plus. Infusion et déc. ℥ ß à j par ℔ ij d'eau. *Ext. humuli.* L. gʳ vj à ℈ j. *Tinct. humuli.* L. E. (Houblon 5 ; alcool 32.) ℨ ß à ij.

LUPULINE. *Lupulinum.* Substance particulière, découverte par le docteur Yves de New-Yorck, et qui paraît être le principe actif du houblon.

P. P. Petits grains brillants, d'un blanc jaunâtre, qui contiennent une matière pulvérulente d'un jaune doré, d'une odeur aromatique, et d'une saveur très amère.

P. C. D'après l'analyse de MM. Payen et Chevallier, cette substance est composée de : résine, 105 ; matière amère, 25 ; huile essentielle, 41 : plus, de la gomme, des traces de matières grasses et d'osmazôme, de l'acétate d'ammoniaque, de la silice, du soufre, de l'oxyde de fer, et des sels à base de chaux et de potasse. Elle est soluble dans l'eau, l'alcool et l'éther,

PRÉP. On l'obtient en froissant les côues du houblon sur un tamis ; la lupuline passe à travers le tamis et est reçue sur un papier. On la purifie en la délayant dans l'eau froide.

SUBST. INCOMP. Les sels de fer, de mercure, d'étain et de platine.

U. Elle jouit des mêmes propriétés que le houblon, mais à un plus haut degré ; à doses trop fortes, elle produit de la chaleur à la région épigastrique et dans tout

l'abdomen, des douleurs abdominales, de la constipation , des nausées, des vomissements , de la soif et quelquefois des phénomènes nerveux , tels que des engour-
dissements dans les membres, de la pesanteur de tête,
de l'accablement, mais jamais de céphalalgie ni de vertiges. On l'administre dans les mêmes cas que cette
substance, et, en outre, le docteur Freake l'a conseillée
à l'extérieur sous forme de pommade, pour calmer les
douleurs produites par le cancer à sa dernière période.

D. ET M. D'AD. Déc. et infus. ℨ Ɔ j à j par ℔ ij d'eau. *Poudre de lupuline.* FM. (Lupul. 1 : sucre blanc 2.) gr xij à Ɔ j , en 2 ou 3 prises.
Extrait. FM. gr vj à xij. *Teinture.* FM. (Lupuline 1 ; alcool 2.) gut. xx
à xL. *Sirop.* FM. (Teint. de lupul. 1 ; sp. simple 7.) ℨ ß à j. *Pomme de
lupuline.* Dr FREAKE. (Lupul. 1 ; axonge 3.) q. q.

Famille des Salicinées.

SAULE BLANC. *Cortex salicis. Salix alba*, L. Arbre
indigène , très commun dans les lieux humides. P. U.
L'écorce.

C. B. Tronc de 25 à 30 pieds , rameux supérieurement ; feuil. allongées , lancéolées , couvertes en dessous de poils blancs, soyeux ; fl. m.
2 étam. ; fl. fem. ovaire infère , capsule allongée , fusiforme, contenant
plusieurs graines aigrettées.

P. P. L'écorce de saule desséchée est roulée, d'une
épaisseur variable, mais en général assez mince, d'un
brun fauve, inodore, et d'une saveur très amère et un
peu astringente.

P. C. D'après MM. Pelletier et Caventou, cette substance contient une matière brune rougeâtre, soluble
dans l'alcool et peu soluble dans l'eau, une matière grasse
verte, une matière tannante qui ne précipite pas par
l'émétique, et par conséquent différente de celle des
quinquinas, de la gomme et du ligneux. L'eau et l'alcool dissolvent ses principes actifs.

SUBST. INCOMP. La gélatine, les carbonates de potasse et d'ammoniaque, l'eau de chaux , le sulfate de fer.

U. L'écorce de saule jouit de propriétés toniques très énergiques, auxquelles se joint un peu d'astringence. Son action sur l'économie est très semblable à celle du quinquina ; seulement ses qualités fébrifuges sont beaucoup moins prononcées et beaucoup moins sûres, quoique cependant on l'ait administrée, et souvent avec succès, dans un grand nombre de fièvres intermittentes, surtout à l'époque où le quinquina était à un prix excessif. Son usage convient très bien dans les dyspepsies, les hémorragies chroniques, les flux muqueux rebelles, et en un mot, dans toutes les affections atoniques.

D. ᴇᴛ M. ᴅ'ᴀᴅ. Poudre , ℨ j à ɪv et plus. Déc. ℨ ij à ℥ j par ℔ ij d'eau. *Ext. corticis salicis.* A. Pn. gʳ xij à ℈ j. A l'ext., déc. en lotions, fomentations, gargarismes.

L'écorce des *Salix fragilis, caprea, triandra,* etc. jouit des mêmes propriétés, et peut être employée à la place de celle du *Salix alba.*

Famille des Polygonées.

Pᴀᴛɪᴇɴᴄᴇ. *Patientiæ radix. Rumex patientia.* L. Plante indigène, vivace, qui croît abondamment dans les lieux humides et fleurit en été. P. U. La racine, et quelquefois les feuilles.

C. B. Tige herbacée, rameuse supérieurement, haute de 4 ou 5 pieds, cylindrique et cannelée ; feuil. allongées, sagittées, à longs pétioles ; fl. verdâtres en panicules à l'extrémité des rameaux ; cal. turbiné, à 6 div., 6 étam. insérées au cal., 3 stygmates : fr. akène triangulaire.

P. P. Racine longue, fibreuse, fusiforme, brunâtre en dehors, jaunâtre en dedans, presque inodore, et d'une saveur âcre et amère. Les feuilles ont une saveur acidule.

P. C. Cette substance, dont on n'a pas encore fait d'analyse exacte, paraît contenir du soufre libre, de

l'oxalate de chaux , de l'amidon , et des principes extractifs solubles dans l'eau.

U. C'est un tonique peu énergique, qui jouit en même
temps de propriétés diaphorétiques qui ne sont dues
peut-être qu'à ce qu'on l'administre ordinairement en
décoction chaude. Cette racine s'emploie habituellement
dans le traitement des maladies cutanées et surtout de
la gale. Elle convient encore dans les affections atoniques du canal digestif. Administrée à trop hautes
doses, elle occasione des évacuations alvines et même
des nausées. Les feuilles sont quelquefois conseillées
comme anti-scorbutique ; leur action est analogue à celle
des autres Rumex.

D. ET M. D'AD. Déc. ℥ ſs à j par ℔ ij d'eau. *Extrait*. P. ℈ j ℥ à j. Suc
exprimé des feuilles , ℥ j à ij.

Famille des Fumariacées.

FUMETERRE. *Fumariæ herba. Fumaria officinalis,*
L. Plante indigène, annuelle, qui croit abondamment
dans les champs cultivés, les jardins, les vignes. P. U.
Toute la plante.

C. B. Tige herbacée, rameuse, glauque, carrée ; feuil. bipinnées, découpées ; fl. purpurines, formant une sorte d'épi peu serré ; cal. petit,
formé de 2 folioles ovales, cor. 4 pét. inégaux, le sup. formant un éperon
à leur base, l'inf. libre ; fr. akène globuleux.

P. P. Cette plante est remplie d'un suc aqueux,
amer et inodore.

P. C. Elle contient du malate de chaux , et des principes extractifs amers, solubles dans l'eau, le vin et
l'alcool.

SUBST. INCOMP. Les sels de fer.

U. C'est un tonique léger, très employé dans les affections cutanées, la jaunisse, les engorgements des
viscères abdominaux, le scorbut et les cas d'affaiblissement des organes digestifs.

D. et M. d'ad. Déc. ou inf., manip. j par ℔ ij d'eau. Suc exprimé, ℥ ij 2 ou 3 fois par jour. *Extrait.* P. A. Pn. Pol. ℨ j à ij. *Sirop.* P. ℥ ß à j.

On peut aussi employer les *Fumaria media, spicata*, et quelques autres qui jouissent des mêmes propriétés.

Famille des Caryophyllées.

Saponaire. *Saponariæ herba, radix. Saponaria officinalis*, L. Plante indigène, vivace, qui croît spontanément dans les champs cultivés et près des ruisseaux, et fleurit en juin. P. U. Les sommités fleuries et la racine.

C. B. Tiges dressées, rameuses, cylindriques et noueuses ; feuil. glabres, sessiles, ovales ; fl. d'un rose pâle, en panicule terminal, cal. monosép., tubuleux, cylindrique, à 5 div. ; cor. 5 pét. longuement onguiculés, 10 étam., 2 styles ; capsule uniloculaire, s'ouvrant par le sommet.

P. P. Racine cylindrique et noueuse, inodore, saveur amère et un peu âcre, ainsi que toute la plante.

P. C. Cette plante, d'après Bucholz, contient : résine 0,25 ; une substance particulière d'un brun clair, translucide, inodore, soluble dans l'eau et insoluble dans l'alcool absolu, nommée *Saponine*, 34 ; extractif 0,25 ; gomme 33, et eau 13. L'eau s'empare de la saponine, devient mousseuse quand on l'agite, et présente les propriétés physiques d'une dissolution de savon.

U. La saponaire jouit de propriétés toniques peu énergiques, et paraît en même temps agir un peu comme diaphorétique. M. Alibert s'en est servi avec avantage dans certaines affections dartreuses, et on l'emploie très fréquemment dans la jaunisse, la goutte, le rhumatisme, la syphilis constitutionnelle, et dans les engorgements du foie et des viscères abdominaux.

D. et M. d'ad. Déc., ℥ j par ℔ ij d'eau. Suc exprimé de la plante fraîche, ℥ ij à iv. *Extrait.* P. ℨ ß à ij.

Famille des Lichénees.

LICHEN D'ISLANDE. *Musci islandici herba. Lichen islandicus*, L. *Physcia islandica*, De Cand. Plante qui croît abondamment en Islande, et qu'on trouve sur les rochers, dans les Vosges, les Alpes et les Pyrénées. P. U. Toute la plante.

C. B. Productions foliacées, sèches, montantes, divisées en lanières rameuses, irrégulières, bordées de poils fins et courts, formant des touffes serrées ; fructifications en écussons d'une couleur pourpre, situées obliquement sur le bord des feuilles.

P. P. Folioles, ou lanières irrégulières, sèches, coriaces, comme cartilagineuses, d'un rouge foncé à leur base ; d'un gris jaunâtre ou blanchâtre à la partie supérieure, inodores et d'une saveur amère, mucilagineuse et sans mélange d'astringence.

P. C. Cette substance, d'après l'analyse de M. Berzélius, contient : principe amer 3 ; matière colorante extractive 7 ; cire verte 1,6 ; sirop mêlé d'extractif 3,6 ; fécule 44,6 ; ligneux 36,6 ; gomme 3,7 ; tartrate de potasse et de chaux 1,9. L'eau froide s'empare du principe amer ; l'eau chaude dissout en outre la fécule.

U. Le lichen d'Islande, à cause de son amertume, agit à la manière des toniques ; la grande quantité de fécule qu'il contient le rend en outre très nourrissant. Privé de son principe amer par des lavages répétés, ou plutôt par la macération dans une faible lessive alcaline, comme le conseille M. Berzélius, il est employé comme aliment par les habitans de l'Islande et de quelques parties du nord de l'Europe. Il agit alors comme la gomme arabique et les autres mucilagineux, et on l'emploie très fréquemment dans les catarrhes pulmonaires, les diarrhées et autres affections qui réclament l'usage des médicaments de ce genre. Non dépouillé du principe amer, il convient dans les maladies chroniques de la poitrine,

les diarrhées rebelles non inflammatoires, certaines dyspepsies atoniques, et en général dans tous les cas où il
sera nécessaire de stimuler doucement les organes digestifs, en même temps qu'on voudra relever les forces par
une alimentation assez abondante sans fatiguer l'estomac.

D. ET M. D'AD. Poudre, ℈ j à ℥ j, dans du lait ou du bouillon gras
Déc. ℥ ß à j, par ℔ ij d'eau réduites à ℔ j. *Decuctum lichenis.* L.
E. D. (Lichen 1 ; eau 32.) ℥ ß à ij, seule ou coupée avec du lait.
Gélée de lichen. P. (Lichen 16 ; sucre 34 ; ichthyocolle 1 ; eau q. s.)
Gelatina lichenis islandici. B. (Lichen 3 ; sucre 8 ; eau 48.) *Mucilago
lichenis islandici.* POL. (Lichen 1 ; eau 20, réduites à 6.) ℥ ß à ij.
Gelée de lichen au quinquina. P. (Lichen 16 ; ichthyocolle 1. ; sp. de kn a.
vineux 40.) ℥ ß à j. *Pastilles de lichen.* P. (Lichen 5 ; eau 30 ; su-
cre 10.) 8 à 10 par jour.

Le LICHEN PULMONAIRE, *Lichen pulmonarius*, L.
Lobaria pulmonaria ; De Cand., très commun sur le
tronc des vieux arbres, et reconnaissable à ses expansions
coriacés, sèches, à bords découpés et d'une couleur
roussâtre, est extrêmement amer et en même temps âcre
et astringent. Il jouit des mêmes propriétés que le précédent et pourrait le remplacer au besoin. Il en est de
même des LICHEN APHTEUX, *Lichen aphtosus*, L., *Pel-
tigera aphtosa*, De Cand. ; du L. PYXIDÉ, *L. pyxidatus*, L., et de plusieurs autres qu'on employait autrefois
de la même manière et dans les mêmes cas que le lichen
d'Islande.

Il est encore un grand nombre de substances que
leur saveur plus ou moins amère fait rentrer dans la
classe des toniques ; mais comme elles sont très peu employées, et même, pour quelques-unes, complètement
inusitées aujourd'hui, nous nous bornerons à indiquer
succinctement les principales.

L'écorce du MARRONIER D'INDE, *Cortex hippocas-
tani*, *Æsculus hippocastanum*, L., de la famille des

Hippocastanées , est brune , très inégale en dehors, jaunâtre à l'intérieur, inodore, et d'une saveur amère et astringente. Sa composition, suivant MM. Pelletier et Caventou, est à peu près la même que celle dé l'écorce du saule blanc. Elle jouit de propriétés toniques et astringentes très énergiques dont on peu profiter dans plusieurs circonstances. On a essayé de la substituer au quinquina dans le traitement des fièvres intermittentes, mais de nombreuses expériences ont prouvé qu'elle ne pouvait le remplacer avantageusement.

Les fruits de cet arbre ont une saveur extrêmement amère , qué leur enlève la macération dans une faible lessive alcaline; ils contiennent une grande proportion d'amidon, et suivant M. Canzoneri , une substance particulière , brune et d'une saveur douceâtre, qu'il a nommée *Esculine.*

On emploie l'écorce de marronier en poudre à la dose de ℥ ß à j, ou en décoction, ℥ j pour ℔ ij d'eau.

Les feuilles du Houx, *Ilex aquifolium* , L. , arbrisseau de la famille des Rhamnées , toujours vert, très commun dans les bois, sont lisses , luisantes , d'un beau vert, et d'une saveur amère et désagréable. Elles contiennent, suivant M. Lassaigne : un principe amer, incristallisable, décomposé par l'alcool , une matière colorante jaune, de la cire, de la gomme et quelques sels. Cette substance agit à la manière des toniques. On l'emploie pour combattre les fièvres intermittentes, et on l'a conseillée dans certains cas de goutte et de rhumatisme chronique. On peut l'administrer en poudre à la dose de ʒß à j, et en décoction, de ℥ ß à j. M. L. Rousseau a donné avec beaucoup d'avantage dans les fièvres intermittentes un *Vin de houx* , préparé en faisant infuser pendant douze heures un gros de feuilles de houx pulvérisées dans environ un verre de vin blanc. Il faisait prendre ce mélange deux ou trois heures avant l'accès.

L'écorce intérieure du houx sert à préparer la glu, qu'on a recommandée en application sur les tumeurs arthritiques.

Les feuilles de l'Olivier, *Olea europæa*, L., de la famille des Jasminées, ont une saveur amère et âpre, et contiennent du tannin et de l'acide gallique. On les emploie assez souvent en Provence contre les fièvres intermittentes. Quelques essais, faits à l'hôpital de la Charité, permettent de croire qu'elles ne sont pas sans quelque action. On peut les donner en poudre ou en décoction dans l'apyrexie.

Les capsules vertes du Lilas commun, *Syringa vulgaris*, L., arbrisseau de la même famille, très commun dans les jardins, sont d'une amertume extrême sans mélange d'astringence. M. le professeur Cruveilhier les a employées avec beaucoup de succès comme succédané du quinquina dans le traitement des fièvres intermittentes. On pourrait aussi les administrer en décoction dans les cas qui réclament l'usage des toniques.

La racine du Polygala amer, *Polygala amara*, L., plante indigène de la famille des Polygalées, qui croît abondamment dans les lieux incultes, jouit d'une amertume extrêmement prononcée; elle agit à la manière des médicaments toniques, mais en même temps elle provoque ordinairement des évacuations alvines. On l'a beaucoup vantée dans le traitement des maladies du poumon; mais on conçoit qu'elle est plutôt nuisible qu'utile dans les cas d'inflammation. On l'emploie comme tonique, en décoction, à la dose de ℥ j pour ℔ ij d'eau, et en poudre, à celle de ℈ j à ℨ j.

Le Codaga-pala est l'écorce du *Nerium antidysentericum*, L., *Wrightia antidysenteria*, R. Brown, arbuste de la famille des Apocinées. Cette substance est en plaques un peu roulées, rougeâtres à l'intérieur, rugueuses en dehors, d'une saveur amère et âcre. Elle est très employée dans les Indes pour le traitement de la dysenterie ; en France, elle est inusitée. On pourrait cependant l'administrer comme tonique excitant à la dose de ℨ j par ℔ ij d'eau en décoction, ou bien à celle ℈ j à ℨ ß en poudre.

L'*Eupatorium pilosum*, plante qui croît en abondance aux États-Unis, jouit de propriétés toniques très prononcées et est très employé, comme succédané du quinquina, par les praticiens américains, dans le traitement des fièvres intermittentes et dans la plupart des cas qui réclament l'usage des toniques. Ils l'administrent en infusion à la dose de ℥ j de feuilles sèches dans ℔ ij d'eau, dont le malade prend une tasse, ℥ ij à iv, toutes les heures.

Ils emploient encore, à la place de l'écorce du Pérou, l'écorce intérieure des *Cornus florida* et *sericea*, arbustes qui croissent dans toutes les parties des États-Unis. Ils l'administrent de la même manière et sous les mêmes formes que le quinquina, et M. Chapman assure qu'on en obtient de très bons effets.

SUBSTANCE ANIMALE TONIQUE.

Extrait de bile de bœuf. *Extractum fellis taurini.*

P. P. Substance molle, d'une couleur jaune-verdâtre, d'une saveur très amère, d'une odeur faible, mais particulière, et qui attire un peu l'humidité de l'air.

P. C. La bile est composée de : eau 700 ; matière résineuse 15 ; picromel 69 ; matière jaune 4 ; soude 4, et divers sels 7 ; l'extrait contient une bien moindre proportion d'eau ; il est soluble presqu'en entier dans l'eau et dans l'alcool.

Prép. On fait évaporer doucement la bile de bœuf dans une bassine d'argent.

U. Cette substance, très amère, jouit de propriétés toniques très prononcées. On l'a employée avec avantage pour augmenter l'activité des organes digestifs, et dans tous les cas où les remèdes corroborants sont indiqués. Elle est très peu usitée de nos jours.

D. ᴇᴛ M. ᴅ'ᴀᴅ. En bols, ℈ j à ij par jour. *Sirop.* (Bile épaissie, alcool et sucre, p. é.) ℥ j par jour.

CHAPITRE VI.

MÉDICAMENTS EXCITANTS.

On donne le nom d'excitants (*excitare*, exciter), ou de stimulants, aux médicaments dont l'effet immédiat est d'augmenter momentanément l'énergie des fonctions vitales. C'est principalement par l'influence qu'ils exercent sur la circulation et sur la chaleur animale, ainsi que par la promptitude et le peu de durée de leurs effets que les excitants diffèrent des toniques.

Les phénomènes que les substances douées de cette propriété produisent sur l'économie animale sont de deux ordres : les uns résultent de leur action locale sur le canal digestif et des effets symphatiques qui en sont la suite ; les autres dépendent de l'absorption de leurs molécules, et de l'influence qu'elles exercent sur tous les organes. En effet, aussitôt qu'un médicament stimulant entre en contact avec la membrane muqueuse gastro-intestinale, il réveille l'activité de l'appareil digestif, et occasione une sensation de chaleur plus ou moins vive à la région épigastrique. Bientôt il est absorbé, et alors les contractions du cœur deviennent plus fréquentes et plus fortes ; le pouls par conséquent présente plus de rapidité et d'énergie ; la respiration s'accélère ; la production de chaleur animale augmente ; la circulation capillaire devient plus active ; le teint s'anime, les yeux brillent ; les facultés intellectuelles s'exaltent ; la force musculaire augmente et les mouvements deviennent plus faciles et plus prompts ; l'appareil génital, les sécrétions urinaires et cutanées, en un mot toute l'économie participe à l'activité insolite qui caractérise la médication

15

stimulante, et cette excitation peut même être portée à un si haut degré qu'il en résulte tous les symptômes d'une fièvre inflammatoire. Souvent l'état de sur-excitation occasioné par ces médicaments est suivi d'un affaiblissement plus ou moins marqué, et qui, en général, est d'autant plus grand que la substance stimulante a agi avec plus d'énergie et de promptitude.

Dans la plupart des ouvrages modernes de matière médicale, on sépare des autres médicaments excitants les substances qui stimulent les tissus d'une manière très passagère, et qui réagissent promptement sur le cerveau. On leur donne le nom de diffusibles (*diffundere*, répandre en divers sens) ; mais comme ces différences nous paraissent souvent peu marquées, et que d'ailleurs cette division sépare des substances dont les effets sont très analogues, nous n'avons pas cru devoir nous y astreindre.

Parmi les substances qui possèdent à un plus ou moins haut degré les propriétés que nous venons d'indiquer, comme appartenant aux stimulants en général, il en est plusieurs qui semblent en même temps agir d'une manière plus spéciale sur un ou plusieurs organes; l'iode, par exemple, suscite un trouble dans toute l'économie, mais porte spécialement son influence irritante sur le système glandulaire. Ces différences nous serviront de base pour établir des subdivisions parmi les médicaments excitants.

Les stimulants nous sont fournis par les trois règnes. La plupart des substances végétales qui jouissent de cette propriété sont en général remarquables par leur odeur forte et aromatique; elles doivent leurs vertus à la présence d'une huile essentielle, d'une résine, d'un baume, de l'acide benzoïque ou du camphre. Les substances animales stimulantes sont aussi ordinairement douées d'une odeur caractéristique; quant aux excitants minéraux, ils ne présentent aucune propriété qui les distingue à cet égard.

Les huiles essentielles ou volatiles sont toutes âcres, brûlantes, très odorantes et non visqueuses ; leur pesanteur spécifique est ordinairement moindre que celle de l'eau ; elles s'enflamment facilement et brûlent en répandant une épaisse fumée. L'eau n'en peut dissoudre qu'une très petite quantité et devient alors une eau aromatique. Elles sont très solubles dans l'alcool ; ces dissolutions portent le nom d'esprits, et sont décomposées par l'eau, qui leur donne un aspect laiteux, en précipitant l'huile essentielle. Elles sont composées de carbone, d'hydrogène en grande quantité, d'un peu d'oxygène et peut-être d'azote. Ce sont elles qui donnent aux plantes dites aromatiques l'odeur et la saveur chaude et piquante qui les distinguent. Elles sont le produit de la sécrétion d'une multitude de petites glandes qui existent dans la plupart des organes de ces plantes. On les extrait en général par la distillation. Leur action sur l'économie est, en général, très énergique.

Les résines, quoique différant beaucoup entre elles, sont toutes solides, cassantes, inodores lorsqu'elles sont pures, insipides ou âcres, plus ou moins transparentes, un peu plus pesantes que l'eau, pour la plupart solubles dans l'alcool, l'éther, les huiles fixes et volatiles, les alcalis, etc. L'eau n'a aucune action sur elles, et les précipite de leurs dissolutions. Les gommes-résines ne sont point des principes immédiats, mais sont formées en général de gomme, de résine, d'une matière extractive et d'une huile essentielle. Leur saveur est âcre et leur odeur forte ; elles sont en partie solubles dans l'eau et dans l'alcool ; du reste leurs propriétés varient comme nous le verrons par la suite.

Les baumes sont également des substances composées ; on y trouve toujours de la résine, de l'acide benzoïque et quelquefois de l'huile essentielle. Chauffés, ils se décomposent et une partie de l'acide benzoïque se volatilise ; l'eau leur enlève une partie du même principe ; enfin ils sont solubles dans l'alcool, l'éther et les huiles volatiles. Quant à l'acide benzoïque et au camphre, nous en traiterons en particulier.

D'après ce que nous avons dit plus haut, il est clair que les médicaments excitants sont contre-indiqués dans les cas d'inflammation aiguë; on en retire au contraire les meilleurs effets dans beaucoup de phlegmasies chroniques, et dans les affections causées et entretenues par l'atonie des organes : tels sont les catarrhes chroniques, les hémorragies passives, les affections gangréneuses, les fièvres adynamiques, les maladies scrofuleuses, scorbutiques, etc. Quant aux médications que ces substances sont appelées à remplir, en raison de la spécialité d'action de plusieurs d'entre elles, elles sont si nombreuses et si différentes, que nous ne pouvons en donner ici une idée générale; mais nous les ferons connaître dans les généralités que nous donnerons sur chacune des divisions que nous établissons parmi ces substances.

DES EXCITANTS GÉNÉRAUX.

Nous rangeons dans cette division ceux des médicaments excitants qui ne paraissent pas agir d'une manière spéciale sur un organe en particulier, mais dont l'action stimulante se fait également sentir dans toute l'économie.

On les emploie en général dans les mêmes cas que les toniques, dont ils se rapprochent beaucoup, et auxquels on les associe très souvent.

EXCITANTS GÉNÉRAUX TIRÉS DU RÈGNE MINÉRAL.

HYDROCHLORATE D'AMMONIAQUE. *Hydrochloras* vel *Murias ammoniæ.* Sel ammoniac. On le trouve dans la nature, surtout dans le voisinage des volcans; l'Etna en fournit des quantités assez considérables.

P. P. Il existe dans le commerce sous forme de pains concaves d'un côté, convexes de l'autre, ou de masses coniques, cristallines, blanches, inodores, d'une saveur amère, âcre et fraîche. Ce sel est compressible et difficile à pulvériser ; lorsqu'il est pur, il cristallise en aiguilles qui s'arrangent comme les barbes d'une plume ; sa pesanteur spécifique est de 1,45.

P. C. Il est composé de : acide hydrochlorique 61,4, et ammoniaque 38,6. Il est inaltérable à l'air, soluble dans 3 d'eau froide et dans une moindre quantité d'eau bouillante ; il se dissout complétement dans 4,5 d'alcool ; sa dissolution dans l'eau est accompagnée d'un abaissement assez considérable de la température. Soumis à l'action de la chaleur, il fond et se volatilise sans se décomposer, et quand on le mêle, même à froid et à l'état solide, avec un carbonate alcalin, il exhale une forte odeur d'ammoniaque.

Subst. incomp. Les oxydes de la deuxième classe, les sels de plomb, d'argent, les acides sulfurique et nitrique, etc.

Prép. On le prépare en grand en traitant le carbonate d'ammoniaque obtenu de la distillation des matières animales par le sulfate de chaux, et en décomposant ensuite le sulfate d'ammoniaque qui en résulte, au moyen d'une dissolution d'hydrochlorate de soude. On fait évaporer la liqueur et on purifie, par la sublimation, le sel ammoniac très impur ainsi obtenu. En Egypte, on l'extrait par la distillation de la fiente des chameaux.

U. Appliqué à l'extérieur en grande quantité, le sel ammoniac produit d'abord une irritation plus ou moins vive ; puis il est absorbé et porte son action sur l'estomac, qu'il irrite fortement, et sur le système nerveux. Pris à l'intérieur, son action est la même, et il détermine des nausées, des vomissements et des accidents nerveux, tels que délire, mouvements convulsifs, etc. Administré à petites doses, il agit comme stimulant de toute l'économie ; il paraît surtout agir sur la peau, dont il augmente la sécrétion. On peut l'employer avec avantage dans les affections cutanées, le rhumatisme, l'anasarque, les hydropisies passives, etc. Uni au quinquina, il convient dans le traitement des fièvres intermittentes rebelles. A l'extérieur, on l'emploie, en dissolution dans l'eau, comme résolutif et réfrigérant, dans les inflammations superficielles, les maux de tête, etc. Il est encore utile dans certaines tumeurs indolentes, la gangrène, les maladies de la peau, et en gargarisme dans les angines chroniques.

D. ET M. D'AD. A l'int. g^r vj à viij, en pil. 3 ou 4 fois par jour. Comme fébrifuge, ℈ j à ℨ ß. uni au quinquina et à l'ext. de gentiane. *Bols fébrifuges.* HP. (Kna. ℨ v; rhubarbe ℨ ß; mur. d'ammon. g^r xxx; sp. de fl. de pêcher q. s., pour 10 doses.) une toutes les 3 heures. *Potion excitante.* HP. (Kna. en poudre ℥ ß; mur. d'ammon. g^r xij; vin rouge ℥ vj.) pour une dose. A l'ext. en lotion, ℥ ij à vj par ℔ ij d'eau. Bain, ℥ viij dans eau q. s. *Lotion stimulante.* Dr PARIS (Mur. d'ammon. ℨ ij; acide acétique ℥ ij. alcool camphré ℥ ß.) q. q. *Lotion résolutive.* (Mur. d'ommon., alcool ana ℥ j; eau ℥ ix.) q.q. *Gargarisme résolutif.* HP. (Mur. d'ammon. ℨ j; vinaigre ℨ ij; miel ℥ j ß; eau ℥ xij.) *Cataplasme résolutif.* HP. (Mur. d'ammon. ℨ ß; sous-acét. de plomb ℥ j; catapl. émol. ℥ iv.)

ACÉTATE D'AMMONIAQUE NEUTRE. *Acetas ammoniæ.* Esprit de Mindérérus. Ce sel existe en petites quantités dans les urines pourries, et, suivant M. Chevallier, dans quelques végétaux.

P. P. Liquide incolore, transparent, inodore, d'une saveur fraîche et piquante, puis un peu sucrée, marquant 1,036 à l'aréomètre. Ce sel à l'état neutre ne cristallise pas; mais à l'état acide il est susceptible de donner des cristaux d'un blanc nacré, longs, très fins, aplatis, très déliquescents, et fusible à 77°.

P. C. Il est formé, suivant Richter, de : acide acétique 65,77, et ammoniaque 31,23; il est très soluble dans l'eau et dans l'alcool; il s'altère par le contact de l'air et de la lumière; chauffé, il se volatilise entièrement. Par une évaporation ménagée, on obtient des cristaux d'acétate acide d'ammoniaque.

Prép. On peut l'obtenir directement en saturant l'acide acétique par l'ammoniaque liquide : mais, d'après le *Codex*, on doit le préparer en faisant agir, à une douce chaleur, 48 d'acide acétique sur 3 de sous-carbonate d'ammoniaque concret.

Subst. incomp. Les alcalis fixes, les acides concentrés, le sublimé corrosif, et le nitrate d'argent.

U. Comme tous les composés ammoniacaux, l'esprit de Mindérérus exerce sur l'économie animale une action stimulante très marquée, mais qui paraît se porter plus spécialement sur la peau et le système urinaire : c'est pourquoi on le considère comme un puissant diaphorétique. On en recommande l'usage dans certains cas de goutte et de rhumatisme chronique, dans certaines affections cutanées anciennes, dans les cas de variole, de varicelle, de scarlatine, lorsque l'éruption ne se fait pas convenablement ou qu'elle a été supprimée. On l'emploie avec beaucoup d'avantage dans les fièvres typhoïdes graves, qui se manifestent dans les camps, les hôpitaux, les prisons. M. Masuyer s'en est servi avec succès pour combattre l'ivresse et les coliques violentes qui, chez certaines femmes précèdent et accompagnent l'écoulement des règles ; notre ami le Dr Godart en a retiré de grands avantages dans plusieurs cas de cette nature. On fait en Allemagne un bien plus fréquent usage de ce médicament qu'en France.

D. et M. d'ad. Comme excitant et diaphorétique ℥ j à ℥ ij ou iij par jour dans plusieurs onces de véhicule. Comme emménagogue et contre l'ivresse , gut. xxx à ɩx dans un verre d'eau sucrée. *Acetas ammoniæ solutus dilutus.* A. Pot.. F. (Acét. d'ammon. liq. et eau distillée ana p. é.) *Potion antiseptique.* P. (Acét. d'ammon. et sp. de kna. ana ℨ2 ; teint. alcool. de kna. 8 ; camphre 0,6 ; infus. de valériane 128.) cochl. j à ij toutes les heures. *Potion excitante.* IIP. (Acét. d'amm. ℥ ij ; sp. simple ℥ j ; eau de fl. d'oranger ℥ iv ; inf. de tilleul ℥ iv.) par cuillerées. *Mixture diaphorétique.* Dr Paris. (Mixt. camphrée ℥ j ß ; acét. d'ammon. ℥ ß ; vin émétique gut. xx ; teint. d'opium gut. x.)

prendre en 2 fois. *Potion excitante.* Dr Paris. (Acét. d'ammon. ℨ ij;
déc. de kna. ℥ x; teint. de kna. ℨ ij; confect. aromatique ℨ ß.) à
prendre en une fois toutes les 3 ou 4 heures.

A l'ext. en lotions : étendu d'eau de roses, en collyre et en injections.
Lotion refrigérante. (Acét. d'ammonn. ℥ vj; alcool de romarin ℥ ij;
eau ℔ j.)

,Sous-carbonate d'ammoniaque. *Sub-carbonas ammoniæ.* Alcali volatil concret. Sel volatil d'Angleterre.'
Il n'existe pas dans la nature; mais il se forme spontanément dans les matières animales en putréfaction

P. P. Masses blanches, demi-transparentes, composées d'un amas de petits cristaux qui imitent les feuilles
de fougère, d'une texture fibreuse, d'une odeur piquante d'ammoniaque, d'une saveur caustique et urineuse, d'une pesanteur spécifique de 0,966. Ce sel
s'effleurit à l'air, se volatilise à la température ordinaire et perd son odeur ammoniacal.

P. C. Le sous-carbonate d'ammoniaque est composé
de : acide carbonique 56,41, et ammoniaque 43,59,
plus de l'eau dans la proportion de $^1/_8$ à $^1/_{12}$. Il est
soluble dans 2 d'eau à 16°, plus soluble encore dans ce
liquide à 40°, et insoluble dans l'alcool. Dans l'eau
bouillante il se volatilise et se décompose en partie. Enfin, il jouit des propriétés alcalines, et verdit le sirop de
violettes.

Prép. On l'obtient en chauffant une partie d'hydro-
chlorate d'ammoniaque avec une partie et demie de carbonate de chaux; il vient se condenser dans un ballon
entouré de linges mouillés qu'on adapte à la cornue.

Subst. incomp. Les acides, les oxides de la seconde
classe, les sulfates de magnésie, de fer et de zinc, l'a-
cétate de plomb, le sublimé corrosif, etc.

U. Ce sel jouit des mêmes propriétés que l'ammoniaque liquide, seulement elles sont moins énergiques.
C'est un stimulant très actif qui, administré à trop
hautes doses, agit à la manière des poisons irritants, et
enflamme les organes digestifs. A doses modérées, il

convient dans presque tous les cas que nous avons énu-
mérés à l'article Ammoniaque (*voy*. p. 70). Les médecins anglais l'emploient dans les convulsions des enfants
produites par le travail de la dentition, et surtout lorsqu'il y a acidité des premières voies. M. Richoux l'a
administré avec succès dans les cas de croup. Il l'emploie
encore à l'extérieur dans les mêmes circonstances pour
rubéfier les parties latérales du cou; il agit moins fortement que l'ammoniaque.

D. et M. d'ad. A l'int. gr vj à x, 3 à 4 fois par jour en pil. ou dans
une potion. *Sirop ammoniacal.* Richoux. (Sous-carb. d'ammon. Ʒ j;
sp. de guimauve Ʒ iij.) cochl. j toutes les 2 ou 3 heures. *Mixture stimulante.* Dr Paris. (Sous-carbon. d'ammon. Ʒß; sp. d'écorces d'orange
Ʒß; eau de menthe Ʒ viij.) cochl. j toutes les 2 heures. *Pilules stimulantes.* Dr Paris. (Sous-carb. d'ammon., confect. aromatique ana gr
v; cantharides pulv. gr j; sp. simple q. s.) un bol à prendre toutes les
6 heures. *Pilules anti acides.* (Sous-carb. d'ammon. gr v; ext. de rhubarbe gr viij, pour 2 pil.) *Liquor sub-carbonatis ammoniæ.* L. E. Pol.
(Sous-carbon. d'ammon. 1; eau dist. 4.) Ʒ ß à j, dans un véhicule
mucilagineux.

A l'ext. comme rubéfiant. q. q. *Pommade rubéfiante.* (Sous-carbon.
d'ammon. Ʒ j; cérat simple Ʒ ij.) q. q. *Lin. ammoniæ sub-carbonatis.* L.
(Sous-carb. d'ammon. liq, 1; huile d'olives 3.) q. q.

Le Sel volatil de corne de cerf, *Sal volatile cornu
cervi*, n'est autre chose que du sous-carbonate d'ammoniaque mêlé à quelques matières étrangères et surtout
à une certaine quantité d'huile empyreumatique de
Dippel. Il est très rarement employé de nos jours.

L'Esprit volatil de corne de cerf, de fil de soie,
Spiritus volatilis cornu cervi, etc., est une solution de
sous-carbonate d'ammoniaque huileux, provenant de la
distillation de la corne de cerf ou de toute autre matière
animale.

On l'emploie, mais rarement, à la dose de gut. x à xx
dans un véhicule convenable; il entre dans la composition
de l'*Alcoolat de lavande ammoniacal*. P. (Esprit volatil de fil de soie 32; huile essent. de lavande 1; alcool

4.) qu'on administre à la dose de gut. x à ℈ ß dans un véhicule convenable, dans les cas d'hystérie, de spasmes, etc.

ARSENITE DE POTASSE. *Arsenis potassæ.* Il est toujours le produit de l'art.

P. P. Ce sel est liquide, incolore, incristallisable, mais fournit par l'évaporation une masse visqueuse très déliquescente. Il est inodore; sa saveur ressemble à celle de l'oxide blanc d'arsenic.

P. C. L'arsenite de potasse est soluble dans l'eau; desséché et projeté sur des charbons ardents, il est décomposé, l'acide arsenieux se sublime sous forme de vapeurs blanches, d'une odeur d'ail, et la potasse reste à nu. Traité par l'acide hydrosulfurique, il fournit, à l'aide de quelques gouttes d'un autre acide, un précipité jaune de sulfure d'arsenic; les sels de cuivre donnent lieu à un précipité vert, etc.

PRÉP. On le prépare en faisant chauffer ensemble, dans 100 p. d'eau distillée, une partie d'acide arsenieux et une partie de sous-carbonate de potasse très pur.

SUBST. INCOMP. L'eau de chaux, l'hydrosulfate de potasse, les infusions ou décoctions de quinquina.

U. L'action de ce sel sur l'économie animale est la même que celle de l'acide arsenieux (*voy.* p. 67); c'est un poison des plus violents. A très petites doses, il agit comme excitant très énergique. Le Dr Fowler est le premier qui en ait fait usage. On l'emploie avec succès dans certaines fièvres intermittentes, les migraines périodiques, quelques affections chroniques des viscères, lorsqu'il n'y a pas d'accélération de la circulation. M. Biett s'en sert à l'hopital Saint-Louis, dans le traitement de certaines affections cutanées rebelles. C'est d'ailleurs un médicament très dangereux dont l'administration exige une grande prudence.

D. ET M. D'AD. *Liqueur arsenicale de Fowler.* P. *Liq. arsenicalis.* L. E.

(Acide arsenieux pulv., sous-carbon. de potasse ana ʒ; eau dist. 500; alcool de mélisse composé ou de lavande 16. L'arsenite de potasse est dans la proportion de 1/50; 72 gouttes de cette liqueur pèsent 50 gr, et contiennent ainsi 1 gr du sel arsenical.) gut. iv à x et progressivement jusqu'à xxx, 2 fois par jour . dans un véhicule approprié. *Arsenis potassæ aquosus.* F. (C'est la même préparation que la précédente, moins l'alcool aromatique.) mêmes doses.

ARSENIATE ACIDE DE POTASSE. *Arsenius potassæ.* Sel arsenical neutre de Macquer. Il n'existe pas dans la nature.

P. P. Cristaux blancs, transparents, prismatiques à quatre pans, inodores et d'une saveur acide.

P. C. Ce sel est très soluble dans l'eau; sa dissolution aqueuse rougit le tournésol. Par la chaleur, il fond et passe à l'état d'arseniate neutre; mêlé avec du charbon à une haute température, il est décomposé et l'arsenic métallique se sublime. Les acides et les sels agissent sur lui à peu près comme sur l'arsenite.

PRÉP. On l'obtient en mêlant ensemble parties égales d'oxide blanc d'arsenic et de nitrate de potasse et en chauffant progressivement ce mélange jusqu'au rouge. On dissout le résidu dans de l'eau distillée, et on fait évaporer la liqueur.

SUBST. INCOMP. Les mêmes que pour l'arsenite de potasse.

U. Son action et ses usages sont les mêmes que ceux du précédent.

D. ET M. D'AD. Gr 1/16 à 1/8 en pilules avec de la mie de pain. *Mixture fébrifuge métallique.* HP. (Arseniate de pot. gr 1/5; eau de menthe ℥ iij; sp. simple ℥ ſs.) par cuillerées pendant l'apyrexie.

ARSENIATE DE SOUDE. *Arsenias sodæ.* Il n'existe pas dans la nature.

P. P. Cristaux blancs, transparents, et affectant la forme de prismes hexaèdres réguliers.

P. C. L'arseniate de soude est très soluble dans l'eau,

et se comporte avec les réactifs comme celui de potasse.

Prép. On verse dans une dissolution d'acide arse-
nique un léger excès de soude ou de carbonate de cette
base, et on fait évaporer doucement la liqueur.

Subst. incomp. Les mêmes que pour les précédents.

U. Les mêmes que ceux de l'arseniate de potasse. On
l'emploie, surtout en Angleterre, pour combattre les
fièvres intermittentes. M. Biett s'en sert fréquemment
à l'hôpital Saint-Louis, et le préfère à l'arsenite de
potasse, comme beaucoup plus facile à manier. Il l'administre avec avantage dans les dartres squammeuses et
le prurigo formicans.

D. et M. d'ad. Gr 1/16 à 1/8 par jour, en dissol. ou en pil, *Solution
de Pearson.* HP. (Arseniate de soude gr iv; eau distillée ℥ iv.) ℈ j à
℥ j par jour.

L'Arseniate d'ammoniaque, *Arsenias ammoniæ,*
ne diffère pas des deux précédents sous le rapport de
ses propriétés physiques et chimiques, et se prépare de
la même manière. M. Biett est le premier qui l'ait employé, en 1818. Depuis lors, on s'en sert en Allemagne dans les mêmes cas que les précédents, et surtout
pour combattre les dartres sqammeuses humides, qui ne
sont pas accompagnées d'une vive inflammation. Il paraît moins avantageux dans les cas de dartres furfuracées
et squammeuses lichenoïdes. On prépare à l'hôpital
Saint-Louis une *Solution d'arseniate d'ammouiaque*
(arseniate d'ammoniaque gr viij; eau distillée ℔ß;
esprit d'angélique ℥ß.) qu'on emploie aux mêmes
doses que celle de Pearson.

Le Proto-arseniate de fer, *Arsenias ferri,* se
trouve dans la nature, dans les mines de Cornouailles,
mais en très petites quantité, sous fa forme de petits
cristaux cubiques. Ce sel, presque insoluble dans l'eau,
a été proposé en Angleterre pour combattre les maladies cancéreuses. M. Biett l'a employé avec avantage

dans les dartres rongeantes scrofuleuses. Il se sert habituellement des *Pilules d'arseniate de fer.* HP. (Arseniate de fer g^r iij ; ext. de houblon $\mathfrak{Z}$ ij ; poudre de guimauve $\mathfrak{Z}\beta$; sp. de fl. d'oranger q. s.) pour 48 pilules, dont on donne une par jour, et deux quand l'usage en a été continué pendant un certain temps.

Nous rappelerons de nouveau que toutes ces préparations arsenicales sont très vénéneuses et qu'il ne faut les employer qu'avec une extrême prudence. (*V*. Oxide blanc d'arsenic, p. 66.)

ACIDE NITRIQUE. *Acidum nitricum.* Eau forte. Esprit de nitre. Il n'existe dans la nature qu'en combinaison avec la potasse, la chaux et quelques autres bases salifiables.

P. P. Liquide transparent, incolore, d'une odeur forte et désagréable, d'une saveur très acide et caustique, donnant à l'air des vapeurs blanches irritantes, et d'une pesanteur spécifique de 1,513.

P. C. Il est composé de : azote 100 et oxigène 250 en volume. Il a une grande affinité pour l'eau, et ne peut être obtenu privé de ce liquide; en effet il en contient $^{15}/_{100}$ lorsqu'il est le plus concentré possible; il attire l'humidité de l'air; mêlé à l'eau il se congèle à 64°—0°, et se prend en une masse épaisse. Chauffé, il entre en ébullition à 86°; à la chaleur rouge, ou mêlé avec du charbon, il se décompose, et donne des vapeurs rouges-orangées. Il désorganise rapidement les substances organiques et les colore en jaune. Il est doué d'une grande affinité pour les bases salifiables, et mis en contact avec le fer, le zinc, l'étain, etc., il donne lieu à une vive effervescence, avec dégagement très abondant de vapeurs rouges foncées.

PRÉP. On l'obtient en grand en décomposant le nitrate de potasse par l'acide sulfurique dans des cylindres de fonte à l'aide de la chaleur, et on le purifie en y ajoutant du nitrate de baryte et en distillant doucement dans une cornue de verre.

16

Subst. incomp. Les bases salifiables, les carbonates, etc.

U. L'acide nitrique concentré est un caustique
des plus énergiques, et désorganise presque à l'instant les parties qu'il touche. Étendu d'une grande
quantité d'eau, il n'agit plus que comme stimulant. Son
action est très puissante; car administré pendant un
certain temps, il produit tous les accidents de la fièvre
inflammatoire, de la toux, des crachements de sang, etc.
On l'emploie avec avantage, sous forme de limonade,
dans les fièvres typhoïdes, dans les affections chroniques
du foie, dans quelques cas d'asthme; on en a encore
obtenu de bons résultats dans certaines dyspepsies, dans
le scorbut, etc. On a beaucoup vanté ce médicament,
surtout en Angleterre, dans le traitement de la syphilis;
mais de nombreuses expériences, faites avec soin, ont
prouvé qu'il ne pouvait en aucune manière remplacer le
mercure; seulement, on l'a trouvé utile, pendant le cours
d'un traitement mercuriel, dans les cas où la constitution est détériorée, pour relever les forces générales, et
remédier aux mauvais effets du mercure. A l'extérieur,
on l'emploie comme excitant et astringent dans les cas
d'ulcères atoniques, de granulations spongieuses, et
certaines maladies de la peau. Concentré, il sert à cautériser les verrues, les plaies envenimées, les ulcères com-
pliqués de pourriture d'hôpital, etc.

D. et M. d'ad. A l'int. *Limonade nitrique* ℥ß à ij par ℔ j d'eau, ou
mieux jusqu'à agréable acidité. *Acidum nitricum dilutum.* L. (Acide nitrique 1; eau dist. 9.) gut. xx à xxx dans ℨ iv de véhicule. E. D. (Acide nitrique et eau dist. ana p. é.) gut. x à xx. *Acide nitrique alcoolisé.* P.
B. *Spiritus ætheris nitrici.* L. E. (Ac. nitrique 1; alcool 3.) ℥ß à ij
dans une potion. *Potion stimulante.* HP. (Ac. nit. alcoolisé Ɔ ij; inf. de
tilleul ℨ iv; eau de fl. d'oranger Ɔ iv: sp. d'œillets ℨ j.) par cuillerées. *Spiritus nitrico-æthereus.* Pr. Pol. F. A. (Ac. nitrique 12; alcool
48; magnésie calcinée ou chaux vive 1.) gut. xx à xl, dans un véhicule. A l'ext. en lotions, bains, fomentations, ℨ iv à vj dans ℔ j
d'eau. *Onguent nitrique* ou *Pommade oxigénée.* P. A. (Ac. nitrique 1;
axonge 8.) B. E. D. (Ac. nitrique 1; axonge 16.) q. q.

Acide sulfureux. *Acidum sulphurosum*. Acide vitriolique volatil. Il n'existe dans la nature qu'autour des volcans et dans les solfatares.

P. P. Gaz incolore, d'une saveur forte, désagréable et piquante, connue de tout le monde, provocant la toux quand on le respire, et d'une pesanteur spécifique de 2,234.

Ps C. Cet acide est formé de : soufre 100 et oxigène 99,44, suivant M. Berzélius. L'eau, à la température de 20° et sous la pression de 76 centimètres, en dissout 37 fois son volume. Une forte chaleur ne le décompose pas; il se liquéfie par le froid que produit un mélange de 2 de glace et 1 de sel marin, et l'on obtient ainsi un liquide incolore, d'une pesanteur spécifique de 1,45, bouillant à —10°, très volatil et produisant, tant son évaporation est rapide, un froid suffisant pour congeler le mercure. Enfin, il s'unit à la plupart des bases salifiables pour former des sels.

Prép. On l'obtient en faisant bruler du soufre avec le contact de l'air, ou bien en décomposant, à l'aide de la chaleur, l'acide sulfurique par un corps combustible, tel que la sciure de bois, la paille, et C.; en recevant dans des vases pleins d'eau le gaz qui résulte de cette opération, on a l'acide sulfureux liquide.

U. Respiré en grande quantité le gaz acide sulfureux détermine promptement la mort par asphyxie : en petite quantité, il irrite vivement les voies aériennes, produit une toux violente, un resserrement de la poitrine et même des crachements de sang. Appliqué à la peau, il occasione une excitation très vive qui se propage bientôt à toute l'économie et augmente l'énergie des fonctions. On emploie les fumigations d'acide sulfureux avec beaucoup de succès dans la plupart des maladies chroniques de la peau, et surtout dans la gale, dans certains cas de douleurs rhumatismales et arthritiques, d'engorgements scrofuleux, etc. L'acide sulfureux dissout dans l'eau est employé en lotions dans plusieurs maladies cutanées et dans le traitement des ulcères atoniques.

D. ET M. D'AD. L'appareil à fumigations consiste en une espèce de boîte disposée de manière à ce que le malade qu'on y place ait la tête à l'air, mais tout le reste du corps enfermé. On fait brûler, sur une plaque de fer chauffée, environ une demi-once de soufre, et on fait arriver la vapeur qui s'en dégage dans l'intérieur de la boîte.

ACIDE HYDROCHLORIQUE. *Acidum hydrochloricum.* Acide marin. Esprit de sel. Il n'existe dans la nature que combiné avec les oxides métalliques, et surtout avec la soude; on le rencontre cependant quelques fois uni à l'eau et en petites quantités, dans les environs des volcans.

P. P. Cet acide pur est à l'état de gaz incolore, produisant des fumées blanches dans l'atmotsphère, d'une saveur acide, d'une odeur suffocante et *sui generis*, et d'une pesanteur spécifique de 1,247. L'acide hydrochlorique du commerce est une dissolution saturée de ce gaz dans l'eau. Il est incolore ou légèrement jaunâtre ; son odeur et sa saveur sont les mêmes que celles de l'acide gazeux ; il produit, comme lui, des vapeurs blanches dans l'atmosphère, et sa pesanteur spécifique est de 1.298.

P. C. Le gaz acide hydrochlorique est composé, en volume, de parties égales d'hydrogène et de chlore. A la température de 20° et sous la pression de 76° cent., l'eau en dissout 464 fois son volume. Il est indécomposable par la chaleur. Exposé à un froid de — 50° et à une forte pression, il devient liquide. La dissolution aqueuse chauffée, entre promptement en ébullition, et laisse échapper une grande partie du gaz acide ; elle forme des sels avec toutes les bases salifiables.

SUBST. INCOMP. Le nitrate d'argent donne lieu à un précipité blanc, cailleboté et insoluble dans l'eau.

PRÉP. On décompose le sel marin, au moyen de l'acide

(185)

sulfurique, à l'aide de la chaleur, et on fait passer dans
de l'eau le gaz qui résulte de cette opération, jusqu'à ce
qu'elle soit saturée.

U. Il jouit des mêmes propriétés que l'acide nitrique ;
mais son arrière-goût désagréable le rend moins propre
aux usages internes. On l'emploie cependant très étendu
d'eau dans les fièvres typhoïdes et certaines affections
cutanées. On l'administre en gargarismes dans les aphtes
et les ulcères gangreneux de la gorge. A l'extérieur on
s'en sert en lotions, comme stimulant, dans certains
ulcères de mauvaise nature, quelques maladies cutanées,
et en injection dans les blennorrhagies chroniques.

D. et M. d'ad. A l'int. *Limonade muriatique.* ℨß à ℨ par ℔ ij
d'eau. *Déc. d'orge acidulée.* (Ac. hydrochlorique ℨj ; déc. d'orge ℔ j ;
sp. simple q. s.) *Acidum muriaticum dilutum.* D. (Ac. hydrochlorique et
eau distillée ana p. é.) *Ac. muriatique alcoolisé.* P.(Ac. hydrochlorique
1 ; alcool 3.) Ɔ j à ℨß dans une potion. *Oximel muriatique.* (Ac. hydrochlorique 1 ; miel 2.) ℨ à iv. A l'ext., lotions, ℨ iv par ℔ j d'eau.
Injections, gut. viij à x dans eau ʒ iv. Gargarismes. ℨß à ij par ʒ viij
de véhicule: *Gargarisme muriatique.* HP. (Ac. hydrochlorique gut. xviij ;
Inf. de kna. ʒ iv ; sp. de miel ʒ j.) *Gargarisme détersif.* HP. (Ac. hydrochlorique ℨ ij ; déc. d'orge ℔ j ; miel rosat ʒ j.) Pédiluves, ʒ j à
ij dans eau chaude q. s.

Chlore. *Chlorina.* Acide oximuriatique. Acide muriatique oxigéné. On ne le trouve dans la nature que
combiné à d'autres corps.

P. P, Gaz d'une couleur jaune-verdâtre, d'une saveur
astringente, désagréable, d'une odeur suffocante et
d'une pesanteur spécifique de 2,4216. Le chlore liquide,
dissolution saturée de ce gaz dans l'eau, jouit des mêmes
propriétés.

P. C. Le chlore est un corps simple, soluble dans une
fois et demie son volume d'eau à 20°, sous la pression
de 76° cent., jouissant d'une grande affinité pour l'hydrogène qu'il enlève à la plupart des corps qui en contiennent. La chaleur et la lumière agissant sur le chlore

liquide ou simplement humide, donnent lieu à de l'acide
hydrochlorique, par la combinaison presque intantanée
de ce corps avec l'hydrogène de l'eau. Le chlore sec peut
être liquéfié par un refroidissement considérable agissant
en même temps qu'une très forte pression ; mais s'il est
humide, il se congèle au-dessous de 0°. Ce gaz se combine facilement avec la plupart des corps simples
et des métaux, à froid pour quelques-uns, et à l'aide
de la chaleur pour les autres, et forme ainsi des
chlorures. Enfin, il détruit la plupart des couleurs végétales ; ce qui le fait rechercher pour le blanchiment des
étoffes, etc.

Prép. On obtient le gaz en chauffant un mélange de
4 de sel commun, 1 de peroxide de manganèse, 2 d'a-
cide sulfurique et 2 d'eau, dans une cornue de verre.
En faisant passer dans de l'eau le gaz ainsi obtenu, on
a le chlore liquide, qu'on doit conserver dans des flacons
bien bouchés et à l'abri de la lumière.

Subst. incomp. Le nitrate d'argent, la gélatine, etc.

U. Le chlore gazeux, respiré pur, cause promptement
la mort ; mêlé à l'air atmosphérique, il irrite violemment
les voies aériennes, produit la toux, etc. Appliqué à la
peau, à l'aide d'un appareil particulier proposé par
M. W. Wallace, soit pur, soit mêlé à de la vapeur d'eau,
il jouit d'une action stimulante très énergique. Sous
l'influence de ce moyen, la peau, au bout de quelques
minutes, est le siége de picotements assez vifs, de prurit
et d'une transpiration abondante qui se continuent pendant quelques temps après la sortie du bain ; elle se couvre ensuite de pustules très petites, plus ou moins rapprochées, et, si l'application du chlore est continuée
trop long-temps, il en résulte une douleur violente, de
la rougeur et tous les symptômes d'un érysipèle. Quant à
son action générale, M. Wallace pense qu'elle s'exerce
plus spécialement sur le foie, dont elle augmente les sécrétions. Le chlore liquide concentré agit, à l'intérieur
comme à l'extérieur, de la même manière que les acides

minéraux ; étendu d'eau, il n'est plus qu'excitant, et peut être employé comme l'acide hydrochlorique.

Le chlore gazeux n'est guère employé que pour détruire les miasmes putrides et purifier l'air des hôpitaux, des prisons, des vaisseaux, où sont rassemblés beaucoup de malades. Cependant M. W. Wallace, que nous venons de citer, propose les bains de ce gaz, dans le traitement de toutes les affections chroniques du foie, lorsqu'il n'existe pas de symptômes inflammatoires, et il assure en avoir obtenu de grands avantages:

Liquide et concentré, ce médicament est employé, avec beaucoup de succès, par M. Alibert pour réprimer certaines éruptions herpétiques. Étendu d'eau, on l'administre dans les fièvres typhoïdes, le scorbut, quelques phlegmasies cutanées compliquées de symptômes ataxiques, certaines diarrhées chroniques, et quelques maladies de la peau, etc. Sous forme de gargarisme, il est utile dans les angines de mauvais caractères, les aphtes, les ulcérations de l'arrière-bouche, et, enfin, d'après les observations de MM. Cluzel et Thénard, l'immersion des mains dans ce liquide et des lotions sur les parties affectées, sont d'excellents moyens pour guérir promptement les affections psoriques les plus rebelles.

D. ᴇᴛ M. ᴅ'ᴀᴅ. A l'int. Chlore liquide, ℨ j à ɪᴠ dans ℥ viij de véhicule. En gargarismes, mêmes doses. A l'ext. *Lotion excitante et caustique.* Aʟɪʙᴇʀᴛ. (Chlore liquide 2; eau, 1.) On l'applique au moyen des barbes d'une plume ou d'un pinceau de charpie : on lave ensuite la partie à l'eau tiède. A l'état de gaz. *Fumigations guytonniennes.* P. (Hydrochl. de soude 7; oxide de manganèse 1; eau et acide sulfurique ana 4.) *Bains de chlore gazeux.* Dʳ W. Wᴀʟʟᴀᴄᴇ. (On fait arriver le gaz dans un appareil fumigatoire en forme de boîte et fermant exactement, pour que le malade n'en soit pas incommodé.

Cʜʟᴏʀᴜʀᴇ ᴅᴇ ᴄʜᴀᴜx. *Chloruretum calcis.* Muriate oxigéné de chaux. Poudre de Tennant. Ce composé n'existe pas dans la nature ; il est toujours le produit de l'art.

P. P. Poudre grossière, quelquefois agglomérée, d'un blanc-grisâtre, d'une saveur piquante, et d'une odeur forte de chlore.

P. C. Ce composé est en grande partie soluble dans l'eau; la partie non dissoute qui se dépose est de l'hydrate chaux. Exposé à l'air, il laisse échapper du chlore; la chaleur le transforme en chlorure de calcium. Il jouit, comme le chlore, de la propriété de détruire les couleurs végétales, et dégage du chlore par les acides.

Prép. On l'obtient en faisant arriver un courant de chlore gazeux dans un appareil fermé contenant de la chaux délitée, et en continuant l'opération jusqu'à ce qu'il n'y ait plus absorption de chlore.

U. Le chlorure de chaux, comme le chlore, jouit de la propriété remarquable de décomposer les miasmes putrides. M. Mazuyer est le premier qui en ait proposé l'usage pour désinfecter les salles des hopitaux encombrées; mais c'est à M. Labarraque qu'est dûe l'application en grand de ce moyen à toutes les industries dans lesquelles on emploie les matières animales en putréfaction, et principalement à l'art du boyaudier. On s'en sert aujourd'hui communément et avec les plus grands avantages pour laver les salles de dissections, les cadavres putréfiés dont on veut faire l'ouverture, pour désinfecter les fosses d'aisances, etc. On l'a aussi appliqué au pansement des ulcères sordides et infects, aux plaies compliquées de pourriture d'hopital, aux brulûres larges et superficielles après que l'inflammation est éteinte, et enfin, nous l'avons employé avec un succès complet dans un cas d'ulcération de la membrane pituitaire entretenue par une nécrose de la voûte du palais. Non-seulement nous avons détruit l'odeur infecte qu'exhalait le malade et qui lui était insupportable; mais il nous a semblé que ce médicament avait accéléré la séparation de la portion d'os nécrosée, et la cicatrisation des ulcérations de la pituitaire et du voile du palais. M. Lisfranc s'en sert pour combattre les engelures ulcérées on non , et les guérit en très peu de temps par ce moyen.

Le chlorure de chaux ainsi employé agit de deux maniéres , en enlevant la mauvaise odeur et en stimulant assez vivement les parties auxquelles on l'applique ; ainsi l'on conçoit que son usage peut être très avantageux dans une foule de circonstances.

D. ET M. D'AD. Comme désinfectant , appliqué aux usages généraux, *Chlorure de chaux liquide.* (Chlorure de chaux 1; eau 10.) Pour les usages-chirurgicaux, on doit étendre cette dissolution de quatre ou cinq fois son poids d'eau , et même plus, suivant les parties auxquelles on doit l'appliquer. On s'en sert alors en lotions , fomentations , injections , gargarismes, etc.

CHLORURE DE SOUDE. *Chloruretum sodæ*. Liqueur de Labarraque. C'est toujours le produit de l'art.

P. P. Liquide incolore, quelquefois légèrement rosé , diaphane , savonneux au toucher , d'une légère odeur de chlore , et d'une saveur piquante et salée.

P. C. Exposé à l'air et à la chaleur , il laisse dégager beaucoup de chlore ; les acides le décomposent et le chlore se dégage ; il précipite en blanc par le nitrate d'argent, et, lorsqu'il est pur, il n'est pas troublé par l'oxalate d'ammoniaque. Comme le précédent , il détruit les couleurs végétales.

PRÉP. M. Payen le prépare en grand , en faisant réagir sur du chlorure de chaux solide une forte dissolution de sous-carbonate de soude dans de l'eau très pure ; M. Labarraque l'obtient en faisant arriver un courant de chlore gazeux dans une forte dissolution de sous-carbonate de soude marquant 12° à l'aréomètre, jusqu'à ce qu'une partie du liquide obtenu décolore 18 parties de sulfate d'indigo.

U. Le chlorure de soude possède les mêmes propriétés désinfectantes que celui de chaux, et peut être employé aux mêmes usages ; mais on lui préfère ce dernier à cause de son prix beaucoup moins élevé ; cependant pour les usages chirurgicaux on se sert de préférence du premier.

Les expériences de M. Ségalas prouvent que le chlorure de soude, outre une action vivement stimulante sur les parties avec lesquelles il est en contact, est susceptible d'en exercer une autre bien manifeste sur l'économie en général par suite de son absorption. Il agit alors à la manière des irritants, et peut déterminer de graves accidents ; c'est pourquoi on devra apporter une grande attention dans son application sur les tissus dénudés.

Convenablement étendu d'eau, on l'emploie avec le plus grand succès dans le traitement des ulcères atoniques rebelles et sordides, de la pourriture d'hôpital, des ulcères vénériens dégénérés, de la gangrène et des tumeurs gangreneuses, telles que la pustule maligne, des cancers ulcérés, même ceux de la matrice, etc. Dans tous ces cas, l'odeur infecte est détruite à l'instant, et, en outre, l'excitation assez vive que produit le médicament, favorise singulièrement la cicatrisation des ulcères. Enfin, M. Labarraque l'a employé une fois avec succès pour combattre l'asphyxie produite par le gaz des fosses d'aisances, en plaçant sous le nez et sur la bouche du malade un linge imbibé de chlorure de soude concentré.

D. ET M. D'AD. En lotions, bains, fomentations, applications au moyen de charpie, ℥ j étendue dans ℥ ij à xj d'eau, suivant les parties auxquelles on l'applique. En injections, dans les cas de cancer de l'utérus, ℥ j pour ℔ j d'eau.

Le Chlorure de potasse, Eau de javelle, jouit à peu près des mêmes propriétés et pourrait, dans la plupart des cas, remplacer le chlorure de soude ; mais ce liquide très irritant devrait être étendu de beaucoup d'eau.

EAUX MINÉRALES ACIDULES OU GAZEUZES.

Ces eaux sont limpides et incolores ; elles ont une saveur acidule et fraîche, une odeur piquante, mais très faible ; elles rougissent la teinture de tournesol, et forment, avec l'eau de chaux, un précipité floconneux. C'est à la présence du gaz acide carbonique qu'elles doivent la plupart de leurs propriétés ; elles en contiennent souvent jusqu'à 5 ou 6 fois leur volume ; aussi, lorsqu'on les agite, ou qu'on les fait chauffer, laissent elles dégager un grand nombre de bulles. On y rencontre aussi des sels, tels que des carbonates, des hydrochlorates et des sulfates de chaux, de soude et de magnésie, mais en trop petite quantité pour les rendre purgatives. Un certain nombre de ces sels, insolubles dans l'eau, y sont tenus en dissolution par l'acide carbonique ; aussi, lorsque ce gaz se dégage, ces eaux perdent-elles leur transparence, et se forme-t-il un précipité blanchâtre plus ou moins abondant de carbonate de chaux ou de magnésie.

Les sources d'eaux minérales gazeuzes sont froides ou thermales. Les premières sont raffraîchissantes, calment la soif, excitent légèrement les organes de le digestion, augmentent d'une manière très-notable la sécrétion de l'urine ; mais elles réagissent promptement sur le cerveau. En effet, leur usage occasione souvent des étourdissements, une légère ivresse, et même de la céphalalgie, de l'agitation, des syncopes, etc. Les eaux thermales sont plus excitantes. Il paraît donc que ces eaux minérales agissent sur le canal digestif à la manière des tempérants ; mais l'influence qu'elles exercent sur le reste de l'économie, et principalement sur le système nerveux, est évidemment stimulante.

Les eaux gazeuzes froides sont employées avec succès en petites quantités, comme boissons rafraîchissantes, dans les cas d'inflammation légère des voix digestives.

à plus hautes doses, elles conviennent dans un grand nombre de maladies chroniques et surtout celles qui dépendent de l'atonie des organes digestifs. On les emploie avec avantage dans les affections nerveuses , l'hypochondrie , la chlorose , l'aménorrhée , les affections calculeuses , les catarrhes chroniques , les engorgements du foie , etc. Les eaux thermales de cette classe, sont très utiles surtout en bains , dans les maladies de la peau , les affections rhumatismales et arthritiques , les tumeurs blanches et autres maladies de cette nature.

Les principales sources d'eaux minérales acidules ou gazeuzes , sont celles de :

Mont-d'Or , village du département du Puy-de-Dôme , près de Clermont-Ferrand. On y trouve quatre sources principales très rapprochées les unes des autres , savoir : la source *Sainte-Marguerite* , dont la température est de 10° à 12°; le *Grand bain* , dont les eaux onctueuses au toucher et d'une saveur fade ont une température de 43°; les *Bains de César*, dont la température est de 45°, et enfin la *Fontaine de la Magdeleine*, dont les eaux ont une saveur d'abord acidule et ensuite salée , et une température de 42° environ. Les eaux du *Grand bain* contiennent, d'après M. Bertrand , sur 26 litres : acide carbonique 65 grs; carbonate de soude 200; *id.* de chaux 138; *id.* de magnésie 47; muriate de soude 147; sulfate de soude 50; alumine 39; silice 30, et oxide de fer 4. Les eaux des autres sources contiennent les mêmes substances seulement dans des proportions un peu différentes.

Eau du Mont-d'Or artificielle. Tayaire. Eau chargée de cinq fois son volume d'acide carbonique $\mathfrak{z}$ xx; carbonate de soude $\ni$ ij; hydrochlorate de soude $\ni$ j; sulfate de fer, gr. j.

D. et M. d'ad. En boisson, de 2 à 5 verres le matin , pures ou coupées avec du lait ou une tisane quelconque, En bains , lotions , fomentations, douches.

Vichy, petite ville du département de l'Allier, dans
un vallon charmant, possède sept sources minérales,
dont la principale porte le nom de la *Grande grille*. Sa
température est de 38,5°; ses eaux sont un peu troubles
et d'une saveur acidule, puis alcaline. Elles sont composées, suivant M. Longchamps, sur 1000 grammes de :
eau 992,552; acide carbonique libre 0,933; carbonate
de soude saturé 4,971; *id.* de chaux 0,349; *id.* de
magnésie 0,084; *id.* de fer 0,012; hydrochlorate de
soude 0,570, sulfate de soude 0,472; silice 0,073, et
des traces de matière végéto-animale. Celles des autres
sources contiennent les mêmes principes, et dans des
proportions peu différentes.

Eau de Vichy artificielle. P. Eau contenant deux
fois son volume d'acide carbonique 650; sous-carbonate
de soude 1,6; sulfate de soude 0,8; muriate de soude
0,2; sous-carbonate de magnésie 0,025; muriate de
fer 0,0125.

D. et M. d'ad. En boisson, 2 à 5 verres pure ou coupée, tous les
matins; en bains, coupée avec moitié ou deux tiers d'eau commune,
lotions, fomentations et douches.

Seltz ou Selters, petite ville du Bas-Rhin, à quelques lieues de Strasbourg, possède une seule source
froide, dont les eaux sont composées, d'après Berg-
mann, de : acide carbonique 60 pouces cubes; muriate
de soude 109,5 grs.; carbonate de magnésie 29; *id.* de
chaux 17; *id.* de soude 24, sur 2 lit. 75 d'eau.

Eau de Seltz artificielle. P. Eau chargée de cinq
fois son volume d'acide carbonique 650; sous-carbonate de soude 0,2; *id.* de magnésie 0,1; muriate de
soude 1,2.

D. et M. d'ad. En boisson de 1 à deux litres par jour, seule ou coupée avec du vin aux repas; son usage est aujourd'hui très commun.

17

Saint-Myon, village du département du Puy-de-Dôme près de Riom. On y trouve plusieurs sources froides, dont les eaux contiennent beaucoup d'acide carbonique, des carbonates de soude et de chaux, et du muriate de soude. Cette analyse incomplète est déjà ancienne, et devrait être refaite avec soin.

D. et M. d'ad. Les mêmes que pour l'eau de Seltz.

Pougues, bourg du département de la Nièvre, possède une source très abondante, dont les eaux sont froides et contiennent par livre, suivant Hassenfratz : acide carbonique libre 17 grs.; carbonate de chaux 12,2 ; *id.* de soude 10,4 ; *id.* de magnésie 1,2 ; muriate de soude 2,2 ; alumine 0,35, et enfin silice et oxide de fer 3,20.

D. et M. d'ad. En boisson seulement, de 3 ou 4 verres à un litre et plus par jour, seule ou coupée.

Chateldon, bourg du département du Puy-de-Dôme, offre deux sources froides, dont la plus abondante est nommée *Source de la Montagne*. Ses eaux n'ont pas été analysées depuis 1778 ; on sait seulement qu'elles contiennent beaucoup d'acide carbonique, des carbonates de magnésie, de chaux et de fer, et du muriate de soude.

D. et M. d'ad. En boisson de 1 à 3 litres par jour.

Bar, village du département du Puy-de-Dôme. Ces eaux sont froides, et contiennent de l'acide carbonique, du carbonate de soude, du carbonate de magnésie et du sulfate de chaux ; on ne s'en sert qu'en boisson à la dose d'une à deux pintes par jour.

Ussat, village du département de l'Arriège. On y trouve plusieurs sources dont la température varie de 31° à 38°. Leurs eaux contiennent, selon M. Figuier, sur 12,234 gram. : 4 pouces cubes d'acide carbonique ; muriate de magnésie gram. 0,42 ; sulfate de magnésie

3,38 ; carbonate de magnésie 0,12 ; *id.* de chaux 3,28 ;
sulfate de chaux 3,75 , et, suivant M. Vauquelin, une
matière végéto-animale assez abondante.

D. **et** M. **d'ad.** En bains et eu douches, mais jamais en boisson.

EXCITANTS GÉNÉRAUX TIRÉS DU RÈGNE VÉGÉTAL.

Famille des Laurinées.

Cannelle. *Cortex cinnamomi. Laurus cinnamomum*, L. Arbre qui habite l'île de Ceylan et différentes
parties des Indes-Orientales. F. U. L'écorce privée de
son épiderme,

C. B. Tronc de 25 à 30 pieds, écorce grisâtre en dehors, rouge en
dedans ; feuil. irrégulièrement opposées, aiguës, coriaces, lisses et
vertes en dessus, glauques en dessous ; fl. jaunâtres, en panicule lâche et
axillaire, cal. pubescent à 6 div., fl. mâles, 9 étam. sur plusieurs
rangs, fl. fem. ovoïdes, terminées par un style épais, stigmate capitulé ;
fr. ovoïde, semblable à un gland.

P. P. On distingue dans le commerce plusieurs sortes
de cannelles , dont les principales sont :

La *cannelle de Ceylan*, qui est la plus estimée, se
présente sous la forme de lanières extrêmement minces
et légères, roulées sur elles-mêmes de manière à former
de petits tuyaux étroits et allongés. Elle est très fragile, d'une texture fibreuse, et d'une couleur jaune
rougeâtre ; son odeur est très aromatique et sa saveur
chaude, piquante et sucrée, sans arrière goût désagréable. Une variété de la cannelle de Ceylan, moins estimée
que celle dont nous venons de parler, porte le nom de
cannelle matte, et se récolte sur les grosses branches et
le tronc du cannellier, tandis que la première provient
uniquement des branches très jeunes. Elle est en morceaux plats, épais, assez grands, d'une couleur jaune rou-

geâtre. d'une cassure fibreuse, d'une odeur et d'une saveur semblables à celles de la cannelle fine mais moins
fortes.

La *Cannelle de Cayenne* est en général plus épaisse
que celle de Ceylan , dont elle a d'ailleurs l'odeur et la
saveur ; elle n'en diffère que par sa couleur plus pâle.

Enfin la *Cannelle de Chine*, qui est d'une qualité
inférieure , est en fragments plus courts et plus épais,
d'une couleur rouge-brun , d'une odeur qui rappele celle
de la punaise et d'une saveur chaude, laissant un
arrière goût amer et désagréable.

P. C. La cannelle contient, d'après M. Vauquelin ,
une huile volatile très âcré et très active, d'une couleur jaunâtre et plus pesante que l'eau, beaucoup de
tannin, une matière colorante azotée, un acide, du
mucilage et de la fécule. Dans les cannelles de Ceylan
et de Cayenne, ces divers principes immédiats se trouvent à peu près dans les mêmes proportions ; mais dans
celle de la Chine on trouve une quantité plus considérable d'huile essentielle. L'eau et l'alcool s'emparent
des principes actifs.

Prép. Pour recueillir la cannelle de première qualité, on coupe les jeunes branches du cannellier et on
enlève l'épiderme en les râclant légèrement ; on détache
ensuite l'écorce ; on la coupe en morceaux ; on place
les plus petits dans les plus gros, et on fait sécher le
tout au soleil. Pour en obtenir d'une qualité inférieure,
on dépouille les arbres de leur épiderme ; ensuite on
détache l'écorce que l'on coupe en lanières et on la fait
sécher rapidement au soleil. Le tronc, ainsi dépouillé ,
meurt, mais on le coupe et la racine fournit de nouvelles pousses, qu'on peut exploiter de nouveau après
quelques années. C'est en général à l'âge de cinq ans que
les arbres fournissent la meilleure cannelle.

U. La cannelle est un excitant puissant, qui , à
petites doses, détermine de la chaleur à l'épigastre et augmente les forces digestives, puis secondairement occa-

sione de la constipation et agit d'une manière stimulante sur toute l'économie, surtout lorsqu'on l'administre en quantités assez considérables. Ce médicament est rarement employé seul ; mais joint à d'autres substances toniques ou stimulantes, on le prescrit avec avantage dans les cas d'atonie de l'estomac, de diarrhées anciennes, ainsi que dans la dernière période des fièvres adynamiques et ataxiques. Lorsque l'état du tube digestif pourrait faire redouter l'action irritante de cette substance, si on l'administrait à l'intérieur, M. Barbier a souvent employé avec succès des frictions faites sur l'épigastre avec de l'alcoolat de cannelle. On a vanté l'usage de ce médicament dans quelque cas de vomissements qui ne dépendent pas d' une lésion organique de l'estomac. Enfin on l'emploie fréquemment pour masquer l'odeur ou la saveur d'autres médicaments.

D. ET M. D'AD. Poudre, g^r xij à Ɔ j. *Pulvis cinnamomi comp.* L. (Cannelle 4 ; cardamome 3 ; gingembre s ; poivre long 1.) *Pulvis aromaticus.* E. D. B. (Cannelle, cardamome, gingembre et poivre long ana p. 6.) Pa. F. (Cannelle 2 ; cardamome, gingembre et poivre blanc ana 1.) Pol. (Cannelle et cardamome ana 4 ; gingembre et gérofle ana 1.) g^r viij à Ɔ j. *Electuarium aromaticum.* E. (Poudre aromatique 1 ; sp. d'écorce d'oranges 2.) g^r xij à Ʒ j et plus. Infusion à vaisseaux clos, ℨ iß à ij par ℔ j d'eau. *Eau distillée.* P. *Aqua cinnamomi.* L. E. D. Pa. R. Dan. A. B. Pol. ℨ j à ij ou plus, dans une potion. *Aqua cinnamomi vinosa.* Pol. Pa. F. (Cannelle 1 ; alcool 2 ; eau q. s.) *Aqua cinn. cum vino.* R. (Cannelle 2 ; vin blanc 2 ; eau 10.) Ʒ iv à ℨ j.

Teinture. P. Ʒ ß à ij dans une potion. *Tinctura cinnamomi.* L. E. D. (Cannelle 3 ; alcool 32.) Pa. Pol. Dan. F. A. (Cannelle 1 ; alcool de 5 à 6.) mêmes doses. *Teint. aromatique.* P. (Cannelle, gérofle et muscade ana 4 ; fl. de grenadier 3 ; alcool 128.) *Tinct. cinn. comp.* L. D. E. (Cannelle 6 ; cardamome 3 ; poivre long et gingembre ana 2 ; alcool 256.) *Tinct. aromatica.* Pa. F. Dan. Pol. (Cannelle 4 ; cardamome, gérofle, galanga et gingembre ana 1 ; alcool 48.) Ʒ j à ij dans une potion. *Potion cordiale.* HP. Teint de cannelle Ʒ ij ; inf. de mélisse ℨ viij ; thériaque Ʒ j ; sp. d'œillet ℨ j.) par cuill. *Potion tonique.* HP. (Teint. de cannelle ℨ ß ; vin rouge ℨ vj ; sp. ℨ j.) *Spiritus cinnamomi.* L. E. D. (Cannelle 3 ; alcool 32 ; eau q. s..) Ʒ j à W. dans un véhicule.

Sirop. P. (Eau dist. de cannelle 1 ; sucre 2.) *Syrupus cinnamomi.* Pol. Pa. (Cannelle, eau de roses ana 1 ; eau dist. de cannelle 6 : sucre 9.) Ʒ ij à ℥ j. *Huile essentielle. P. A. Das. Pa. Pol. B. gut. ij à vj. Oléosac charat de cannelle. P.* (Huille essent. de cannelle gut. ij; sucre ℨ ij *Elæosaccharum cinnamomi. A. Pa.* (Huile essent. de cann. 5; sucre 10.)

LE CASSIA LIGNEA OU CANNELLE DU MALABAR, *Cassiæ ligneæ cortex*, est fourni par le *Laurus cassia*, L., arbre très voisin du précédent. Cette écorce est épaisse, en tubes très droits et cylindriques, d'une couleur brune, d'une saveur qui ressemble à celle de la cannelle, mais plus faible, visqueuse et un peu amère; son odeur est aussi moins aromatique. On l'emploie dans les mêmes cas, mais son action est beaucoup plus faible.

La CANNELLE GIROFLÉE, est l'écorce du *Laurus culilawan*, L., arbre qui croit aux îles Moluques. Elle est en morceaux plus ou moins longs presque plats, épais, fibreux, recouverts d'un épiderme blanchâtre, d'un jaune rougeâtre en dedans, d'une odeur de muscade et de gérofle et d'une saveur aromatique et piquante. C'est un autre succédané de la cannelle officinale, mais qui est peu employé.

On trouve encore dans le commerce, sous le nom de cannelle giroflée, une autre écorce fournie par le *Myrtus caryophillata*, L. Elle est en bâtons longs de deux pieds, formés de plusieurs écorces très minces, très dures, roulées les unes sur les autres, d'une couleur brune foncée, d'une odeur et d'une saveur semblables à celles des clous de gérofle. Elle jouit des mêmes propriétés que ces derniers, et peut être considérée comme leur succédané.

Les feuilles et les baies du LAURIER D'APOLLON, *Laurus nobilis*, arbre cultivé en France, ont une odeur aromatique, une saveur amère et piquante et contiennent une huile volatile brune, très active. Les feuilles sont principalement employées comme condiment, et on retire des fruits une huile grasse, verdâtre, d'une consistance butyreuse, dont on se sert quelquefois à l'extérieur en embrocations.

Famille des Méliacées.

Cannelle blanche. *Canella alba.* Fausse écorce
de Winter. *Winteriana canella*, **L.** Arbre qui croît
à la Jamaïque. P. U. L'écorce.

C. B. Tronc de 20 à 30 pieds de haut ; feuil. presque sessiles, ovales,
d'un vert clair et luisantes; fl. en grappes terminales, cal. concave à
3 div., 10 étam., anthères allongées, à 2 loges contiguës, ovaires à 3
loges; fr., baies globuleuse, contenant 2 à 3 graines.

P. P. Ecorces roulées, minces, en plaques de 5 à 6
pouces de long, lisses, sans épiderme, à l'extérieur,
d'une couleur jaune-roux claire, d'un tissu spongieux
et d'une couleur plus claire, légèrement cendrée à l'intérieur, d'une saveur amère et piquante et d'une odeur
aromatique très agréable.

P. C. Elle contient une matière amère particulière,
très soluble dans l'alcool et l'éther et peu soluble dans
l'eau, un principe sucré cristallin, de la résine, une
huile essentielle très âcre, de la gomme, etc. Elle ne
contient pas de tannin comme l'écorce de Winter.

U. Son action sur l'économie est semblable à celle
de la cannelle de Ceylan. On l'emploie principalement
comme condiment; mais elle entre aussi dans la
composition de plusieurs préparations pharmaceutiques. En Amérique, on s'en est servi avec beaucoup
de succès contre le scorbut.

D. et M. d'ad. Les mêmes que celles de la cannelle.

Famille des Euphorbiacées.

Cascarille. *Cascarillæ cortex. Croton cascarilla,*
L. Arbuste qui croît au Paraguay et au Pérou. P. U.
L'écorce.

C. B. Tige de 5 à 6 pieds de haut, divisée en rameaux nombreux;
feuil. alternes, lancéolées, ondées sur leurs bords; fl. verdâtres, petites, monoïques, disposées en épis, cal. double, fl. mâles, 12 à

15 étam., 5 glandes fixées au centre , fl. fem., ovaire triloculaire ; fr. capsule tricoque.

P. P. Fragments plus ou moins roulés , couverts d'un épiderme blanchâtre, souvent parsemé de lichens, d'une couleur brune en dedans , d'une cassure compacte, lisse et résineuse, d'une saveur un peu amère, aromatique et âcre , et d'une odeur comme musquée, surtout quand on la brûle.

P. C. Cette écorce contient d'après Tromsdorff, une matière extractive amère, une huile volatile très suave , verdâtre et une substance résineuse. L'eau et l'alcool ne s'emparent qu'en partie de ses principes actifs.

Subst. incomp. L'eau de chaux, l'infusion de noix de galle, celle de quinquina , les sulfates de fer et de zinc.

U. Administrée à petites doses, la cascarille agit sur l'estomac à la manière des toniques ; en plus grandes quantités son action stimulante se fait sentir dans toute l'économie, comme le prouve la diaphorèse, l'accélération du pouls , etc. On l'emploie avec beaucoup d'avantage dans les cas d'atonie du canal digestif, dans les dyspepsies , les dysenteries et les diarrhées chroniques. On l'a beaucoup vantée comme fébrifuge ; mais on a reconnu que seule elle échouait très souvent dans le traitement des fièvres intermittentes. Unie au quinquina, elle réussit au contraire très bien et parait rendre l'action de cette substance plus sûre et plus prompte ; aussi est-ce ainsi mélangée qu'on l'emploie le plus ordinairement.

D. et M. d'ad. Poudre , g^r x à ʒ ß. Infusion , ʒ ij à iij par ℔ ij d'eau. *Infus. cascarillæ.* L. (Cascarille 1 ; eau 16.) ℥ j à iij. *Teinture.* P. *Tinct. cascarillæ.* L. E. D. R. (Cascarille 1 ; alcool 8.) Dan. Pol. F. (Cascarille 1 ; alcool 3.) ʒ ß à j. *Extract. cascarillæ.* D. Pr. Dan. A. B. Pol. g^r xij à Ɉ j. *Eau distillée.* P. ʒ ij à iv, dans une potion.

Famille des Magnoliacées.

Écorce de Winter. *Cortex Winteræ. Drymis*

Winteri, L. Arbre toujours vert qui croît près du dé-
troit de Magellan.

C. B. Tige de 10 à 40 pieds de haut; feuil. ovales, coriaces, vertes en dessus, blanchâtres en dessous; fl. petites, réunies par 3 ou 4 à l'extrémité des rameaux, cal. à 2 ou 3 div. profondes, cor. 6 pétales caducs, étam. nombreuses, anthères à 2 loges écartées. 4 ou 8 ovaires qui se changent en baies polyspermes.

P. P. Cette écorce, que l'on confond presque toujours dans le commerce avec la cannelle blanche, est en
fragments roulés d'environ un pied de long, un pouce
de large et 2 ou 3 lignes d'épaisseur, raboteux, d'un jaune-
roux, et quelquefois couverts de tubercules en dehors,
d'un jaune-pâle en dessous, d'une cassure compacte et
rougeâtre, d'une odeur résineuse et aromatique et d'une
saveur âcre et brûlante.

P. C. Elle contient : huile volatile 1,2 ; résine 10 ;
tannin et matière colorante 9 ; amidon 1,6 ; et des
sels. L'eau et l'alcool s'emparent de ses principes actifs.

U. L'écorce de Winter jouit de propriétés stimulantes
très énergiques, analogues à celles des substances précédentes, On l'emploie dans les mêmes circonstances. On
l'a beaucoup vantée comme stomachique et antiscorbutique ; mais elle est peu employée aujourd'hui.

D. et M. d'ad. Poudre, gr v à ℥ ß. Infus., ℨj à j ß, par ℔ j de vin. *Vin diurétique amer.* P. (Éc. de Winter, de citron, quinquina gris ana 16 ; racine de dompte-venin, scille, sommités d'angélique ana 4 ; absinthe et mélisse ana 8 ; baies de genièvre et macis ana 4 ; vin 128.) ℥ j à j ß plusieurs fois par jour.

Badiane, ou Anis étoilé. *Anisum stellatum. Illicium anisatum*, L. Arbre qui croît à la Chine et au
Japon. P. U Les fruits.

C. B. Feuil. en bouquets à l'extrémité des rameaux, vertes, co-
riaces, persistantes et très semblables à celles du laurier ordinaire ; fl. solitaires, à l'aisselle des feuilles, jaunâtres, très suaves, cal. 5 ou 6 sépales écailleux, cor. formée d'un grand nombre de pétales placés

sur plusieurs rangs, 25 à 3o étam.; fr.. 8 coques monospermes, soudées ensemble par la base et dont la réunion forme une sorte d'étoile.

P. P. Capsules comprimées, ovoïdes, rugueuses,
d'un brun rougeâtre, d'une saveur âcre, aromatique et
sucrée, d'une odeur semblable à celle de l'anis et contenant chacune une graine brune, luisante, charnue et
oléagineuse.

U. Cette substance n'a pas été analysée; on sait seulement qu'elle contient abondamment une huile volatile,
à laquelle elle doit son odeur et sa saveur. Ses principes
actifs sont solubles dans l'eau et dans l'alcool. L'anis
étoilé qui est employé pour aromatiser les liqueurs de
table, jouit de vertus excitantes et s'emploie dans les
mêmes cas que la plupart des autres semences aromatiques appelées carminatives. (*V.* Anis.)

D. et M. d'ad. Poudre, gr xij à ℈ j et plus. Infus., ℥ j à ij par ℔ ij
d'eau.

Familles des Orchidées.

Vanille. *Vanillæ fructus. Epidendrum vanilla,* L.
Arbrisseau sarmenteux qui croît au Mexique et au Pérou. P. U. Les fruits.

C. B. Tige ligneuse, grimpante; feuil. sessiles, coriaces, charnues
luisantes; fl. purpurines, grandes, en bouquets de 4 ou 5, cal. caduc,
articulé avec l'ovaire, anthère terminale : fr. allongé, rempli d'une pulpe
charnue.

P. P. Gousses bivalves, de 8 à 10 pouces de long et
de 2 à 3 lignes de large, aplaties, coriaces, d'une couleur brune noirâtre, et contenant un grand nombre de
graines arrondies, brunes et entourées d'une pulpe
noirâtre, d'une odeur suave et aromatique et d'une saveur
très agréable.

P. C. La vanille contient une huile essentielle très
active, de l'acide benzoïque, et quelques autres principes. L'eau et l'alcool dissolvent les parties actives.

U. C'est un stimulant actif et très agréable au goût,

dont on se sert habituellement pour aromatiser le chocolat. Elle paraît agir d'une manière marquée sur les
organes de la génération. On l'emploie comme emménagogue et aphrodisiaque. Elle est utile dans tous les cas
qui réclament l'usage des excitants.

D. ET M. D'AD. Poudre , gr xv à ℨ j. Infus. , ℥ j à ij par ℔ ij d'eau.
Sirop. ALIBERT. (Vanille ℥ ij ; sucre blanc ℥ xvij ; eau ℥ ix.)

Famille des Myristicées.

MUSCADE *Nux moschata. Myristica moschata*,
Thunberg. Arbre qui croît aux Moluques. P. U. La
graine et son arille.

C. B. Tronc de 30 pieds de haut, touffu ; feuil. ovales, lancéolées,
entières, coriaces, d'un vert foncé en dessus, blanchâtres en dessous ;
fl. dioïques, en faisceaux de 4 à 6 aux aisselles des feuil., fl. mâles
12 étam., fl. fem., ovaire ovoïde, uniloculaire ; fr., drupe pyriforme.
renfermant une graine ovoïde, dure.

P. P. Graine oblongue ou ovale de la grosseur d'une
petite noix, dure, onctueuse, pesante, d'une couleur
grise et veinée de rouge à l'extérieur, rougeâtre en dedans avec des veines plus foncées, d'une odeur particulière, très suave et très forte et d'une saveur chaude,
piquante et fort agréable.

P. C. D'après M. Bonastre, elle contient : stéarine
120; élaïne 38; huile volatile blanche, plus légère que
l'eau et d'une saveur âcre et piquante 30 ; acide 4 ; fécule et gomme 18 ; ligneux 290. On obtient par expression de la noix muscade une huile fixe, concrète, d'une
couleur jaune rougeâtre, qui contient un peu d'huile
essentielle qui lui donne son odeur, et qu'on nomme en
pharmacie *beurre de noix muscade*. L'alcool et l'éther
s'emparent des principes actifs.

U. C'est un stimulant très énergique dont on se sert
habituellement comme assaisonnement et comme parfum. Administrée à hautes doses, cette substance paraît
porter principalement son action sur le système nerveux ;

en effet , elle détermine des vertiges, de la stupeur ,de
l'assoupissement et l'insensibilité générale. A petites
doses , on l'emploie avec avantage dans les débilités des
fonctions digestives, dans certaines diarrhées, et, en
général , dans tous les cas où l'on a besoin d'une forte
excitation. Quelques praticiens s'en servent aussi à l'extérieur dans des cas de paralysie. Enfin , on l'unit souvent aux amers pour faciliter leur action , et elle entre
dans un grand nombre de composés officinaux.

D. et M. d'an. Poudre , g^r x à ℈ j. *Spiritus myristicæ.* L. E. (Muscade 1 ; alcool 64 ; eau q. *s.*) ℥ ß à j, dans une potion. *Huile essent.*
P. R. gut. ij à iv. *Huile fixe.* P. Dan. Pn. Pol. à l'extérieur en frictions q. q. *Baume nervin.* P. (Huile de muscade et moelle de bœuf ana
32 ; huile essentielle de romarin et baume du Pérou ana 2 ; huile essent. de gérofle et camphre ana 1 ; alcool 4.) q. q. en frictions.

Le MACIS , arille du fruit du muscadier , est une
membrane épaisse, flexible, divisée en lanières, d'une
couleur jaunàtre, d'une odeur analogue à celle de la
muscade, et d'une saveur chaude, piquante et en même
temps grasse. Elle contient beaucoup d'huile essentielle
et de l'huile fixe; et, quoique moins active que la muscade,
on l'emploie dans les mèmes cas; et de la même manière. Elle fait aussi partie de beaucoup de préparations
officinales.

Famille des Myrtinées.

GÉROFLE. *Caryophylli. Caryophyllus aromaticus,* L.
Arbrisseau originaire des Moluques. P. U. Les fleurs
non épanouies.

C. B. Feuil. opposées, obovales, lisses, persistantes ; fl. roses,
formant un corymbe terminal trichotome , cal. allongé infondibuliforme
à 4 dents, 4 pét., ovaire uniloculaire , monosperme ; fr. drupe sèche,
oroïde.

P. P. Le gérofle offre la forme d'un petit clou à téte
ronde, d'où lui est venu le nom de *clou de gérofle,*

d'une couleur brune claire, d'une saveur âcre et piquante et d'une odeur aromatique, forte et agréable.

P. C. Les clous de gérofle contiennent, suivant M. Tromsdorff, une grande proportion d'une huile essentielle plus pesante que l'eau et extrêmement âcre, du tannin et de la gomme. M. Lodibert y a découvert une matière résineuse, cristalline, particulière, blanche, satinée, rude au toucher, inodore et insipide, qu'il a nommée *Caryophylline*.

Subst. incomp. L'émétique, les sulfates de fer et de zinc.

U. Cette substance jouit au plus haut dégré des propriétés stimulantes. On l'emploie habituellement comme condiment. On l'administre en médecine dans les mêmes cas que les précédentes, et elle entre, comme elles, dans la composition de plusieurs préparations officinales. On se sert de son huile essentielle pour cautériser les filets nerveux des dents cariées; mais, outre qu'elle manque souvent ce but, elle peut encore occasioner la carie des dents saines. On ne devra donc y avoir recours qu'avec beaucoup de précautions. Cette huile peut encore servir à produire la rubéfaction de la peau.

D. et M. d'ad. Poudre, g^r vj à viij. *Infusum caryophyllorum.* L. (Gérofle 2; eau bouill. 64·) ℥ j à ij, deux ou trois fois par jour. *Eau distillée.* P. ℨ j à ij dans une potion. *Teinture.* P. ℨ ß à j. *Huile essent.* P. *Oleum caryophyll. volatile.* Pn. A. R. Pol. Dan. gutt. ij à iv, triturée avec du sucre. A l'ext., en frictions, unie avec 2 d'huile d'olives. *Emplastrum aromaticum.* Pr. Pol. (Gérofle 4; oliban 8; huile fixe de muscade 8; cire 16; suif 12.)

Piment, ou Poivre de la Jamaïque. *Pimentæ baccæ. Myrtus pimenta*, L. Arbre de l'Amérique du sud et qu'on cultive à la Jamaïque. P. U. Les fruits.

C. B. Tronc droit de 30 pieds de haut; fenil. elliptiques, entières, luisantes et d'un vert foncé; fl. en panicules trichotomes, d'un jaune pâle; fr., baie globulaire, noire, luisante et biloculaire.

P. P. Petites baies globuleuses, sèches, à surface ridée, d'une couleur noirâtre, d'une odeur aromatique qui rappelle un mélange de gérofle, de cannelle et de muscade, et d'une saveur piquante et brûlante.

P. C. Cette substance contient une huile volatile d'un jaune verdâtre, une résine dont la saveur est piquante et nauséeuse, de l'extractif, du tannin et de l'acide gallique. L'eau, l'alcool et l'éther dissolvent ses principes actifs.

SUBST. INCOMP. Le sulfate de fer, le nitrate d'argent, l'infusion de quinquina jaune.

U. Le piment est un stimulant très énergique qu'on n'emploie guère en France que comme condiment ; mais en Angleterre, on s'en sert avec avantage, uni aux amers, dans la dyspepsie accompagnée de flatulence, dans les affections arthritiques et rhumatismales anciennes. On l'administre encore avec avantage dans les cas de variole, de rougeole et de scarlatine malignes, lorsque l'éruption est languissante et qu'il est nécessaire de relever les forces du malade. Enfin on peut le substituer aux autres substances aromatiques dont le prix est très élevé.

D. ET M. D'AD. Poudre , gr vj à Ɔ j. *Aqua pimentæ.* L. E. D. (Piment 3 ; eau 8.) ℥ j à ij. *Tinctura pimentæ acida.* B. (Piment 1 ; alcool, eau et acide sulf. ana 5.) gut. x à xx dans une potion. *Oleum pimentæ.* L. E. D. gut. iij à v, unie à du sucre , ou dans un véhicule approprié.

Famille des Solanées.

PIMENT ANNUEL , OU POIVRE D'INDE. *Capsici baccæ. Capsicum annuum,* L. Plante annuelle des Indes orientales et occidentales, et cultivée en Europe. P. U. Les fruits.

C. B. Tige herbacée , rameuse ; feuil. lancéolées , entières , luisantes, portées sur un long pédoncule ; fl. blanches , petites , axillaires ; fr. , capsules allongées coniques , luisantes, d'un rouge vif, à 2 ou 3 loges contenant des graines réniformes , plates et jaunâtres.

P. P. Capsules allongées , luisantes, rouges, ridées, contenant une matière pulpeuse dans laquelle sont logées les graines, d'une odeur aromatique, et d'une saveur extrèmement âcre et chaude.

P. C. Le poivre d'Inde contient, d'après M. Forchhammer, une substance alcaloïde très âcre, assez soluble dans l'eau et à laquelle on n'a pas encore donné de nom, de la résine, une matière colorante rouge, un peu de matière animale, du mucilage et quelques sels, entre autres du nitrate de potasse. Les principes actifs sont solubles dans l'eau, l'alcool et l'éther.

Subst. incomp. L'infusion de noix de galle, l'alun, l'ammoniaque, les carbonates alcalins, les sulfates de fer, de cuivre et de zinc, etc.

U. Comme la précédente, cette substance jouit de propriétés stimulantes très énergiques. Introduite dans l'estomac, elle y provoque un sentiment de chaleur qui se répand bientôt dans tout le corps, sans cependant accélérer le pouls d'une manière sensible. Elle n'est guère employée en France que comme condiment; mais les médecins anglais l'administrent avec avantage dans les affections atoniques de l'estomac, dans la goutte, dans certains cas d'hydropisie, et surtout dans les angines et la scarlatine malignes. Ils la donnent alors à l'intérieur et principalement sous forme de gargarisme; ils l'associent très fréquemment aux préparations martiales. Enfin ils l'emploient encore comme rubéfiant très actif dans les cas qui nécessitent ce genre de médication.

D. et M; d'ad. Poudre, g⁏ vj à xij, en pilules. *Tinctura capsici.* L. (Poivre d'Inde 1 ; alcool 3g.) ℥ ß à j dans une potion. *Gargarisme stimulant.* (Poivre d'Inde g⁏ vj ; eau bouillante ℥ vj.) ou bien (Tciut. de capsicum ℥ iv ; inf. de roses ℥ viij.)

Famille des Pipérinées.

Poivre. *Fructus piperis nigri. Piper nigrum.* Arbuste qui croît spontanément aux Indes orientales. P. U. Les fruits.

C. B. Tiges ligneuses, sarmenteuses; feuil. alternes, ovales, glabres longues de 5 à 8 pouces sur 2 de large; fl. hermaphrodites, petites, verdâtres, en chatons extra-axillaires, grêles, pendants, de 4 à 5 pouces de long; fr., baies globuleuses, rougeâtres, à une seule graine.

P. P. Baies de la grosseur et de la forme d'un petit pois, noirâtres, très ridées, d'une saveur et d'une odeur aromatiques et piquantes connues de tout le monde.

P. C. Le poivre, d'après M. Pelletier, contient une matière particulière, découverte par OErsted et nommée *Pipérine* (*Voy*. p. 209), une huile concrète très âcre, une huile volatile balsamique à laquelle il doit sa saveur, une matière gommeuse, de l'extractif, des acides malique et tartarique, de l'amidon, de la bassorine, du ligneux et une très petite quantité de sels. Les principes actifs sont dissouts par l'éther et l'alcool, et en partie seulement par l'eau.

Subst. incomp. L'infusion de noix de galle.

U. Cette substance, appliquée en grande quantité aux tissus vivants y détermine une irritation violente, de la rébufaction, et même, si le contact est prolongé, de l'inflammation. Absorbé et porté dans la masse du sang, le poivre agit comme un excitant général très énergique et assez persistant. On l'emploie le plus ordinairement comme condiment pour les usages de la cuisine; cependant on peut profiter de son action vivement stimulante, et l'administrer à petites doses, seul, ou mieux, combiné avec les amers, dans les cas d'atonie des organes digestifs, dans les affections arthritiques accompagnées de dyspepsie, et dans les fièvres intermittentes rebelles, en combinaison avec le quinquina. Dans l'Inde on l'emploie très souvent en infusion pour combattre le choléra-morbus, et au rapport du docteur Ainslie, ce moyen réussit très bien pour arrêter les vomissements. Le poivre est encore administré en gargarisme dans le relâchement de la luette; et enfin, à l'extérieur, il peut remplacer avec avantage la moutarde comme application rubéfiante et même épispastique.

D. et M. d'ad. Poudre, gr iv à ℈j et plus progressivement, en pilules. Grains entiers, n° ij à iv. *Infusion vineuse.* (Poivre noir ʒ j ; vin blanc ℔ j.) Cochl. ʒij à vj par jour. *Cataplasme rubéfiant.* P. (Poivre et fenouil pulv. ana 16 ; orge torréfiée et pilée 12ɛ ; blancs d'œuf q. s. vinaigre très fort 52.) *Ung. piperis nigri.* D. (Poivre 1 ; axonge 5.)

Le POIVRE BLANC n'est autre chose que le précédent, dépouillé de son enveloppe noire par la macération dans l'eau.

Le POIVRE LONG, fruit du *Piper longum*, L., est en épis ou chatons de la grandeur de ceux du bouleau, secs, durs, pesants, tuberculeux, d'une couleur grise noirâtre, d'une odeur moins aromatique que le poivre noir, mais d'une saveur plus brûlante. Il paraît formé des mêmes principes que ce dernier, d'après l'analyse de M. Dulong. On l'emploie dans les mêmes circonstances et de la même manière ; il paraît seulement un peu moins actif.

Le BÉTEL, fruit du *Piper betel*, L., est d'une saveur amère et caustique et d'une odeur aromatique. Il paraît jouir des mêmes propriétés que les précédents. Ses feuilles, unies à la noix d'Arec et à la chaux vive, servent à préparer un masticatoire qui porte ce nom et qui est d'un usage général dans toute l'Inde.

PIPÉRINE ou PIPÉRIN. *Piperinum.* Principe immédiat découvert par M. OErsted dans le poivre noir.

P. P. Cristaux prismatiques, à quatre pans, incolores, translucides, inodores et presque insipides.

P. C. Cette substance n'est pas alcaline comme on l'avait cru d'abord ; M. Pelletier a constaté qu'elle est de nature résineuse. Insoluble dans l'eau froide et très peu dans ce liquide bouillant, elle se dissout très bien dans l'alcool, dans l'éther bouillant et dans l'acide acétique d'où elle est précipitée par l'eau. Les acides minéraux concentrés la décomposent ; l'acide sulfurique la colore en rouge de sang, l'acide nitrique en jaune verdâtre qui

passe à l'orangé et ensuite au rouge. Chauffée, elle fond
à la température de 100°, et, au-dessus, se décompose en
donnant tous les produits des matières végétales.

Prép. On traite le poivre concassé par l'alcool à plusieurs reprises ; on obtient une matière résineuse qu'on
soumet à l'action de l'eau bouillante. On traite de nouveau par l'alcool et on abandonne la solution à ellemême pendant quelques jours ; on obtient ainsi des
cristaux qu'on purifie en les dissolvant de nouveau dans
l'alcool ou l'éther,

V. M. Meli a fait, à l'hôpital de Ravennes, un grand
nombre d'expériences sur l'action de la pipérine dans le
traitement des fièvres intermittentes. Il assure en avoir
obtenu les plus heureux effets. Ces observations, répétées d'ailleurs et confirmées par plusieurs autres médecins italiens, prouvent que cette substance jouit de propriétés fébrifuges semblables à celles des alcalis du quinquina, si même elles ne sont pas plus énergiques. Il n'est
pas à notre connaissance qu'on ait encore tenté en France
'emploi de ce moyen.

D. et M. d'ad. Gr xviij à ℨ β ϳ par jour, sous forme de pilules de 2
grains.

Cubèbe ou Poivre a queue. *Fructus piperis cubebæ.*
Piper cubeba, L. Arbuste qui croit dans l'Inde et en
Afrique. P. U. Les fruits.

C. B. Tige sarmenteuse, articulée ; feuil. pétiolées, ovales, coriaces ; fl. en épis allongés et pendants, munies d'un long pédicule ; fr.
baies pisiformes, noirâtres.

P. P. Baies noirâtres, ridées, plus grosses que celles
du poivre noir, munies de leurs pédicelles, contenant
une amande jaune, dure et enveloppée d'un épiderme
brun, d'une odeur aromatique et d'une saveur chaude,
amère et piquante, moins forte cependant que celle du
poivre noir.

P. C. Cette substance contient, d'après M. Vauquelin, une huile volatile presque concrète, une résine semblable à celle du baume de Copahu et qui se rapproche beaucoup de la pipérine, une autre résine colorée, de la gomme, un principe extractif et quelques sels, entre autres de l'acétate de potasse, suivant M. Tromsdorff.

U. Le poivre cubèbe jouit des mêmes propriétés stimulantes que les autres substances du même genre que nous venons d'examiner, mais à un moindre degré. Il paraît agir d'une manière spéciale sur les membranes muqueuses et surtout sur celles des voies génito-urinaires. En effet, on l'administre avec avantage, depuis quelques années, dans le traitement des inflammations aiguës et chroniques du canal de l'urètre et du vagin. C'est M. J. Crawford qui a, le premier, fait connaître l'emploi avantageux que l'on en faisait à Java dans les cas de ce genre. Un grand nombre de médecins anglais, et, en France, MM. Dupuytren, Delpech, Cullerier, etc., ont essayé cette méthode et en ont obtenu les meilleurs effets, même dans les inflammations les plus aiguës. M. Velpeau, dans un mémoire qu'il vient de publier, propose de l'administrer en lavement, et il cite, à l'appui de son opinion, plusieurs cas de guérison très rapide. M. W. Chevalier se sert avec avantage, dans les blennorrhagies chroniques, d'injections faites avec une forte infusion de cette substance.

D. et M. d'ad. Poudre, ℨ ß à ij, 2 ou 3 fois par jour, dans du sirop ou du mucilage de gomme arabique. En lavement, ℨ iv à ℥ j et plus dans ℥ vj de décoction de guimauve. *Injection contre la blennorrh.* W. Chevalier. (Cubèbe ℥ j; ext. de belladone ℈ j; eau ℔ j.)q. q.

Famille des Urticées.

Contrayerva. *Contrayervæ radix. Dorstenia contrayerva*, L. Plante vivace qui croît au Pérou et au Mexique. P. U. La racine.

.C. B. Feuill. toutes radicales, pétiolées, larges, un peu rudes au toucher; fl. monoïques blanches, réunies et enfoncées dans un réceptacle plane, fl. mâles, 2 étam ; fl. fem. 1 ovaire uniloculaire; fr. , petite capsule bivalve, supportée par un pédicule de 5 à 6 pouces de hauteur.

P. P. Racine ovoïde, noueuse, longue de deux pouces environ, de la grosseur du doigt, terminée par une pointe recourbée et garnie de radicules assez nombreuses et dures, d'un brun rougeâtre à l'extérieur, blanchâtre à l'intérieur, d'une odeur aromatique et d'une saveur faible d'abord, puis chaude, amère et âcre.

P. C. Cette substance n'a n'a pas été analysée ; on sait seulement que l'eau et l'alcool s'emparent de ses principes médicamenteux.

Subst. incomp. L'eau produit un précipité abondant dans sa teinture alcoolique.

U. On attribuait autrefois à cette plante la vertu de neutraliser les venins et les miasmes délétères, et on l'administrait en conséquence dans les cas de morsures de serpents et autres animaux vénéneux, dans la peste, les fièvres dites putrides, etc. Aujourd'hui on sait qu'elle jouit de propriétés stimulantes très prononcées, et qu'elle porte aussi son action sur la peau dont elle augmente la sécrétion. On peut, en conséquence, l'employer dans tous les cas qui exigent l'usage des excitants, et surtout dans les atonies du canal digestif, la goutte, les diarrhées rebelles, et dans les affections compliquées de symptômes adynamiques. Elle est très peu usitée de nos jours, et peut-être à tort, car son action ne laisse pas que d'être assez énergique.

D. et M. d'ad. Poudre, ℈ j à ℨ j. Inf., à vases clos, ℨ ij à iv par ℔ ij d'eau bouillante. Teinture. P. ℨ j à ij dans une potion. Pulvis contrayervæ comp. L. (Contrayerva ℥ ; écailles d'huitres prép. et pulv. 18.) gr x à lx.

Famille des Amomées.

Gingembre. *Zingiberis radix. Amomum zingiber.*

L. Plante originaire de l'Inde, importée au Mexique et aux Antilles. P. U. La racine.

C. B. Tige cylindrique feuillue, d'environ 2 pieds de haut; feuil. alternes, lancéolées, larges d'un pouce et longues de 5 à 6, terminées infér. par une gaine fendue; fl. jaunâtres, en épi ovoïde, portées sur une hampe naissant à côté de la tige et recouvertes d'écailles, anthère fendue en deux, style reçu dans le sillon de l'étamine; fr. capsule lisse contenant plusieurs graines oblongues.

P. P. Racine tuberculeuse, grosse comme le doigt, aplatie, noueuse et comme palmée, dure, compacte, recouverte d'un épiderme grisâtre, blanche ou jaunâtre à l'intérieur, d'une saveur âcre et chaude, excitant la sécrétion de la salive et d'une odeur très forte et *sui generis*.

P. C. Cette substance contient, d'après l'analyse de M. Morin, une résine soluble dans l'éther, une sous-résine insoluble dans l'éther, une huile volatile d'une couleur bleu verdâtre, une matière azotée, une matière analogue à l'osmazôme, de l'acide acétique, de l'acétate de potasse, de l'amidon, de la gomme, du ligneux et des sels. L'eau, l'alcool et l'éther dissolvent une partie de ses principes actifs.

U. Le gingembre, stimulant énergique, comme les substances que nous avons précédemment examinées, est employé généralement dans l'Inde comme condiment. On l'administre avec avantage dans les dyspepsies, les coliques flatulentes, et, en général, dans tous les cas où il est nécessaire de réveiller l'action de l'appareil digestif. Les Anglais en font un usage assez fréquent, et ils l'associent ordinairement aux amers pour faciliter leur action. On peut encore s'en servir comme masticatoire pour exciter la salivation et fortifier la membrane muqueuse de la bouche.

Cette substance entre dans un grand nombre de médicaments composés, comme adjuvant ou comme correctif.

D. et M. d'Ad. Poudre, gr vj à ℈ j. Décoct. ʒ ß ɓ j par ℔ ij d'eau. *Tinctura zingiberis.* L. D. E. (Gingembre 1; alcool 16.) ʒ j à iij.

Syrupus zingiberis. E. F. (Gingembre 1 ; eau bouil. 12 ; sucre q. s.)
L. B. (Gingembre 1 ; eau bouil. 8 ; sucre 12.) ℥ ß à ɟ, dans une potion ou un véhicule approprié.

PETIT CARDAMOME. *Cardamomum minus. Amomum
cardamomum,* L. Plante vivace, qui croît dans l'Inde.
P. U. Les fruits.

C. B. Rac. traçante, articulée ; tiges droites de 8 à 10 pieds de
haut ; feuil. alternes, étroites engaînantes, longues d'un pied ; fl. en
grappes irrégulières, portées sur une hampe qui part de la racine,
blanchâtres, cal. double, l'int. à 3 div., anthère double ; fr. capsules
à 3 côtes, à 3 loges contenant plusieurs graines anguleuses.

P. P. Coques triangulaires, un peu arrondies, de 4 à
7 lignes de longueur, d'un blanc jaunâtre, contenant
des semences anguleuses, brunes, d'une odeur aromatique et agréable et d'une saveur chaude et poivrée,
moins forte cependant que celle des divers poivres.

P. C. Cette substance n'a pas été analysée ; on sait
seulement qu'elle contient une grande proportion d'huile
essentielle à laquelle elle doit sa saveur et son odeur, de
la fécule et du mucilage. L'eau et surtout l'alcool s'emparent de ses principes actifs.

SUBST. INCOMP. Les acides, le sulfate de fer, le sublimé.

U. Les propriétés excitantes du petit cardamome sont
moins prononcées que celles du poivre, aussi s'en sert-on
de préférence dans les cas où l'on aurait à redouter l'influence trop active de ce dernier, tels que les coliques flatulentes des enfants, les dérangements de la digestion
chez les personnes irritables, etc. Cette substance est
fort peu employée en France ; elle entre cependant dans
plusieurs composés officinaux. Son usage est, au contraire, assez fréquent en Angleterre. On l'associe ordinairement aux purgatifs pour aider leur action et remédier aux coliques et aux flatuosités qu'ils occasionent
quelquefois.

D. ɛᴛ M. ᴅ'ᴀᴅ. Poudre, gʳ vj à ℈ j. *Tinctura cardamomi* L. D. E.
(Cardamome 3 ; alcool 3s.) ℥ ß à j, dans une potion.

Le Gʀᴀɴᴅ et le Mᴏʏᴇɴ Cᴀʀᴅᴀᴍᴏᴍᴇ, produits par des
plantes très voisines de l'*Amomum cardamomum*,
mais qu'on ne connait pas et qu'on est porté à regarder
comme des variétés, ont beaucoup de ressemblance avec
le petit cardamome, seulement ils sont plus gros et jouissent de propriétés moins énergiques.

La Mᴀɴɪɢᴜᴇᴛᴛᴇ ou Gʀᴀɪɴᴇ ᴅᴜ Pᴀʀᴀᴅɪs est le fruit
d'une plante du genre *Amomum*, que l'on n'a pas encore déterminée avec exactitude. Elle ressemble à la semence du fenu-grec ; sa saveur est âcre et poivrée, et
son odeur se rapproche de celle du camphre. Elle entre
dans plusieurs composés officinaux.

La Zᴇ́ᴅᴏᴀɪʀᴇ ʀᴏɴᴅᴇ, *Zedoariæ rotundæ radix*, est la
racine du *Kæmpferia rotunda*, L., plante originaire de
l'Inde. Elle est en morceaux qui représentent des moi-
tiés ou des quartiers d'un petit œuf de poule, et dont le
côté convexe est marqué d'anneaux circulaires. D'ailleurs, elle est blanche, grisâtre, compacte et comme cornée à l'intérieur, d'une saveur amère et camphrée, et
d'une odeur qui se rapproche de celle du gingembre, duquel elle ne paraît pas différer par sa composition chimique. La Zᴇ́ᴅᴏᴀɪʀᴇ ʟᴏɴɢᴜᴇ, *Amomum Zedoaria*
Wilden., jouit des mêmes propriétés et ne diffère de la
ronde que par sa forme. Ces deux racines, qui possèdent des vertus stimulantes assez énergiques, ne sont
presque plus employées ; seulement elles entrent dans la
composition de plusieurs préparations officinales.

Il en est de même du Gᴀʟᴀɴɢᴀ, *Galangæ majoris
et minoris radix*, qui est fourni par le *Maranta galanga*, L., plante très voisine des précédentes, originaire de l'Inde et cultivée en Amérique. Cette racine est
cylindrique, de la grosseur du petit doigt, longue de 5

à 6 pouces, souvent bifurquée, d'une couleur brune à l'extérieur, marquée de lignes circulaires blanches, d'un jaune rougeâtre intérieurement, d'une odeur forte, aromatique et d'une saveur âcre et piquante. Sa composition chimique est, à peu de choses près, la même que celle du gingembre. Elle est très employée, comme condiment, dans l'Inde et à la Chine.

Le CURCUMA, *Radix curcumæ*, qu'on appelle communément *Terra merita*, est la racine du *Curcuma longa*, L., plante originaire de l'Inde. Elle est de la grosseur du doigt, cylindrique, irrégulièrement contournée, grise et comme chagrinée au dehors, compacte à l'intérieur, d'une couleur jaune foncée, d'une cassure semblable à celle de la cire, d'une odeur et d'une saveur analogues à celle du gingembre. Cette substance contient une huile essentielle et une matière colorante jaune très abondante, soluble dans l'alcool, qu'on emploie comme réactif très sensible à la présence des alcalis qui la changent en rouge foncé. On n'emploie plus guère le curcuma que pour colorer certaines préparations pharmaceutiques. Il jouit cependant de propriétés assez énergiques, comme toutes les substances que nous venons de décrire, et sert, dans l'Inde, comme assaisonnement.

Famille des Aristolochiées.

SERPENTAIRE DE VIRGINIE. *Radix serpentariæ virginianæ. Aristolochia serpentaria*, L. Plante vivace, qui croît à la Caroline et à la Virginie, et fleurit au mois de juin et juillet. P. U. La racine.

C. B. Rac. rampante, rameuse; tige de 8 à 10 pouces de haut, grêle flexueuse; feuil. cordiformes; fl. naissant très près de la rac., solitaires, petites, d'un rouge foncé, 6 étam. soudées avec le style et le stigmate, ovaire globuleux et couvert de poils; fr. capsule globuleuse, marquée de 6 côtes saillantes.

P. P. Racine composée d'un tronc commun, grêle,

allongé, d'où partent un grand nombre de fibrilles allongées, entremêlées, rameuses, d'une couleur brunâtre,
d'une odeur forte et camphrée, et d'une saveur chaude,
amère et piquante.

P. C. Elle contient, d'après l'analyse de M. Chevallier,
une huile essentielle d'où dépend son odeur, une matière
jaune amère, soluble dans l'eau et dans l'alcool, une matière résineuse, de la gomme, de l'albumine, de l'amidon,
des sels de potasse et de chaux, un peu de fer et de la
silice. Ses parties actives sont solubles dans l'eau et dans
l'alcool.

Subst. incomp. L'acétate de plomb.

U. La serpentaire de Virginie jouit de propriétés excitantes très prononcées et assez persistantes ; mais, outre
cette action générale, on observe qu'elle agit encore sur
la peau, en stimulant cette membrane et en augmentant
la transpiration. On l'a beaucoup vantée dans le traitement des fièvres typhoïdes des armées et des prisons,
et l'on ne peut pas douter qu'elle n'ait produit de
bons effets dans certains cas. Aujourd'hui on l'emploie
moins fréquemment, quoiqu'on l'administre avec avantage dans les fièvres intermittentes rebelles dans les affections gangréneuses, la chlorose, les affections atoniques du canal intestinal, et, en général, toutes les
fois qu'il est nécessaire de stimuler vivement les organes,
et d'exciter en même temps une légère diaphorèse. On
l'emploie leplus ordinairement mélangée au quinquina ou
aux autres amers. On l'unit aussi au camphre dans plusieurs occasions.

D. et M. d'ad. Poudre , g^r x à xx et progressivement jusqu'à ℈ ß.
Inf. ℥ iv dans ℔ j d'eau bouillante, dont on donne ℥ j à ij, toutes
les 4 h. *Tinctura serpentariæ* L. E. D. (Serpentaire 3; alcool 32.) ℥
ß. à ij dans une potion, ou dans une boisson amère.

L'Aristoloche ronde , *Aristolochia rotunda*, L., et
l'Aristoloche longue, *A. longa*, L., sont des plantes
indigènes très voisines de la précédente, et dont les racines

tubéreuses, arrondies ou allongées, d'une couleur gri-
sàtre en dehors, jaunâtre en dedans, d'une saveur amère
et âcre et d'une odeur désagréable, jouissent de propriétés semblables à celle de la précédente, mais beaucoup
moins énergiques. Elles étaient vantées autrefois comme
puissamment emménagogues; de nos jours elles sont inusitées et entrent seulement dans quelques composés officinaux peu employés.

CAFÉ. *Semen coffeæ. Coffea arabica*, L. Petit arbre originaire de l'Arabie et cultivé aux Antilles. P. U.
Les graines.

C. B. Tige de 15 à 20 pieds de haut; feuil. persistantes, vertes, luisantes, ovales, allongées; fl. blanches, d'une odeur très suave, réunies
en grand nombre à l'aisselle des feuil., cal. adhérent à 5 div., cor.
subinfundibuliforme, étam. saillantes hors de la cor., style simple
surmonté d'un stigmate bifide; fr. baie rouge semblable à une cerise,
à deux loges contenant chacune une graine cornée.

P. P. Graines dures et comme cornées, ovales; convexes d'un côté, planes de l'autre, et marquées d'un
sillon longitudinal, d'une couleur grise jaunâtre, d'une
saveur amère et aromatique, et d'une odeur *sui generis*
très agréable. Ces propriétés varient un peu suivant les
différentes sortes de café qu'on trouve dans le commerce. Les principales sont: 1° le café *Moka*, dont les
grains sont petits, arrondis, jaunâtres; c'est le plus estimé à cause de son odeur et de sa saveur exquises;
2° le *Bourbon*, qui est plus gros, allongé, blanchâtre
et peu odorant; 3° le *Martinique*, dont les grains sont
assez gros, aplatis, verdâtres, ordinairement recouverts
de leur arille, et d'une saveur plus âcre et plus amère.
La torréfaction que l'on fait subir au café avant d'en
faire usage, le rend d'une couleur brune claire, et développe ce parfum et cette saveur exquises qui le font
rechercher de tout le monde.

P. C. Le café non torréfié contient, d'après MM. Robiquet et Pelletier: de la *Caféine*, une huile volatile-

concrète, de la gomme, de l'albumine, une huile blanche
et douce, un principe amer, et enfin une matière oléo-
résineuse très âcre. La torréfaction y développe du tannin et un acide nommé *Cafique* par M. Payssé, et que
d'autres chimistes regardent comme de l'acide gallique.

La CAFÉINE est un principe immédiat, ni acide ni alcalin. Elle cristallise en belles aiguilles blanches, soyeuses; elle est soluble dans l'eau, dans l'alcool et très
peu dans l'éther; soumise à une douce chaleur, elle se
liquéfie, puis se volatilise. On ne l'a pas encore employée.

U. L'influence stimulante du café torréfié, dont on
fait un usage habituel en infusion, est très prononcée.
Personne n'ignore qu'elle a tous les avantages des boissons spiritueuses, sans produire l'ivresse ni tous les autres accidents qui résultent de leur usage. Elle facilite la digestion, augmente la fréquence du pouls, et
réveille l'énergie des facultés intellectuelles. En conséquence, on peut en conseiller l'usage dans les catarrhes
chroniques, l'asthme, l'aménorrhée, la goutte, certaines diarrhées séreuses entretenues par l'atonie des
membranes, les migraines dépendant de la faiblesse de
l'estomac, les fièvres intermittentes, etc. Enfin on s'en
sert avec beaucoup d'avantage dans les cas d'empoisonnement par l'opium et les autres narcotiques, pour combattre la somnolence et les symptômes nerveux.

Le café non torréfié paraît jouir de propriétés toniques
très énergiques. Le docteur Grindel l'a administré avec
le plus grand succès dans les cas de fièvres intermittentes,
et il assure, d'après de nombreuses expériences, qu'on
peut le substituer avec avantage au quinquina dans le
traitement de ces maladies, même les plus rebelles.

D. ET M. D'AD. Café torréfié, Infusion, ℥ j ou plus dans ℥ viij d'eau
bouillante. Café non torréfié, Poudre, ℈ j d'heure en heure dans l'a-
pyrexie. Décoction, ℥ j dans ℥ xviij d'eau réduites à xij.

Famille des Crucifères.

RAIFORT SAUVAGE. *Raphani sylvestris radix. Co-chlearia armoracia*, L. Plante vivace, indigène, qui qui croît au bord des ruisseaux en Bretagne, et qu'on cultive dans les jardins. P. U. La racine fraîche.

C. B. Tige rameuse, haute de 2 à 3 pieds, glabre ; feuil. radicales très grandes, elliptiques, pétiolées, les caulinaires moins grandes, étroites et lancéolées ; fl. blanches, petites, en longs épis à l'extrémité des rameaux, cal. 4 sép. concaves, cor. pét. étalés ; fr. silicules petites, ovoïdes, couronnées d'un stigmate persistant, à 2 loges, contenant 5 ou 6 graines.

P. P. Racine cylindrique, longue d'un à deux pieds, de la grosseur du bras, blanche et fibreuse à l'intérieur, jaune à l'extérieur, d'une saveur amère, piquante et âcre, et d'une odeur très pénétrante quand on l'écrase ; entière, elle est inodore. Ces propriétés se perdent par la dessiccation.

P. C. De même qu'un grand nombre d'autres plantes de la même famille, le raifort contient un principe volatil très âcre, de nature huileuse, qui paraît contenir du soufre ; on y trouve aussi de la fécule, de l'albumine, etc. Ses principes actifs sont solubles dans l'eau, le vin et l'alcool.

SUBST. INCOMP. Les carbonates alcalins, le sublimé, le nitrate d'argent, l'infusion de quinquina et de noix de galle.

U. Cette plante, dont on fait un très fréquent usage, jouit de propriétés stimulantes très énergiques. Appliquée sur la peau, elle y détermine de la rubéfaction, de la douleur, et tous les signes d'une inflammation. Administrée à l'intérieur avec précaution, elle agit en excitant vivement les organes, et surtout l'estomac ; mais cette action est de peu de durée. C'est principalement dans les affections scorbutiques qu'on emploie le raifort sauvage, et les avantages qu'on en a retiré, l'ont fait placer à la tête des plantes dites *antiscorbutiques*. On peut encore l'administrer dans les cas où une excitation vive et puissante est indiquée, tels que certains catarrhes chroniques, les affections scrofuleuses, les rhumatismes chroniques, certaines hydropisies, et quelques maladies chroniques de la peau. On peut s'en servir à l'extérieur comme rubéfiant, à défaut de graine de moutarde.

D. et M. d'ad. Infus. ℥ ß à j, par ℔ ij d'eau. *Infusum armoraciæ comp.* L. (Raif. et moutarde ana 1; eau bouil. 16; teint. de raif. comp. 1.) ℥ j à iij, 2 ou 3 fois le jour. *Apozème de raifort comp.* P. (Raifort, bardane, patience, cochléaria, cresson de fontaine et trèfle d'eau ana 1 eau bouil. 64.) par petites tasses. *Mixture stimulante.* Dr Paris. (Raifort, moutarde concassée ana ℥ ß; eau bouil. ℔ j; esprit aromatique d'ammon. ʒ ij; alcoolat de piment ℥ j.) cochl. ij, 3 fois par jour. Suc exprimé, ℥ ß à j. *Spiritus armoraciæ comp.* L. D. (Raifort, écorce d'orange 48; muscade 1; alcool 256; eau q. s.) ʒ j à iv, dans un véhicule approprié. *Alcoolat antiscorbutique.* P. (Raifort 16; cochléaria 125; alcool 150.) ʒ ij à ℥ ß, dans une potion. *Vin antiscorbutique.* P. (Raifort 4; cochléaria, cresson de fontaine, trèfle d'eau et moutarde ana 2; muriate d'ammon. 1; vin blanc 125; alcool de cochléaria 2.) ℥ ß à iv. *Bierre antiscorbutique.* P. (Raifort et bourgeons de sapin ana 1; cochléaria 2; bierre nouvelle 64.) ℥ ij à iv. *Sirop antiscorbutique.* P. (Raifort, cochléaria, trèfle d'eau, cresson de fontaine et oranges amères ana 32; cannelle 5; vin blanc et sucre ana 128.) ʒ ij à ℥ ij. *Gargarisme antiscorbutique.* HP. (Inf. amère ℥ iv; alcoolat antiscorbutique ℥ ß; miel rosat ℥ ij.)

Cochléaria. *Cochleariæ officinalis herba. Cochlearia officinalis*, L. Plante indigène, bisannuelle, qui croît spontanément sur le bord de la mer, et qu'on cultive dans les jardins. P. U. La tige et les sommités fleuries fraîches.

C. B. Tige herbacée, rameuse, haute de 7 à 10 pouces; feuil. alternes, nombreuses, concaves, arrondies, glabres, vertes et luisantes; fl. blanches, formant une sorte de corymbe à l'extrémité des rameaux; fr. silicules grosses, globuleuses et contenant plusieurs graines.

P. P. Cette plante a une saveur, âcre vive, et un peu

amère, et une odeur très pénétrante lorsqu'on l'écrase ; entière elle est inodore.

P. C. Elle paraît composée des mêmes principes que la précédente, qui sont également solubles dans l'eau et dans l'alcool.

U. Sa manière d'agir sur l'économie, et ses usages, sont les mêmes que ceux du raifort sauvage.

D. et M. d'ad. Infus. ℨ j à ij par ℔ ij. Suc exprimé. ℥ ß à ij. *Suc antiscorbutique.* P. (cochléaria, cresson de fontaine et trèfle d'eau ana p. é.) mêmes doses. *Alcoolat de cochléaria.* P. (Cochléaria 3 ; alcool 2.) *Spiritus cochleariæ.* Ps. Pol. (Cochléaria 2 ; alcool 1 ; eau q. s.) A. R. B. (Cochléaria 4 ; alcool 5 ; eau q. s.) ℨ ß à iv. *Tisane antiscorbutique.* IIP. (Tisane amère ℔ ij ; alcool. de cochléaria ℥ ß.) *Spiritus cochleariæ comp.* B. (Cochléaria 80 ; sauge et menthe crêpue ana 6 ; écor. d'oranges fraîches 12 ; muscade 1 ; alcool 72 ; eau 216.) ℥ ß à j. 2 ou 3 fois par jour. *Conserva cochleariæ.* A. R. B. F. (Cochléaria 1 ; sucre 3.) Ɔ j à ij. *Sirop de cochléaria.* P. (Suc de cochléaria 1 ; sucre 2.) ℥ ß à ij et plus.

CRESSON DE FONTAINE. *Nasturtii aquatici herba. Sisymbrium nasturtium*, L. Plante indigène, vivace, qui croît spontanément sur le bord des ruisseaux d'eau courante, et qui fleurit en juin. P. U. Les feuilles et les tiges.

C. B. Tiges herbacées, rampantes, longues d'un pied environ ; feuil. alternes à folioles ovales ; presque cordiformes ; fl. blanches, ou épis à l'extrémité des rameaux ; fr. silique bivalve, presque cylindrique, longue, terminée en pointe, contenant des graines globuleuses.

P. P. La saveur de cette plante est agréable, piquante, un peu amère, et son odeur presque nulle.

P. C. Sa composition se rapproche de celle du cochléaria. Ses principes actifs sont solubles dans l'eau et dans l'alcool.

U. C'est un stimulant beaucoup moins actif que les précédents, mais employé dans les mêmes cas. On le mange en salade.

D. et M. d'ad. Infus., ℥ j à ij par ℔ ij d'eau. Suc exprimé, ℥ ij à

iv. *Sirop.* P. (Suc de cresson 1 ; sucre blanc 2.) ℥ ß à ij. *Conserva nas-*
turtii aquatici. R. (Cresson de font. 1 ; sucre 2.) Ɔ j à ij.

Le Cresson alénois, *Lepidium sativum*, L. ; la
Passerage ; *Lepidium latifolium*, L. ; la Cardamine
des prés, *Cardamine pratensis*, L., plantes indigènes
très voisines de la précédente, jouissent absolument des
mêmes propriétés, et sont rangées au nombre des antiscorbutiques ; on les emploie dans les mêmes cas et de la
même manière.

Le Vélar ou Sisymbre officinal, *Sisymbrium offi-*
cinale, plante indigène, très commune, a une saveur
amère et acerbe ; elle jouit d'une grande réputation
comme béchique, ce qui lui a fait donner le nom d'*Herbe*
aux chantres. On en prépare un *Sirop.* P., qu'on donne
à la dose de ℈ j à iij dans une tisane pectorale.

L'Alliaire, *Erysimum alliaria*, L., a le goût et
l'odeur de l'ail. Il jouit de propriétés assez énergiques, qui le font admettre parmi les végétaux antiscorbutiques.

Famille des Polygalées.

Polygala de Virginie. *Radix polygalæ senegæ.*
Polygala senega, L. Plante vivace qui croit dans l'Amérique septentrionale. P. U. La racine.

C. B. Tiges herbacées, hautes de 3 à 10 pouces ; feuill. sessiles, ovales, lancéolées, d'un vert clair ; fl. petites, en épis terminaux, cal. 5
div. profondes, irrégulières, cor. irrégulière à cinq pétales ; fr. capsule
très comprimée, bivalve, à 2 loges monospermes, contenant des graines
noires, allongées et terminées en pointe.

P. P. Racine d'une grosseur variable, depuis celle
d'une plume jusqu'à celle du petit doigt, contournée,
rameuse, ayant d'un côté une sorte de crète longitudi-

nale ; son écorce est grisâtre, résineuse, recouvrant un *meditullium* blanchâtre et ligneux ; son odeur est faible et nauséeuse, et sa saveur d'abord douce, puis âcre et amère, excite la toux et la salivation.

P. C. Cette substance contient, suivant M. Gelhen : *Sénégine* 6,15 ; résine 7,5 ; matière extractive douce 26,85 ; gomme et albumine 9,5 ; ligneux et perte 50. M. Peschier prétend y avoir découvert trois nouvelles substances qu'il a nommées *Polygaline*, *Isolysine* et *Acide polygalique*. L'eau et l'alcool s'emparent des principes médicamenteux.

La SÉNÉGINE paraît être le principe actif du polygala. Elle est solide, brune, translucide, d'une saveur désagréable, et d'une odeur qui provoque l'éternument quand on la pulvérise. Elle est insoluble dans l'eau et l'éther ; l'alcool, au contraire, la dissout facilement. Elle est jusqu'ici sans usage.

U. C'est un excitant très énergique, qui, à trop fortes doses, occasione souvent des vomissements et déjections alvines. A doses modérées, ce médicament excite la sécrétion de l'urine, la sueur et le ptyalisme. On a cru pendant long-temps qu'il exerçait une action spéciale sur les poumons, et alors on l'employait dans toutes les maladies de poitrine, même dans les cas d'inflammation aiguë. On sait aujourd'hui à quoi s'en tenir sur ces prétendues vertus spécifiques. On s'en sert avec avantage dans les affections rhumatismales, dans la dernière période des catarrhes pulmonaires, dans l'hydrothorax et certaines hydropisies, dans le croup, l'aménorrhée, etc. En Allemagne, on l'administre à l'intérieur avec beaucoup de succès, suivant le docteur Ammon, dans le traitement des ophtalmies très intenses, dans lequelles les antiphlogistiques échouent si souvent. Les Américains regardent le polygala comme un remède souverain contre la morsure des serpents venimeux, et surtout du serpent à sonnettes. Cette réputation ne s'est pas soutenue en Europe.

D. ᴇᴛ ᴍ. ᴅ'ᴀᴅ. Poudre , gʳ x à ℨ ß. *Pil. contre l'ophtalmie.* Dʳ Aᴍᴍᴏɴ.
(Polygala ℨ iij: savon médic. ℨ j, pour des pil. de 5 gr.) nº 10 par jour.
Potion excitante. HP. (Inf. de polygala ℥ vj ; sp. de Tolu ℥ j ; gomme
ammoniaque ℨ ß.) Cochl. j toutes les 2 h *Pot. pectorale.* HP. (Polygala
℥ ij ; eau bouillante ℥ ıv ; sp. simple ℥ ij.) Par cuillerées. Décoct., ℥ j
par ℔ iij d'eau réduites à ℥ ij. *Decoctumsenegæ.* L. (Polygala 1 ; eau
32.) ℥ j ß à iij, 3 ou 4 fois le jour. *Extractum senegæ.* Pa. gʳ xij à ℨ ß.
Syrupus senegæ. Pᴀ. Pᴏʟ. F. (Polygala 1 ; eau et sucre ana 18.) ℥ ß à
j, dans une potion ou un véhicule approprié.

On peut substituer au polygala de Virginie , le Pᴏʟʏ-
ɢᴀʟᴀ ᴄᴏᴍᴍᴜɴ, *Polygala vulgaris*, L. , plante indigène
très commune. Il jouit en effet des mêmes propriétés ,
mais à un moindre degré.

Famille des Scrophulariées.

Vᴇ́ʀᴏɴɪQᴜᴇ ᴏꜰꜰɪᴄɪɴᴀʟᴇ. *Veronicæ maris summitates.*
Veronica officinalis, L. Plante indigène qui habite les
côteaux et les bois, et fleurit en juin et juillet. P. U. Les
feuilles et les sommités fleuries.

C. B. Tige herbacée cylindrique ; feuil. opposées, ovales, dentées et
pubescentes ; fl. violettes en épis axillaires , cal. à 4 div., en roue, à
étam. fertiles et saillantes, stigmate simple ; fr. capsule lenticulaire.

P. P. La saveur de cette plante est légèrement amère
et aromatique , et son odeur très faible.

P. C. Elle communique à l'eau une couleur verte et
un léger arôme.

U. La véronique est un excitant très peu énergique.
On lui attribuait autrefois de grandes vertus dans l'ictère,
la gravelle et autres maladies ; mais aujourd'hui on est généralement d'accord sur son peu d'efficacité. On l'emploie
en infusion théiforme dans les catarrhes pulmonaires chroniques, et dans les cas qui réclament une boisson un peu
excitante et sudorifique. Le suc des feuilles fraiches est
administré comme antiscorbutique.

D. ET M. D'AD. Infusion , pinc. ij à iij par ℔ ij d'eau. *Eau distillée.*
P. ℥ ij à iv. Suc exprimé , ℥ j à ij.

BECCABUNGA. *Beccabungæ herba. Veronica becca-*
bunga , L. Plante vivace, indigène, qui croît dans les
lieux humides. P. U. Les feuilles.

C. B. Tige herbacée, charnue, couchée, donnant des racines de chacun de ses nœuds ; feuil. glabres, molles, elliptiques ; fl. violettes.

P. P. Sa saveur est piquante, âcre et amère, et son
odeur nulle.

U. C'est un excitant plus énergique que la précédente.
On range cette plante parmi les antiscorbutiques, et en
effet ses propriétés la rapprochent des crucifères. Le suc
exprimé de ses feuilles entre dans plusieurs préparations
antiscorbutiques.

D. ET M. D'AD. Suc exprimé, ℥ ij à iv. Infusion, manip. j à ij par ℔
ij d'eau.

On employait encore autrefois plusieurs autres plantes
du genre Véronique ; telles que les *V. chamædrys , V.*
teucrium et *V. spicata ,* L. , dont les propriétés sont
semblables aux précédentes. Elles sont complétement
inusitées de nos jours.

Famille des synanthérées.

Corymbifères.

ABSINTHE. *Absinthii majoris summitates. Artemisia*
absinthium , L. Plante indigène, vivace, qui croît dans
les lieux pierreux et incultes, et qui fleurit en juillet et
août. P. U. Les feuilles et les sommités fleuries.

C. B. Tige herbacée, couverte d'un duvet blanchâtre ; feuil. tripinna-
tifides , blanchâtres des deux côtés ; fl. flosculeuses, petites , jaunâtres,
formant une panicule très allongée et pyramidale , fleurons du centre,
hermaphrodites, fertiles , à 5 dents, ceux du disque, femelles, à 2 dents,
sans aigrette.

P. P. L'odeur de cette plante est forte et aromatique,
et sa saveur très amère et aromatique.

P. C. D'après M. Braconnot, elle est composée de :

matière azotée très amère, soluble dans l'eau froide, peu
soluble dans l'alcool 18 ; matière azotée presque insipide 8 ; matière résiniforme extrêmement amère, soluble dans l'alcool et dans l'eau bouillante, d'où elle se
précipite par le refroidissement 1,4 ; huile volatile
verte 0,9 ; chlorophylle 3 ; albumine 7,5 ; fécule 1 ; sels
de potasse 7,5 ; ligneux et eau 552. L'eau froide et l'alcool s'emparent de ses principes actifs.

SUBST. INCOMP. Les sulfates de fer et de zinc, et
l'acétate de plomb.

U. L'absinthe jouit de propriétés stimulantes et toniques très énergiques. Administrée à trop fortes doses,
elle produit de la chaleur à la région épigatrique, de la
soif, et tous les autres symptômes d'une irritation de
l'estomac. À doses modérées, elle excite l'appétit, rend
les digestions plus faciles, accélère la circulation, en un
mot, porte dans toute l'économie une influence fortifiante. On l'emploie très fréquemment, et avec beaucoup
de succès, dans toutes les affections qui exigent une médication tonique et excitante, et principalement dans la
dyspepsie et autres maladies atoniques du canal digestif,
dans certaines aménorrhées, les leucorrhées chroniques,
les diarrhées rebelles, entretenues par la faiblesse des
membranes ; dans certains cas de goutte, etc. On en a
retiré de très bons effets dans le traitement des fièvres
intermittentes. Enfin, on l'administre avec avantage
comme anthelmintique ; lorsque toutefois les voies digestives ne sont pas dans un état inflammatoire.

D. et M. D'AD. Poudre, Ɔ j à Ʒ. Infusion à Ʒ ß à ℥ j par ℔ j
d'eau froide. *Teinture.* P. DAN. *Tinctura absinthii.* B. F. POL. PR. (Absinthe 1 ; alcool 6.) Ʒ ß à ij. *Teinture d'absinthe comp.* P. (Grande et
petite absinthe ana 8 ; clous de girofle 8 ; sucré 4 ; alcool 125.) *Tinct.
absinthii comp.* F. *Essentia amara.* DAN. (Absinthe 4 ; chardon-bénit,
oranges amères et gentiane ana 1 ; alcool 48.) Ʒ ß à ij dans une potion.
Teint. amère ou *Elixir de Stoughton.* P. (Absinthe, chamædrys, gentiane
et écorce d'oranges ana 6 ; rhubarbe 4 ; aloès et cascarille ana 1 ; alcool
215.) Gut. xij à Ʒ j. *Vin.* P. ℥ ij. à iv. *Huile essent.* P. *Oleum absinthii
æthereum.* POL. DAN. PR. GUT. j. à iv. *Extrait.* P. *Extractum absinthii.* POL.

Pa. A. F. Dan. B. ℈ ℥ à j. *Sirop.* P. (Absinthe grande et petite ana 5; eau 48; sucre 96.) ℥ ß à ij.

L'Absinthe pontique, ou Petite absinthe. *Artemisia pontica*, L., a une odeur plus faible et plus agréable que la précédente; elle parait moins active. On l'emploie dans les mêmes cas et de la même manière.

Armoise. *Artemisiæ summitates. Artemisia vulgaris*, L. Plante vivace, indigène, qui croît dans les lieux incultes, et qui fleurit en juin et juillet. P. U. Les sommités fleuries.

C. B. Tige herbacée, rameuse, rougeâtre, velue; feuil. sessiles, vertes en dessus, cotonneuses en dessous; fl. flosculeuses, en petits épis axillaires, réceptacle nu.

P. P. Son odeur est faiblement aromatique, et sa saveur peu amère.

P. C. Elle contient une matière azotée amère, et de l'huile volatile. L'eau et l'alcool dissolvent les principes actifs.

U. Les propriétés de l'armoise se rapprochent beaucoup de celles de l'absinthe; seulement elles sont beaucoup moins énergiques. C'est un remède vulgaire pour provoquer l'écoulement des menstrues. On peut l'employer dans les mêmes circonstances que la précédente.

D. et M. d'ad. Poudre, ℈ ß à j. Infusion, ℥ j à ij par ℔ j d'eau. Sirop. P. ℈ ij à ℥ ij. *Sirop d'armoise comp.* P. (Armoise, pouliot, cataire et sabine ana 48; hysope, pyrèthre, rue et basilic ana 24; aunée, livèche et fenouil ana 4; anis et cannelle ana 9; hydromel 1596; sucre q. s.)

L'Estragon, *Artemisia dracunculus*, L., plante vivace, originaire de Sibérie, et cultivée dans les jardins, se rapproche beaucoup de la précédente. Elle en diffère par sa saveur fraiche et piquante et par son odeur. On l'emploie ordinairement comme assaisonnement. Elle agit comme les plantes dites *antiscorbutiques*.

L'Aurone, *Abrotani herba, Artemisia abrotanum,*
L., arbuste qui croît dans le midi de la France, a une
odeur agréable de citron qui lui a fait donner le nom de
Citronelle. Elle jouit des mêmes propriétés que l'armoise et l'absinthe, et peut les remplacer avantageusement.

On emploie encore l'*Artemisia glacialis* et l'*Artemisia spicata,* L. Ces plantes jouissent des mêmes propriétés que les précédentes.

Camomille romaine. *Chamæmeli romani flores.*
Anthemis nobilis, L. Plante vivace, indigène, qui fleurit en juin et en juillet. P. U. Les fleurs sèches.

C. B. Tige herbacée, rameuse, couchée, de 8 à 10 pouces, rameaux
uniflores; feuil. bipinnées, pubescentes; fl. radiées, réceptacle garni
de paillettes, fleurons du centre, jaunes, hermaphrodites, fertiles,
demi-fleurons de la circonférence blancs, femelles, fertiles; fr. avec un
petit bourrelet membraneux à la partie supérieure.

P. P. Les fleurs de la camomille, telles qu'on les
trouve dans le commerce, sont blanches, desséchées,
d'une odeur très aromatique assez agréable, et d'une
saveur très amère et chaude.

P. C. Elles contiennent une huile essentielle d'une
belle couleur bleue, un principe gommo-résineux, du
camphre et un peu de tannin. L'eau et l'alcool dissolvent
les principes actifs.

Subst. incomp. La solution de gélatine, l'infusion de
quinquina jaune, le sulfate de fer, le nitrate d'argent,
le sublimé corrosif, les sels de plomb.

U. La camomille romaine est un stimulant assez énergique, qui jouit, à cause de son amertume, de propriétés
toniques, et qui est devenu un remède presque populaire pour une foule de maladies. On s'en sert avec avantage pour réveiller les forces digestives dans la dyspepsie, la chlorose, la goutte, les coliques venteuses, etc.
On en obtient encore de bons effets dans les fièvres in-

termittentes peu intenses, et dans les affections spasmodiques. Une forte infusion prise chaude et en grande
quantité provoque le vomissement, aussi l'emploie-t-on
de cette manière, surtout en Angleterre, pour aider
l'action des émétiques. Enfin on l'administre, et souvent avec avantage, comme anthelmintique.

D. et M. d'ad. Poudre, Ɔ j à ℨ ij. Inf. à vases clos, ℥ j à ij par ℔ ij
d'eau bouill. *Infusum anthemidis.* L. E. (Camomille 1; eau bouill. 32.)
℥ j à ij, 2 ou 3 fois le jour. *Decoctum chamæmeli comp.* D. E. (camomille,
2; carvi 1. 1; eau 120.) Mêmes doses. *Extractum anthemidis seu chamomillæ.*
L. E. Pr. Dan. B. Pol. F. gr aij à ℨ j. Il sert principalement d'excipient.
Aqua distillata chamomillæ. A. (Camomille 5; eau 12.) ℥ j à iv. *Huile
essent.* P. *Oleum chamomillæ æthereum, seu volatile.* Pr. A. L. E. R. gut.
v à x. *Elæosaccharum chamomillæ.* Pr. (Huile essent. de camomille gut.
xxiv; sucre blanc ℥ j.) A l'ext. l'infusion en lotions, fomentations, lavements, etc. *Huile de camomille.* P. *Oleum infusum chamomillæ.* Pol. Pr.
Dan. B. q. q., en frictions, embrocations ou liniments.

La Camomille puante, *Anthemis cotula,* L., plante
annuelle, indigène, très voisine de la précédente, a une
odeur très forte et désagréable ; ses propriétés sont semblables à celles de la camomille romaine, et on l'emploie
de la même manière et dans les mêmes cas. On l'a beaucoup vantée jadis dans le traitement de l'hystérie.

On peut encore se servir dans les mêmes indications
de la Camomille des teinturiers, *Anthemis tinctoria,*
L., qui fournit une belle couleur jaune.

Pyrèthre: *Pyrethri radix. Anthemis pyrethrum,*
L. Plante vivace, originaire du Levant. P. U. La racine.

C. B. Tiges nombreuses, élevées; fl. solitaires à l'extrémité des rameaux, grandes, radiées, les fleurons du disque jaunes, ceux de la
circonférence blancs en dessus et rouges en dessous.

P. P. Cette racine est fusiforme, grosse comme le
doigt, longue, grise et rugueuse en dehors, blanchâtre
en dedans, d'une odeur forte et désagréable, quand on

la respire en masse, et d'une saveur très âcre, piquante, et qui provoque la salivation.

P. C. D'après M. Gauthier, elle contient une matière huileuse, d'une odeur nauséabonde et d'une saveur âcre et brûlante, un principe colorant jaune, de l'inuline, de la gomme, etc. L'eau et l'alcool s'emparent des principes actifs.

U. Cette racine jouit de propriétés irritantes très énergiques. Appliquée à la peau, elle la rubéfie assez fortement; on l'employait jadis comme stomachique; aujourd'hui on ne s'en sert plus guère que comme masticatoire, pour provoquer l'écoulement de la salive, et irriter l'intérieur de la bouche dans les maux de dents, certaines douleurs de tête, la paralysie de la langue. On peut encore l'employer en gargarisme dans les inflammations et engorgements chroniques des amygdales. Elle entre dans un grand nombre de poudres et d'élixirs dentifrices.

D. ET M. D'AD. En substance, comme masticatoire, ʒ ß à j. *Alcoolat de pyrèthre.* P. (Pyrèthre et eau ana. 1 ; alcool 5.) ʒ ß à j. Poudre, comme sternutatoire, pinc. j. Gargarisme, ʒ ß dans ℞ j d' eau réduite au tiers.

MATRICAIRE. *Matricariæ* vel *Parthenii summitates. Matricaria parthenium*, L. Plante indigène, bisannuelle, très commune dans les lieux cultivés. P. U. Les sommités fleuries.

C. B. Tiges herbacées, droites, pubescentes; feuil. ailées larges, à folioles pinnatifides; fl. radiées, solitaires, celles du disque jaunes, celles de la circonférence blanches, demi-fleurons de la circonférence femelles, à 4 dents, ceux du disque hermaphrodites, réceptacle nu, sans paillettes; fr. sans aigrette, surmontés d'un rebord membraneux.

P. P. L'odeur de la matricaire est forte et très désagréable, sa saveur chaude et amère.

P. C. Elle contient une huile essentielle de couleur bleue. L'eau et l'alcool s'emparent des principes actifs.

U. C'est un stimulant très analogue à la camomille romaine, que cependant on emploie moins habituellement. On l'administre particulièrement dans l'aménorrhée ou la leucorrhée entretenues ou produites par la faiblesse générale.

D. ET M. D'AD. Poudre ℈ j à ℨ j. Infusion, ℥ j à ij par ℔ ij d'eau. *Eau distillée.* P. ℥ j à iij. Suc exprimé, ℥ j à ij. A l'extérieur en lavements, lotions, fomentations, cataplasmes.

La CAMOMILLE ORDINAIRE, *Chamœmeli vulgaris flores, Matricaria chamomilla*, L., plante indigène, annuelle, qui croit dans les champs cultivés, ne diffère guère de la précédente sous le rapport des caractères botaniques. Elle jouit des mêmes propriétés médicinales que la camomille romaine, et, quoique moins employée, peut très bien la remplacer.

MILLEFEUILLE. *Millefolii herba et flores. Achillea millefolium*, L. Plante vivace, indigène, très commune dans les lieux incultes, et qui fleurit pendant tout l'été. P. U. Les fleurs et la racine.

C. B. Tiges dressées, hautes d'un à 2 pieds; feuil. sessiles, velues divisées en dents très aiguës; fl. radiées, blanches, en corymbe à l'extrémité des rameaux, réceptacle garni de paillettes, fleurons du centre hermaphrodites, fertiles, blancs, réguliers, ceux de la circonférence, au nombre de 5, femelles, fertiles; fr. ovoïdes, sans aigrette.

P. P. L'odeur de cette plante est forte, et sa saveur astringente et légèrement aromatique.

P. C. Elle contient une huile essentielle et un principe extractif amer.

U. La millefeuille, dont on a presque abandonné l'usage, jouit de propriétés stimulantes auxquelles s'adjoint un peu d'astringence. On l'a beaucoup vantée autrefois dans le traitement des coupures et des plaies. On la conseille quelquefois dans les cas d'atonie nerveuse, d'hémoragies passives, et dans les leucorrhées rebelles.

D. et M. d'ad. Infusion, pinc. j. à iij par ℔ ij d'eau. *Sirop.* P. ℥ ß à ij.

La Ptarmique, *Ptarmicæ folia, Achillea ptarmica;* L., qui croît dans les lieux humides, ne diffère guère de la précédente. Son odeur est aromatique, et sa saveur ressemble à celle de l'estragon. On emploie assez fréquemment la poudre de ses feuilles comme sternutatoire, et sa racine mâchée pour exciter la salivation.

En Suisse et en Savoie, on désigne sous le nom générique de *génépi* plusieurs autres plantes des genres Millefeuille et Armoise; telles que l'*Achillea atrata*, *A. nana* et *A. moschata*, L. On les emploie à peu près dans les mêmes cas que la camomille et l'absinthe.

Souci officinal. *Calendulæ flores. Calendula officinalis*, L. Plante annuelle, indigène, qui croît dans les lieux cultivés. P. U. Les sommités fleuries.

C. B. Tige rameuse, velue; feuil. alternes, sessiles, pubescentes; fl. solitaires, grandes, radiées, d'un jaune orangé très beau; fr. irréguliers, couverts d'aspérités.

P. P. Son odeur est désagréable et aromatique, et sa saveur amère et âcre.

U. Il agit à la manière des stimulants, et on l'emploie avec avantage dans les cas d'aménorrhée causée par la faiblesse des organes, dans l'hystérie et quelques autres affections de ce genre. Quoique assez actif, il est peu usité.

D. et M. d'ad. Infusion, pinc. j à ij dans ℔ ij d'eau bouillante

On peut employer dans les mêmes cas le Souci des champs, *Calendula arvensis*, L., qui est très-commun dans les vignes.

Cresson de Para. *Spilanthus oleraceu*, L. Plante originaire de l'Amérique et cultivée en France.

C. B. Tige herbacée, haute d'un pied ; feuil. opposées, épaisses et
dentelées; fl. jaunes, solitaires, grosses et composées de beaucoup
de fleurons très serrés et séparés par des paillettes, réceptacle conique,
anthères syngénères, d'une couleur brune; graines à côtes tranchan-
tes et garnies de poils.

P. P. Cette plante a une saveur particulière, âcre et
poivrée, et une odeur aromatique.

P. C. Elle contient, d'après M. Lassaigne, une huile
volatile odorante, très âcre, une matière gommeuse, un
principe extractif amer et âcre, du malate acide de potasse, de la cire, un principe colorant jaune et des sels.
L'alcool et même l'eau s'emparent d'une grande partie
de ses principes actifs.

U. Le cresson de Para jouit de vertus stimulantes
très prononcées. M. Bahi, médecin espagnol, et M. Rousseau après lui, l'ont employé avec beaucoup d'avantage
dans le traitement des affections scorbutiques. D'après
leurs observations, son usage à l'intérieur arrête très
promptement l'hémorragie passive des gencives.

D. ET M. D'AD. *Teinture.* (manip. j dans ℔ j d'alcool.) Cochl. ſs
dans une infusion de saponaire ou de douce-amère.

L'ACMELLE, *Spilanthus acmella*, L., plante annuelle, qui croît aux Indes, est également employée
comme antiscorbutique.

La TANAISIE, *Tanacetum vulgare*, L., plante vivace, indigène, dont l'odeur est forte et la saveur âcre,
amarescente et camphrée, jouit de vertus excitantes
assez énergiques, et s'emploie surtout comme anthel-
matique et emménagogue.

Il en est de même de la BALSAMITE ODORANTE, *Tanacetum balsamita*, L., dont l'odeur aromatique est
très agréable. Elle est encore moins usitée de nos jours
que la tanaisie.

Famille des Labiées.

Menthe poivrée. *Menthæ piperitæ herba flores.*
Mentha piperita, L. Plante vivace, originaire d'Angleterre, cultivée en France. P. U. Toute la plante.

C. B. Tige dressée, haute de 1 à 2 pieds, rameuse; feuil. ovales, dentées sur les bords; fl. violacées, en épi court et très serré à l'extrémité
des rameaux.

P. P. L'odeur de cette plante est agréable et pénétrante, sa saveur piquante, chaude, amarescente, suivie
d'un sentiment de froid dans la bouche.

P. C. Elle contient, en grande abondance, une huile
essentielle jaunâtre, qui elle-même contient du camphre,
un peu de résine et de l'extractif. Ses principes actifs
sont solubles dans l'eau et dans l'alcool.

U. La menthe poivrée, en raison de son huile essentielle possède des propriétés stimulantes très prononcées.
On l'administre en conséquence et avec beaucoup d'a-
vantage, dans les affections qui réclament l'emploi des
excitants, et surtout dans les affections atoniques et nerveuses de l'estomac, telles que la dyspepsie, les coliques
flatulentes; les vomissements spasmodiques, la cardialgie, etc. Elle est encore utile dans certaines aménorrhées,
la chlorose, l'hystérie et autres maladies dites nerveuses.
Enfin on l'associe souvent à d'autres médicaments et surtout aux purgatifs pour faciliter leur action ou masquer
leur odeur ou leur saveur désagréable.

D. et M. d'ad. Poudre, ʒ j à ʒ ß, rarement. Infus., pinc. j. à ij par
℔ ij d'eau bouil. *Eau distillée.* P. *Aqua menthæ piperitæ.* L. E. D. Pol.
F. R. A. D. B. Pr. ʒ j à iv seule et plus ordinairement dans une potion. *Aqua menthæ piperitæ vinosa.* Pr. Pot.. (Menthe et alcool ana 1;
eau q. s.) ʒ ij à iv. *Alcoolat.* P. *Spiritus menthæ piperitæ.* L. E. A. R.
B. ʒ ß à j. *Sirop.* P. B. (Menthe 1; eau dist. de menthe 32; eau q. s.)
ʒ ß à ij. *Huile essent.* P. L. E. D. A. Pot. R. Dan. B. gut. ij à iv.
Elæosaccharum menthæ. A. (Huile essent. de menthe 1; sucre 24.) Pas-

tilles de menthe. P. (Eau dist. de menthe 32 ; sucre 86 ; huile essent. de
menthe 1.) n° vj à xij.

Les autres plantes du même groupe possèdent, à peu
de choses près, les mêmes vertus que la précédente ;
aussi les emploie-t-on dans les mêmes cas et absolument
de la même manière. Les plus usitées sont : la MENTHE
CRÉPUE, *Mentha crispa,* L.; la MENTHE VERTE, *M. viridis,* dont on fait grand usage en Angleterre; la MEN-
THE POULIOT, *M. pulegium,* L., et la MENTHE ÉLÉ-
GANTE, *M. gentilis,* L.

SAUGE. *Salviæ folia. Salvia officinalis,* L. Arbuste
qui habite le midi de la France. P. U. Les feuilles et
les sommités fleuries.

C. B. Tige rameuse ; feuil. allongées, à bords denticulés', à surface
rugueuse ; fl. violacées, disposées en épi formé de verticilles rapprochés, cal. subcampanulé, cor. tubuleuse, 2 étam. à filets courts, anthères à 2 loges, séparées par un connectif filamentiforme.

P. P. L'odeur de la sauge est forte, aromatique, et
sa saveur chaude, piquante et un peu amère.
P. C Elle contient une grande quantité d'huile essentielle de couleur verte, qui fournit 0, 1 25 de camphre,
un peu d'acide gallique et de l'extractif. L'eau et l'alcool
s'emparent des principes actifs de cette plante.
SUBST. INCOMP. Les sels de fer.
U. La sauge est stimulante et tonique. On l'emploie
avec avantage vers la fin des catarrhes chroniques, dans
les dyspepsies, les diarrhées anciennes, les vomissements
spasmodiques, etc. On la regarde encore comme puissamment emménagogue et carminative. Son infusion est
employée en gargarisme dans les cas d'angine atonique
avec relâchement de la luette.'

D. ET M. D'AD. Poudre, gr xv à Ɔ j. Infusion, ʒ ij à ℥ ß par. ℔
j d'eau. *Eau distillée.* P. POL. A. PR. ℥ j à iij. *Huile essentielle.* P. gut.
ij à v. *Vinaigre.* P. ʒ j ß à ℥ j.

La Sclarée, *Salviu sclarea*, et la Sauge des prés,
S. pratensis, L., jouissent des mêmes propriétés.

Romarin. *Rosmarini hortensis herba. Rosmarinus
officinalis*, L. Arbuste toujours vert, qui habite le
midi de la France. P. U. Les feuilles et les sommités
fleuries.

C. B. Tige de 7 à 8 pieds de hauteur; feuil. sessiles, allongées,
étroites; fl. d'un bleu pâle, en petits épis à l'extrémité des rameaux,
cal. à 2 lèvres, cor. à tube renflé supérieurement, 2 étam. saillantes,
anthères rapprochées; fr. tétrakène.

P. P. Cette plante a une saveur âcre, chaude et légèrement astringente, et une odeur très forte.

P. C. Elle contient une grande quantité d'huile essentielle incolore, de laquelle M. Proust a retiré 0,10
de camphre, un principe résineux et un peu de tannin.

U. Le romarin jouit des mêmes propriétés que les substances précédentes et s'emploie dans les mêmes cas, et
surtout dans les digestions laborieuses, la chlorose, etc.

D. et M. d'ad. Poudre, gr x à ℈ ij. Infus. ℥ j à ij par ℔ ij d'eau
bouil. *Alcoolat de romarin* ou *Eau de la reine de Hongrie.* P.*Spiritus rosmarini.* L. E. D. A. Pol. F. Pr. ℥ j à iv. *Vinaigre.* P. ℥ j à ℥ ß.
Acetum aromaticum. E. Pr. Dan. F. (Romarin, absinthe, sauge, menthe una 8; cannelle 2; girofle et muscade ana 1; vinaigre 64.) *Vinaigre
des quatre voleurs,* P. (à peu près la même composition.) Comme anti.
septique. A l'ext. Infusion en lotions, bains, fumigations.

Lavande. *Flores lavandulæ. Lavandula vera.* De
Cand. Plante vivace du midi de la France, et qui fleurit
depuis mai jusqu'en septembre. P. U. Les sommités
fleuries.

C. B. Tige ligneuse, rameuse, blanchâtre; feuil. lancéolées, alguës,
entières, glauques; fl. bleuâtres, verticillées, sessiles, disposées en
épis terminaux.

P. P. Son odeur est aromatique et très agréable, et sa
saveur chaude et amère.

P. C. Elle contient une grande proportion d'une huile essentielle de couleur citrine, qui elle-même tient en dissolution 0,25 de camphre. L'eau et l'alcool s'emparent de ses principes actifs.

Subst. incomp. Le sulfate de fer.

U. Malgré ses propriétés stimulantes très énergiques, la lavande n'est plus guère employée que comme parfum. Cependant elle peut être administrée avec avantage dans les mêmes cas que les substances précédentes. Quelques praticiens la recommandent dans les cas de céphalées, de tremblements des membres, et autres affections qui tiennent à un défaut d'action du système nerveux. Sa poudre est quelquefois employée comme sternutatoire.

D. et M. d'ad. Poudre, ℈ j à ℥ ß. Infusion, ℨ j à ij par ℔ ij d'eau bouillante. *Eau distillée.* P. A. ℥ j à ij. *Alcoolat.* P. *Spiritus lavandu'æ.* L. E. D. Pa. Pol. A. Dan. F. R. ℨ ß à j. *Spir. lavandulæ comp.* L. D. E. F. (Alcoolat de lavande 96; id. de romarin ℨ 2; cannelle et muscade ana 1 ; santal rouge ou cochenille 2.) gut. xxx à ℨ ij sur du sucre ou dans une potion. *Huile essent.* P. A. gut. ij à viij. *Alc. de lav. ammoniacal.* P. (Sous-carbonate d'ammon. liq. ℨ2 ; huile essentielle de lav. 1 ; alcool 4.) Gut. x à ℨ j. A l'ext., Infus. en lotions, fomentations, bains, fumigations.

La Lavande spic, *Lavandula spica*, L., très voisine de la précédente, avec laquelle elle a presque toujours été confondue, fournit l'huile essentielle nommée *huile d'aspic.*

Le Stoechas, *Lavandula stœchas*, L., plante indigène du midi de la France, ne diffère de la précédente que par son odeur qui est plus agréable; comme elle, elle contient une huile essentielle très odorante, et peut avantageusement la remplacer; cependant elle paraît moins active. On fait un *Sirop de stœchas.* P., qu'on ajoute aux potions antispasmodiques, à la dose de ℥ ß à j, et un *Sp. de stœchas comp.* P., qui, quoique plus actif, à cause des substances très excitantes qui entrent dans sa composition, s'administre à peu près aux mêmes doses.

MÉLISSE. *Melissæ officinalis herba. Melissa officinalis*, L. Plante vivace, qui croît dans le midi de la France. P. U. Toute la plante.

C. B. Tige rameuse, haute de 1 à 2 pieds ; feuil. opposées, cordiformes ; fl. blanches, verticillées, calice bilabié, la lèvre sup. à 3 div l'inf. à 2 div.

P. P. La plante fraîche a une odeur très-agréable qui se rapproche de celle du citron, et une saveur austère et légèrement aromatique.

P. C. Elle contient de l'huile essentielle blanche et une petite quantité d'une substance extractive amère. L'eau et l'alcool dissolvent ses principes actifs.

SUBST. INCOMP. Le sulfate de fer, le nitrate d'argent et l'acétate de plomb.

U. La mélisse est un excitant peu énergique, qu'on regarde comme antispasmodique, et qu'on emploie très fréquemment dans les affections nerveuses. L'eau distillée de cette plante est le véhicule ordinaire des potions dites calmantes. Son infusion, prise chaude, est légèrement diaphorétique.

D. ET M. D'AD. Infus., pinc. j à ij par ℔ ij d'eau bouillante. *Eau distillée.* P. A. POT. PR. DAN. ℥ j à iv. *Alcoolat.* P. ℥ ß à ij. *Aqua carmelitana.* DAN. (Mélisse 18 ; éc. de citron 4 ; muscade et coriandre ana 2 ; cannelle 1 ; alcool 72 ; eau de mélisse 36.) À l'ext., Infus. en lotions, bains, fumigations.

HYSOPE. *Hyssopi folia et summitates. Hyssopus officinalis*, L. Arbuste indigène, qui croît dans le midi de la France. P. U. Les feuilles et les sommités fleuries.

C. B. Tige sous-frutescente, rameuse, haute d'un pied ; feuil. sessiles, étroites, aiguës ; fl. bleues ou roses, réunies à l'aisselle des feuilles supérieures.

P. P. L'odeur de l'hysope est agréable et aromatique, et sa saveur chaude, piquante et un peu amère.

P. C. Il contient une huile volatile jaune, des principes amers et un peu de soufre. Les principes médicamenteux sont extraits par l'eau et l'alcool.

U. Cette substance, légèrement stimulante, est vantée comme béchique et expectorante, et s'emploie très fréquemment dans les catarrhes pulmonaires chroniques, dans la phthisie et quelques autres affections du poumon.

D. ET M. D'AD. Infusion, pinc. ij à iij, par ℔ ij d'eau bouillante. *Sirop.* P. ℥ ß à ij.

LIERRE TERRESTRE. *Hederæ terrestris herba. Glechoma hederacea,* L. Plante vivace qui croît, dans les buissons et les haies, et fleurit en avril et en mai. P. U. Les feuilles et les sommités fleuries.

C. B. Tige herbacée, rampante à sa base ; fleurs violacées, roses ou blanches.

P. P. Son odeur est forte, peu agréable, et sa saveur amère et piquante.

P. C. Il contient de l'huile essentielle et une matière amère qui noircit par l'addition du sulfate de fer. L'eau et l'alcool s'emparent de ses principes actifs.

U. Le lierre terrestre est très employé, et à peu près dans les mêmes cas que l'hysope.

D. ET M. D'AD. Infusion, pinc. ij à iij par ℔ ij d'eau. *Sirop.* P. ℥ j à ij. *Conserve.* ℈ j. I à ℥ j.

MARRUBE BLANC. *Marrubii albi folia. Marrubium vulgare,* L. Plante vivace, indigène, très commune, qui fleurit pendant tout l'été. P. U. Les feuilles.

C. B. Tiges velues, blanchâtres ; feuil. ovales, cotonneuses ; fl. blanches, petites, verticillées, cal. à 10 dents.

P. P. Le marrube jouit d'une odeur aromatique et comme musquée, et d'une saveur âcre, chaude et amère.

P. C. Il contient une huile volatile, un principe amer et de l'acide gallique. L'eau et l'alcool dissolvent ses principes actifs.

Subst. incomp. Le sulfate de fer.

U. C'est un stimulant énergique, très employé à la fin des catarrhes et des péripneumonies, dans la phthisie, les engorgements du foie, etc. On le donne encore comme emménagogue, antispasmodique et diaphorétique. A trop hautes doses, il agit quelquefois comme laxatif.

D. et M. d'ad. Infusion, pinc. j à ij, par ℔ ij d'eau bouil. *Sirop.* P. ℥ ß à ij.

On emploie souvent le Marrube noir, *Ballota nigra*, L., en place du précédent, dont il ne diffère que par ses fleurs rouges et une odeur très fétide.

Chamedrys. *Chamædryos herba. Teucrium chamædrys*, L. Plante vivace, indigène, commune dans les bois, et qui fleurit en juin et juillet. P. U. Les sommités fleuries.

C. B. Tige presque ronde, sous frutescente, couchée, articulée; feuil, opposées, ovales, crénelées, petites; fl. d'un rose foncé, verticillée par quatre, cal. à 2 lèvres, la supér. à 1 dent, l'inf. à 4, cor. unilabiée.

P. P. Son odeur est faiblement aromatique, et sa saveur amère.

P. C. Le chamédrys contient de l'huile volatile et une grande proportion d'un principe extractif, amer. L'eau dissout ses principes actifs; l'alcool n'en prend qu'une partie.

U. C'est un stimulant qui se rapproche beaucoup des toniques à cause de son principe amer. Il agit aussi comme diaphorétique. On l'emploie assez fréquemment dans les scrofules, le scorbut, les catarrhes chroniques, l'aménorrhée, les rhumatismes chroniques, etc. Enfin il paraît qu'on s'en est servi avec succès pour combattre certaines fièvres intermittentes.

D. ET M. D'AD. Poudre, ʒ ß à j. Infusion, pinc. j. à ij par ℔ ij d'eau bouil. *Extrait.* P. Ɵ j à ʒ j.

LE MARUM, *Teucrium marum*, L., arbuste du midi de la France, très voisin du précédent, jouit d'une odeur aromatique analogue à celle de la citronelle et d'une saveur amère, âcre et piquante, due à une huile volatile assez abondante. On l'a vanté comme diaphorétique et emménagogue; mais il est peu employé de nos jours, quoique assez actif.

Il en est de même de l'IVETTE, *Teucrium chamæpitys*, L., plante très commune aux environs de Paris, dont l'odeur rappelle celle du pin, et dont la saveur est très amère. Son infusion chaude est puissamment diaphorétique, et on pourrait l'administrer avec avantage dans les cas qui réclament ce genre de médication.

L'IVETTE MUSQUÉE, *Teucrium iva*, L., qui croît dans le midi de la France, ne diffère de la précédente que par son odeur plus aromatique; elle jouit des mêmes propriétés et s'emploie de la même manière.

Le SCORDIUM, *Teucrium scordium*, L., plante très voisine des précédentes, dont elle possède toutes les propriétés, était autrefois très fréquemment employée, et entrait dans un très grand nombre de préparations pharmaceutiques. L'électuaire opiacé, qu'on nomme communément *Diascordium*, lui doit son nom. Elle est presque inusitée aujourd'hui.

La famille des Labiées fournit encore un grand nombre de plantes qui ont des propriétés excitantes plus ou moins énergiques; mais comme la plupart d'entre elles ne sont plus employées que rarement, nous nous bornerons à indiquer succinctement les plus remarquables. Ce sont :

La BÉTOINE, *Betonica officinalis*, L., plante vivace,

très-commune dans les bois, a uné odeur faible et une saveur amère et âcre. On n'emploie plus guère que la poudre de ses feuilles, comme sternutatoire. La racine passe pour être émétique et purgative.

La MARJOLAINE, *Origanum majorana*, L., et l'ORIGAN COMMUN, *O. vulgare*, L., plantes indigènes, vivaces, ont une odeur aromatique très agréable, et une saveur chaude. On se sert de leur infusion, à l'extérieur, en lotions, bains, fumigations, etc. La poudre de marjolaine provoque l'éternuement et entre dans la composition de divers sternutatoires.

Le THYM, *Thymus vulgaris*, L., petite plante vivace, qu'on cultive dans les jardins, est généralement connu et employé comme condiment. On l'a conseillé comme un excellent carminatif.

Le SERPOLET, *Thymus serpyllum*, L., ne diffère du précédent que par son odeur moins aromatique. Il peut d'ailleurs très bien le remplacer.

Le THYM CALAMENT, *Thymus calamintha*, qui croît aux environs de Paris, a l'odeur et les autres propriétés de la mélisse, à laquelle on le substitue quelquefois.

Enfin la CATAIRE OFFICINALE, *Nepeta cataria*, L.; le BASILIC, *Ocymum basilicum*, L.; la SARRIETTE, *Satureia hortensis*, L.; l'ORTIE BLANCHE, *Lamium album*, L.; l'AGRIPAUME, *Leonurus cardiaca*, L.; la PRUNELLE OFFICINALE, *Prunella vulgaris*, L., etc., ont toutes été plus ou moins employées autrefois; mais elles sont aujourd'hui complétement inusitées, quoiqu'elles possèdent des vertus stimulantes très prononcées. Elles font partie de quelques composés officinaux, et entre autres de la *Thériaque*.

Famille des Ombellifères.

ANGÉLIQUE. *Angelicæ sativæ radix, herba, semina*

Angelica archangelica. Plante bisannuelle, qui croît dans le midi de la France. P. U. La racine, les tiges et les graines.

C. B. Tige cylindrique, grosse, rameuse, striée et creuse intérieurement ; feuil. très grandes, bi ou tri-pinnées ; fl. blanches en ombelles grandes et nombreuses, involucre de quelques folioles, involucelle d'environ 8 folioles, pét. un peu recourbés, 2 styles divergents ; fr. ovoïde, membraneux sur les bords, marqué de 5 stries longitudinales saillantes.

P. P. La racine desséchée, telle qu'on la trouve dans le commerce, est grosse, charnue, fusiforme, très rameuse, grise et ridée en dehors, blanchâtre à l'intérieur ; les graines sont courtes, obtuses et bordées d'ailes membraneuses ; enfin, les tiges sont charnues, lisses et d'une teinte rougeâtre. Toutes les parties de cette plante ont une odeur forte très agréable, et une saveur amère, chaude et comme musquée.

P. C. Toute cette plante, et surtout la racine, contient une huile essentielle, de la résine, de l'inuline et une matière extractive. L'eau et l'alcool dissolvent ses principes actifs.

U. L'angélique jouit de propriétés excitantes très prononcées, que l'on peut mettre à profit dans toutes les affections dans lesquelles une impression stimulante peut être utile. On l'administre avec avantage contre les maladies qui tiennent à l'inertie des organes digestifs, telles que la dyspepsie, les vomissements spasmodiques, les coliques flatulentes. Elle est encore utile dans certaines céphalalgies nerveuses, dans le tremblement des membres, la chlorose, l'hystérie, etc. On l'a conseillée comme un puissant emménagogue, et dans d'autres circonstances comme diaphorétique. Enfin, dans la dernière période des catarrhes chroniques du poumon, on l'emploie avec succès pour faciliter l'expectoration, et pour rendre à la membrane muqueuse le ton qu'elle a perdu.

D. ET M. D'AD. Racine et semences. Infus. ℥ ij à iv, par ℔ ij d'eau bouill. *Eau distillée des semences.* P. ℥ j à ij. *Tinctura angelicæ.* A. (Rac.

d'angélique 1 ; alcool 6.) ℥ ß à ij. *Extractum angelicæ.* A. Pot. Pn. Ə
j à Ʒ j. *Conserve.* P . ℥ j à ij et plus.

Fenouil. *Fœniculi fructus. Anethum fœniculum,*
L. Plante indigène du midi de la France. P. U. Les graines et la racine.

C. B. Tiges herbacées, rameuses , lisses , de 4 à 5 pieds de haut ; feuil.
engaînantes à leur base , découpées en folioles presque capillaires ; fl.
jaunes, sans involucres ni involucelles, 5 pét. roulés, étam. étalées, plus
ongues que la cor. ; fr. allongé , comprimé sur les bords.

P. P. Les graines sont ovoïdes , striées longitudinalement, d'un vert pâle, d'une odeur aromatique forte et
agréable, et d'une saveur sucrée, un peu âcre. La racine
est allongée , de la grosseur du doigt et presque sans
odeur.

P. C. Les semences du fenouil contiennent une huile
essentielle verte , qui se congèle à — 5°, et une huile
fixe, inodore et insipide. L'eau et surtout l'alcool dissolvent les principes actifs.

. U. Les graines du fenouil, comme celles d'un grand
nombre de plantes de la famille des Ombellifères , sont
douées de vertus excitantes très énergiques, qu'elles doivent à l'huile essentielle qu'elles contiennent. On les emploie assez fréquemment dans les vices de la digestion ,
tels que les dyspepsies , les flatuosités , les coliques des
enfants , certaines diarrhées séreuses, etc. Elles passent
pour augmenter la sécrétion du lait chez les nourrices.

D. et M. d'ad. Poudre, Ə j à Ʒ j. Infusion , ℥ ij à iij par ℔ ij d'eau
bouill. *Eau distillée.* P. *Aqua fœniculi.* L. D. Pot. Dan. A. Pn. F. B. ℥
j à ij. *Huile essent.* P. *Oleum fœniculi.* R. Pot. Pa. A. B. D. gut. v a x.
Elæosacchorum fœniculi. Pn. A. (Huile essent. de fenouil 1; sucre 24 à 30]
Syrupus fœniculi. A. (Fenouil 1 ; eau 6 ; sucre q. s.) ℥ j à ij. A l'ext.
Infusion , en fumigations, lotions , bains , lavements, etc.

L'aneth, *Anethum graveolens,* L., ne diffère du
fenouil que par son odeur plus forte et moins agréable ,
et peut être employé aux mêmes usages.

Anis. *Anisi semina. Pimpinella anisum*, L. Plante annuelle, originaire du Levant, et cultivée en France. P. U. Les graines.

C. B. Tige herbacée, rameuse, haute d'un pied; feuil. radicales pétiolées, arrondies dentées, les caulinaires découpées en lanières; fl. blanches, point d'involucre ni d'involucelle, pét. égaux, cordiformes, étam. plus longues que les pétales, anthères arrondies, globuleuses; fr. ovoïdes, légèrement pubescents.

P. P. Graines verdâtres, ovoïdes, recourbées, striées longitudinalement, d'une saveur aromatique chaude et sucrée et d'une odeur agréable.

P. C. Leur écorce contient une huile essentielle blanche, qui se fige à 10°, et l'amande une huile fixe inodore. Ces principes actifs sont solubles dans l'eau et surtout dans l'alcool.

U. Les propriétés de l'anis se rapprochent de celles du fenouil; aussi l'emploie-t-on dans les mêmes circonstances et même plus habituellement que ce dernier. C'est un remède vulgaire contre les flatuosités.

D. et M. d'ad. Poudre, ℈ j à ℨ j. Infusion, ℨ j à ij par ℔ ij d'eau bouil. *Eau distillée.* P. *Aqua anisi.* A. Dan. ℥ j à ij. *Spiritus anisi.* L. A. (Anis 3; alcool 64; eau q. s.) ℨ ß à iv. *Spiritus anisi comp.* D. (Anis et semences d'angélique ana 3; alcool 64; eau q. s.) mêmes doses. *Huile essent.* P. *Oleum anisi.* A. Pol. Dan. L. E. D. Pr. gut. v à x. *Oléosaccharat* P. *Elæosuccharum anisi.* A. Pr. (Huile essent. d'anis 1; sucre 24.) *Extractum pimpinellæ.* Pol. ℈ j à ℨ ß.

Carvi. *Fructus carvi. Carum carvi*, L. Plante indigène, bisannuelle, qui habite les prairies et les montagnes du midi de la France. P. U. Les fruits.

C. B. Tige haute de 1 à 2 pieds, rameuse, glabre; feuil. grandes, bipinnatifides, à longs pétioles; fl. blanches en ombelles de 8 à 10 rayons, involucre de à 3 fol., point d'involucelle; fr. ovoïdes.

P. P. Graines ovées, allongées, recourbées, striées, d'une couleur brunâtre, d'une odeur très aromatique, et d'une saveur chaude.

P. C. Elles contiennent une huile essentielle qui se dissout complétement dans l'alcool, et en partie seulement dans l'eau.

U. On les emploie dans les mêmes cas que les précédents.

D. et M. d'ad. Poudre, Ɔj à ℥ j. *Aqua carvi.* L. A. ℥ j à ij. *Spiritus carvi.* L. E. D. ℥ ß à j. *Huile essent.* P. *Oleum carvi.* A. L. D. Pa. gut. ij à vj. A l'ext. Huile essent. en frictions, q. q.

Cumin. *Fructus cumini.* *Cuminum cyminum*, L. Plante annuelle, originaire d'Orient et cultivée en France. P. U. Les graines.

C. B. Tige haute de 1 à 2 pieds, rameuse, feuil. découpées en lanières très étroites; fl. jaunes ou blanches, involucre et involucelle formés d'un petit nombre de fol., pét. égaux, échancrés et cordiformes; fr. ellipsoïdes, striés.

P. P. Graines, ellipsoïdes, allongées, non recourbées, striées, d'une couleur fauve, d'une odeur forte, et d'une saveur très aromatique.

P. C. Elles sont composées en grande partie d'huile essentielle jaunâtre et d'une saveur piquante, qui se dissout dans l'alcool.

U. Les mêmes que ceux des précédents, mais il est beaucoup moins usité. A l'extérieur, on s'en sert comme stimulant et résolutif.

D. et M. d'ad. Poudre, rarement, Ɔj. à ℥ ß. Infusion, ℥ j à ij par ℔ ij d'eau. A l'ext. *Emplastrum cumini.* L. (Cumin, carvi, baies de laurier et cire ana 1; poix 12.) q. q.

Les graines des quatre dernières plantes que nous venons de décrire étaient connues autrefois sous la dénomination de *Semences chaudes majeures.*

Les graines de la Coriandre, *Coriandrum sativum*, L., plante annuelle, originaire d'Italie, et cultivée en France, ont une odeur de punaise très désagréable, lorsqu'elles sont fraîches, agréable au contraire, et aroma-

tique quand elles sont desséchées. Elles agissent comme
l'anis, etc., et entrent dans plusieurs composés officinaux , entr'autres dans l'*Eau de mélisse comp.* P. Leur
infusion est quelquefois employée comme sudorifique.
On s'en sert encore comme correctif de certains purgatifs.

Le CERFEUIL , *Scandix cerefolium*, L., plante annuelle, indigène, jouit de quelques propriétés stimulantes. On l'emploie communément comme assaisonnement.
Le suc exprimé de ses feuilles fait partie des *Sucs tempérants et diurétiques.* P. On en prépare un *Extrait.* P.,
qu'on administre à la dose de Ɔ j à Ʒ ij.

La racine de CAROTTE, *Daucus carota*, L., à l'état
sauvage, est grêle, âcre et d'une odeur forte et aromatique. On l'a employée en décoction comme excitante ;
mais elle est inusitée aujourd'hui. Cultivée, cette racine
est alimentaire et trop connue pour qu'il soit besoin de
la décrire. On l'emploie assez fréquemment en cataplasme, dans les ulcères carcinomateux et dans les cas de
gerçures du mammelon chez les nourrices. Les graines
faisaient autrefois partie des quatre semences froides mi-
neures, de même que celles de l'AMMI, *Ammi majus*,
L., du PERSIL, *Apium petroselinum*, L., et de l'ACHE
ODORANTE, *A. graveolens*, L., qui ne sont plus employées.

La racine d'IMPÉRATOIRE, *Imperatoria ostruthium*,
L., plante indigène qui croît dans les montagnes, a une
saveur chaude et très aromatique, et paraît jouir de
propriétés stimulantes tout aussi énergiques que celles de
l'angélique ; cependant on ne l'emploie que très rarement, et peut être ne mérite-t-elle pas cet abandon.

Famille des Aroïdées.

ACORE VRAI OU CALAMUS AROMATICUS. *Acori veri
radix* seu *Calamus aromaticus. Acorus calamus*, L.

Plante vivace, indigène, qui croît sur le bord des étangs.
P. U. La racine.

C. B. Rac. horisontale rampante ; tige simple, comprimée ; feuil. étroites et ensiformes ; spadice cylindrique dépourvu de spathe, contenant un grand nombre de fleurs hermaphrodites, cal. persistant, 5 étam. ovaire uniculaire ; fr. capsule triangulaire, à 5 loges.

P. P. Racine de la grosseur du doigt, tortueuse, articulée, donnant naissance à un grand nombre de fibrilles, d'une structure spongieuse, d'une cassure résinoïde ; parsemée de points luisants, d'une couleur fauve en dehors, et d'un blanc rosé en dedans, d'une saveur piquante, chaude et amère , et d'une odeur aromatique et agréable.

P. C. Cette racine fraîche, analysée par M. Tromsdorff, lui a fourni : huile volatile 0,1 ; résine molle 2,3 ; matière extractive 3,3 ; gomme 5,5 ; inuline 1,6 ; ligneux 21,5, et eau 65,7. Ses principes actifs sont solubles dans l'eau et dans l'alcool.

Subst. incomp. L'acétate de plomb.

U. Le calamus aromaticus possède des propriétés stimulantes bien constatées. Il est employé comme stomachique avec beaucoup de succès. Les médecins allemands l'administrent avec avantage dans le traitement des fièvres intermittentes ; mais il est bien inférieur sous ce rapport au quinquina. On l'a beaucoup vanté pour combattre les symptômes cérébraux qui accompagnent la seconde période des fièvres dites ataxiques. Ce médicament très actif est peut être trop négligé de nos jours.

D. et M. d'ad. Poudre , ℈ j à ℥ j. Infusion , ℥ j à vj par ℔ j d'eau bouil. *Extructum calami.* Ph. Pol. ℈ j à ℥ j. *Tinctura calami comp.* Pol. (Calamus arom., zédoaire et rac. d'angélique ana 1 ; oranges amères 2 ; alcool 36.) ℥ ß à j.

Famille des Aurantiacées.

Oranger. *Citrus aurantium*, L. Arbre toujours vert ;

originaîre des Indes, et cultivé en grand dans le midi de
la France. Les feuilles, les fleurs, les fruits et leur
écorce.

C. B. Tige lisse et cylindrique ; feuil. ovales, entières, luisantes des
deux côtés , parsemées de glandes remplies d'huile volatile ; cal. court
et plane , cor. à 3 pét. subcampanulés, environ 20 étam. à filets blancs
et souvent soudés 2 ou 3 ensemble, authères cordiformes, stigmate épais,
globuleux et jaunâtre, ovaire ovoïde, à 8, 9 ou 10 loges; fr. baie multiloculaire.

Feuilles et fleurs d'oranger. (Voyez *Antispasmodiques*.

Orange. (Voyez *Tempérants*.)

Écorce d'orange. *Cortex aurantiorum* seu *Flavedo*.
P. P. Cette substance est en fragments applatis , d'un
jaune foncé, rugueux et comme chagrinés d'un côté, ce
qui est dû à la présence d'une foule de petites glandes
qui, à l'état frais, contiennent une grande quantité
d'huile essentielle , d'une saveur amère aromatique, et
d'une odeur très agréable.

P. C. Elle contient beaucoup d'huile essentielle, et
une matière très amère. L'eau et l'alcool s'emparent des
principes actifs.

Prép. On fait sécher l'écorce d'orange après l'avoir
dépouillée, autant que possible de la substance blanche
qui tapisse sa face interne.

Subst. incomp. Le sulfate de fer, l'infusion de quinquina jaune et l'eau de chaux.

U. L'écorce d'orange agit à la manière des stimulants
et des toniques, à cause de son huile essentielle et de
son amertume. On l'emploie le plus ordinairement
comme stomachique et carminatif, unie avec d'autres
excitants. Elle entre dans la composition d'un grand
nombre de préparations officinales.

D. et M. d'ad. Poudre , ℈ j à ʒ j. Infusion , ʒ ij à iij par ℔ ij d'eau
bouil. *Inf. aurantii comp.* L. (Éc. d'orange 4 éc. de citron fraiche 2 ;

clous de gérofle 1 ; eau bouil. 128.) ℥ j à ɪᴠ 2 ou 3 fois le jour. *Tinctura aurantii.* L. D. (Éc. d'orange 5 ; alcool 32.) *Tinct. corticum aurantiorum.* Pʀ. Pᴏʟ. A. Dᴀɴ. (Éc. d'orange 5 ; alcool 24.) ℈ j. à ij. *Spiritus aurantiorum corticis.* R. B. (Éc. d'orange 1 ; alcool 5.) ℈ ß à j. *Aqua citri aurantii.* E. A. ℥ j à ɪᴠ. *Sirop.* P. *Syrupus aurantiorum.* L. E. D. Dᴀɴ. A. Pᴏʟ. Pʀ. F. R. B. ℥ j à ij. *Confectio aurantiorum.* L. E. D. (Éc. d'orange fraîche 1 ; sucre 3.) ℈ ij à ɪᴠ. *Huile essent.* P. *Oleum corticis aurantiorum æthersum.* Dᴀɴ. Pʀ. R. Pᴏʟ. A. gut. ij à vj. *Oléosaccharat d'orange.* P. *Elæosaccharum aurantiorum.* A. ;

L'Éᴄᴏʀᴄᴇ ou Zᴇsᴛᴇ ᴅᴜ ᴄɪᴛʀᴏɴ ; fruit du *Citrus medica*, L., a le même aspect que celle de l'orange lorsqu'elle est desséchée ; seulement son odeur en diffère un peu, et sa saveur est moins chaude. On l'emploie aux mêmes usages et de la même manière. On en retire une huile essentielle très usitée dans les officines des parfumeurs. L'écorce du fruit de la variété de cet arbre, nommée *Citrus bergamium*, L., fournit l'huile essentielle de bergamotte, très recherchée comme parfum, et dont on se sert en pharmacie pour aromatiser certaines préparations.

Lᴇs Oʀᴀɴɢᴇᴛᴛᴇs, *Aurantia curassaventia*, ou petites oranges tombées de l'arbre long-temps avant leur maturité, ont des propriétés semblables à celle de l'écorce d'orange ; seulement elles sont plus amères et plus âpres. On ne s'en sert en France que pour faire des pois à cautères ; en Angleterre, elles sont employées comme l'écorce d'orange, et entrent dans la composition de plusieurs médicaments.

Famille des Théacées.

Tʜᴇ́. *Thea sinensis. Thea bohea* et *T. viridis*, L. Arbrisseau cultivé à la Chine et au Japon. P. U. Les feuilles desséchées.

C. B. Tronc de 25 à 30 pieds de haut ; feuil. alternes, très glabres, allongées, longues de 2 à 3 pouces, coriaces ; fl. blanches, axillaires

.réunies par 3 ou 4 , cal. persistant, à 5 div., cor. à 5, 6 ou un plus grand .nombre de pét.; environ 100 étam. réunies au centre de la fl. , anthères arrondies, à 2 loges, ovaire arrondi , hérissé de poils rudes : fr. capsule à 3 coques arrondies, contenant chacune une ou deux graines.

P. P. On trouve dans le commerce plusieurs sortes de thés, qui peuvent toutes se rapporter à deux espèces principales, savoir : les thés verts, parmi lesquels on distingue principalement le thé *Heyswen* et le thé *Poudre à canon*, et qui sont d'une couleur verte ou grisâtre, d'une saveur âcre, astringente et un peu amère, diversement roulés et d'une odeur aromatique et agréable ; 2° les thés noirs, dont la couleur est d'un brun noirâtre, d'une odeur et d'une saveur beaucoup plus faibles que celles du thé vert, et qui sont en général roulés en long. Les plus estimés sont le thé *Saoutchon* et le thé *Pékao*. L'odeur aromatique du thé ne lui appartient pas en propre comme on le croyait autrefois ; on sait aujourd'hui qu'elle est due aux fleurs de l'*Olea fragans*, et du *Camelia sasangua*, avec lesquelles on l'aromatise quand il est parfaitement sec, et avant de le renfermer dans les caisses.

P. C. Le thé vert contient une grande proportion de tannin, de la gomme, du gluten, une matière volatile et du ligneux. Le thé noir contient, suivant Brande , moins de tannin ; l'eau et l'alcool dissolvent ses principes actifs.

Prép. On plonge les feuilles dans l'eau bouillante pendant une demi-minute; on les retire, on les égoutte et on les fait sécher, en les remuant constamment sur des plaques de fer chauffées ; cette opération est renouvellée deux ou trois fois : pour certaines espèces de thé très estimées, chaque feuille est roulée à la main.

Subst. incomp. Les sels de fer, la gélatine, l'eau de chaux.

U. Le thé, et surtout le vert, jouit de propriétés excitantes assez énergiques ; et comme on le prend toujours en infusion chaude, il agit encore comme diurétique et diaphorétique. Cette boisson est d'un usage général chez la plupart des peuples du nord de l'Europe. Elle favorise puissamment la digestion, et c'est même en France un remède vulgaire contre les indigestions.

D. et M. d'ad. Infusion ʒj à ij par ℔ ij d'eau bouil.

Térébenthine. *Terebinthina*. Suc résineux qui découle de plusieurs arbres de la famille des Conifères, et dont on distingue plusieurs sortes dans le commerce, savoir : la Térébenthine de Bordeaux, *Terebinthina picea*, fournie par le *Pinus maritima*, Lam. ; celle de Strasbourg, *Terebinthina abietina*, par le *Pinus picea*, L.; celle de Venise, *Terebinthina laricea*, par le *Pinus larix*, L., et enfin la Térébenthine ou Baume du Canada, *Terebenthina canadensis*, qui provient du *Pinus balsamea*, L.

C. B. Tronc très élevé rameux supérieurement, couvert d'une écorce lisse; feuil. linéaires, plus ou moins alongées, pointues, persistantes, géminées, d'un vert plus ou moins foncé; fl. monoïques, fl. mâles en chatons érailleux, s anthères attachées aux écailles fl. femelles aussi en chatons, au nombre de s pour chaque écaille; fr. cônes pyramidaux, d'une grosseur variable, composé d'écailles imbriquées, épaisses, renfermant des amandes d'une saveur de térébenthine.

P. P. La térébenthine de Bordeaux est épaisse, de la consistance du miel, d'une couleur jaune blanchâtre, trouble, d'une odeur *sui generis* très forte, et d'une saveur âcre, amère et nauséeuse; celle de Strasbourg est en général un peu plus fluide, transparente ou un peu laiteuse, et d'une odeur plus forte; celle de Venise, la plus estimée, est ordinairement assez liquide, légèrement verdâtre, d'une odeur forte, mais moins désagréable que celle des précédentes, et d'une saveur chaude et amère; enfin la térébenthine du Canada est épaisse, glutineuse, blanchâtre, transparente, d'une odeur forte et assez suave, analogue à celle du baume de la Mecque, et d'une saveur amère et un peu rance.

P. C. La térébenthine est formée d'environ 100 de résine et de 12 d'huile essentielle, dont nous parlerons tout à l'heure. Elle est entièrement soluble dans l'alcool, et en partie seulement dans l'eau.

Prép. On fait au tronc des pins des entailles de trois pouces de large et d'un pouce de profondeur environ; on reçoit dans des vases, ou dans une cavité creusée au pied de l'arbre, le suc qui s'écoule de ces plaies; puis on le purifie en le faisant chauffer et en le passant à travers un filtre de paille, ou bien en l'exposant au soleil dans des caisses de bois dont le fond, percé de petits trous, est placé sur un récipient. La térébenthine, purifiée de cette manière est beaucoup supérieure à celle qu'on obtient par le premier procédé.

U. La térébenthine est un excitant général très puissant. Appliquée sur la peau, elle l'irrite et la rubéfie. Administrée à l'intérieur, à hautes doses, elle détermine d'abord des nausées, des vomissements et des évacuations alvines abondantes; ensuite elle est absorbée, et produit une vive excitation dans toute l'économie, comme le prouvent la fréquence du pouls, la chaleur et la rougeur de la peau, la céphalalgie, les vertiges, etc. A doses modérées, elle donne lieu à des effets semblables, mais moins intenses. L'action stimulante de cette substance paraît, dans un grand nombre de cas, se porter spécialement sur l'appareil génito-urinaire, et sur les membranes muqueuses en général. Tout le monde sait que l'urine des personnes qui en font usage, et même qui en respirent momentanément la vapeur, contracte une odeur de violette remarquable, et que les crachats en ont souvent l'odeur et la saveur désagréables. On l'emploie avec avantage dans la dernière période des catarrhes chroniques de la vessie et des autres parties du système urinaire; dans les catarrhes pulmonaires chroniques, pour faciliter l'expectoration et stimuler la membrane muqueuse. On en retire encore de bons effets dans certaines diarrhées muqueuses, entretenues par l'atonie du canal intestinal. Elle est utile dans certains.

cas de goutte et de rhumatisme; enfin on s'en sert fréquemment à l'extérieur pour aviver les plaies et les ulcères, et elle entre dans la composition d'un grand nombre d'onguents et d'emplâtres irritants.

D. et M. d'ad. Gr x à ʒ j, 2 ou trois fois par jour, en pil., ou suspendue dans une émulsion. *Térébenthine cuite.* P. *Terebinthina cocta* B. Pol. Pr. A. (C'est de la térébenthine privée d'une partie de son huile essentielle par l'ébullition dans l'eau, et qui, par conséquent, est beaucoup moins active.) ʒ ß à ij en pil.

A l'ext. *Onguent digestif simple.* P. (Térébent. 2; jaune d'œuf 1; huile de mille-pertuis, q. s.) *Ung. digestivum.* R. (Térébent. 3; jaune d'œufs 4.) *Balsamum terebinthinatum.* Dan. A. (Térébent. et huile essentielle de térébent. ana 4; cire jaune 3.) *Baume de Geneviève.* P. (Térébent. 64; huile d'olives 192; cire jaune 32; santal rouge pulv. 7; camphre 1.) *Ung. terebinthinæ.* Pr. (Térébent. 12; miel rosat 4; huile de millepertuis 3; aloès 1.) *Baume de Fioravanti.* P. (Térébent. 129; résine élémi, tacamahaca, succin, galbanum et myrrhe ana 14; styrax liq. 16; aloès et dictame ana 8; rac. de galanga, de zédoaire, gingembre, canelle, girofle et muscade ana 12; baies de laurier 32; alcool 750.) En frictions, q. q.; quelquefois à l'intérieur, gut. v à x. *Emplâtre de diachylon gommé.* P. (Empl. simple 50; térébent., cire et poix ana 3; gomme ammoniaque, bdellium, galbanum et sagapenum ana 1; alcool, q. s.)

Huile essentielle ou Essence de térébenthine. *Oleum* seu *spiritus terebinthinæ.* Huile volatile que l'on retire de la térébenthine.

P. P. Liquide limpide, incolore, d'une pesanteur spécifique de 0,86, très volatil, inflammable, d'une saveur piquante, chaude et âcre, et d'une odeur forte, pénétrante et particulière.

P. C. D'après M. de Saussure, cette huile ne contient pas d'oxigène, mais est composée de : carbone 87,78; hydrogène 11,64 et azote 0,56. L'alcool bouillant la dissout facilement, mais la plus grande partie s'en sépare par le refroidissement : elle est soluble dans 6 d'éther sulfurique. Elle se combine en toutes proportions avec les huiles fixes; dissout le camphre, les résines et le caoutchouc; s'unit assez difficilement aux alcalis pour former des *savonules*, et rougit ordinairement la teinture de tournesol. Combinée, à l'aide du froid, avec l'acide hydrochlorique gazeux, elle en absorbe environ le tiers de son poids, et se prend en une masse molle et cristalline, formée de 20 d'un liquide acide, et 110 d'une substance blanche, cristalline, très volatile, d'une odeur camphrée, et qu'on nomme *camphre artificiel*.

Prép. On l'obtient en distillant la térébenthine.

U. A hautes doses, cette huile agit comme purgative, et ne produit pas de phénomènes généraux; mais à petites doses, elle est absorbée, et donne lieu aux mêmes effets que la térébenthine; seulement ils sont beaucoup plus prononcés, en raison de sa plus grande activité. M. Récamier et beaucoup d'autres praticiens emploient cette substance, avec beaucoup de succès, dans le traitement des névralgies en général, et spécialement dans la sciatique et le tic douloureux. Dans ces cas, quelque temps après l'ingestion du médicament, on observe dans le trajet du nerf malade, une grande chaleur qui est suivie de la diminution des douleurs et de la guérison complète. L'essence de térébenthine s'administre encore avec avantage dans certains cas de débilité des organes génito-urinaires, dans les blennorrhagies et les leucorrhées rebelles; on l'a vantée comme diaphorétique dans les affections rhumatismales. Quelques médecins anglais disent en avoir obtenu de bons effets dans le traitement de l'épilepsie, et même du tétanos. Enfin, on l'administre comme anthelmintique, surtout contre le ténia. M. Kennedy, médecin anglais, rapporte un grand nombre d'exemples de son efficacité dans des cas de ce genre. On doit alors la donner à assez hautes doses pour déterminer d'abondantes évacuations alvines.

A l'extérieur, on emploie l'huile essentielle de térébenthine comme excitant, dans les névralgies, le lumhago , les tumeurs froides , les ulcères atoniques , la pourriture d'hôpital ¡ etc.

D. ᴇᴛ M. ᴅ'ᴀᴅ. A l'Int. comme stimulant général, gut. x à xx dans du miel ou une émulsion. Comme anti-névralgique , ℨ ß à j, en plusieurs doses. *Mixture de térébenthine.* HP. (Ess. de térébent. ℨ ij ; miel rosat ℥ iv.) Cochl. iij par jour. *Loorh térébenthiné.* HP. (Ess. de térébent. ℨ iij; jaune d'œuf, n° j; sp. de menthe ℥ ij ; de fl. d'oranger et d'éther ana ℥ j; teint. de canelle ℨ ß.) Cochl. iij. *Opiat térébenthiné.* HP. ꞏEss. de térébent. ℨ ij ; gomme arabique et sucre ana ℥ j ß ; sp. de fl. d'oranger ℥ j.) Un tiers par jour, en trois fois. Comme anthelmintique, ℥ ß à ij, dans une émulsion , ou du lait sucré. *Lavement térébenthiné.* HP. (Huile essent. de térébent. ℥ j.; jaune d'œuf n° j ; déc. de têtes de pavots ℔ ß.) A l'ext. en frictions ou lotions q. q. *Linimentum terebinthinæ.* L. (Cérat de résine ʒ ; ess. de térébent. ɔ.) *Lin. térébenthiné.* HP. (Ess. de térébenthine ℥ j; huile de camomille ℥ ij; laudanum de Sydenham ℨ j.)

La Poix de Bourgogne, *Pix burgundica*, n'est autre chose que de la térébenthine desséchée sur l'arbre par le contact de l'air, (on la nomme alors *galipot*), qu'on a fait fondre et filtrer ensuite à travers un lit de paille. Cette substance est en masses opaques, amorphes , s'amollissant à la chaleur de la main, et devenant alors onctueuses et tenaces, d'une couleur jaunâtre plus ou moins foncée , d'une odeur et d'une saveur analogues à celles de la térébenthine. Sa composition ne diffère de celle de cette dernière, qu'en ce qu'elle contient beaucoup moins d'huile essentielle. Appliquée sur la peau, elle y produit de la rubéfaction et souvent une éruption de petits boutons, mais jamais de vésication. On ne l'emploie qu'à l'extérieur, comme dérivatif dans les affections rhumatismales, la pleurodynie , certaines douleurs vagues, etc. ; on l'étend sur un morceau de peau , et on l'unit souvent avec environ un tiers de cire jaune. Elle entre dans la composition d'un grand nombre de préparations emplastiques excitantes.

La Colophane ou Arcanson, *Colophonia*, est la

partie résineuse de la térébenthine qui reste dans l'a-
lambic, quand on en a extrait l'huile essentielle par la
distillation. Cette substance est solide, transparente, très
cassante, friable, à cassure vitreuse, d'une couleur brune
plus ou moins foncée, insipide et d'une odeur résineuse
et faible. Elle entre dans la composition de beaucoup
d'emplâtres. Réduite en poudre fine, on l'applique à la
surface des plaies saignantes, pour arrêter l'écoulement
du sang.

La Poix-résine, *Resina pini*, n'est autre chose que
la substance précédente qu'on a brassée fortement dans
l'eau, lorsqu'elle était encore liquide. Elle est en pains,
opaques, fragiles, à cassure vitreuse, d'une couleur
jaune et d'une odeur très faible. On ne l'emploie que
pour préparer certains emplâtres.

Il en est de même de la Poix noire, *Pix nigra*, qui
se prépare en brûlant lentement les éclats des bois résineux, et les filtres de paille qui ont servi à la préparation de la térébenthine et de la poix de Bourgogne.
Elle est noire, cassante, lisse, d'une odeur résineuse et
très visqueuse, lorsqu'elle est ramollie par la chaleur.
Elle fait la base de l'*Onguent basilicum*. P. *Ung. picis
liquidæ.* L. E. D. (Poix noire, colophane et cire jaune
ana 1 ; huile d'olives 4.), qu'on emploie comme maturatif et excitant.

Le Goudron, *Pissa*, est un mélange très impur
d'huile essentielle de térébenthine, de résine, d'huile
empyreumatique, de charbon et d'acide acétique, qu'on
prépare en faisant brûler lentement, dans un four d'une
construction particulière, les troncs des arbres qui ne
fournissent plus de térébenthine. Il est liquide, de la
consistance d'un sirop très épais, tenace, d'un brun noirâtre et d'une odeur forte et particulière. L'eau en dissout une partie, et acquiert une couleur jaune et une
saveur piquante et empyreumatique. Cette dissolution
jouit de propriétés assez énergiques, et s'emploie à l'in-

térieur·dans les catarrhes vésicaux et pulmonaires chroniques , certaines maladies de la peau , le rhumatisme,
l'asthme et les affections scorbutiques. On prépare l'*Eau
de goudron*. P., *Aqua picea*. D. , en faisant macérer 1
de goudron dans 32 d'eau, et en filtrant. On la donne
à la dose de ℔ j à ij dans la journée, seule ou coupée
avec du lait. On a récemment préconisé en Angleterre
l'emploi de la vapeur du goudron dans la phthisie pulmonaire ; mais ce moyen ne paraît mériter aucune confiance.

Les Bourgeons de sapin, *Abietis turiones*, ont une
saveur amère et résineuse, et une odeur de térébenthine.
On les emploie quelquefois en infusion aqueuse, dans le
scorbut , le rhumatisme , etc. Ils entrent dans la composition de la *Bierre sapinette* ou *antiscorbutique*. P.
(*Voy*. p. 221.)

Genièvre. *Fructus juniperi. Juniperus communis,*
L. Arbrisseau indigène, qui croît sur les coteaux secs et
arides. P. U. Les fruits.

C. B. Tige dressée , rameuse ; feuil. verticillées. ternées , linéaires,
très piquantes ; fl. dioïques, en chatons axillaires , fl. m. écailles en
forme de clou portant à leur face intérieure des anthères globuleuses ,
sessiles, fl. fem. involucre charnu , globuleux , à 3 dents ; fr. baies globuleuses, de·la grosseur d'un pois, et contenant 2 ou 3 petits osselets
triangulaires.

P. P. Les baies de genièvre sont noirâtres, pulpeuses,
de la grosseur d'un pois. d'une odeur forte, agréable, et
d'une saveur amère, chaude et térébenthacée.

P. C. Elles sont composées, suivant Tromsdorff,
de·: huile volatile 1 ; cire 4 ; résine 10 ; sucré 33,8 ;
gomme 7 ; ligneux et eau 48 , plus quelques sels. L'eau
et l'alcool s'emparent de leurs principes actifs.

U. Les baies de genièvre exercent sur toute l'économie
une action stimulante très prononcée, mais qui paraît
cependant se porter plus spécialement sur les reins, dont
elle augmente la sécrétion. Elles communiquent à l'urine·
une odeur de violette, et peuvent même quelquefois, à

des doses très hautes, la rendre sanguinolente. On les emploie avec avantage dans les affections atoniques de l'estomac et du canal intestinal, dans les catarrhes chroniques de la vessie et de l'urètre, dans quelques maladies de la peau, dans le scorbut, dans les hydropisies et dans les aménorrhées dépendantes d'un état de faiblesse de l'utérus.

D. ET M. D'AD. Poudre, ℨ ß à ij. Infusion ℨ ß à j par ℔ ij d'eau bouil. *Eau distillée.* P. A. ℥ ij à iv. *Extrait.* P. Ә j à ℨ j. *Roob juniperi.* A. Pn. Pot. Dan. F. R. B. ℥ j à ij. *Spiritus juniperi.* B. A. ℨ j à ij. *Spiritus juniperi comp.* L. D. E. B. (Genièvre 36 ; sem. de carvi et de fenouil ana 3 ; alcool 384.) ℨ j à ij, dans une potion. A l'ext. fumigations, bains, cataplasmes.

Famille des Térébenthacées.

BAUME DE LA MECQUE OU DE JUDÉE. *Balsamum macanense.* Résine provenant de l'*Amyris opobalsamum*, Willd., et de l'*A. gileadensis*, L., arbrisseau qui croît dans l'Arabie.

C. B. Tige de 5 à 8 pieds de hauteur, à rameaux grêles et terminés par une épine ; feuil. alternes, composées de 5 ou 7 folioles petites, sessiles et luisantes ; fl. petites, géminées, cal. à 4 dents, persistant : fr. petites drupes, ovoïdes, contenant un noyau monosperme.

P. P. Cette résine est liquide, blanchâtre, lorsqu'elle est récente ; avec le temps elle prend une teinte jaune et une consistance plus grande. Son odeur, très agréable, rappelle celle de l'anis ; sa saveur est résineuse et aromatique.

P. C. Elle est soluble dans l'alcool, à l'exception d'une petite portion d'une matière résineuse particulière examinée par M. Vauquelin.

U. Les propriétés thérapeutiques du baume de la Mecque ne diffèrent en rien de celles des diverses térébenthines, avec lesquelles il est presque toujours falsifié. Il est très peu employé de nos jours, quoiqu'on lui ait autrefois attribué des propriétés presque miraculeuses.

D. et M. d'ad. Gut. vIij à ℥ ß en pil. ou en dissolution dans un jaune d'œuf.

Résine élémi. *Elemi*. Résine produite par l'*Amyris elemifera*, L., et l'*Icica icicariba*, Decand., arbres de l'Amérique méridionale.

P. P. La résine élémi, fournie par la seconde de ces plantes, est celle qu'on trouve aujourd'hui dans le commerce; elle est en masses demi transparentes, d'une couleur jaunâtre, mêlée de points verdâtres, molle et onctueuse d'abord, puis sèche et cassante, d'une odeur forte, approchant de celle du fenouil, d'une saveur chaude et un peu amère, et d'une pesanteur spécifique de 1,0182. Celle qui provient de l'*Amyris elemifera* est très rare, et ne se rencontre plus que dans les droguiers anciens; elle est en morceaux secs, jaunâtres, pesant de deux à trois livres, et enveloppés de feuilles de roseaux. Elle ne diffère d'ailleurs en rien de la précédente.

P. C. Elle contient environ un seizième de son poids d'huile essentielle qu'on peut en extraire par la distillation, et à laquelle elle doit son odeur. Elle est soluble en grande partie dans l'alcool; le résidu paraît être de nature gommeuse. Elle s'unit en toutes proportions aux substances grasses.

U. Ses propriétés ne diffèrent pas sensiblement de celles des autres résines, c'est-à-dire qu'elle agit à la manière des stimulants. On ne l'emploie guère qu'à l'extérieur. Elle entre dans la composition de plusieurs emplâtres, et dans celle du *Baume de Fioravanti*.

D. et M. d'ad. *Baume d'Arcœus*. P. (Elémi et térébenthine ana 4; suif de mouton 5; axonge 2.) *Ung. elemi comp.* L. D. (Elémi 6; térébenthine 5; huile d'olives 1; axonge 12.) *Ung. elemi.* Pol. B. Pr. (Elémi, térébent., suif de mouton et axonge ana p. 4.) q. q.

Myrrhe. *Gummi-resina myrrha*. Gomme résine qui paraît être produite par l'*Amyris kataf*, arbrisseau de l'Arabie.

P. P. Cette substance est en larmes ou grains irréguliers, fragiles, demi transparents, d'une teinte jaune-rougeâtre, d'une cassure brillante, d'une odeur agréable, d'une saveur amère et aromatique, et d'une pesanteur spécifique de 1,36.

P. C. Elle est composée, suivant M. Pelletier, de : résine et huile essentielle 34; gomme 68. Elle est plus soluble dans l'eau que dans l'alcool, et, broyée avec 1/5 de camphre, elle devient tout-à-fait miscible à ce liquide.

U. La myrrhe, administrée à petites doses, agit à la manière des toniques; elle fortifie l'estomac, facilite la digestion et provoque l'appétit. A hautes doses, elle devient puissamment excitante, et son action se fait sentir sur toutes les fonctions. On l'emploie avec avantage dans certaines aménorrhées, dans la chlorose, les affections atoniques de l'estomac et des intestins, les convalescences des maladies graves dans lesquelles les forces digestives sont très affaiblies, dans les catarrhes pulmonaires chroniques, etc. On l'unit souvent aux autres amers et aux préparations ferrugineuses. A l'extérieur, elle est très utile, en gargarismes, dans les angines de mauvais caractère. On l'a beaucoup vantée dans le traitement de la carie des os, et, en effet, elle produit de bons résultats, lorsque cette maladie dépend de l'atonie des parties. On s'en sert encore, sous forme de lotions, dans les cas d'ulcères sordides et rebelles, et dans le relâchement scorbutique des gencives. Ce médicament énergique, et trop peu employé en France, est très estimé des praticiens anglais et allemands.

D. ET M. D'AD. Poudre, gʳ x à ℥ j. *Liquor myrrhæ.* PR. POL. DAN. (Myrrhe 1; eau dist. bouil. 4.) Cochl. ij à ɪv par jour. *Mixtura ferri cum myrrhâ.* L. (Myrrhe et sucre ana 60; sous-carb. de potasse 25; sulfate de fer 20; esprit de muscade 240; eau de roses 3480.) ℥ j à ij, 2 ou 3 fois par jour. *Pulvis myrrhæ comp.* B. (Myrrhe 60; opoponax, sagapenum et castoréum ana 30; huile essent. de menthe et de rue ana. q. s.) gʳ xij à ℈ j. *Extrait aqueux.* P. *Extractum myrrhæ.* Pot. PR. A. gʳ v à x. *Teinture.* P. *Tinctura myrrhæ.* L. E. D. (Myrrhe 1; alcool 8, eau 4.) DAN. PR. POL. F. R. A. B. (Myrrhe 1; alcool 6.) ℈ j à ℥ ß dans une potion. A l'ext. étendue d'eau, q. s.

Mastic. *Resina mastiche.* Substance résineuse fournie par le *Pistacia lentiscus,* L., arbrisseau originaire de l'Orient, et qu'on cultive avec soin dans l'île de Chio

C. B. Tige de 8 à 10 pieds de haut; feuil. composées de 8 à 12 folioles alternes; excepté les deux supérieures, ovales, lancéolées; fl. dioïques, très petites, en panicules axillaires; fruits pisiformes rougeâtres.

P. P. Masses irrégulières, *Mastic commun,* ou larmes plus ou moins grosses, aplaties, *Mastic en larmes,* sèches, pulvérulentes, à cassure vitreuse, transparentes, légèrement opalines, d'une couleur jaune pâle, d'une odeur agréable quand on les chauffe, ou simplement quand on les frotte, d'une saveur aromatique et se ramollissant sous la dent.

P. C. Cette substance est complétement soluble dans l'éther; l'alcool n'en dissout qu'environ les 4/5. Le reste est une substance particulière très élastique, tant qu'elle est humide, sèche et cassante; quand elle est sèche, soluble dans l'alcool absolu à chaud et insoluble à froid, que Matthews a nommée *Masticine.*

. U. Le mastic, comme toutes les autres résines, jouit de propriétés stimulantes assez énergiques. Il était très employé autrefois, et entrait dans la composition de beaucoup de préparations officinales. On ne s'en sert presque plus de nos jours, et cependant il pourrait être utile dans les catarrhes chroniques, les diarrhées séreuses et autres affections de même nature. Les femmes grecques mâchent continuellement cette substance pour se fortifier les gencives et se parfumer l'haleine.

D. et M. d'ad. Gr x à ℨ ß. *Spiritus mastiches comp.* Pr. (Mastic, myrrhe et oliban ana 1; alcool 24.)

La **Térébenthine de Chio**, *Terebinthina pistacina,* la plus estimée et la plus rare de toutes les térébenthines, est fournie par le *Pistacia terebinthus,* L., qui croît abondamment dans les îles de l'Archipel. Elle est trèsépaisse, transparente, d'une couleur jaune verdâtre,

d'une odeur agréable, et d'une saveur douce et parfumée. Elle jouit absolument des mêmes propriétés que la
térébenthine ordinaire. (*Voy*. p. 253.)

Oliban ou Encens. *Gummi-resina olibanum* seu
Thus. Gomme-résine qu'on a cru long-temps produite
par le *Juniperus lycia*, L. ; mais qu'on sait aujourd'hui
être fournie par le *Boswellia serrata*, Roxburgh, arbre
des montagnes de l'Inde.

C. B. Tronc élevé ; feuil. grouppées à l'extrémité des rameaux, imparipinnées, composées de 10 paires de folioles oblongues, dentées,
sessiles et velues ; fl. nombreuses, petites, en grappes axillaires, et d'un
rose clair ; fr. capsule à trois côtés, triloculaire, à trois valves et contenant trois graines larges, cordiformes et ailées.

P. P. On trouve aujourd'hui dans le commerce, deux
sortes d'encens, la première qui vient d'Afrique, et qui
est fournie par un arbre encore inconnu, qu'on a cru
long-temps être le *Juniperus lycia*, L. ; est en masses
amorphes, formées de larmes jaunes, mêlées à d'autres
plus grosses, d'une couleur rougeâtre, peu fragiles,
d'une cassure cireuse, se ramollissant entre les doigts,
d'une saveur aromatique et chaude, et d'une odeur
suave. La seconde sorte vient de Calcutta ; elle est fournie par le *Boswellia serrata*, et est beaucoup plus pure
et plus estimée que la première. Elle est sous forme de
larmes arrondies, jaunâtres, demi-transparentes, recouvertes d'une poussière blanche, d'une saveur et d'une
odeur plus suave que celles de la précédente, et d'une
pesanteur spécifique de 1,221.

P. C. Cette substance, d'après l'analyse de M. Braconnot, est composée de : résine 56 ; huile volatile 5,
et gomme 30. Elle est soluble en partie dans l'eau, et
en partie dans l'alcool. Elle fond difficilement par la chaleur, et brûle rapidement avec une flamme blanche, en
exhalant une odeur très suave.

U. Comme les autres substances décrites précédem

ment, l'oliban jouit de propriétés excitantes très prononcées. Il est cependant presque inusité de nos jours,
excepté en fumigations, bains de vapeur, etc. Il entre
dans la composition de quelques préparations officinales,
telles que la *Thériaque,* etc.

D. ET M. D'AD. *Emplastrum aromaticum.* E. (Oliban 12; cire 2; canelle 3; huile essent. de piment et de citron ana 1.) *Pulvis fumalis.* R.
(Oliban, mastic et succin ana 3; styrax calamite 2; benjoin et ladanum
ana 1.) q. q. sur des charbons ardents.

Le Bdellium, *Gummi-resina bdellium,* est une
gomme-résine dont l'origine est inconnue, mais que
M. Lamark croit provenir d'un *Amyris* d'Afrique.
Cette substance est en masses arrondies, d'une couleur
rougeâtre ou verdâtre, d'une cassure terne et cireuse,
d'une odeur aromatique, et d'une saveur amère et âcre.
elle est composée, suivant M. Pelletier, de : résine 59,
gomme 9912; bassorine 30,6 et huile volatile 1,2. Elle
est très peu employée, et entre dans la composition du
Diachylon gommé, et de quelques autres préparations
emplastiques.

Famille des Légumineuses.

Baume du Pérou *Balsamum peruvianum.* Suc du
Myroxylum balsamiferum, L. Arbre de l'Amérique
méridionale, commun au Pérou.

P. P. On trouve dans le commerce deux sortes de
baume du Pérou. La première, très rare, est d'une
couleur brune foncée, opaque, d'une consistance
demi solide, d'une odeur très agréable et d'une saveur
douce et parfumée. Elle suinte de l'arbre par des incisions faites à son écorce. La seconde, très commune, est
presque noire avec une teinte rougeâtre, transparente,
plus liquide que la précédente, d'une odeur plus forte,
et d'une saveur plus amère et âcre. On croit qu'elle est
obtenue en faisant bouillir dans l'eau les rameaux et

l'écorce du *Myroxylum*. M. Stoltz pense qu'elle découle de l'arbre, comme la première.

P. C. Cette substance est composée, suivant M. Stoltz, de : résine 231 ; huile d'une nature particulière 690 ; acide benzoïque 64 ; matière extractive et perte 15. Elle brûle facilement lorsqu'on l'approche d'une bougie, se dissout dans l'alcool, et cède son acide benzoïque à l'eau bouillante.

U. Comme toutes les substances balsamiques, le baume du Pérou jouit de propriétés stimulantes très énergiques. Il était autrefois très employé dans les maladies de poitrine, et on allait jusqu'à lui accorder le pouvoir de guérir la phthisie pulmonaire, en procurant la cicatrisation des ulcères du poumon. Il peut être utile dans les catarrhes pulmonaires chroniques, l'asthme, certaines affections atoniques de la membrane muqueuses des voies urinaires, telles que les leucorrhées et blennorrhagies rebelles, etc. A l'extérieur, on s'en sert avec avantage pour le pansement des ulcères sordides.

D. ET M. D'AD. Gr. xij à ℨ ß et même ℨ j en pil. ou dans une potion, dissout dans du jaune d'œuf.

BAUME DE TOLU. *Tolutanum balsamum.* Suc qui découle du *Myrospermum peruiferum,* Decand. Arbre de l'Amérique méridionale, très voisin du précédent.

P. P. Cette substance est solide, d'une consistance molle et pâteuse, ou sèche et friable, suivant qu'elle est plus ou moins vieille, d'une couleur jaune fauve ou rousse, d'une texture grenue ou cristalline, d'une transparence imparfaite, d'une saveur chaude et douceâtre, et d'une odeur très suave.

P. C. Elle est composée, comme les baumes proprement dits, de résine et d'acide benzoïque. Elle se dissout dans 6 d'alcool, et en partie dans l'eau bouillante. Elle fond facilement, et s'enflamme en répandant une fumée d'une odeur agréable.

U. Beaucoup plus employé que le baume du Pérou.

celui qui nous occupe possède absolument les mêmes propriétés, et s'administre dans les mêmes circonstances.
On s'en sert souvent pour parfumer les potions excitantes
et toniques.

D. ET M. D'AD. Gr vj à ℥ß en pil. ou dans un électuaire, ou bien suspendu dans l'eau au moyen du mucilage ou d'un jaune d'œuf. *Teinture.*
P. *Tinctura toluiferæ balsami.* E. (Baume de Tolu 3 ; alcool 24.) ℥ j à
ij. *Sirop.* P. (Baume de Tolu 1 ; eau 4 ; sucre 8.) *Syrupus tolutanus.*
L. E. (Baume de tolu 1 ; eau bouil. 6 ; sucre 24.) ℥ ij à ℥ j.

RÉSINE ou BAUME DE COPAHU. *Oleo-resina copahu.
Copaivæ* seu *copaibæ balsamum.* Résine provenant du
Copaifera officinalis, L,, arbre qui habite les mêmes
lieux que le précédent.

C. B. Tronc très élevé, touffu ; fenil. alternes, composées de 5 à 8
folioles, luisantes et presque sessiles; fl. blanches, en grappes rameuses,
axillaires, cal. à 4 div., point de cor., étam. distinctes et étalées; fr. bivalve, à 1 ou 2 graines.

P. P. Liquide d'une consistance huileuse, transparent,
d'un blanc jaunâtre, d'une odeur forte et désagréable,
d'une saveur âcre et amère, et d'une pesanteur spécifique
de 0,95.

P. C. Le baume de copahu, comme les térébenthines,
est composé de résine et d'un tiers environ d'huile essentielle, qu'on sépare par la distillation. Il est soluble
en totalité dans l'alcool.

U. Cette substance très excitante, active la digestion, lorsqu'on l'administre à petites doses ; mais à hautes
doses, elle occasione des nausées, des déjections alvines, etc. Lorsqu'elle est absorbée, c'est principalement
sur les membranes muqueuses qu'elle paraît agir, et surtout sur celles des organes génito-urinaires, à la manière
des térébenthines. On l'emploie avec avantage dans les
catarrhes chroniques, les toux humides, et certaines affections non inflammatoires des poumons. Elle est utile
dans le traitement des diarrhées séreuses, entretenues
par l'atonie des intestins, les leucorrhées rebelles, etc.

C'est pour combattre les écoulements blennorrhagiques qu'on emploie le plus ordinairement le baume de
copahu. On l'administrait ordinairement lorsque les accidents inflammatoires étaient appaisés ; mais MM. Delpech et Ribes, dans ces derniers temps, l'ont donné dès
le début de la maladie, quelque vive que fût l'inflammation, et ils assurent avoir obtenu de grands avantages
de cette pratique. M. Velpeau, pour remédier aux in-
convéniens de ce médicament, pris à grandes doses par
la bouche, a proposé de l'administrer en lavements, et
de nombreux succès ne laissent aucun doute sur l'efficacité de cette méthode.

D. et M. d'ad. Comme simplement stimulant, gut. x à xx, s à 3 fois
le jour, sur du sucre, ou dans une potion émulsive. Dans le traitement
de la blennorrhagie, ℈ ij à iv et même plus par jour, dans une potion
ou en pil. *Bols astringents.* HP. (Baume de copahu ℈ ij ; gomme arabique ℥ j ; réglisse pulv. q. s, pour s bols) n° j matin et soir. *Potion
astringente* dite *de Chopart.* HP. (B. de copahu, sp. de guimauve, eau de
menthe et de O. d'oranger ana ℥ ij ; gomme arabique et acide nitrique
alcoolisé ana ℈ j.) Cochl. ij à iij par jour. *Lavement astringent.* Velpeau. (Baume de copahu ℈ j à iv ; jaune d'œuf n° j ; eau gommée ou
de guimauve ℥ iv.)

Famille des Diospyrées ou *Ébénacées.*

Benjoin. *Balsamum benzoïnum* seu *Asa dulcis.*
Substance balsamique qui découle du *Styrax benzoe,*
Dryander, arbre qui croît dans l'île de Sumatra.

C. B. Tronc élevé, rameux à écorce blanchâtre ; feuil. alternes,
striées, tomenteuses en dessous, lisses en dessus ; fl. en grappes axillaires, toutes du même côté du pétiole commun, cal. en cloche,
cor. 5 pét. obtus et linéaires, 10 étam. ; fr. sec et globuleux.

P. P. On distingue deux sortes de benjoin, le *Benjoin amygdaloïde*, qui est en masses solides, formées de
larmes blanches, réunies par une pâte brunâtre, fragiles,
à cassure nette et brillante, et le *Benjoin en sorte,* dont
la couleur est brune-rouge, et qui présente une cassure

uniforme. L'odeur du benjoin est aromatique et agréable, sa saveur chaude est un peu acide, et sa pesanteur spécifique de 1,092.

P. C. Cette substance est composée, suivant Bucholz, de : résine 83,3 ; matière analogue au baume du Pérou 1,7 ; principe aromatique 0,5 ; acide benzoïque 12,5, et impuretés, ligneux, etc. 2. Chauffée, elle fond, se décompose, et donne des vapeurs blanches d'acide benzoïque impur. Elle est entièrement soluble dans l'alcool et dans l'éther. Les dissolutions alcalines en extraient l'acide benzoïque ; l'eau bouillante agit de la même manière.

U. Le benjoin est un excitant général que l'on emploie, dans quelques cas de catarrhes chroniques, pour stimuler les poumons, et faciliter l'expectoration, dans l'atonie des organes digestifs, dans certaines fièvres intermittentes. Dans quelques catarrhes pulmonaires chroniques, on a fait respirer aux malades la vapeur qui se dégage du benjoin placé sur des charbons ardents. Cette vapeur est encore très utile dans le traitement des tumeurs indolentes. On l'emploie en frictions, en la recueillant dans une étoffe de laine.

D. ᴇᴛ M. ᴅ'ᴀᴅ. Gʳ x à ℥ß. *Teinture.* P. *Tinct. benzoes.* A. Dᴀɴ. Pʀ. ℥ß à j. *Tinct. benzoini comp.* L. E. D. Pᴏʟ. Pᴀ (Benjoin 6 ; storax 4 ; baume de Tolu 2 ; aloès 1 ; alcool 64.) ℥ß à ij suspendue dans une potion au moyen du jaune d'œuf. *Sirop.* P. (Benjoin 1 ; eau bouil. 4 ; sucre 8.) ℥ ij à ℥ j. A l'ext. fumigations, bains de vapeurs sèches, etc.

Aᴄɪᴅᴇ ʙᴇɴᴢᴏïǫᴜᴇ. *Acidum benzoïcum,* seu *Flores benzoes.* Principe immédiat qui existe dans tous les baumes, et principalement dans le benjoin.

P. P. Cet acide est solide, blanc, cristallisé en aiguilles opaques, satinées et un peu ductiles. Son odeur ressemble à celle du benjoin ; mais cela tient à la présence d'une petite quantité d'huile volatile, car il est possible de l'obtenir parfaitement inodore. Sa saveur est piquante et un peu amère, et sa pesanteur spécifique de 0,667.

P. C. Il est composé de carbone 74 ; oxigène 20, et

hydrogène 5. Il est soluble dans 22 d'eau bouillante, dans 200 d'eau froide, dans 1 d'alcool bouillant, et dans 2 d'alcool à la température ordinaire. Il rougit le tournesol, et se combine avec les bases salifiables. Chauffé, il fond et répand une vapeur âcre et suffocante.

PRÉP. On l'obtient en faisant chauffer du benjoin dans un vase de terre surmonté d'un long cône de carton, troué à son sommet. L'acide se volatilise et se condense, sur les parois du cône, en aiguilles blanches. On le purifie en le dissolvant dans l'acide nitrique à 25°; en évaporant la liqueur presque à siccité; en redissolvant le résidu dans l'eau, et en faisant cristalliser cette dissolution.

U. Cet acide a une puissance stimulante très prononcée, que l'on met à profit dans les catarrhes pulmonaires chroniques pour faciliter l'expectoration. Il est peu employé de nos jours. Il entre dans la composition de quelques préparations officinales.

D. ET M. D'AD. G^r x à ℥ ß, en pil. ou dans une potion. *Pil. de Morton.* P. (Ac. benzoïque et baume de soufre anisé ana 6; cloportes pulv. 18; gom. ammoniaque 9; safran et baume du Pérou ana 1.) g^r vj à xx par jour.

STYRAX SOLIDE ou STORAX. *Balsamum storax.* Styrax calamite. Baume provenant du *Styrax officinale,* L., arbre très voisin du précédent, et qui habite l'Orient et le midi de l'Europe.

C. B. Tronc de 15 à 25 pieds; feuil. alternes, ovales, blanches et cotonneuses inférieurement; fl. blanches en bouquets de 3 ou 4 à l'extrémité des rameaux, ressemblant à celles de l'oranger, 10 à 16 étam.; fr. de la grosseur d'une cerise, sec, à une seule loge contenant deux à quatre graines.

P. P. On trouve dans le commerce deux espèces de styrax : 1° le *Styrax en larmes,* qui est en grains transparents, rouges, fragiles, à cassure résineuse et brillante, se ramollissant entre les doigts, d'une odeur forte de benjoin et d'une saveur âcre et amère; 2° le *Styrax en pains,*

qui est en masses de la grosseur du poing, fragiles, douces
au toucher, d'un brun rougeâtre et mêlées de sciure de
bois et autres impuretés. Son odeur et sa saveur diffèrent peu de celle de la première sorte.

P. C. Comme les autres baumes, il contient de l'acide
benzoïque, de la résine, et une huile empyreumatique.
Il est soluble dans l'alcool et l'éther. L'eau bouillante
s'empare de son odeur et de sa saveur.

U. Il était autrefois très employé comme stimulant
dans les maladies chroniques de la poitrine. Il est presque inusité aujourd'hui. Il entre dans plusieurs compo-
sitions officinales. A l'extérieur, on s'en sert comme topique stimulant, et en fumigations.

D. ET M. D'AD. G^r x à ℥ ß. *Pil. à styrace.* D. (Styrax ℥; opium et
safran ana 1.) g^r iij à vj.

Le STYRAX LIQUIDE OU HUILE DE COPALME, *Styrax
liquidus*, est fourni par le *Liquidambar styraciflua*,
arbre de la famille des Amentacées, qui croît en Amérique. Il est liquide, opaque, d'un gris verdâtre, d'une
odeur moins agréable que celle du storax, et d'une saveur
aromatique et âcre. Il contient beaucoup d'acide benzoïque, et se dissout en presque totalité dans l'alcool
bouillant. Il est peu employé aujourd'hui, si ce n'est à l'extérieur. Il entre dans la composition de l'*Onguent de styrax comp.* P. (Styrax liquide 225; huile de noix 350;
colophane 480; élémi et cire jaune ana 192.)

Le LABDANUM OU LADANUM, est une gomme-résine
provenant du *Cistus creticus*, L., de la famille des Cis-
tées. Il est solide, en morceaux cylindriques, aplatis,
roulés en spirales, d'une couleur grise, d'une odeur aromatique, et d'un goût agréable. Il jouit de propriétés
excitantes, mais il est très peu employé. Il entre dans la
composition de quelques préparations officinales.

Les BOURGEONS DE PEUPLIER, *Gemmæ populi*, fournis par le peuplier noir, *Populus nigra*, L., sont oblongs,

pointus, d'un vert jaunâtre et enduits d'une matière résineuse, d'une odeur aromatique. Ils ne sont plus employés que pour préparer l'*Onguent populéum.* P.
(Bourgeons de peuplier 125; feuil. fraîches de pavot,
de belladone, de jusquiame noire et de morelle noire ana
32; axonge 375.)

On range encore parmi les excitants généraux quelques autres substances maintenant peu employées; nous
citerons seulement comme les principales :

Le Ginseng, racine du *Panax quinquefolium,* Lam.,
plante vivace de la famille des Araliacées, qui croît à la
Chine et au Japon. Elle est en fragments fusiformes,
jaunâtres, d'une consistance cornée, recouverts d'une
écorce rugueuse et annelée, d'une saveur amarescente
et presque inodore. Elle contient beaucoup d'amidon et
de gomme ;

La Camphrée, *Camphorosma monspeliaca,* L.,
plante vivace, de la famille des Chénopodées, commune
dans le midi de la France. Son odeur est forte et analogue
à celle du camphre, et sa saveur âcre et amère. Ses propriétés sont assez énergiques; et on pourrait l'employer
en infusion théiforme, comme diaphorétique.

Le Thé du Mexique, *Chenopodium ambrosioïdes,*
L., plante de la même famille, originaire du Mexique et
cultivée en France. Son odeur est aromatique et très
agréable, et sa saveur âcre et amère. On l'administrait
autrefois en infusion dans l'hystérie et les catarrhes chroniques. Il en est de même du *Chenopodium botrys.*

CHAPITRE VII.

DES EXCITANTS SPÉCIAUX, C'EST-A-DIRE DONT
L'ACTION SE PORTE PLUS PARTICULIÈREMENT
SUR UN OU PLUSIEURS ORGANES.

Les médicaments dont nous devons traiter ici varient
beaucoup, soit sous le rapport de leurs propriétés physiques et chimiques, soit sous celui de leur action sur
l'économie animale. Nous les diviserons en cinq classes,
savoir :

1° Ceux qui agissent sur le système rénal ;

2° Ceux qui portent leur action sur le système cutané ;

3° Ceux dont l'action s'exerce sur les organes repro-
ducteurs ;

4° Ceux qui portent leur influence sur certaines
glandes, et qui modifient les phénomènes de l'absorption ;

5° Enfin ceux qui exercent leur puissance sur le système nerveux.

§ I. MÉDICAMENTS QUI AGISSENT SPÉCIALEMENT SUR LA SÉCRÉTION RÉNALE, OU DIURÉTIQUES

Parmi les médicaments que nous venons de passer en
revue, il en est un certain nombre qui paraissent stimuler
les reins et les membranes muqueuses génito-urinaires,
plus vivement que le reste de l'économie, et qui communiquent à l'urine une odeur particulière ; mais comme
leur action stimulante s'exerce en même temps, d'une
manière bien évidente, sur toute l'économie, nous n'avons

pas cru devoir les séparer des autres excitants généraux,
et nous nous sommes bornés à les rassembler à la fin du
chapitre précédent, afin qu'ils nous servent en quelque
sorte de transition pour arriver à l'étude de ceux qui vont
nous occuper.

Les médicaments *diurétiques* (διουρεω, j'urine),
agissent sur l'économie en général, à la manière des excitants; mais ils s'en distinguent par l'influence directe
qu'ils exercent sur le système rénal. En effet, lors même
qu'ils ne stimulent que très faiblement les autres organes,
et qu'on les administre à l'état solide, ils agissent d'une
manière particulière sur les reins, pour augmenter ou
modifier la sécrétion de l'urine. Ce résultat n'est point
en rapport avec l'excitation générale qu'ils produisent,
et paraît en être tout-à-fait indépendant. Ainsi l'urée
augmente beaucoup la sécrétion de l'urine, sans avoir,
en même temps, une action bien marquée sur le reste
de l'économie. Il nous semble donc évident que l'on doit
admettre une classe de médicaments essentiellement diurétiques ; mais qu'on ne devra y faire entrer que les
substances qui exercent une influence directe et spéciale
sur la sécrétion de l'urine, et ne point donner ce nom,
comme on le faisait autrefois, à tous les médicaments
susceptibles d'activer d'une manière indirecte cette sécrétion, quel que soit du reste leur mode d'action sur
l'économie. Cet abus était porté si loin que l'on rangeait
dans cette classe des toniques, des excitants généraux, des
émollients, etc., seulement parce que leur action pouvait
être suivie de la diurèse.

Les médicaments diurétiques nous sont fournis par les
trois règnes de la nature, et n'ont aucun caractère physique ou chimique qui leur soit commun. On les administre, en général, en dissolution dans un véhicule
aqueux abondant, pour favoriser leur action en augmentant la masse des liquides en circulation. Enfin, c'est
principalement dans les hydropisies, la goutte, certaines
affections des voies urinaires, etc., que l'on a re-

cours à leur usage, comme nous le verrons, du reste, à leur histoire particulière.

SUBSTANCE DIURÉTIQUE ANIMALE.

Úrée. *Urea.* Principe immédiat contenu dans l'urine d'un grand nombre d'animaux.

P. P. Cette substance est sous la forme de longs cristaux aiguillés, prismatiques, ou en lamelles incolores, minces, brillantes, alongées, transparentes, inodores, d'une saveur fraîche et piquante, et d'une pesanteur spécifique plus grande que celle de l'eau.

P. C. L'urée, suivant M. Bérard, est composée de : oxigène 26,40 ; azote 43,40 ; carbone 19,40, et hydrogène 10,80. Elle est inaltérable à l'air et très soluble dans l'eau et dans l'alcool. Projetée sur les charbons ardents, elle donne des vapeurs blanches dont l'odeur est fortement ammoniacale.

Prép. On traite de l'urine, concentrée jusqu'à consistance sirupeuse, par de l'acide nitrique, et on décompose le nitrate acide d'urée, qui se précipite, par du sous-carbonate de potasse. On dissout ensuite l'urée mise à nu dans l'alcool et on laisse cristalliser la liqueur.

U. Les expériences de M. Ségalas ont prouvé que cette substance agit d'une manière spéciale sur les reins, et active la sécrétion de l'urine, sans exercer une influence notable sur aucune autre partie de l'économie. Il l'a, en conséquence, administrée comme un diurétique puissant, et avec avantage dans plusieurs cas, et M. Fouquier, qui l'a employée à la Charité, en a obtenu de bons résultats.

D. et M. d'ad. G^r xx à ℈ j, et plus progressivement en dissolution dans de l'eau distillée sucrée.

SUBSTANCES DIURÉTIQUES MINÉRALES.

Sous-carbonate de potasse. *Sub-carbonas potassæ.* Sel qui se trouve abondamment dans les cendres des végétaux ligneux, et qui fait la base de la potasse du commerce.

P. P. Il est solide blanc, déliquescent, inodore, d'une saveur âcre et caustique, et cristallise en lames rhomboïdales.

P. C. Ce sel est composé de : acide carbonique 146,5 et potasse 100. Il est très soluble dans l'eau, fait effervescence avec les acides qui le décomposent et dégagent l'acide carbonique ; chauffé, il fond au-dessus de la chaleur rouge sans se décomposer. Il verdit le sirop de violette.

Subst. incomp. Les acides forts, l'eau de chaux, les sulfates de magnésie, de zinc, de cuivre et de fer, l'alun, les hydrochlorates d'ammoniaque, de fer, de mercure, le nitrate d'argent, le tartrate d'antimoine et de potasse, l'acétate de cuivre, etc.

Prép. On l'obtient en brûlant, dans une bassine de fonte presque rouge, un mélange de 1 de nitrate de potasse et de 2 de tartre.

U. Le sous-carbonate de potasse administré à l'intérieur, à hautes doses, à l'état solide ou même en dissolution concentrée, est un poison corrosif très énergique. À petites doses et dans un véhicule convenable, il produit d'abord une irritation de la membrane muqueuse intestinale, d'où peuvent résulter des effets purgatifs, ensuite l'augmentation de la sécrétion de l'urine. Ce dernier effet est très marqué, même lorsqu'on l'administre à l'état solide, et n'est accompagné, ni de l'accélération de la circulation, ni de l'augmentation de la chaleur, ni des autres phénomènes qui caractérisent la médication excitante. Jamais d'ailleurs il ne provoque l'écoulement des règles, ni la diaphorèse ; d'où l'on peut conclure que ce sel, porté dans le torrent de la circulation, exerce une influence spéciale sur l'appareil rénal.

On l'emploie dans les hydropisies passives, la goutte, les engorgements viscéraux, les scrofules, etc. On l'administre également dans des cas de gravelle et de calculs vésicaux. (*Voyez* Potasse. p. 62.) Il sert encore à pré-

parer les boissons salines effervescentes , très usitées en
Angleterre dans certains cas de trouble des fonctions digestives, dans les fièvres bilieuses, les vomissements spasmodiques , etc.

D. ET M. D'AD. Gr x à ℨ j dans un véhicule mucilagine ux ou dans du
vin blanc. *Liq. sûb-carbonatis potassæ.* L. (Sous-carbon. de pot. et eau
dist. ana p. é.) gut. x à ℨ j dans un véhicule approprié. *Liq. kali carbo-
nici.* POL. (Sous-carb. de pot. 1 ; eau dist. 2.) *Liq. carbona tis potassæ.* R.
(Sous-carb. de pot. 1 ; eau ℨ.) ℈ j à ℨ j. *Julepu m potassæ subcarbona-
tis.* H. DE GUY. (Sol. de sous-carb. de pot. ℨ vj; eau de menthe ℥ viij
ß.) ℥ ß à j, 2 ou 3 fois le jour. *Julepum salinum.* H. DE GUY. (Julep
de sous-carb. de pot. ℥ viij ; suc de citron ℥ iv.) ℥ j toutes les 5 ou 6
heures. *Haustus salinus.* H. DE GUY. (Julep de sous-carb. de pot. ℥ j; suc
de citron et eau de menthe ana ℥ ß; teint. de colombo ℨß.) pour une
dose. *Potion antiémétique de Rivière.* P. (Sous-carb. de pot. 1; sp. de limons
16; suc de citron 8; eau 48.) A l'ext. *Pédiluve alkalin.* HP. (Sous-carb.
de pot. ℥ viij; eau chaude, q. s.)

CARBONATE NEUTRE OU BI-CARBONATE DE POTASSE. *Bi-
carbonas potassæ.* Il n'existe pas dans la nature.

P. P. Il est blanc, cristallisé en prismes rhomboïdaux,
à sommets dièdres, inodores, et d'une saveur alcaline et
faible.

P. C. Ce sel contient deux fois autant d'acide carbonique pour cent de base que le précédent. Il est inaltérable à l'air, soluble dans 4 d'eau à 15°, et en partie décomposé par l'eau bouillante. La chaleur le transforme
en sous-carbonate. Il verdit le sirop de violettes et fait
effervescence avec les acides.

PRÉP. On fait passer un courant d'acide carbonique
dans une dissolution concentrée de sous-carbonate de
potasse , jusqu'à ce qu'il se dépose des cristaux de bi-
carbonate.

U. Il possède les mêmes vertus que le précédent, sans
être caustique comme lui. On devrait donc l'employer de
préférence, et cependant il est peu usité. La grande
quantité d'acide carbonique qu'il contient , et qu'il cède
avec beaucoup de facilité, le rend également plus propre

24

que le sous-carbonate à la préparation des boissons effervescentes.

D. et M. d'ad. Les mêmes que ceux du précédent. *Mixture efferves-
cente*. Dr Paris. (Bi-carb. de pot. g^r x ; mixt. camphrée ℥ j; suc de citron
℥ ß.) *Julep effervescent*. Dr Paris. (Bi-carb. de pot. g^r x ; émuls. d'a-
mandes ℥ j ; sp. de coquelicots ℨ j; suc de citron ℨ iv.)

Nitrate de potasse. *Nitras potassæ*. Nitre, Salpêtre.
Ce sel se trouve en assez grande quantité dans la nature,
surtout dans les Indes, l'Espagne, le royaume de Naples
et dans les vieux murs, à la surface desquels il vient
s'effleurir.

P. P. Cristaux prismatiques à 6 faces, souvent canne=
lés, blancs, transparents, inaltérables à l'air, inodores ;
d'une saveur fraiche et piquante, suivie d'un arrière-
goût légèrement amer, et d'une pesanteur spécifique de
1,933.

P. C. Le nitrate de potasse est composé de : acide
nitrique 53,45 et potasse 46,55. Il se dissout dans
5 d'eau froide, et dans 1/4 d'eau bouillante. Il est insoluble dans l'alcool. Il fond à une douce chaleur, et en
se refroidissant forme une masse blanche, opaque, qu'on
nomme *Cristal minéral* ou *Sel de prunelle*. A la chaleur
rouge, il se décompose ; il fuse sur les charbons ardents,
et les fait brûler plus rapidement.

Subst. incomp. L'acide sulfurique, l'alun, les sulfates
de magnésie, de fer, de zinc et de cuivre.

Prép. On traite les *plâtras* par l'eau, pour dissoudre
les nitrates de potasse, de chaux et de magnésie, et les
hydrochlorates qu'ils contiennent ; ensuite on verse dans
la dissolution du sulfate de potasse, qui transforme
les nitrates de chaux et de magnésie en nitrate de
potasse ; on décante, on concentre la liqueur, puis on la
fait cristalliser. Pour purifier le nitre, ainsi obtenu, on
le lave avec de l'eau saturée de nitrate de potasse.

U. A hautes doses, ce sel irrite vivement la surface
gastro-intestinale, et produit des nausées, des vomisse-

ments , des évacuations alvines, et des accidents graves.
Administré à petites doses, il paraît exercer une influence spéciale sur la sécrétion de l'urine , qu'il rend
plus abondante. Les partisans de la doctrine du *contro-
stimulus* ne regardent pas le nitre comme diurétique, ils
prétendent, et M. Alexandre d'Edinbourg est de cet
avis, que ce sel , pris en certaine quantité , ralentit
la circulation, diminue la chaleur animale, en un
mot, agit comme la digitale pourprée. Aussi l'emploient-
ils pour combattre les inflammations, et surtout celles
des organes intérieurs, etc. On administre le nitrate de
potasse comme tempérant et comme diurétique, dans la
deuxième période des inflammations aiguës des voies
urinaires , dans les épanchemens séreux, dans les fièvres
inflammatoires, dans certains cas d'ictères , dans le rhumatisme, etc. A l'extérieur, on l'emploie en gargarismes
et en lotions rafraîchissantes.

D. ET M. D'AD. Comme diurétique . gr vj à xx dans ℔ j de véhicule
mucilagineux. Comme stimulant, gr xij à ℨ j, et même ij comme contro-
stimulant. *Poudre tempérante de Stahl.* P. (Nitrate et sulfate de pot. ana
9; sulfure rouge de mercure 2.) *Pulvis nitrosus temperans.* Pn.R. (Nitrate
et sulfate de pot. ana p. é.) *Pulvis refrigerans.* DAN. (Nit. de potasse et
oléosaccharat de citron ana 1 ; tartrate de potasse 6.) ℈ j à ℨ ß. *Potion
apéritive.* HP. (Nit. de pot. ℈ j ; décoct. des 5 racines ℥ v ; sp. des 5
racines ℥ ij.) Par cuill. *Pot. nitrée.* IIP. (Nit. de pot. gr xviij ; déc.
de chiendent ℥ iv ; sp. des 5 racines ℥ ij.) *Emulsion nitrée.* II. DE GUY.
(Nit. de pot. ℨ j ; émulsion d'amandes ℔ j.) *Trochisci nit. potassæ.* E.
(Nit. de pot. 1 ; sucre 3.) n° j à ij toutes les 2 ou 3 heures. *Julepum potassæ nitratis.* II. DE GUY. (Nit de pot., ac. nitrique alcoolisé ana ℨ iij ;
sp. de limons ℨ iv ; eau de menthe ℥ x ß.) ℥ j, 3, 4 ou 6 fois par jour.

ACÉTATE DE POTASSE. *Acetas potassæ.* Terre foliée
de tartre. Ce sel se trouve dans la sève de presque tous
les végétaux.

P. P. Il se présente sous la forme de petites lames
blanches, brillantes, extrêmement déliquescentes , d'une
saveur piquante , d'une odeur faible mais particulière ,
et d'une pesanteur spécifique de 2,10.

P. C. Il est très soluble dans l'alcool. La chaleur le décompose et lui enlève son acide, qui se dégage.

Subst. incomp. La plupart des fruits acides, presque tous les acides, et un grand nombre de sels.

Prép. On sature une dissolution de sous-carbonate de potasse avec du vinaigre distillé, et on évapore la liqueur jusqu'à siccité.

U. A petites doses, l'acétate de potasse est diurétique, et est alors employé dans les mêmes cas que les substances précédentes, et surtout dans les hydropisies, la jaunisse, etc.; à plus hautes doses, c'est un cathartique très doux et peu usité.

D. et M. d'ad. Comme diurétique, ℈ j à ℥ j, en dissolution, plusieurs fois le jour. Comme cathartique, ℥ iv à ℥ j, et plus. *Liquor kali acetici.* Pn. B. R. Pol. Dan. (Ac. de pot. 1; eau distil. 2.) ℥ j à iij dans une potion. *Potion diurétique.* UP. (Ac. de pot. ℥ ij; sp. de vinaigre ℥ j; eau de canelle ℥ j; inf. de tilleul ℥ iv.) par cuill.

Sous-carbonate de soude. *Sub-carbonas sodæ.* Alcali minéral. Il existe dans les cendres de presque tous les végétaux qui croissent aux bords de la mer, et surtout dans celles du *Salsosu soda,* L. On le trouve encore dans les eaux de quelques lacs, mais impur et mêlé à d'autres sels.

P. P. Il est blanc, cristallisé, en prismes rhomboïdaux, à sommets tronqués, efflorescents, inodores et d'une saveur âcre, légèrement caustique.

P. C. Il est composé de : acide carbonique 100, et soude 141,39. Il contient 62,69 pour 100 d'eau de cristallisation. Il est soluble dans 2 d'eau froide, et une moindre quantité d'eau bouillante, verdit le sirop de violette, éprouve la fusion aqueuse et la fusion ignée sans se décomposer, et fait effervescence avec les acides.

Subst. incomp. Les mêmes que pour le sous-cabonate de potasse. (*Voy.* p. 275.)

Prép. On traite la soude du commerce par l'eau froide; on évapore la liqueur à siccité; on laisse le résidu quinze jours à l'air; on dissout de nouveau dans l'eau, et on fait cristalliser la solution.

U. Les mêmes que ceux du sous-carbonate de potasse. Mais il est plus usité, parce qu'il n'est pas caustique. On s'en sert de préférence dans les cas d'acidité de l'estomac, dans les dyspepsies, les maladies scrofuleuses, et la coqueluche. A petites doses et étendu d'eau, il est diurétique.

D. et M. d'ad. Gr x à ℨ ß, à l'état solide avec des extraits amers. Pilulæ sodæ. H. de Guy. (Sous-carbon. de soude ℈ iij; savon médicinal ℨ j; huile essent. de carvi gut. x; eau, q. s.) gr ij à vj, 2 ou 3 fois le jour.

BI-CARBONATE DE SOUDE. *Bi-carbonas sodæ.* Il n'existe pas dans la nature.

P. P., P. C., et Prép. (*Voyez* Bi-carbonate de potasse, p. 277).

U. Ce sel jouit des mêmes propriétés que le bi-carbonate de potasse. Cependant il paraît agir plus efficacement. Il est très employé depuis quelque temps dans le traitement des affections calculeuses, lorsqu'elles dépendent de la surabondance de l'acide urique. A petites doses, il facilite les digestions, et rétablit, en très peu de temps, les fonctions de l'estomac; surtout lorsqu'elles sont troublées par la formation d'une trop grande quantité d'acide. M. Darcet, qui a rappelé l'attention des médecins sur cette substance, pense qu'elle agit alors chimiquement en s'unissant à l'acide contenu dans les premières voies.

D. et M. d'ad. Gr xij à ℨ ß dans un véhicule aqueux. Pastilles digestives. FM. (Bi-carbon. de pot. 5; sucre blanc 95; mucilage de gom. adragant q.s.; huile essent. de menthe gut. iij; pour des past. de 18 gr dont chacune contient 1 gr de bi-carbonate.) nº ij à iv par jour, avant et après le repas.

ACÉTATE DE SOUDE. *Acetas sodæ.* Terre foliée minérale. Il est toujours le produit de l'art.

P. P. Ce sel cristallise en longs prismes cannelés,

blancs , inaltérables à l'air , d'une saveur piquante et amère.

P. C. Il est soluble dans 3 d'eau froide et dans une moindre quantité d'eau bouillante; il se dissout moins bien dans l'alcool. Chauffé, il fond dans son eau de cristallisation et, à une haute température, se décompose, en laissant échapper de l'acide acétique. Les cristaux renferment un tiers de leur poids d'eau de cristallisation.

Prép. On sature du sous-carbonate de soude par du vinaigre distillé.

U. Les mêmes que ceux de l'acétate de potasse (*Voyez* p. 279); mais il parait moins actif et est beaucoup moins employé.

D. et M. d'ad. ℥ ij à iv, dans un véhicule aqueux.

Savon médicinal ou amygdalin. *Sapo medicinalis. Sapo ex sodâ amygdalinus.* C'est le résultat de la combinaison de l'huile d'amandes douces avec la soude.

P. P. Il est solide , blanc, assez consistant , d'une odeur douce , d'une saveur légèrement alcaline , et d'une pesanteur spécifique plus grande que celle de l'eau.

P. C. Ce corps est composé d'oléate, de margarate et de stéarate de soude. Il est très soluble dans l'eau , l'alcool et l'éther ; chauffé, il fond, se bonrsoufle et se décompose ; exposé à l'air, il perd de son poids, se dessèche et s'altère.

Subst. incomp. Les acides et tous les sels solubles , excepté ceux à base de soude , de potasse et d'ammoniaque , les substances tannantes.

Prép. On fait agir 210 d'huile d'amandes douces sur 100 d'une dissolution de soude à 36° ; on agite le mélange, et on le coule dans des moules, quand il a acquis la consistance du beurre.

U. Administré à l'intérieur, le savon excite les organes digestifs , et parait surtout agir comme diurétique , sans cependant accélérer la circulation. Son usage, long-

temps continué, affaiblit tous les tissus ; car il survient
une pâleur générale, de la bouffissure ou de l'amaigrissement, de la faiblesse, des hémorrhagies passives et autres symptômes d'atonie. On l'emploie pour combattre
les indurations, les engorgements des viscères abdominaux, les tumeurs scrofuleuses, la goutte, la jaunisse,
les calculs biliaires, les constipations habituelles, etc.
Ainsi que les autres préparations alcalines, on le conseille dans les cas de gravelle, et son emploi peut être
très avantageux. Enfin, l'eau de savon est très utile
dans les cas d'empoisonnement par les acides, pour neutraliser ces substances.

On se sert de ce médicament à l'extérieur, comme
excitant, dans les cas d'engorgemens glanduleux, de tumeurs indolentes, etc.

D. et M. d'ad. G^r x à $\mathfrak{Z}$ ſ en pil. *Pilules de savon.* P. (Savon amygdalin 125 ; racine de guimauve pulv. 16 ; nitrate de pot. 4.) g^r x à $\ominus$ ij.
Pil. de savon comp. HP. (Savon médic. g^r ij ; calomélas et résine de jalap ana g^r j.) *Sapo jalapinus.* B. Pa. Pol. (Sav. amygd. et résine de jalap ana p. é.; alcool, q. s.) g^r vj à vij. A l'ext. dissout dans l'eau et mieux
dans l'alcool, en lotions, fomentations, frictions, etc. *Spiritus saponatus.*
A. (Savon médic. 24 ; sous carbon. de soude 1 ; eau de lavande 48 ; alcool 144.) *Lotion savonneuse.* HP. (Savon médic. $\mathfrak{Z}$ ij ; alcool ℔ j.)
Ceratum saponis. L. (Savon amyg. 4 ; cire 5 ; oxide de plomb 6 ; huile
d'olives 8 ; vinaigre 64.) *Linim. saponis comp.* L. E. (Savon médic. 3 ;
camphre 1 ; esprit de romarin 16.) *Emplâtre de savon.* P. (Savon médic.
125 ; emplâtre simple 2000 ; cire 96 ; eau q. s.) *Emplastrum saponis.* L.
E. D. (Savon médic. 1 ; emplâtre simple 6.) *Emplast. saponatum.* Pa.
Pol. B. R. (Savon méd. 6 ; cire 12 ; camphre 1 ; empl. simple 72.)

MÉDICAMENTS DIURÉTIQUES TIRÉS DU RÈGNE VÉGÉTAL.

Famille des Liliacées.

Scille. *Scillæ* seu *squillæ radix. Scilla maritima,*
L. Plante indigène, qui croît sur les bords de la mer.
P. U. Les écailles du bulbe.

C. B. Bulbe ovoïde, de la grosseur du poing, formé d'écailles qu squames brunes à l'extérieur, épaisses, charnues et visqueuses à l'intérieur ; feuil. radicales, ovales, lancéolés, d'un vert foncé ; hampe de 2 ou 3 pieds de haut ; fl. blanches, pédonculées, en épi terminal, cal. à sép. étalés, étam. à filets simples ; fr. capsule trigone, à 3 loges. ,

P. P. Les écailles ou *squames* de la scille se trouvent dans le commerce desséchées, en lanières ridées, irrégulières, d'une couleur brunâtre, d'une odeur presque nulle et d'une saveur très âcre et amère.

P. C. Cette substance contient, d'après **M.** Vogel : *Scillitine* 35 ; tannin 24; gomme 64 ; ligneux 30 et des traces de matières sucrées et de citrate de chaux.

La Scillitine, principe immédiat découvert par M. Vogel, est blanche, fragile, transparente, friable, déliquescente, très soluble dans l'eau, l'alcool et le vinaigre. Elle paraît être le principe actif de la scille. M. Tilloy pense que cette substance est un mélange de sucre incristallisable et de deux matières particulières, l'une âcre et l'autre très amère.

U. L'action directe de la scille sur l'estomac, provoque des nausées, des vomissemens et des coliques ; mais lorsqu'elle est absorbée, elle va principalement agir sur les reins, et occasioner l'augmentation de la sécrétion de l'urine, ou même la strangurie et l'émission d'urines sanguinolentes. Elle exerce aussi une influence stimulante très marquée sur la sécrétion des membranes muqueuses, et sur celle des bronches plus spécialement. A fortes doses, elle agit sur le système nerveux, à la manière des poisons âcres, et détermine des mouvemens convulsifs, etc. Il paraît aussi qu'elle ralentit le pouls.

C'est principalement comme diurétique et excitant général, que l'on fait usage de cette substance dans les hydropisies, et dans les cas où il est nécessaire de provoquer la sécrétion de l'urine. On en conseille aussi l'usage à la fin des catarrhes pulmonaires et des toux chroniques, pour faciliter l'expectoration. Enfin, administrée de manière à occasioner des nausées continuelles, elle paraît pouvoir être utile dans le traitement de certaines affections tuberculeuses. On donne rarement la scille seule; on l'unit souvent à l'opium, au calomélas et autres médicaments énergiques , suivant l'effet qu'on veut en obtenir.

D. et M. d'ad. Poudre, gr j à x en pil. *Pilulæ scillitiques.* P. (Scille 1 ; gomme ammoniaque 3.) gr ij à vj , 2 ou 3 fois le jour. *Pilulæ scillæ comp.* L. E. D. (Scille 1 ; gingembre et savon médic. ana 3 ; gom. ammoniaque 2.) gr x à Ɔ j. *Pil. scilliticæ.* Dan. (Scille , rac. de dompte-venin et gom. ammoniaque ana 4 ; savon méd. 8 ; baume de copahu 1.) *Bols de scille.* HP. (Scille gr vj ; sulfate de pot. gr ij ; oximel scillitique, q. s.) 2 fois par jour, *Pilulæ scillæ cum hydrargyro.* H. de Gut. (Pil. de scille comp. ℈ iv ; oxide gris de mercure gr xx ; pour 40 pil.) n° 3 deux fois par jour. *Pil. expectorantes.* Dr Panis. Scille ℨ ß ; myrrhe ℈ j ß ; ext. de jusquiame Ɔ ij ; eau, q. s. pour 30 pil.; n° ij par jour. *Poudre incisive.* P. (Scille 1 ; soufre sublimé 2 ; sucre 3.) *Pulvis scillæ comp.* F. (Scille 1 ; tartrate de pot. 4; nitrate de pot. 3; poudre aromatique 2.) gr x à xx *Pulvis scillæ.* H. de Gut. (Scille 1; tartrate de pot. 9.) gr xx à xxx. *Poudre diurétique.* Dr Panis. (Scille gr iij ; opium gr ß ; canelle gr x.) 2 fois par jour. *Poudre expectorante.* HP. (Scille gr xij ; ipécacuanha Ɔ j.) en plusieurs doses. *Teinture.* P. *Tinctura scillæ.* L. E. D. (Scille 1 ; alcool 8.) gut. x à xxx dans une potion émulsive ou mucilagineuse. *Vin scillitique.* P. (Scille 1 ; vin de Malaga 16.) ℨ ß à j dans un véhicule. *Vinaigre scillitique.* P. *Acetum scillæ* seu *scilliticum.* Dan. F. (Scille 8 ; vinaigre 96 ; alcool ou mieux acide acétique 1.) L. D. (Scille 3; vinaigre 24; alcool 2.) Pol. Pr. B. (Scille 2; vinaigre 12 , alcool 1.) R A. (Scille 1 ; vinaigre 6.) ℈ ß à j. *Oximel scillitique.* P. *Oximel scillæ.* L. D. A. Dan. Pol. R. F. Pa. B. (Vinaigre scillitique 1 ; miel 2.) ℨ ß à j dans une potion ou un véhicule approprié. *Potion diurétique.* P. (Oximel scillitique 8 ; eau distil. de menthe 16; inf. de pariétaire 64 ; acide nitrique alcoolisé 1. *Pot. scillitique.* HP. Oximel scillitique.) ℨ ß ; potion gommeuse ℨ iv.) *Miel scillitique.* P. (Scille 1 ; eau 24 ; miel 12.) ß ℨ à j. *Looch scillitique.* HP. (Miel scillitique. ℨ j; looch simple ℨ iv.) *Syrupus scillæ.* Æ. (Vinaigre scillitique 4 ; sucre 7.) ℈ j à ij dans une potion aromatique *Syrupus scilliticus.* F. (Scille 2 ; gingembre 1 ; hysope 4 ; eau de menthe 48 ; sucre 72.) ℈ ij à iv.

Famille des Asparagindes.

ASPERGE. *Radix Asparagi. Asparagus officinalis ,* L. Plante indigène, vivace , qui croit dans les lieux cultivés. P. U. La racine.

C. B. Tige dressée, cylindrique, glabre; feuil. capillaires, fasciculées; fl. petites, d'un jaune verdâtre, unisexuées, cal. campanulé, style trigone, 3 stigmates; fr. baies pisiformes à 3 loges.

P. P. Cette racine est écailleuse, cylindrique, charnue, donnant naissance à un grand nombre de radicules cylindriques, très longues, de la grosseur d'une plume, d'une couleur grise à l'extérieur, blanche à l'intérieur et d'une saveur mucilagineuse et amère.

P. C. Cette plante contient, d'après MM. Vauquelin et Robiquet, de l'*Asparagine*, une matière résineuse verte, de la cire, de l'albumine, du phosphate et de l'acétate de potasse et de la mannite. Les principes actifs sont solubles dans l'eau.

L'ASPARAGINE est solide, dure, blanche, en prismes rhomboïdaux, d'une saveur nauséabonde et d'une odeur nulle. Elle est en partie soluble dans l'eau et insoluble dans l'alcool.

U. La racine d'asperge, que l'on rangeait autrefois parmi les *cinq racines apéritives majeures*, communique à l'urine une odeur très désagréable, et parait en activer la sécrétion, sans agir d'une manière marquée sur le reste de l'économie. Ces propriétés lui sont communes avec les autres parties de la plante, et semblent dépendre de la présence de l'asparagine. On l'emploie très fréquemment comme diurétique et apéritive dans les hydropisies, les maladies des voies urinaires, et en général dans tous les cas où l'on veut augmenter la sécrétion de l'urine, sans exciter vivement les organes.

D. ET M. D'AD. Décoction, ℥ ß à j par ℔ ij d'eau. *Apozème des cinq racines.* P. (Racines d'asperge, de petit houx et de panicaut ana 16 : eau 100; rac. de persil et de fenouil ana 8; sp. des 5 racines 22; nitrate de potasse 1), par tasses. *Sirop des cinq racines.* P. (Rac. d'asperge, de petit houx, d'ache, de fenouil et de persil ana 16; eau bouil. 475, sucre 500.) ℨ ij à ℥ j.

La racine du FRAGON ou PETIT-HOUX, *Rusci radix, Ruscus aculeatus,* L., petit arbrisseau indigène, à feuilles persistantes, qui croit dans les lieux couverts, est grosse comme le doigt, noueuse, longue, et marquée d'anneaux très rapprochés. Elle jouit de propriétés analogues à celles de l'asperge, et on l'emploie souvent dans les mêmes cas et de la même manière.

Famille des Ericinées.

Bussérole ou Raisin d'ours. *Folia uvæ ursi. Arbutus uva ursi*, L. Arbuste indigène, très commun dans les montagnes. P. U. Les feuilles.

C. B. Tige rampante; feuil. alternes, épaisses, ovales, entières, luisantes, d'un vert foncé en dessus, plus claires en dessous; fl. en capitule terminal, au nombre de 8 ou 10, accompagnées chacune de trois bractées, cal. étalé, très petit, cor. tubuleuse urcéolée, 10 étam., anthères rouges; fr., baie rouge, pisiforme.

P. P. Ces feuilles, qui ne diffèrent de celles du buis qu'en ce qu'elles n'ont pas de nervures transversales saillantes, et qu'elles sont comme chagrinées sur les deux faces, ont une odeur forte et désagréable, et une saveur astringente et un peu amère.

P. C. Elles contiennent du tannin, du mucus, une matière extractive amère, de la résine, de l'acide gallique, etc. L'eau s'empare de ses principes actifs.

U. Cette plante, dont on a beaucoup vanté l'usage dans le traitement des maladies calculeuses, et qu'on regardait comme pouvant dissoudre les pierres de la vessie et des reins, jouit d'une action marquée sur l'appareil urinaire dont elle augmente l'action. Elle est en conséquence assez souvent employée dans les cas de gravelle, de blennorrhagie, de catarrhe chronique de la vessie et autres affections qui réclament l'emploi des diurétiques.

D. et M. d'ad. Poudre, ℈ j à ℨ j. Décoct. ou Infusion, ℥ ij à iv par ℔ ij d'eau. *Poudre antinéphrétique*. Fennein. (Busserole et kna. pulv. ana ℈ j; opium gr. ß.) 4 fois par jour: après chaque dose, le malade doit boire eau de chaux ℥ ij.

La Chimophile a ombelle, *Chimophila ombellata*, petit arbuste du nord de l'Europe et de l'Amérique, à racine rampante, à feuilles cunéiformes, coriaces, lisses, à dentelures profondes et à fleurs blanches, disposées en ombelle au sommet du pédoncule commun, est très employée comme diurétique, par les médecins américains et presque inusitée en France. On se sert de toute la plante qui a une saveur amère et âpre, et qui contient un peu de tannin. On l'administre avec avantage dans la strangurie, les coliques néphrétiques, les hydropisies, etc. On la donne en infusion à la dose de ʒ ij par ℔ ij d'eau bouillante, ou sous forme d'extrait à la dose de ʒ j à ij en pilules.

Famille des Urticées.

Pariétaire. *Parietariæ herba. Parietaria officinalis,* L. Plante indigène, vivace, qui croît en abondance dans les vieux murs. P. U. Toute la plante.

C. B. Tige herbacée, dressée, cylindrique, velue, rougeâtre ; feuil. ovales, velues ; fl. polygames, axillaires, très petites, cal. tubuleux, persistant, à 4 div., 4 étam. ; fr. petit akène ovoïde, renfermé dans le calice.

P. P. Cette plante est inodore ; sa saveur est herbacée et un peu salée.

P. C. Elle contient une assez grande quantité de nitrate de potasse et beaucoup de mucilage.

U. Elle jouit de propriétés diurétiques qu'elle doit au nitre qu'elle contient ; du reste, elle est émolliente et raffraîchissante. On l'emploie très fréquemment dans les affections inflammatoires des voies urinaires.

D. et M. d'ad. Décoction, manip. j par ℔ ij d'eau. Suc exprimé, ʒ ij à iv. *Eau distillée.* P. ʒ ij à iv. Décoct., en lavement.

Famille des Rutacées.

Diosmée crénelée ou Buchu. *Folia buchu. Diosma*

crenata, Thunberg. Petit arbuste qui croit aux environs du cap de Bonne-Espérance. P. U. Les feuilles.

C. B. Tige de 1 à 2 pieds de haut, rameuse ; feuil. alternes, coriaces, elliptiques, à pétiole très court ; fl. grandes, blanches, solitaires à l'aisselle des feuil. ; fr. capsules étoilées, formées de 5 coques, contenant chacune une graine luisante, d'un beau noir et semblable à celle du lin.

P. P. Les feuilles de Buchu, *Buchu leaves* des Anglais, sont elliptiques, lancéolées, longues d'un pouce. larges de 5 à 6 lignes, dentelées très finement à leur contour, lisses et d'un vert clair en dessus, plus pâles en dessous, et offrant des points glanduleux. Leur odeur est forte et pénétrante, et leur saveur amère et aromatique.

P. C. Elles contiennent, d'après l'analyse de M. Cadet de Gassicourt : huile essentielle 0,665 ; gomme 21,17 : extrait aqueux et alcoolique 5,17 ; chlorophylle 1,10 ; résine 2,151. Les principes actifs sont solubles dans l'eau et dans l'alcool.

Subst. incomp. L'infusion de noix de galle, le sulfate de fer.

U. Cette substance, nouvellement introduite dans la matière médicale, et déjà employée en Allemagne et en Angleterre, paraît jouir d'une action spéciale sur l'appareil urinaire. Les observations du docteur M' Dowell, confirmées par celles de notre ami le docteur Defermon, et de plusieurs autres praticiens, ne laissent aucun doute sur l'efficacité des feuilles de buchu, dans les cas de catarrhes chroniques de la vessie, de rétentions d'urine par suite de faiblesse de cet organe, les maladies de la prostate, la gravelle et les autres cas où les diurétiques sont indiqués. M. Liesching, médecin au Cap, les regarde comme un remède stimulant et sudorifique, très efficace dans les éruptions cutanées, les rhumatismes et les maladies des voies urinaires.

D. et M. d'ad. Poudre, Ɔj à 3 ſs par jour, dans du vin blanc. Infusion.

℥ j à ij par ℔ ij d'eau. *Teinture.* ℨ ij à iv. *Infusion de Buchu comp.*
M' Dowell. (Infusion de buchu ℥ vij; teint. de buchu et de cubèbes anâ
℥ j.) ℥ j, 3 fois par jour.

Le colchique d'automne, la digitale pourprée, et
quelques autres substances très actives, sont des diurétiques énergiques et très usités; mais comme ces médicaments jouissent d'autres propriétés plus marquées et
plus importantes, nous ne ferons que les indiquer ici.

Les racines d'Ache, *Apium graveolens*, L., et de
Persil, *A. petroselinum*, de la famille des Ombellifères, ont une odeur aromatique et agréable, et une
saveur faible. Elles jouissent de quelques vertus diurétiques, et sont quelquefois employées en infusion à la
dose de ℥ j par ℔ ij d'eau.

Il en est de même de la racine du Chardon roland,
Eryngium campestre, L., plante indigène de la même
famille, dont la saveur est amère et faiblement aromatique.

La racine de Paréira-brava, *Cissampelos pareira*,
L., plante grimpante du Brésil, de la famille des Méni-
spermées, est ligneuse, fibreuse, dure, tortueuse,
grosse comme le bras d'un enfant, brune en dehors,
d'un gris jaunâtre en dedans, et marquée de cercles concentriques, d'une odeur nulle et d'une saveur amère. On
l'a beaucoup vantée comme lithontriptique; aujourd'hui
on ne lui reconnaît que des propriétés diurétiques assez
énergiques, que l'on peut mettre à profit dans les cas qui
réclament l'emploi des médicaments de ce genre, et surtout dans les catarrhes chroniques de la vessie. Quoi
qu'il en soit, elle est peu usitée. On peut l'administrer
en poudre à la dose de ℈ j à ℨ j, et en décoction à la
dose de ℥ iij dans ℔ ij d'eau réduites à moitié.

On range encore parmi les substances diurétiques
quelques autres plantes, qui, en raison de leur peu de
vertus, sont presque inusitées de nos jours, et qu'en conséquence nous ne ferons qu'indiquer; telles sont :

La Bugrane ou Arrête-bœuf, *Ononis spinosa* et *O. natrix*, L., de la famille des Légumineuses, dont la racine se donnait en décoction ; le Caprier, *Capparis spinosa*, L., de la famille des Capparidées ; la Turquette, *Herniaria glabra*, L., qu'on emploie encore quelquefois en infusion ; le Cétérach, *Asplenium ceterach*, L., de la famille des Fougères ; l'Alkékenge, *Physalis alkekengi*, L., de la famille des Solanées, dont les baies rouges, succulentes, aigrelettes et un peu amères, sont quelquefois administrées en infusion, et entrent dans quelques composés officinaux, etc.

§ II. MÉDICAMENTS EXCITANTS QUI AGISSENT SPÉCIALEMENT SUR LA PEAU.

On donne les noms de *sudorifiques* et de *diaphorétiques* (διαφορεώ je dissipe), aux médicaments qui déterminent l'augmentation de la transpiration cutanée. Cet effet peut être produit par un très grand nombre de substances dont la nature et le mode d'action sont entièrement différents. C'est ainsi que la plupart des excitants généraux que nous avons passés en revue, certains narcotiques et les médicaments tempérants eux-mêmes, administrés d'une certaine manière, et dans des circonstances particulières de température et de situation, provoquent souvent la diaphorèse, sans qu'on puisse dire qu'ils agissent d'une manière spéciale sur la peau ; car cet effet n'est évidemment que secondaire, et le résultat de leur action générale sur l'économie. Il existe cependant un certain nombre de substances qui paraissent exercer sur le système cutané une influence tout-à-fait spéciale, et qui ne semble pas en rapport avec celle qu'ils exercent sur le reste de l'économie. L'augmentation de la transpiration peut être un des effets de cette action stimulante sur la peau, sans cependant en être une suite nécessaire. Le soufre et ses préparations, par exemple, agissent d'une manière incontestable sur le système cutané, et jamais ils ne provoquent la sueur. Leur action est d'une nature particulière et inexplicable dans l'état actuel de nos connaissances. En outre, la plupart de ces médicaments, pour agir comme sudorifiques, doivent être administrés dans un véhicule aqueux chaud et abondant, et il faut que le malade soit placé dans une température douce, dans un calme parfait et à l'abri des courants d'air froid. On emploie les médicaments qui agissent sur la peau, dans une foule de circonstances, entre autres dans les affections dartreuses et autres phlegmasies chroniques de cette membrane, dans la goutte, les rhumatismes, la syphilis, les hydropisies, certaines affections catarrhales, etc.

SUBSTANCES MINÉRALES.

Soufre. *Sulphur.* Corps simple qui existe en grandes quantités dans la nature à l'état natif, dans les terrains volcaniques, qu'on nomme *Solfatares*, et combiné avec d'autres corps à l'état de sulfure et de sulfate.

P. P. Le soufre est solide, d'un jaune citron, inodore, presque sans saveur, craquant et se brisant lorsqu'on l'échauffe un peu, ou qu'on le presse dans la main, d'une cassure brillante et cristalline, et d'une pesanteur spécifique de 1,99.

P. C. A la température ordinaire, le soufre est inaltérable à l'air; chauffé, il fond à 107° ou 109°; par une fusion prolongée, il devient rouge hyalin, et reste mou pendant long-temps; à une température plus élevée, il s'enflamme, brûle avec une flamme bleuâtre, et se transforme en acide sulfureux, dont l'odeur est très forte et caractéristique; hors du contact de l'air, il se réduit en un gaz jaune, qui en se condensant, donne lieu à une poudre cristalline jaune, qu'on nomme *Fleurs de soufre, Soufre sublimé, Sulphur sublimatum,* forme sous laquelle on l'emploie en médecine. Il est insoluble

dans l'eau et dans l'alcool ; mais il se dissout dans les
huiles grasses et essentielles. Il se combine avec presque
tous les corps simples métalliques et autres, et forme
des sulfures ; par son union avec l'hydrogène, il constitue le gaz acide hydro-sulfurique.

PRÉP. On l'obtient en distillant le soufre brut, dans
une chaudière de fonte, communiquant avec une chambre qui sert de récipient. Avec cet appareil, on se pro-
cure, à volonté, du soufre en masses ou en poudre. Pour
les besoins de la médecine, le soufre sublimé doit être
lavé, afin de lui enlever une petite quantité d'acide sulfureux qui se forme pendant l'opération.

U. Administré à l'intérieur à assez hautes doses, le
soufre est purgatif ; mais, pris en moindre quantité, il
augmente la chaleur animale et l'accélération du pouls,
active les sécrétions bronchique, cutanée et rénale ; en un
mot, il agit comme stimulant. Dans ces cas, il parait être
absorbé et transformé, au moins en partie, en acide
hydro-sulfurique ; car les gaz intestinaux, l'urine, la
sueur, l'haleine et les autres sécrétions, acquièrent l'o-
deur fétide particulière à ce gaz, et même les ornements
d'argent que porte le malade deviennent quelquefois
noirs ; ce qui est dû à la formation d'une petite quantité
de sulfure d'argent. L'usage du soufre, continué pendant long-temps, peut déterminer de graves accidents
dépendants de cette action vivement stimulante. C'est
ainsi qu'on voit survenir des hémorrhagies, de l'agitation, de la fièvre, etc., etc. C'est à cette action générale que l'on doit attribuer les effets salutaires de ce
médicament dans certaines affections catarrhales, les
engorgements scrofuleux, l'aménorrhée, l'œdème, la
paralysie produite par les vapeurs mercurielles ou sa-
turnines, et une foule d'autres affections chroniques.
Mais ce qu'on ne peut guère rapporter à cette action
stimulante du soufre sur l'économie, c'est l'influence
qu'il exerce sur les maladies de la peau ; influence qui
parait être d'une nature particulière, et qui change, pour

ainsi dire , le mode de vitalité de cette membrane. Aussi est-ce un des médicaments les plus précieux pour le traitement des dartres, de la gale, et en général des maladies de la peau.

On administre ce médicament à l'intérieur à des doses variées, suivant l'effet que l'on veut en obtenir. On l'emploie très fréquemment à l'extérieur sous forme de pommades, d'onguents, etc., dans le traitement de la gale. A l'état d'acide sulfureux, on s'en sert en bains de vapeurs, fumigations (*voyez* p. 183); et combiné à l'hydrogène, à l'état d'acide hydro-sulfurique, il fait la base des eaux minérales sulfureuses et des bains sulfureux, si fréquemment et si avantageusement employés dans une foule de circonstances.

D. ET M. D'AD. A l'intérieur, comme purgatif , ℨ j à iij, dans du lait ou un électuaire. *Electuaire laxatif.* Dʳ PARIS. (Soufre subl. ℨ iv; confection de séné ℥ j ß; sp. de roses q. s.) Cochl. min. j , 3 ou 4 fois le jour. Comme stimulant, gʳ xij à Ɔ j , 2 ou 3 fois le jour. *Pastilles soufrées.* P. (Soufre 1 ; sucre 4: mucilage de gomme adragant à l'eau de roses q. s.) ℨ j à iv. *Tablettes de soufre comp.* P. (Soufre 36; ac. benzoïque 3; rac. d'iris de Florence 9; huile essent. d'anis 2; sucre 792; mucilage q. s.) ℨ ß à ij. *Baume de soufre.* P. *Oleum sulphuratum.* B. DAN. PR. (Soufre 1; huile d'olives, de lin ou de noix 4). gut. x à xx , rarement; plus ordinairement en frictions à l'ext. *Baume de soufre anisé.* P. (Soufre 1; huile essent. d'anis 4.) *Balsamum sulphuris terebinthinatum.* DAN. (Soufre 1; huile essent. de térébenthine 8.) gut. v à x.

A l'ext., Bains de vapeur, fumigations. (voy. p. 184). *Lotion sulfuro-savonneuse.* HP. (Soufre et savon ana ℥ iij; eau ℔ xv.) *Poudre anti-psorique.* HP. (Soufre et acét. de plomb ana 2; sulfate de zinc 1.) Pinc. j délayée dans un peu d'huile. *Onguent soufré.* HP. *Unguentum sulphuris.* L. E. D. PR. (Soufre 1 ; axonge 4.) *Pommade soufrée.* P. (Soufre 16; hydrochl. d'ammon. et alun ana 1; axonge 30.) *Ung. sulphuris comp.* L. F. (Soufre et savon mou ana 48; rac. d'ellébore 16; nitrate de pot. 1; axonge 144.) ℥ j à ij par friction. *Ung. sulphuratum comp.* DAN. R. B. A. (Soufre 2; sulfate de zinc 1; axonge 12.) POL. PR. (Soufre et sulf. de zinc ana 1; axonge 4.) *Ong. soufré alcalin.* P. (Soufre 2; carbon. de pot. 1; axonge 8.) *Pommade sulfuro-savonneuse.* HP. (Soufre et savon ana p. 6.) *Cérat soufré.* HP. (Soufre 1 ; cérat simple 4).

SULFURE DE POTASSE. *Sulphuretum potassæ.* Fôie de soufre. Ce composé n'existe pas dans la nature ; il est toujours le produit de l'art.

P. P. Il est solide, dur, fragile, d'une cassure vitreuse, d'une couleur brune, d'une saveur âcre, caustique et amère, inodore lorsqu'il est sec, et d'une odeur très fétide lors qu'il est humide.

P. C. Exposé à l'air, le sulfure de potasse en attire l'humidité, prend une couleur verte pâle, et se transforme en sulfate et en hydro-sulfate de potasse. L'eau le dissout après l'avoir décomposé, comme nous venons de le dire, et il se dégage du gaz acide hydrosulfurique. Il est encore décomposé par les acides et par une haute température. Il verdit le sirop de violettes.

PRÉP. On le prépare, en faisant fondre dans un creuset, parties égales de soufre et de potasse caustique, ou bien en faisant bouillir pendant long-temps du soufre sublimé dans une dissolution concentrée de potasse.

U. C'est un stimulant très énergique, qui, donné à hautes doses, agit comme un poison violent. A petites doses, il stimule tous les organes ; mais paraît agir plus spécialement sur la peau, sur les poumons et sur les organes de la circulation. On emploie ce médicament à l'intérieur, dans des cas de toux chroniques, de coqueluches opiniâtres, de dartres rebelles, de rhumatismes chroniques, de goutte, etc. Le docteur Pearson assure en avoir obtenu de bons effets, en l'associant à la ciguë dans les maladies cancéreuses. On l'a beaucoup vanté contre le croup ; mais il ne paraît pas mériter les éloges qu'on en a faits. C'est surtout à l'extérieur que l'on en fait le plus fréquemment usage ; et, en effet, l'expérience a prouvé depuis long-temps combien il est utile dans le traitement des affections herpétiques, psoriques, scrofuleuses et rhumatismales.

D. ET M. D'AD. A l'int., gr vj à xviij, dans du miel, ou en pil. combiné avec du savon. *Pil. de sulfure de potasse.* Dr PARIS. (Sulf. de pot. gr xv ; savon médic. ʒ j ; baume du Pérou q. s., pour 3o pil.) n° lij

toutes les 4 heures. *Sirop de sulfure de potasse.* P. (Sulf. de pot. 1 ;
eau dist. d'hysope ou de fenouil 16 ; sucre 30; chaque once contient
environ 12 g^r de sulfure.) ℈ ij à ℥ j et même ij.

A l'ext., *Bains sulfureux.* HP. (Sulf. de pot. ℥ iv ; eau ℔ cc ou
q. s.) *Bains sulfureux et gélatineux.* HP. (On ajoute au précédent ,
colle Flandre ℔ ij, dissoute dans l'eau bouillante. *Lotion antipsorique.*
P. (Sulf. de pot. 24 ; eau 250 ; ac. sulfurique 1.) *Liniment antipsorique
de M. Jadelot.* P. (Sulf. de pot. 2 ; savon ordinaire 10 ; huile de graines de pavot 20.) *Pommade contre la teigne.* HP. (Sulf. de pot. et soude
d'Alicante ana ℈ iij ; axonge ℥ iij.)

Le Sulfure de soude, *Sulphuretum sodæ,* jouit
des mêmes propriétés, et se prépare de même que le
précédent. Il paraît cependant avoir moins d'activité. Il
est très peu employé, et mériterait de l'être.

Il en est de même du Sulfure de chaux, *Sulphuretum calcis,* inusité en France, et qu'on emploie fréquemment en Allemagne, au lieu du sulfure de potasse.
On l'administre à l'intérieur à la dose de g^r iv à xij. On
peut encore l'employer en solution, *Solutio sulph. calcis.* B., (sulf. de chaux ɤ; eau bouil. 16.) à la dose
d'une petite cuillerée. Enfin on peut s'en servir avec
avantage, en raison du bas prix de la chaux , pour préparer les bains sulfureux. *Liquor hydro-sulfureticus
pro balneo.* A. (Sulfure de chaux 8 ; acide tartarique
1 ; eau 144.) ℔ xij pour un bain.

EAUX MINÉRALES SULFUREUSES.

Les eaux minérales de cette classe, qu'on nomme
Eaux sulfurées, hépatiques, etc., sont très remarquables par leur odeur fétide, semblable à celle d'œufs
pourris, et par leur saveur amère, salée et très désagréables. Elles sont en général limpides, et onctueuses
au toucher. Les sources d'où elles proviennent sont
presque toutes chaudes; il y en a cependant quelques froides. La composition chimique de ces eaux
varie beaucoup; mais elles contiennent toutes de l'acide

hydro-sulfurique libre, ou combiné avec un alcali. Les autres substances qu'on y trouve, sont des sulfates, des hydro-chlorates, et des carbonates de soude, de magnésie et de chaux, et même quelquefois de l'acide carbonique libre, et une matière végéto-animale particulière.

Les eaux minérales sulfureuses agissent sur l'économie animale à la manière des excitants. Elles augmentent l'appétit, activent la circulation, et déterminent une sueur abondante, ou un écoulement considérable d'urine; leur usage continu occasione même un mouvement fébrile, qui peut durer plusieurs jours. Du reste, comme c'est principalement à la présence de l'acide hydro-sulfurique qu'elles doivent leurs vertus, nous renverrons le lecteur pour plus de détails, à ce que nous venons de dire sur le mode d'action du sulfure de potasse.

On emploie ces eaux, soit à l'intérieur, soit à l'extérieur, dans un grand nombre de cas. Dans les éruptions dartreuses et beaucoup d'autres affections cutanées, elles produisent les effets les plus avantageux. On s'en sert aussi avec succès dans les catarrhes chroniques, lorsqu'on veut stimuler, d'une manière douce et continue, la membrane muqueuse qui tapisse les bronches et les cellules pulmonaires. Leur efficacité est également vantée, à juste titre, dans le traitement des affections scrofuleuses, et des engorgements des glandes lymphatiques. Enfin, on les conseille contre les rhumatismes chroniques, les fausses ankyloses, la goutte, etc.

Les principales eaux minérales sulfureuses naturelles sont celles de :

Aix-la-Chapelle, ville de la Prusse, près de Liège. On y remarque trois sources principales qui se distribuent dans différents établissements de bains, dont les principaux sont le *Bain de l'empereur* et le *Herrenbad*. Les eaux du bain de l'empereur ont une température d'environ 58°, et contiennent, sur 1000 grammes :

hydrochlorate de soude 2,96 ; carbonate de soude 0,54 ;
sulfate de soude 0,26 ; carbonate de chaux 0,13 ; silice
0,07 ; plus 20 pouces cubes d'acide hydro-sulfurique,
28 d'acide carbonique, et 51 d'azote.

Eau d'Aix-la-Chapelle artificielle. P. Eau hydro-
sulfureuse simple, c'est-à-dire, contenant environ son
volume d'acide hydro-sulfurique, 130 ; hydro-chlorate
de soude 0,15 ; sulfate de magnésie 0,05.

D. ET M. D'AD. En boisson de 2 verres à 1 pinte par jour; au-delà, elles
deviennent purgatives. Lotions, bains, douches.

Aix, petite ville de la Savoie, près de Chambéry,
possède deux sources principales, l'une dite de *Soufre* et
l'autre d'*Alun.* La température des eaux de la première,
prise dans les réservoirs appelés *Bouillons,* est de 45° ;
elles contiennent, d'après M. Socquet, sur 112 livres :
8,4 grains de soufre uni à de l'hydrogène ; 22 d'acide
carbonique libre ; 2 d'extractif animalisé ; 33 de sulfate
de soude ; 29 de sulfate de magnésie ; 72 de sulfate de
chaux ; 9 d'hydro-chlorate de soude ; 31 d'hydro-chlorate de magnésie ; 108 de carbonate de chaux, et 59 de
carbonate de magnésie. Les eaux de la seconde renferment moins d'acide hydro-sulfurique, et plus d'acide carbonique libre, d'ailleurs elles contiennent les mêmes
principes que celles de la source soufrée, mais dans des
proportions un peu différentes. Suivant M. Cantù, elles
contiennent encore un hydriodate alcalin.

D. ET M. D'AD. En boisson de 1 à 4 livres, seules ou mieux coupées
avec du lait. En bains, douches, lotions, bains de vapeur, etc.

Bagnères de Luchon, petite ville du département
de la Haute-Garonne, près des frontières d'Espagne.
On y trouve un grand nombre de sources dont la température varie de 30° à 62°. Les eaux de la fontaine
dite de la *Reine* contiennent, suivant M. Poumier,
sur 20 kilogrammes : 18 pouces cubes de gaz acide
hydro-sulfurique ; 9 *id.* de gaz acide carbonique ; 11 gr.

d'hydro-chlorate de magnésie; 8 d'hydro-chlorate de
soude; 10 de sulfate de magnésie; 23 de sulfate de
chaux; 11 de carbonate de chaux; 6 de soufre; 4 de
silice, et 5 d'une matière végéto-animale.

D. et M. d'ad. En boisson, de 2 à 6 verres tous les matins, pures, ou
coupées avec du lait. En bains, lotions, douches. On emploie aussi les
boues de ces eaux.

BARÈGES, village près de Tarbes, département des
Hautes-Pyrénées, offre trois sources principales, qui,
d'après la chaleur de leurs eaux, portent les noms de
Chaude, Tempérée et *Tiède.* Leur température est de 30°
à 45°. Elles contiennent, d'après l'analyse de M. Long-
champ, de la soude caustique, de l'hydro-sulfate sul-
furé de soude, un peu de sous-carbonate de chaux et
de magnésie, de la silice, de l'azote, et une très petite
quantité d'une matière particulière, de nature animale,
qu'il nomme *Barégine.* Ces eaux se décomposent avec
beaucoup de facilité, et ne peuvent guère supporter le
transport.

Eau de Barège artificielle. P. Eau hydro-sulfureuse
saturée 130; eau pure 520; carbonate de soude 0,8;
hydro-chlorate de soude 0,025.

D. et M. d'ad. Ces eaux sont très employées en bains, douches, lotions, et s'administrent ordinairement en même temps en boisson à la
dose de 3 à 4 verres par jour.

BONNES, petit village du département des Basses-
Pyrénées, à quelques lieues de Pau, possède trois
sources qu'on nomme la *Vieille,* la *Neuve,* et la *Source
d'Ortech,* et dont la température varie entre 30° et 35°.
L'eau de la source vieille contient, suivant M. Poumier,
pour vingt litres: de l'acide hydro-sulfurique; de l'acide
carbonique; de l'azote; plus hydro-chlorate de magnésie g. 19; *id.* de soude 27; sulfate de magnésie 78; *id.*
de chaux 129; carbonate de chaux 41; soufre 4; silice

4, et perte 5. M. Longchamps pense qu'il y a de la *Barégine*, mais en très petite quantité. Les eaux de Bonnes se décomposent moins facilement que celles de Barèges.

Eau de Bonnes artificielle. P. Eau pure 52o; eau hydro-sulfureuse 13o; hydro-chlorate de soude o,15; sulfate de magnésie o,o5.

D. ET M. D'AD. En boisson de ℔ j à vj par jour. En bains, douches, lotions, etc.

CAUTERETS, bourg près de Barèges, département des Hautes-Pyrénées. On y compte une douzaine de sources dont la température varie de 3o° à 51°. Les deux fontaines les plus remarquables sont celles de la *Raillère* et de *Mahourat*. C'est de cette dernière dont on se sert le plus souvent en boisson. Les eaux de la première ont une température de 4o°, et contiennent, suivant l'analyse de M. Poumier, sur 2o kilogrammes : acide hydrosulfurique 8 pouces cubes ; acide carbonique 4 ; hydrochlorate de magnésie g^r 8 ; *id.* de soude 8 ; sulfate de magnésie 18 ; *id.* de chaux 34 ; carbonate de chaux 1o ; soufre 4 ; silice 4. Celles de Mahourat renferment de l'acide hydro-sulfurique, des sels à base de soude et de la *Barégine* ou substance gélatineuse.

Eau de Cauterets artificielle. THYAIRE. Eau ℥ xx ; acide hydro-sulfurique 1/3 du volume ; carbonate de soude g^r ij ; hydro-chlorate de soude g^r j.

D. ET M. D'AD. En boisson de 2 ou 3 verres à un litre, seules ou coupées avec du lait. En bains, lotions, douches.

SAINT-SAUVEUR, bourg près de Luz, département des Hautes-Pyrénées. On y trouve plusieurs sources peu abondantes, dont la principale est située sur une montagne. Sa température est de 35°, et ses eaux contiennent, suivant M. Poumier, sur un kilogramme : gaz acide

hydro-sulfurique 7 pouces cubes ; acide carbonique 4
1/2 pouces cubes ; hydro-chlorate de magnésie g⁰ 8 ;
id. de soude 9 ; sulfate de magnésie 22 ; *id.* de chaux
38 ; carbonate de chaux 9 ; soufre 31, et silice 2.

D. ET M. D'AD. En boisson de 3 à 4 verres par jour. En bains et douches. Elles sont plus douces que celles de Barèges, et conviennent mieux
à certains individus.

ENGHIEN, village d'une construction toute récente,
près de Montmorency, département de Seine-et-Oise,
possède deux sources, la *Fontaine de la Pêcherie* et le
Ruisseau puant. Leur température est constamment de
15°. Les eaux de la première, analysées par M. Long-
champ, lui ont fourni, pour un kilogramme : eau
998,943 ; azote 0,008 ; acide hydro-sulfurique 0,016 ;
acide carbonique 0,067 ; sulfate de chaux 0,121 ; *id.* de
magnésie 0,041 ; *id.* de potasse 0,022 ; hydro-chlorate
de magnésie 0,010 ; *id.* de potasse 0,042 ; hydro-sulfate
de chaux 0,068 ; *id.* de potasse 0,042 ; carbonate de
chaux 0,506 ; *id.* de magnésie 0,052 ; silice 0,052 ;
alumine 0,004, et enfin des traces de matières organiques. L'eau du Ruisseau puant paraît contenir moins
d'acide hydro-sulfurique.

D. ET M. D'AD. En boisson, de 2 à 6 verres par jour. En bains, douches,
lotions, etc. On est obligé d'élever la température de ces eaux pour les
employer de cette manière.

Il existe encore un grand nombre d'eaux sulfureuses
naturelles ; mais comme elles sont moins usitées que
celles que nous venons de décrire, nous nous bornerons
à citer les principales, savoir : celles de SAINT-AMAND,
Nord, dont les boues sont très célèbres pour la guérison
des blessures anciennes, des douleurs, etc. ; de BADE,
Souabe, dont la température varie entre 45° et 65°, et qui
sont fréquentées par toute l'Allemagne ; d'Ax, Arriège ;
d'EVAUX, Creuse, dont la température est de 46° à 58° ;
de SAINT-GERVAIS, Savoie, dont la chaleur est de 40°

à 45°; de Gréoulx, Basses-Alpes, qui sont peu sulfureuses, et dont la température varie de 33° à 45°; d'Olette, Pyrénées-Orientales, remarquables par leur haute température, qui est de 88°; de Loèche, Suisse, dont la température est de 46° à 52°; de Wisbaden, Allemagne, dont la chaleur s'élève à 68°, etc., etc.

Outre les eaux sulfureuses artificielles que nous avons déjà indiquées, on trouve encore dans le Codex :

L'*Eau hydro-sulfureuse simple*. P. Eau dans laquelle on a fait passer un courant de gaz acide hydrosulfurique jusqu'à saturation.

L'*Eau hydro-sulfureuse acidule* ou *de Naples*. P. Eau contenant quatre fois son volume d'acide carbonique 492; eau hydro-sulfureuse 164; carbonate de soude 0,9; *id.* de magnésie 0,5.

L'*Eau hydro-sulfureuse pour bains*. P. Dissolution de sulfure de soude, marquant 25° à l'aréomètre, 5; solution saline gélatineuse 2; eau q. s. La solution gélatine est composée ainsi qu'il suit : eau distillée 500; carbonate de soude et gélatine ana 32; sulfate et hydro-chlorate de soude ana 16; naphte 1.

SUBSTANCES VÉGÉTALES.

Gaïac. *Guaiacum officinale*, L. Arbre de l'Amérique méridionale. P. U. Le bois et la résine.

C. B. Tronc élevé; feuil. opposées, paripinnées, composées de 2 ou 3 paires de folioles sessiles, ovales, longues d'un pouce environ; fl. bleues, au nombre de 8 à 10 à l'aisselle des feuil., cal. 5 div. profondes, cor. 5 pét. étoilés, 10 étam., ovaire pédicellé, surmonté d'un style simple; fr. capsule ordinairement comprimée, cordiforme, à 2 et quelquefois à 5 loges.

Bois de Gaïac. *Lignum guaiaci* seu *Lignum sanctum*.

P. P. Ce bois se trouve dans le commerce en gros morceaux irréguliers, ou en bûches dont l'extérieur est souvent recouvert d'une écorce épaisse, grisâtre et résineuse. Le bois proprement dit est très compact, dur, plus pesant que l'eau et d'un brun verdâtre, tandis que l'aubier est d'un jaune clair et beaucoup moins dur. La saveur du gaïac est très âcre et un peu amère, et son odeur presque nulle. Pour les besoins de la médecine, on réduit ce bois en poudre grossière au moyen de la râpe, *Rasura ligni guaiaci.* Cette poudre, d'une couleur jaune, devient verte à la lumière, et provoque l'éternuement, quoiqu'elle soit presque inodore.

P. C. Le bois de gaïac contient une grande quantité d'une résine particulière que nous allons examiner, et une petite quantité d'une huile essentielle à odeur de vanille. L'eau ne dissout ses principes actifs que par une longue ébullition; ils sont au contraire très solubles dans l'alcool et l'éther.

U. *Voyez* ci-dessous Résine de gaïac.

D. ET M. D'AD. Décoction, ℥ ß à ij par ℔ iij d'eau réduites à ℔ ij. *Décot. de gaïac comp.* P. (Gaïac râpé et salseparcille ana 6 ; sassafras 1; réglisse 2 ; eau 25o.)*Decoctum guaiaci comp.* E. (Gaïac 8 ; raisins secs 2 ; sassafras et réglisse ana 1 ; eau 120.) Litre j environ par jour. *Thea amara.* DAN. (Gaïac, baies de genièvre, séné et trèfle d'eau ana p. é.) *Dec. lignorum.* B. F. (Gaïac 10 ; bardane et saponaire ana 6 ; sassafras et réglisse ana 3 ; eau 576.) Plusieurs verres par jour. *Décoct. de gaïac.* HP. (Gaïac ℥ j ; réglisse ʒ j ; eau ℔ ij.) *Extractum ligni guaiaci.* A. POL. PR. DAN. ʒ ß à j. *Teinture.* P. *Tinctura ligni guaiaci.* PR. ʒ ß à j.

RÉSINE DE GAÏAC. *Resina guaiaci.* Suc propre qui découle de l'écorce de l'arbre que nous venons de décrire, et que M. Brande regarde comme un principe immédiat, *sui generis,* qu'il a nommé *Guyacine.*

P. P. Cette substance est en masses irrégulières, friables, à cassure brillante, d'une couleur brune verdâtre, d'une odeur agréable, semblable à celle du benjoin, d'une saveur d'abord faible, puis âcre, et irritant vivement la gorge, et d'une pesanteur spécifique de

1,2289. Réduite en poudre, elle est d'abord grisâtre, et ne tarde pas à devenir verte dans tous les points en contact avec l'air et la lumière.

P. C. La résine de gaïac contient, d'après Brande, 798 de résine pure, et 202 d'écorce. L'eau n'en dissout que 9 pour 100, tandis que l'alcool en dissout 95. La dissolution alcoolique est d'une couleur brune foncée, qui passe au bleu ou au vert, par l'action de l'acide nitrique et de l'amidon. Elle est très soluble dans les alcalis et leurs carbonates.

Subst. incomp. Les acides minéraux.

U. Le bois et la résine de gaïac agissent sur l'économie en général à la manière des excitants; mais paraissent exercer une influence plus spéciale sur la peau, dont, en effet, ils augmentent d'une manière notable la sécrétion. En conséquence de ce mode d'action, on emploie ces substances, avec beaucoup d'avantage, dans la goutte, le rhumatisme chronique, certaines affections chroniques de la peau, les maladies vénériennes anciennes et rebelles, les affections scrofuleuses, etc. Dans les premiers temps de l'introduction du gaïac dans la matière médicale, on le regardait comme propre à guérir seul les maladies syphilitiques; aujourd'hui on le considère seulement comme un puissant auxiliaire du mercure dans les cas de cette nature. C'est ordinairement le bois qu'on emploie dans ces circonstances; on administre la résine de préférence dans le rhumatisme, la goutte, etc. A hautes doses, cette résine devient purgative.

D. et M. d'ad. Gr, x à Ɔ j en pil. ou suspendu dans une émulsion à l'aide du jaune d'œuf. *Bolus guaiaci comp.* H. de Guy. (Rés. de gaïac ℥ ij; ipécacuanha et opium ana gr vj ; conserve de roses q. s. pour 6 bols.) n° j, ij ou iij par jour. *Mistura guaiaci.* L. (Rés. de gaïac ℈ ; sucre et mucilage de gom. arabique ana 4 ; eau de cannelle 128.) ℥ j à ij; 2 ou 3 fois le jour. *Mistura guaiaci ammoniata.* H. de Guy. (Rés. de gaïac ℥ ij: solution de sous-carbon. d'ammon. ℈ ij ß ; eau d'orge ℥ viij.) ℥ ß à j, 2 ou 3 fois le jour. *Tinctura guaiaci.* L. E. D. (Rés. de gaïac 1: alcool 3.) ℥ j à iij. Pol. Dan. A. (Rés. de gaïac 1; alcool 12.) ℥ ij à iv dans un véhicule convenable. *Tinct. guaiaci ammoniata.* L. E. D. Pot.

Pa. Dan. F. (Rés. de gaïac ɪ ; esprit aromatique d'ammoniaque 6.) ℥ j. à
ij. *Sapo guaiacinus.* Pa. Pol. (Solution saturée de soude caustique et
eau ꝑ. é. ; rés. de gaïac autant qu'il peut s'en dissoudre.) gr vj à xij en
pilules.

Famille des Asparaginées.

Salsepareille. *Sarsaparillæ radix. Smilax sarsa-
párilla*, L. Arbuste sarmenteux qui croît spontanément au Pérou, au Mexique et dans toute l'Amérique
du Sud. P. U. La racine.

C. B. Tige articulée, rameuse, garnie d'épines recourbées ; feuil. alternes, coriaces, cordiformes, munies de 2 vrilles à leur base ; fl. verdâtres dioïques, en petites ombelles simples sur un pédoncule commun, cal. 6. div., fl. mâles, 6 étam., fl. femelles, 1 ovaire à 3 loges
monospermes, 3 stigmates ; fr. baie arrondie, rougeâtre, à 3 graines.

P. P. Racine fibreuse, longue de plusieurs pieds, de
la grosseur d'une plume à écrire, ridée, d'une couleur
grise ou rougeâtre au dehors, blanche ou légèrement
rosée en dedans, inodore et d'une saveur mucilagineuse
et un peu amère.

P. C. D'après M. Pallotta, cette raciné contient de la
Pareilline, de la fécule, du mucilage et de l'albumine.
L'eau bouillante et l'alcool lui enlèvent ses principes
actifs.

La Pareilline, *Pariglinum,* principe immédiat
particulier, découvert par M. Pallotta, est blanche,
pulvérulente, plus pesante que l'eau distillée, d'une saveur amère et un peu astringente, et d'une odeur particulière. Insoluble dans l'eau froide, elle se dissout un
peu dans l'eau chaude et l'alcool froid ; ce liquide bouillant la dissout complétement. Elle rougit un peu le curcuma, se décompose par les acides concentrés et par la
chaleur, et forme des sels neutres avec les acides affaiblis. D'après les essais tentés sur lui-même par M. Pallotta, on est porté à croire que cette substance est la

partie active de la salsepareille. On ne l'a pas encore administrée comme médicament; il serait peut-être important de l'essayer.

SUBST. INCOMP. L'infusion de noix de galle, l'eau de
chaux, le nitrate de mercure, et l'acétate de plomb.

U. On a considéré la salsepareille comme essentiellement diaphorétique et diurétique, et cependant son action est très faible sous ce rapport. Il est difficile d'indiquer la manière d'agir de cette substance. Ce que l'on
sait de positif à cet égard, c'est que la pareilline, à la
dose de quelques grains, produit le ralentissement du
pouls, des nausées, des syncopes, un état d'affaiblissement général, etc. On emploie très fréquemment cette
racine, soit seule, soit unie aux autres substances
dites sudorifiques, dans le traitement des symptômes
vénériens consécutifs, le rhumatisme chronique et certaines maladies de la peau. Elle paraît très utile pour
combattre les ulcérations du larynx et du pharynx, qui
dépendent de la maladie syphilitique, ou de l'abus des
mercuriaux, et elle nous a parfaitement réussi dans
un cas de ce genre, qui avait résisté à tous les autres
moyens.

D. ET M. D'AD. Poudre, ℨ ß à j. Décoction, ℥ ij à iv par ℔ ij d'eau,
réduites à j. *Decoctum sarsaparillæ comp.* L. D. (Déc. de salsep. 1312 ;
sassafras, gaïac et réglisse ana 8 ; garou 3.) *Decoctum antivenereum ulys-
siponense.* B. (1). (Salsepar., santal rouge etblanc ana 6 ; bois de Rhodes,
gaïac et sassafras ana 2 ; sulfure d'antimoine 4 ; écorce de garou et réglisse
ana 1 ; eau 256.) ℥ xviij à xlviij. *Decoctum Pollini.* B. (Salsepar., squine,
pierre-ponce et sulfure d'antimoine ana 1 ; brou de noix 20 ; eau 100.)
Cochl. j, toutes les heures. *Tisane de Feltz.* HP. (Salsepareille ℥ iij ;
colle de poisson ℥ ß ; antimoine cru pulv. ℥ iv ; eau ℔ iv.) ℥ viij, 3
fois par jour. *Tisane sudorifique.* HP. (Salsepar., squine, gaïac et sassafras ana ℥ ß ; eau ℔ ij.) *Decoct. sarsaparillæ cum mezereo.* B. (Salsepar. 12 ; éc. de garou 1 ; réglisse 6 ; eau 384.) ℥ vj à ℔ j par jour.
Decoct. Zittmanni fortius. B. (Salsepar. 96 ; sucre d'alun (2) 12 ; proto-

____

(1) *Lisbon diet-drink* des auteurs anglais.

(2) C'est de l'alun trituré avec de l'eau de roses et du blanc d'œuf, et
mis sous la forme de petites pyramides.

chlorure de mercure 4 ; cinabre artificiel 1 ; anis et fenouil ana 4 ; séné 24 ; réglisse 12 ; eau 2304, qu'on fait réduire par l'ébullition à 768 ou au tiers.) ℔ j matin et soir. *Decoct. Zittmanni mitius.* (Résidu de la déc. précédente ; salsepareille 48 ; écorce de citron, cannelle, cardamome et réglisse ana 3 ; eau 2304.) ℔ j au milieu du jour. *Extractum sarsa- parillæ.* L. gr xij à ℨ j en pil. *Sirop.* P. (Salsepar., sp. simple et miel ana 1 ; eau 20.) ℥ j à ij. *Sirop de Cuisinier.* P. (Salsepar., miel et sucre ana 16 ; fl. de bourrache, roses pâles, séné et anis ana 1.) ℥ ß à j.

Squine. *Radix chinæ. Smilax china*, L. Arbuste sarmenteux, très voisin du précédent, et qui croît à la Chine et dans l'Amérique méridionale. P. U. La racine.

P. P. Cette racine est environ de la grosseur du poing, ligneuse, pesante, garnie de nœuds, dure, compacte, d'une couleur brune foncée à l'intérieur, recouverte d'une écorce lisse, brune rougeâtre, inodore, et d'une saveur visqueuse et un peu acerbe.

P. C. Elle contient beaucoup de fécule, de la gomme, et un principe colorant rouge, soluble dans l'eau. L'eau dissout le peu de principes actifs qu'elle recèle.

U. On l'emploie aux mêmes usages que la salsepa- reille, à laquelle on l'associe ordinairement. C'est d'ail- leurs un médicament très infidèle et peu actif.

D. et M. d'Ad. Décoction, ℥ ij à iij par ℔ ij d'eau.

Famille des Laurinées.

Sassafras. *Radix* et *Cortex sassafras. Laurus sas- safras*, L. Arbre originaire de l'Amérique septentrio- nale. P. U. Le bois et l'écorce de la racine.

C. B. Tronc de 30 à 40 pieds de haut ; feuil. alternes, caduques, de forme variée, vertes en dessus et blanchâtres en dessous ; fl. dioïques, jaunâtres, en petites panicules, fl. m. cal. pubescent à 6 div., 9 étam. dont 3 stériles, anthères quadrilatères à 4 loges, pistil stérile, fl. fem., 5 étam. avortées, stigmate glanduleux, ovaire ovoïde ; fr., drupe pisi- forme.

P. P. Cette racine se trouve dans le commerce en morceaux de la grosseur du bras ; sa partie ligneuse est légère, poreuse, composée de couches concentriques, d'une couleur jaunâtre, d'une odeur forte et aromatique, et d'une saveur douceâtre d'abord, puis chaude et un peu âcre. Son écorce est épaisse, rugueuse, d'une nature spongieuse, d'un brun rougeâtre, et recouverte d'un épiderme résineux, jaunâtre. Son odeur et sa saveur sont plus prononcées que celles du bois.

P. C. Cette substance contient une huile essentielle plus pesante que l'eau, très volatile, d'une couleur jaune pâle, rougissant par l'action de la lumière, L'eau et surtout l'alcool s'emparent de ses principes actifs.

U. C'est un stimulant assez énergique, qu'on emploie ordinairement comme sudorifique, dans les mêmes cas que le gaïac, avec lequel on l'associe très souvent..

D. ᴇᴛ M. ᴅ'ᴀᴅ. Poudre, *rarement*, ℨ β à j. Infusion, ℥ j à ij par ℔ ij d'eau bouil. *Eau distillée.* P. ℥ j à ij. *Huile essent.* P. gut. ij à x. - *Aqua calcis comp.* M. (Sassafras 16 ; réglisse 8 ; muscade pulv. 3 ; eau de chaux 48.) ℥ ij à ɪᴠ.

Famille des Solanées.

Dᴏᴜᴄᴇ-ᴀᴍ̀ᴇʀᴇ. *Dulcamaræ caules.* *Solanum dulcamara*, L. Sous-arbrisseau indigène, qui fleurit en juin et juillet. P. U. Les tiges.

C. B. Tiges sarmenteuses, ligneuses à leur base, herbacées dans le reste de leur étendue, longues de plusieurs pieds ; feuil. alternes trilobées ; fl. violettes, pédonculées et en grappes, cal. persistant, très petit, cor. à lobes étroits et marqués à leur base de 2 petites taches vertes, étam. rapprochées en cône ; fr. baie ovoïde, rougeâtre.

P. P. On n'emploie que la partie ligneuse, que l'on coupe en petits morceaux et que l'on fend par le milieu. Cette plante a une odeur forte et vireuse, qui s'affaiblit par la dessiccation, et une saveur amère, qui laisse un arrière-goût douceâtre.

P. C. La douce-amère parait contenir de la *Sola-nine* et quelques sels à base de chaux et de potasse. L'eau s'empare de ses principes actifs.

U. La douce-amère irrite les voies digestives, et, après avoir été absorbée, parait porter principalement son action sur le système cutané. En effet, elle occasione des sueurs, des démangeaisons et des picotements à la peau. Elle agit aussi sur le système nerveux ; car son usage est quelquefois suivi de légers mouvements convulsifs, de pesanteurs de tête, etc. Cependant l'influence narcotique qu'on lui attribue parait nulle ou du moins très faible. On a conseillé l'usage de cette substance, comme sudorifique, dans les affections rhumatismales et vénériennes, la gale et plusieurs autres maladies de la peau ; mais elle est aujourd'hui beaucoup moins usitée que jadis.

D. ᴇᴛ M. ᴅ'ᴀᴅ. Poudre, ℨ ß à j. Décoction et Infusion, ℥ ß à j par ℔ ij d'eau. *Extractum dulcamaræ.* Pᴏʟ. Pʜ. A. Ͽ j à ℨ j.

La Mᴏʀᴇʟʟᴇ ɴᴏɪʀᴇ, *Solanum nigrum*, L., plante indigène, annuelle, très voisine de la précédente, mais dont les fleurs sont blanches et les baies noires à l'époque de leur maturité, contient, comme elle, de la solanine unie à l'acide malique. Son action sur l'économie est peu marquée, car, dans certains pays, on mange ses feuilles bouillies ; elle est d'ailleurs de même nature que celle de la douce-amère, à laquelle on peut l'associer. On l'emploie principalement en cataplasmes, comme émollient, et sédatif dans les cas de panaris, de phlegmons, et d'éruptions cutanées douloureuses.

Sᴏʟᴀɴɪɴᴇ. *Solaninum.* Principe immédiat, alcaloïde, découvert par M. Desfosses dans la douce-amère, la morelle et dans quelques autres plantes du genre *Solanum.*

P. P. Cette substance est pulvérulente, blanche, opaque, comme nacrée, inodore, et d'une saveur nauséeuse et amère.

P. C. Elle est inaltérable à l'air ; insoluble dans l'eau froide, se dissolvant dans 8000 de ce liquide bouillant, et en petite quantité dans l'alcool. Ses qualités alcalines sont très faibles ; cependant elle ramène au bleu la teinture de tournesol rougie par un acide. Elle se combine facilement avec les acides, et forme avec eux des sels parfaitement neutres et incristallisables. Chauffée, elle se décompose, sans se fondre ni se volatiliser.

U. D'après les expériences de M. Magendie, la solanine produit des vomissements violents et ensuite de la somnolence et de l'assoupissement, ce qui prouve qu'elle agit sur le centre nerveux. On ne l'a pas encore employée comme médicament. Peut-être pourrait-on l'administrer, à l'état d'acétate, dans les mêmes cas que la douce-amère, à la dose de 1/8 à 1/4 de grain en pilules.

Famille des Graminées.

Canne de Provence. *Radix donacis. Arundo donax*, L. Plante vivace, qui croît dans le midi de la France. P. U. La racine.

C. B. Chaume ligneux, de 8 à 10 pieds de haut ; feuil. longues, rudes au toucher, de 2 pieds de long ; fl. en panicule très grande, rameuse, terminale, épillets solitaires, cal. ext. triflore, à 2 balles, glume entourée de soies persistantes, 3 étam.

P. P. Cette racine se trouve dans le commerce en tranches ou tronçons de grandeur et de grosseur diverses. Elle est spongieuse et cependant dure à l'intérieur, d'une couleur jaunâtre, couverte d'un épiderme jaune, luisant, marquée d'un grand nombre d'anneaux, d'une saveur douce, sucrée et sans odeur.

P. C. Elle contient, suivant M. Chevalier, une matière muqueuse un peu amère, une matière résineuse analogue à celle de la vanille, une huile essentielle, une substance azotée, du sucre et des sels de potasse et de chaux. L'eau s'empare de ses principes actifs.

U. La canne est un médicament peu actif, auquel on attribue cependant des vertus diaphorétiques et diurétiques. C'est un remède vulgaire et journellement employé contre la trop grande abondance de lait, après l'accouchement. Les femmes du peuple le regardent comme l'antilaiteux par excellence.

D. ET M. D'AD. Décoction, ℥ ß à ij par ℔ ij d'eau réduites à moitié.

Le Roseau a balais, *Arundo phragmites*, L., jouit des mêmes propriétés que le précédent, et est souvent employé en sa place. On croit qu'il entre dans la composition du *Rob de Laffecteur,* si vanté contre les maladies vénériennes constitutionnelles.

La racine du Dompte-venin , *Asclepias vincetoxicum* , L., est blanche, d'une odeur forte, et d'une saveur âcre, quand elle est fraiche. Ces propriétés s'affaiblissent par la dessiccation. Elle contient , d'après M. Feneulle, une matière qui provoque le vomissement ; et différente de l'émetine , de la résine, du mucilage, de la fécule, une huile grasse, une huile volatile, du ligneux et des malates de potasse et de chaux. Cette substance , si vantée autrefois comme *alexipharmaque,* irrite vivement l'estomac et les intestins , et produit souvent des vomissements et des évacuations alvines. A petites doses, elle parait agir comme diaphorétique, mais elle est très peu usitée de nos jours. On l'administre en décoction à la dose de ℥ ß à j par ℔ ij d'eau. Elle entre dans la composition de quelques préparations officinales.

La racine de l'Asclépias tubéreuse , *Asclepias tuberosa* , L. plante très voisine de la précédente , et qui croit aux Etats-Unis d'Amérique, jouit d'une très grande réputation, parmi les habitants de ce pays, comme sudorifique, et ils l'emploient communément dans les catarrhes, les rhumatismes et surtout la pleurésie. Au rap-

port du professeur Chapman, cette substance paraît
posséder en effet des propriétés diaphorétiques très
énergiques, et « elle est d'autant plus remarquable, dit-il,
qu'elle produit son action sans augmenter beaucoup la
force du pouls, et sans causer ni malaise ni agitation. »
On l'administre en poudre, à la dose de ℈ j à ℥ ß, ou en
infusion à celle de ℥ ß à j.

Le Sumac vénéneux, *Rhus toxicodendron* et *Rhus
radicans*, L., arbuste de la famille des Térébenthacées,
qui croît spontanément dans l'Amérique du Nord, jouit
de la singulière propriété de causer, lorsqu'on le touche,
et même, assure-t-on, lorsqu'on s'expose aux émana-
tions qui s'en dégagent, une violente irritation de la
peau, qui se couvre, en peu d'instants, de plaques rouges
et même de boutons plus ou moins volumineux. Cette
plante contient, dans toutes ses parties, et surtout dans
les feuilles, un suc blanc, résineux, d'une âcreté extrême. D'après les expériences de M. Orfila, cette substance agit sur l'économie à la manière des poisons narcotico-âcres. A petites doses, elle agit comme un excitant
très énergique, et paraît en même temps exercer une
influence notable sur la peau. M. Dufresnoy l'a employée
avec beaucoup de succès pour combattre certaines dartres rebelles, et on l'a administrée, surtout en Angleterre,
dans les rhumatismes chroniques, la paralysie, l'épilepsie, etc. On donne la poudre des feuilles à la dose de
gr ß à iv en pilules. L'*Extrait*, P., préparé avec les
feuilles fraîches s'emploie à la dose de gr x à ℈ j par
jour, et progressivement jusqu'à ʒ j et même ij. Quoi
qu'il en soit, c'est un médicament dangereux, dont l'emploie exige beaucoup de précautions.

La racine de la Lobélie, *Lobelia syphilitica*, L.,
plante de la famille des Campanulacées, qui croît dans
l'Amérique septentrionale, est de la grosseur d'une plume à
écrire, d'une couleur grise jaunâtre, marquée de

stries circulaires et longitudinales, d'une saveur sucrée,
puis un peu âcre et d'une faible odeur aromatique.
Cette substance agit comme sudorifique, lorsqu'on la
donne à faibles doses ; mais à hautes doses, elle devient
émétique et purgative. Elle a joui d'une grande réputation dans le traitement des maladies vénériennes, et
elle est presque inusitée de nos jours.

L'Astragale sans tige, *Astragalus exscapus*, L.,
plante vivace de la famille des Légumineuses, qui croît
dans les Alpes, a une racine épaisse, pivotante, d'une
couleur brunâtre et d'une saveur amère et astringente.
On en a beaucoup vanté la décoction, comme sudorifique, dans le traitement de la maladie vénérienne, mais
on en a presque généralement abandonné l'usage.

Le Bois de Santal rouge, qui provient du *Pterocarpus santalinus*, L.. arbre de la famille des Légumineuses, qui croît à Ceylan, et ceux de Santal blanc
et citrin, qui paraissent fournis par deux variétés du
Santalum album, L. ; de la famille des Santalacées,
formée aux dépens des Onagraires, étaient jadis considérés comme puissamment sudorifiques. Aujourd'hui ils
sont inusités, et font seulement partie de quelques préparations officinales.

Il en est de même du Bois de Rhodes ou de Roses,
qui est produit par le *Convolvulus scoparius*, L., arbuste sarmenteux de la famille des Convolvulacées, qui
croît aux îles Canaries.

Les racines du Souchet long, du Souchet rond,
Cyperus longus et *Cyperus rotundus*, L., et de la
Laiche des sables, ou Salsepareille d'Allemagne,
Carex arenaria, L., de la famille des Cypéracées, ont
jadis été employées comme sudorifiques. Elles sont abandonnées aujourd'hui. La dernière cependant est encore
employée, en Allemagne, comme succédanée de la
salsepareille, dans le traitement de la syphilis.

Enfin on emploie encore quelquefois, comme faible-

ment diaphorétiques, la Scabieuse, *Scabiosa arvensis*,
L., de la famille des Dipsacées : l'écorce intérieure de
l'Orme commun, *Ulmus campestris*, L., de la famille
des Ulmacées, les feuilles du Cassis ou Groseiller noir,
Ribes nigra, L., de la famille des Ribésiées ; la racine
du Scorzonère, *Scorzonera hispanica*, L., de la famille des Synanthérées ; les pétales de l'OEillet rouge,
Dianthus caryophyllus, avec lesquels on prépare un
Sirop, P., qui sert ordinairement à édulcorer les potions
et les tisanes excitantes et diaphorétiques, etc., etc.

§ III. MÉDICAMENTS QUI AGISSENT D'UNE MANIÈRE SPÉ-
CIALE SUR LES ORGANES DE LA GÉNÉRATION.

Nous ne devons pas nous occuper ici de la longue
liste de substances que les anciens auteurs de matière
médicale rangeaient parmi les *Emménagogues*, ou médicaments de nature à provoquer la menstruation ; car la
plupart d'entre eux n'ont point d'action spéciale sur la
matrice, et ne produisent les phénomènes dont nous
venons de parler, que par suite de leur influence sur
l'économie en général. Les préparations ferrugineuses,
que l'on emploie très souvent pour rétablir ou activer
les évacuations mensuelles peuvent nous servir d'exemple.

Nous ne connaissons point de médicament qui jouisse
de la propriété particulière d'exciter les règles ; mais il
en est un certain nombre qui, en même temps qu'ils
stimulent les autres parties de l'économie, paraissent agir
avec plus d'énergie sur les organes de la génération.
Les cantharides, dont nous avons déjà parlé, en traitant des substances vésicantes, sont de ce nombre. Celles
dont nous allons maintenant nous occuper paraissent
irriter d'une manière spéciale la matrice ; mais elles sont
en petit nombre, et on ne les emploie que rarement.

Famille des Rutacées

RUE ODORANTE. *Rutæ folia. Ruta graveolens*, L. Arbuste qui croît dans le midi de la France. P. U. Toute la plante, mais principalement les feuilles.

C. B. Tige rameuse, de 3 à 4 pieds de haut, glauque; feuil. éparses, composées, très glauques, garnies comme la tige et les rameaux de beaucoup de corps glanduleux; fl. jaunes, en panicule corymbiforme, accompagnées chacune d'une bractée, cal. plane, persistant, à 4 div. aiguës, pét. concaves, onguiculés, anthères biloculaires, ovoïdes, style central, plus court que les étam., stigmate simple; fr., capsule à 4 ou 5 loges polyspermes.

P. P. Cette plante jouit d'une odeur forte, aromatique et désagréable, et d'une saveur âcre, amère et chaude.

P. C. Elle contient une huile volatile très abondante, verte lorsqu'on la retire des feuilles fraîches, et jaune quand elle provient des feuilles sèches, d'une odeur moins désagréable que celle de la plante, qui renferme aussi du soufre. Les principes actifs sont extraits par l'eau et surtout par l'alcool.

U. C'est un stimulant général très énergique; mais qui paraît exercer aussi une influence particulière sur l'utérus. En effet, ce médicament occasione l'irritation et même l'inflammation de cet organe, sans produire en même temps des effets stimulants généraux assez marqués, pour qu'on puisse leur attribuer les phénomènes locaux dont il est ici question. On l'emploie avec avantage dans les cas d'aménorrhées produites par l'atonie de l'utérus, dans la chlorose, l'hystérie, etc. On l'administre encore comme vermifuge.

D. ET M. D'AD. Poudre, gr xij à Ɔ j, en pilules. Infusion, pinc. j à ij par ℔ ij d'eau bouillante. *Aqua rutæ.* A. Pn. Pot. ℥ ß à ij. *Extractum rutæ.* E. D. gr x à Ɔ j. *Huile essent.* P. *Oleum rutæ.* Pot. Pn. D R. gue.

ij à x. *Acetum rutæ.* Pn. A. (Rue 1 ; vinaigre 8.) ℥ ß à j en lavement.
A l'ext. , Infusion, en lotions , fumigations , bains de vapeurs,

Famille des Conifères.

SABINE. *Sabinæ folia* et *rami. Juniperus sabina ,* L. Arbrisseau qui croît dans le midi de la France. P. U. Les feuilles et les rameaux.

C. B Tige de 10 à 15 pieds ; feuil. très petites , squammiformes , opposées , imbriquées sur la tige ; fl. dioïques , en chatons ; fr. baies pisiformes , noirâtres , contenant deux petits noyaux.

P. P. Cette plante a une odeur forte térébenthacée , et une saveur très âcre et amère.

P. C. Elle contient une grande quantité d'une huile volatile très odorante et très âcre. L'eau et l'alcool dissolvent ses principes actifs.

U. La sabine jouit de propriétés semblables à celles de la rue ; peut-être même est-elle plus active encore. On l'emploie à l'intérieur dans les mêmes cas , et à l'extérieur, comme irritant , sur les ulcères fongueux. C'est un médicament dangereux, et peu employé de nos jours.

D. ET M. D'AD. A l'int., Poudre, g^r v à ℈ j, 2 ou 3 fois le jour. Infusion , rarement , ℈ j à ℨ ß par ℔ ij d'eau bouillante. *Extractum sabinæ.* D. g^r x à ℈ j. *Huile essent.* P. *Oleum volatile sabinæ.* E. D. gut. ij à x , dans une potion. A l'ext. Poudre , sur les ulcères atoniques et fongueux. Infusion , lotion , bains, fumigations , cataplasmes. *Ung. sabinæ.* D. (Sabine et cire jaune ana 1 ; axonge 4.) *Ceratum sabinæ.* L. (Sabine 2 ; cire 1 ; axonge 4.) q. q. comme épispastique.

Famille des Iridées.

SAFRAN. *Crocus. Crocus sativus ,* L. Plante originaire d'Orient , et cultivée en France, surtout dans l'ancienne province du Gâtinais. P. U. Les stigmates.

C. B. Bulbe arrondi , déprimé et charnu ; feuil. dressées , vertes en dessus, blanches en dessous ; fl. de 1 à 3, très grandes, violettes à veines rouges , cal. pétaloïde à tube long et grêle , étam. placées à la base des

3 div. externes du calice , styles trifides , 3 stigmates crénelés ; fr. cap
sule petite , globuleuse , à 3 loges.

P. P. Cette substance est en filaments longs, un peu
roulés, souples, élastiques, d'une couleur rouge orangée
très foncée, d'une saveur piquante et amère, et d'une
odeur forte particulière. Elle colore la salive en jaune
doré.

P. C. Le safran contient une matière colorante rouge
orangé, une huile volatile très-odorante, âcre et caustique, une huile fixe concrète, de la gomme, de l'albumine et des sels. La substance que MM. Bouillon-Lagrange et Vogel avaient nommée *Polychroïte* n'est qu'un
composé de matière colorante et d'huile volatile. L'eau,
l'alcool, le vinaigre, etc., dissolvent ses principes actifs.

U. A très petite doses, le safran est employé comme
excitant des organes digestifs ; à plus fortes doses, il
agit sur l'économie en général à la manière des stimulants ; mais c'est principalement sur l'utérus qu'il parait
porter son influence. On l'emploie avec succès pour
combattre les douleurs lombaires qui précèdent ou
accompagnent la menstruation chez certaines femmes et
il est souvent utile dans la chlorose, l'hystérie, etc. Il
est également usité comme stomachique et antispasmodique. Il entre dans la composition de plusieurs préparations officinales.

D et M. d'ad. Poudre, gr xij à ℈ j. Infusion, ʒ ß à j par ℔ ij d'eau
bouil. *Bols stomachiques.* ΠP. (Safran pulv. et cannelle ana gr xij ; sp.
simple q. s. , pour 2 bols.) n° j matin et soir. *Electuaire de safran ou
Confection de Hyacinthe.* P. (safran et santal rouge ana 6 ; cannelle 22 ;
dictame de Crète et santal citrin ana 3 ; myrrhe 4 ; terre sigillée et yeux
d'écrevisses ana 64, miel blanc, sp. de capillaire et sucre blanc ana 125.)
ʒ ß à j et plus. *Teinture.* P. *Tinctura croci sativi.* E. D. A. (Safran 1 ;
alcool 12.) ℈ j à ʒ j. *Looch de safran* ou *Looch vert.* P. (Teint. de safran
et gomme adragant ana 2 ; sp. de violettes 32 ; eau 128 ; pistaches 24 ;
huile d'amandes douces 16; eau de fl. d'oranger 8.) Par cuillerées. *Sirop.*
P. (Safran 1 ; vin de Malaga 16; sucre 26.) *Syrupus croci.* L. (Safran
1 ; eau 16 ; sucre 30.) Pol. Ps. (Safran 1 ; vin de France 24; sucre 18.
ʒ ij à ℥ ß. A l'ext. Infusion, en lotions , fumigations , etc.

Ergot ou Seigle ergoté. *Secale calcaratum seu cornutum. Clavus secalinus.* Excroissance fungiforme, qui se développe, dans certaines circonstances, entre les valves de la glume de plusieurs céréales, et surtout du Seigle, *Secale cereale,* L. M. de Candolle la regarde comme une espèce de champignon parasite qu'il nomme *Sclerotium clavus*; mais notre ami, M. Léveillé neveu, pense avec plus de raison qu'elle est composée de l'ovaire non fécondé, altéré et dénaturé, et d'une sorte de champignon placé à son sommet, et à laquelle il a donné le nom de *Sphacelia segetum.*

P. P. L'ergot est allongé, recourbé, cylindrique, renflé à sa partie moyenne, et en général marqué d'un sillon longitudinal sur un de ses côtés. Il est en outre fragile, dur, comme corné, d'une couleur violette plus ou moins foncée à l'extérieur, blanchâtre et nuancée de violet à l'intérieur, d'une saveur âcre et mordicante; et d'une odeur faible désagréable, qui ne se manifeste que quand il est en quantités considérables.

P. C. Le seigle ergoté contient, d'après M. Vauquelin, une matière colorante jaune foncée, soluble dans l'alcool, une matière huileuse blanche, une matière colorante violette, insoluble dans l'alcool, un acide libre, qui paraît être de l'acide phosphorique, de l'ammoniaque libre, et une matière azotée très putréfiable. L'eau et l'alcool s'emparent des principes actifs de cette substance.

· U. L'usage du seigle ergoté, comme aliment, est suivi d'accidents très graves; tels que des convulsions violentes, des douleurs aiguës et brûlantes dans les extrémités, la gangrène de ces parties et même la mort. On a donné le nom d'ergotisme à l'ensemble de ces accidents. A petites doses, cette substance agit d'une manière spéciale sur l'utérus, dont elle paraît exciter vivement les contractions. On l'emploie en conséquence dans les accouchements laborieux par inertie de cet organe, et dans les hémorragies si fatales qui dépendent de la

même cause. C'est surtout dans l'Amérique du Nord
qu'on fait usage de ce moyen. On s'en sert en France depuis quelque temps , et on en a obtenu de très bons effets. On né doit jamais administrer cette substance que
quand les douleurs naturelles ont cessé de se faire sentir,
ou qu'elles sont trop faibles pour procurer l'accouchement, et il est en outre indispensable que l'orifice utérin
soit suffisamment dilaté , pour permettre au travail de
s'accomplir.

D. et M. d'ad. Poudre , gr x à xxx , suspendus dans ℥ vj de véhicule
Décoction et Infusion, gr xxx à lx dans ℔ j d'eau ; une cuillerée de 10
en 10 minutes.

§ IV. Médicaments excitants qui agissent spécialement sur certaines glandes et sur l'absorption
en général.

L'action des médicaments dont nous devons parler
ici varie beaucoup. Ainsi , bien qu'ils soient tous des
stimulants généraux plus ou moins énergiques , les uns
portent principalement leur influence sur le corps thyroïde et les glandes mammaires ; d'autres, sur les glan-
salivaires, etc. Mais une propriété qui leur est commune,
c'est de rendre sensiblement plus active l'absorption
en général ; action qui est surtout remarquable dans les
cas d'engorgement des ganglions lymphatiques , de tumeurs enkystées et autres non inflammatoires et d'épan-
chements séreux. C'est ainsi que l'iode, administré convenablement , fait souvent disparaître en très peu de
temps des tumeurs volumineuses et anciennes qui avaient
résisté à tous les autres moyens de traitement.

Ce qui rend ces médicaments d'une plus haute importance encore, c'est la propriété qu'ont un certain nombre d'entre eux de combattre avec avantage les maladies
vénériennes, et de faire disparaître plus ou moins promptement tous les accidents qui en dépendent. Dans l'état
actuel de nos connaissances , il est impossible d'expli-

quer ce mode d'action ; mais quel qu'il soit, il est généralement reconnu, et l'on nomme antisyphilitiques les
substances qui jouissent de ces vertus.

C'est à des doses altérantes, c'est-à-dire assez petites, pour ne pas déterminer d'évacuation ou d'autre effet immédiat apparent, que l'on administre en général
ces médicaments, afin de susciter par leur action lente,
mais continue, les changements que l'on désire obtenir,
sans produire cependant les accidents qui pourraient résulter de leur emploi à des doses trop élevées. Mais il
faut toujours surveiller leur action avec la plus grande
attention, et interrompre leur usage aussitôt qu'il se manifeste le moindre signe fâcheux ; car leur influence se
continue même pendant un certain temps après qu'on a
cessé de les administrer.

Tous les médicaments qui agissent de cette manière
sont fournis par le règne minéral, et sont en petit
nombre.

Iode. *Iodium.* Corps simple qui n'existe dans la nature qu'à l'état de combinaison, et qu'on trouve principalement dans certains *Fucus* et quelques eaux minérales.

P. P. Il est solide, noir grisâtre, en écailles ou
paillettes, d'un éclat métallique, d'une odeur semblable
à celle du chlore, mais plus faible, d'une saveur âcre et
chaude, et d'une pesanteur spécifique de 4,946.

P. C. L'iode forme des acides en se combinant avec
l'oxigène et avec l'hydrogène ; l'eau en dissout $\frac{1}{700}$, et
se colore en jaune ; l'alcool et surtout l'éther en dissolvent beaucoup plus ; chauffé, il fond à 107°, et à 175°
il se volatilise, en donnant des vapeurs du plus beau violet. Il colore la peau et le papier en jaune ; enfin il produit une belle couleur bleue, en se combinant avec l'a-
midon.

Prép. On traite à chaud les eaux mères de la soude
de varec par l'acide sulfurique, et on condense dans un
récipient les vapeurs violettes qui se dégagent ; puis on

lave les lames cristallisés qui en proviennent dans une
faible dissolution de potasse.

U. A hautes doses, l'iode est un poison irritant très
énergique. A petites doses et employé d'une manière
continue, il exerce une influence stimulante générale,
qui cependant se fait plus spécialement sentir sur les
membranes muqueuse gastro-intestinale, pulmonaire et
génitale. Cet effet peut être porté au point de déterminer
une gastro-entérite opiniâtre ou les symptômes de la
phthisie pulmonaire, caractérisée par un amaigrissement très rapide. Outre cette action, l'iode en exerce
encore une autre très remarquable, et pour ainsi dire
spécifique, sur le corps thyroïde, sur les glandes mammaires, etc. En effet, on observe que, chez les personnes soumises à l'influence de ce médicament, ces
organes s'atrophient plus ou moins complétement, après
avoir été, dans quelques cas, le siége d'un travail inflammatoire très marqué.

C'est M. Coindet de Genève, qui le premier a fait
connaître l'utilité de ce médicament dans le traitement
du goître et des scrofules. A l'aide de l'iode, on est
parvenu à obtenir la résolution de certains engorgements
des ganglions lymphatiques, tels que les tumeurs scrofuleuses, les bubons anciens et indolents, etc. Le docteur Baron, dans son ouvrage sur les maladies tuberculeuses, assure s'en être servi avec avantage pour combattre certaines tumeurs squirrheuses de l'ovaire ou
d'autres organes, et même quelques affections tuberculeuses. On l'emploie encore comme un puissant emménagogue; et, d'après les observations du professeur
Bréra, on ne saurait douter de son efficacité dans beaucoup de cas de menstruation difficile. Enfin, M. Richond
l'a proposé dans le traitement des blennorrhagies, des
leucorrhées chroniques et des engorgements des testi-
cules, et assure en avoir obtenu de très heureux effets.
Dans tous les cas, on ne doit l'employer qu'avec la plus
grande réserve, et se hâter d'en interrompre l'usage

dès que l'on voit survenir de l'amaigrissement, qui, en général, est le premier indice de son action nuisible ; action qui parait même se prolonger assez long-temps après qu'on en a cessé l'emploi.

A l'extérieur, on s'en sert avec avantage dans les mêmes cas.

D. ᴇᴛ M. ᴅ'ᴀᴅ. A l'int. g^r 1/8 ù j, 2 fois par jour en pilules. *Teinture.* FM. (Iode 1 ; alcool à 35° 12 ; 20 gut. contiennent environ 1 g^r d'iode.) gut. ɪᴠ à x , 3 fois par jour dans un demi-verre d'eau sucrée ; on peut porter cette dose jusqu'à xxx même xʟ gut. *Ether sulfurique ioduré.* FM. (Iode 1; éther 6; 30 gut. contiennent 1 g^r d'iode.) gut. ɪᴠ à x au plus, 2 ou 3 fois par jour. A l'ext. *Pommade d'iode.* Bʀᴇʀᴀ. (Iode 1 ; axonge 24.) ℈ j en friction. On peut aussi employer la teinture de la même manière.

Hʏᴅʀɪᴏᴅᴀᴛᴇ ᴅᴇ ᴘᴏᴛᴀssᴇ. *Hydriodas potassæ.* Ce sel existe dans la plupart des *Fucus*, dans les éponges et certaines eaux minérales.

P. P. Il est sous forme de cristaux cubiques ou de prismes quadrangulaires, très déliquescents, opaques et d'un blanc laiteux.

P. C. L'hydriodate de potasse est formé de : potasse 37,42 et acide hydriodique 100. Il est très soluble dans l'eau et dans l'alcool ; cette dernière dissolution est susceptible de dissoudre encore une quantité d'iode égale à celle qu'elle contient déjà, et prend alors une couleur brune foncée. Chauffé, ce sel se volatilise sans se décomposer.

Pʀᴇ́ᴘ. On l'obtient en traitant l'iode par une dissolution de potasse, et en séparant l'hydriodate au moyen de l'alcool.

U. On l'emploie dans les mêmes cas que l'iode, dont il possède toutes les propriétés ; il parait seulement moins actif, et par conséquent moins susceptible de déterminer des accidents.

D. ᴇᴛ M. ᴅ'ᴀᴅ. *Solution d'hydriodate de potasse.* FM. (Hydriodate de pot. 1.; eau distillée 16.) gut. x à xx, 3 fois par jour dans un véhicule approprié. On peut porter progressivement la dose jusqu'à ℨ iij par jour. *Solution d'hydriodate de potasse ioduré.* FM. (Hydriodate de pot. 18 ; iode 6 ; eau distillée 288.) gut. v à x, 3 fois par jour. A l'ext. *Pommade d'hy- driodate de potasse.* FM. (Hydriodate de pot. 1 ; axonge 24.) ℨ ß à j par friction. *Pommade d'hydriodate de pot. iodurée.* FM. (Hydriodate de pot. 3 ; iode 1 ; axonge 36.) Ɖ j par friction.

On pourrait employer, dans les mêmes circonstances et de la même manière, les Hydriodates de soude, de baryte et de chaux, mais jusqu'à présent on n'en a pas encore fait usage.

L'Éponge, *Spongia officinalis,* L., calcinée à vases clos, *Spongia usta,* était employée avec avantage contre le bronchoncèle et les engorgements scrofuleux. Cette pratique, que beaucoup de praticiens regardaient comme ridicule, est justifiée par la présence, dans l'éponge, d'une petite quantité d'iode et d'hydriodates alcalins. On administrait cette substance à la dose de ℨ j à iij, incorporés dans du miel ou sous forme de tablettes, etc.

EAUX MINÉRALES HYDRIODATÉES.

L'expérience a prouvé depuis long-temps combien sont efficaces certaines eaux minérales sulfureuses pour combattre les affections scrofuleuses, le goître, les engorgements de certains viscères en général. Les succès nombreux obtenus par l'emploi de l'iode dans les mala- dies de cette nature, devaient porter à croire que ce corps pouvait exister dans ces eaux. M. Angelini, et après lui M. Cantù, ont fait voir qu'en effet elles con- tiennent une certaine quantité d'iode à l'état d'hydrio- date ; ce qui explique maintenant très facilement leur mode d'action. Ces eaux, sous le rapport de leurs pro- priétés physiques, ne diffèrent nullement des autres eaux sulfureuses avec lesquelles on les a confondues jusqu'à ces derniers temps. Leurs propriétés chimiques n'ont

pas encore été parfaitement constatées ; on sait seulement qu'elles contiennent un hydriodate alcalin.

Les principales eaux minérales hydriodatées sont
celles de CASTELNOVO D'ASTI en Piémont, que M. Cantù a principalement examinées , et qu'il a trouvées très
riches en iode ; celles d'AIX en Savoie , dont nous
avons déjà parlé p. 298 ; celles de SAINT-GENIS, très
employées à Turin pour le traitement du goître et des
scrofules ; enfin celles de VOGHERA , de SALES, etc. ,
examinées par M. Angelini.

Ces eaux s'administrent en boissons à petites doses ,
et souvent coupées avec du lait, en bains , lotions , etc.

MERCURE. *Hydrargyrum.* Vif-argent. Métal qui se
trouve dans la nature à l'état natif , amalgamé avec l'argent , à l'état de sulfure et combiné au chlore. Les principales mines qui le fournissent sont en Espagne, dans
le Frioul et au Pérou.

P. P. Il est liquide , brillant, blanc tirant un peu sur
le bleu , insipide , inodore , et d'une pesanteur spécifique de 13,568°. Soumis à un froid de — 40°, il se solidifie , et cristallise en octaèdres ; à cet état, il est un
peu malléable.

P. C. A la température ordinaire , le mercure est
inaltérable à l'air ; mais à l'aide de la chaleur, il se combine avec l'oxigène et forme des oxides. Il entre en
ébullition à 360°, et se réduit en vapeurs ; ce qui a lieu
même à toutes les températures , suivant M. Faraday.
L'or, l'argent, l'étain, etc., se combinent à froid avec ce
métal , et forment des alliages nommés *amalgames.* Le
mercure ne décompose pas l'eau; mais si on le fait bouillir avec ce liquide , il en absorbe 1/500 de son poids ,
mais sans devenir plus pesant , car l'eau en dissout une
petite quantité , et acquiert ainsi des propriétés médicinales. Trituré avec de la graisse , ou agité très long-
temps dans l'eau , il se divise au point de perdre son
éclat métallique, et se présente alors sous forme de pou-

dre noirâtre , que l'on considérait comme un protoxide ,
mais qui n'est réellement que le métal très divisé.

Ppép. C'est par la distillation qu'on sépare le mercure
des autres métaux avec lesquels il peut être amalgamé.

U. Les préparations mercurielles agissent toutes à
peu près de la même manière. Par suite de l'absorption
de leurs molécules, elles exercent sur toute l'économie
une action stimulante qui peut être portée au point de
donner lieu à une action inflammatoire. Mais, outre
cette influence générale , le mercure agit d'une manière
très marquée sur les organes sécréteurs et spécialement
sur les glandes salivaires; c'est ainsi qu'il occasione
souvent la salivation, la fétidité de l'haleine , une inflammation ulcéreuse de la membrane muqueuse de la
bouche, etc. Un autre phénomène plus inexplicable
encore, c'est l'effet que ce médicament produit sur
l'absorption; il augmente l'activité de cette fonction , et
l'on voit quelquefois, sous son influence, disparaitre
des engorgements viscéraux et des tumeurs plus ou moins
volumineuses. Enfin l'emploi long-temps prolongé des
préparations mercurielles détermine une série de symptômes très graves, tels que l'amaigrissement et la faiblesse générale , la bouffissure, le tremblement des
membres, la paralysie, des ulcérations du pharynx ,
et, en un mot, une sorte de cachexie scorbutique.

Le mercure et ses différentes préparations sont très
employés en médecine. C'est surtout dans le traitement
des maladies vénériennes que leur usage est le plus général. Leur mode d'action, dans ces cas, ne saurait
s'expliquer; mais leur utilité est si incontestable, que
pendant long-temps on les a considérés comme le spécifique de ces affections. On profite de l'influence que le
mercure exerce sur l'absorption et sur la nutrition, pour
combattre les engorgements chroniques et non inflammatoires des viscères, les tumeurs blanches, etc. L'action du mercure sur tout le système , caractérisée par la
salivation, la maigreur, etc. , parait être suivie de bons

effets dans certaines inflammations locales. M. Laennec a employé avec succès cette médication dans le traitement de la péritonite puerpérale, et les médecins anglais administrent journellement ces préparations, non seulement dans les cas analogues, mais aussi dans les fièvres continues, le choléra-morbus, la fièvre jaune, la peste, les inflammations du cerveau et de ses enveloppes, connues sous le nom de fièvres cérébrables, l'hydrocéphale aiguë et chronique, etc. Enfin on emploie encore ce métal, soit à l'extérieur, soit à l'intérieur, dans certaines affections herpétiques, scrofuleuses et vermineuses.

D ET M. D'AD. A l'int. Eau chargée de particules mercurielles par l'ébullition, ℥ j à iij. *Hydrargyrum cum cretâ.* L. D. (Mercure 1 ; craie prép. 8 ; 3 gr contiennent un gr de mercure.) gr v à ℈ j, 2 fois par jour, dans du sirop ou du mucilage. *Pilulæ hydrargyri* vulgo *Blue pills.* L. D. (Mercure 2 ; conserve de roses 3 ; réglisse pulv. 1 ; 4 gr contiennent 1 gr de mercure.) E. (Mercure et conserve de roses ana 1 ; amidon 2 ; 3 gr contiennent 1 gr de merc.) gr vj à viij, 2 fois le jour. *Pilulæ hydrargyri cum rheo.* H. DE GER. (Pilules mercurielles et rhubarbe pulv. ana ʒ ij ; eau q. s. ; pour 24 pil.) n⁰ j à ij, une ou 2 fois par jour. *Pilules mercurielles.* HP. (Mercure et conserve de cynorrhodon ana ʒ j ; pour 36 pil.) n° ij à iv par jour, rarement plus de vj. *Pilules mercurielles comp.* P (Mercure 4 ; miel 24 ; aloès et scammonée ana 8 ; cannelle et macis ana 1 ; pour des pilules de 4 gr, dont 4 contiennent environ 1 gr de mercure.) gr xij à ℈ j. *Pilules de Belloste.* HP. (Mercure ℥ iij ; tartrate acide pot. gr x ; scammonée et jalap ana ʒ iij ; sp. q. s. ; pour des pil. de 6 gr.) gr x à xv, et comme purgatif jusqu'à xxx. *Mercure gommeux de Plenck.* P. (Mercure 1 ; gomme arabique 3 ; sp. diacode 4.) ʒ j à ℥ j par jour progressivement.

A l'ext. *Onguent mercuriel* dit *Napolitain.* P. *Unguentum hydrargyri fortius.* L. E. D. *Ung. hydrargyri.* F. (Mercure et axonge ana p. é.) ℈ j à ʒ j pour une friction- *Onguent gris.* P. (Onguent napolitain 1 ; axonge 3.) *Ung. hydrarg. mitius.* L. D. (Ong. mercuriel 1 ; axonge 2.) *Ung. hydrargyri cinereum.* Pr. POL. R. (Mercure 1 ; axonge mêlée à un peu de suif de mouton 2.) DAN. A. (Mercure 3 ; axonge et suif ana 1.) En frictions de ʒ ß à ʒ ij, et quelquefois à l'int. *Pilules d'onguent napolitain.* HP. (Ong. napolitain et savon méd. ana p. é. ; amidon q. s., pour des pil. de 4 gr.) n° j à iij matin et soir. *Ong. mercuriel opiacé.* HP. (Ong. napolitain ℥ iv ; opium brut ℥ ij.) *Linimentum hydrargyri.* L. (Ong. mercuriel, axonge et solution d'ammoniaque ana 4 ; camphre 1 ; alcool q. s.

pour pulvériser le camphre.) *Liniment mercuriel.* HP. (Ong. napolitain et ammoniaque ana ʒ j ; huile d'olive ʒ j.) ʒ j en frictions. *Cérat mercuriel.* HP. (Ong. napolitain ʒ iv ; cérat simple ʒ x.) *Ong. digestif mercuriel.* HP. (Ong. napolitain et digestif simple ana p. é.) *Emplâtre de Vigo.* P. (Mercure 95 ; styrax liquide 48 ; emplâtre simple 312 ; cire, résine et térébenthine ana 16 ; gomme ammoniaque, bdellium, oliban et myrrhe ana 5 ; safran 3 ; huile essent. de lavande 2.) *Emplastrum hydrargyri.* L. (Mercure 24 ; huile soufrée 1 ; empl. de litharge 96.) E. B. (Mercure 3 ; huile d'olives et résine ana 1 ; empl. de litharge 6.) A. R. (Mercure 6 ; térébenthine 1 ; empl. de litharge 24.) Pr. Pol. (Mercure 4 ; cire 3 ; térébenthine 2 ; empl. de litharge 12.)

PROTO-CHLORURE DE MERCURE. *Proto-chloruretum hydrargyri. Sub-murias hydrargyri.* Calomélas. Mercure doux. Il est toujours le produit de l'art.

P. P. Ce composé est solide, blanc, demi transparent, jaunissant un peu à l'air et par le frottement, cristallisable en aiguilles entrecroisées et prismatiques, inodore, insipide, et d'une pesanteur spécifique de 7,17.

P. C. Il est formé de mercure 100 et chlore 7,596. Il est complétement insoluble dans l'eau et dans l'alcool. Chauffé, il se réduit en vapeurs. Il noircit par le contact des alcalis et de l'acide hydro-sulfurique. Il se dissout dans le chlore et passe à l'état de deuto-chlorure.

SUBST. INCOMP. Les alcalis, l'eau de chaux, les sulfures de potasse et d'antimoine, le fer, le cuivre, le plomb, etc.

PRÉP. On fait chauffer, dans des vaisseaux fermés, parties égales de mercure métallique et de deuto-chlorure de mercure ; le calomel se sublime et vient se condenser dans un récipient. Pour le purifier, on le lave, afin d'enlever le peu de sublimé corrosif qui pourrait avoir échappé à la décomposition et s'être volatilisé avec lui, et on le sublime de nouveau.

U. Le proto-chlorure de mercure agit sur le canal intestinal à la manière des purgatifs, c'est à dire qu'il provoque, à certaines doses, des évacuations alvines

plus ou moins abondantes. Amininistré à petites doses,
il parait être absorbé, et agit alors comme les autres
préparations mercurielles. C'est un médicament des plus
employés, surtout par les praticiens anglais, qui y ont
recours dans une foule de circonstances, et dont peut-
être on pourrait dire qu'ils abusent quelquefois.

D. ET M. D'AD. Comme purgatif g^r v à xv ; comme altérant g^r j à v par
jour en pilules. *Pil. hydrargyri submuriatis comp.* vulgò, *Pil. de Plummer.*
L. E. *Pil. alterantes.* R. (Calomel et sous-hydro-sulfate d'antimoine
ana 1 ; résine de gaïac 2; gomme arabique q. s.) g^r v à x matin et soir.
Pil. purgantes cum mercurio. DAN. (Calomel 4; ext. de rhubarbe 8;
résine de jalap 1 ; huile essent. d'éc. d'oranges q. s.) *Pilules de calomel.*
HP. (Calomel et réglisse pulv. ana g^r ij; p. q. s.) *Pil. de savon avec le
mercure.* HP. (Calomel et résine de jalap ana g^r j ; savon médic. g^r ij.)
Pil. hydrargyri cum ipeacuanha. H. DE GUY. (Calomel g^r v ; ipécacuanha
g^r x; conserve de roses q. s., pour 10 pil.) n° j, 2 ou 3 fois par jour. *Pil.
purgatives.* Dr PARR. (Calomel g^r x; pil. de gomme gutte comp. et ext.
de coloquinte comp. ana g^r xv ; sp. de gingembre q. s., pour 12 pil.) n°
ij le soir. *Bol anthelmintique.* D^r. PARR. (Calomel g^r v; gomme-gutte
g^r viij : mucil. de gom. arabique q. s., pour un bol.)

A l'ext. g^r 1/4 à j. en frictions sur les gencives, ou autour du gland,
comme antisyphilitique. *Ung. hydrargyri submuriatis.* H. DE GUY. (Calomel ℈ j ; cérat ℥ j.) *Pommade résolutice.* HP. (Calomel et scille ana ℈
ß : axonge ℈ ij ; huile de roses gut. iv.) *Pommade antiherpétique.* HP.
(Calomel ℈ j ; fl. de soufre ℈ j ; axonge ℥ j.)

DEUTO-CHLORURE DE MERCURE. *Deuto-chloruretum
hydrargyri.* Sublimé corrosif. Il n'existe dans la nature
qu'en très petites quantités ; celui qu'on emploie est toujours le produit de l'art.

P. P. Ce composé se trouve dans le commerce sous la
forme de pains circulaires, blancs, demi transparents
sur les bords, convexes, unis et luisants d'un côté,
concaves et hérissés de petits cristaux confus de l'autre,
inaltérables à l'air, inodores, d'une saveur extrêmement
âcre, caustique et métallique et d'une pesanteur spécifique de 5,398.

P. C. Il est composé de mercure 100 et de chlore 36.
Il se dissout dans 20 parties d'eau froide et 3 d'eau

bouillante , et passe alors à l'état d'hydro-chlorate de deutoxide de mercure ; l'alcool et surtout l'éther le dissolvent beaucoup mieux encore. Chauffé, il se volatilise facilement, sans se décomposer, et répand une fumée blanche d'une odeur piquante. Il est soluble sans décomposition dans les acides sulfurique, nitrique et hydrochlorique.

Subst. incomp. Les alcalis et leurs carbonates , l'émétique , le sulfure de potasse , les savons , le fer , le cuivre , le plomb, le mercure métallique , les substances végétales tannantes , etc.

Prép. On fait chauffer en vases clos un mélange de 4 d'hydro-chlorate de soude, 1 de peroxide de manganèse et 5 de sulfate de mercure. Le deuto-chlorure, qui se forme , se volatilise , et vient se condenser sur les parois supérieures du vase.

U. A la dose de quelques grains, le sublimé est un poison corrosif des plus violents. Administré à très petites doses, il détermine les phénomènes généraux dont nous avons parlé ci-dessus. (*Voy*. p. 325.) Il est très fréquemment employé pour combattre les maladies vénériennes, surtout celles qui sont rebelles et anciennes, auxquelles on a donné le nom de constitutionnelles. Son administration réclame beaucoup d'attention et de prudence.

D. et M. d'ad. G^r 1/8 à 1/2 en pil. ou dissous dans l'eau. *Pilules de sublimé.* HP. (Sublimé corrosif g^r xx : amidon ℥ ß : gomme arabique ʒ ij ; eau q. s. , pour 144 pil. dont chacune contient 1/8 de g^r de sublimé.) n° j à iv par jour. *Pil. hydrargyri oximuriatis.* H. de Goy. (Sublimé g^r vij ß ; hydro-chlorate d'ammon. g^r x ; eau bouill. ʒ ij ; mie de pain q. s. , pour 40 pil. qui contiennent la même quantité de sublimé.) Mêmes doses. *Pil. antisyphilitiques* HP. (Sublimé et opium ana g^r ij ; ext. de kna. g^r xl. ; poudre de kna. q. s., pour 4 pil.) n° ij par jour. *Liqueur de Van-Swieten.* P. *Liquor hydrargyri oximuriatis.* L. (Sublimé 1 ; alcool 100 ; eau dist. 900 ; chaque once contient g^r 1/2 de sublimé.) ʒ ij à ℥ j progressivement dans ℥ iv de véhicule mucilagineux. *Aqua muriatis hydrargyri corrosivi* F. (Sublimé et hydro-chlorate d'ammoniaque ana 1 ; eau dist. 800 ; sp. de sucre 160 ; chaque once contient g^r 1/2 de sublimé.) Pr. Pol. (Sublimé et hydro-chlorate d'ammon. ana 1 ; eau dist. 48o ; miel rosat 20 ; cette liq. contient gr j de sublimé par once. *Ether mercuriel.* Cuénon. (Sublimé gr xvj ; éther sulfurique ʒ j ; gr 1/2 de sublimé par gros.) ɔ ß à j. *Sirop d'éther mercuriel.* Cuénon. (Ether mercuriel ʒ j ; sp. simple ℔ ij ; chaque once contient gr. 1/2 de sublimé.) ʒ ß à j et plus progressivement.

A l'ext. *Bain mercuriel.* HP. (Sublimé ɔ ij à ʒ j progressivement ; eau chaude ℔ cc.) *Lotion mercurielle* . HP. (Sublimé ɔ ; eau dist. ℔ j ; orcanette. q. s. (*Gargarisme mercuriel.* HP. (Subl. gr ij ; eau distil. ʒ iv ; sp. de miel ʒ ß.) *Injection mercurielle opiacée.* HP. (Sublimé gr xij ; eau dist. ℔ ij ; laudanum de Sydenham. ʒ j.) *Pommade de Cyrillo.* P. (Sublimé 1 ; axonge 8.) ɔ ß à j par friction. *Trochisques escharotiques.* P. (Sublimé 1 ; amidon 2 ; mucil. de gom. adragant q. s.)

Proto-iodure de mercure. *Proto-ioduretum hydrargyri.* Ce composé est toujours le produit de l'art.

P. P. Il est pulvérulent, d'un jaune verdâtre, inodore et d'une légère saveur métallique.

P. C. Il est composé, suivant Thompson, de : mercure 25o et 156 d'iode. Il est inaltérable à l'air, mais décomposable par la lumière ; insoluble dans l'eau et dans l'alcool et soluble dans l'éther. Chauffé, il se volatilise et fournit des vapeurs jaunes, qui, mises en contact avec une lame de cuivre, donnent du mercure métallique.

Prép. On l'obtient en versant, dans une dissolution de 1 de proto-nitrate de potasse dans 4 d'eau distillée, une solution d'hydriodate de potasse, jusqu'à ce qu'il n'y ait plus de précipité. On lave avec soin le précipité, pour enlever le nitrate échappé à la décomposition.

U. *Voyez* ci-dessous Deuto-iodure de mercure.

D. et M. d'ad. A l'int. , gr 1/8 à 1/2 en pilules. *Pil. de proto-iodure de mercure.* FM. (Proto-iodure de merc. gr j ; ext. de genièvre gr xij ; réglisse pulv. q. s, pour 8 pil.) n° 4 à 8 par jour. *Ether avec le proto-iodure de mercure.* FM. (Proto-iodure de merc. 1 ; éther sulfurique 48 ; 2 6 gut. contiennent environ 1/8 de gr d'iodure.) gut. v à xv, dans de l'eau distillée.

A l'ext. *Pommade de proto-iodure de mercure.* FM. (Proto-iodure de merc. 1 ; axonge 44.) HP. (Proto-iodure de merc. ɔ ß ; axonge ʒ j ß ;

huile essent. de bergamotte gut. xv ; chaque gros contient g^r 5 d'iodure
mercuriel.) En très petite quantité sur les ulcères vénériens rebelles.)

Deuto-iodure de mercure. *Deuto-ioduretum hydrargyri.* Il ne se trouve jamais dans la nature.

P.P. Il est sous forme de poudre rouge, qui, soumise
à la chaleur, jaunit, fond ensuite, prend une apparence
onctueuse, puis se volatilise en donnant des vapeurs d'un
jaune rougeâtre, qui se condensent en lames rhomboïdales
d'un jaune d'or, qui deviennent rouges en se refroidissant.

P. C. Il contient 250 de mercure et 312 d'iode. Il
est insoluble dans l'eau, mais il se dissout dans l'alcool,
l'éther, l'hydriodate de potasse et les sels mercuriels.
L'air n'a pas d'action sur lui, mais la lumière le décompose.

Subst. incomp. Sa dissolution alcoolique est décomposée par l'eau non distillée.

Prép. On l'obtient en mêlant une dissolution de 100
d'hydriodate de potasse avec une autre dissolution de 70
de sublimé corrosif. On recueille et on lave avec soin le
précipité, qu'on fait ensuite sécher.

U. Les deux composés que nous venons d'examiner,
proto et deuto-iodure de mercure, réunissent les propriétés énergiques des éléments dont ils sont formés.
C'est à M. Biett qu'on doit leur introduction dans la
matière médicale, car ils n'avaient été qu'indiqués par
M. Coindet de Genève. C'est principalement dans les
affections scrofuleuses compliquées de syphilis, dans les
engorgements des ganglions et les ulcérations chroniques
dépandants d'une maladie vénérienne constitutionnelle, qu'on emploie ces médicaments, qui produisent
quelquefois la salivation, et dont l'action très énergique
d'ailleurs, surtout celle du deuto-iodure, exige la plus
grande prudence.

D. et M. d'ad. A l'int. g^r 1/16 à 1/4 en pil. *Pilules de deuto-iodure de
mercure.* FM. (Deuto-iodure de merc. g^r j ; ext. de genièvre g^r xij ; ré-

glisse pulv. q. s. , pour 8 pil.) n° ij à iv par jour. *Teinture de deuto-iodure de mercure.* FM. (Deuto-iodure de merc. 1 ; alcool à 36° 48 ; 16 gut. contiennent 1/8 de gr d'iodure.) gut. x à xx dans de l'eau distillée. *Teinture éthérée de deuto-iodure de mercure.* FM. (Deuto-iodure et éther sulf. mêmes proportions.) gut. v à x.

A l'ext. *Pommade de deuto-iodure de mercure.* FM. (Deuto-iodure de merc. 1 ; axonge 48.) HP. (Deuto-iodure de merc. gr xv ; axonge $\tilde{3}$ ij; huile essent. de bergamotte gut. xv.) En très petites quantités sur les ulcérations vénériennes rebelles.

Sᴜʟꜰᴜʀᴇ ʀᴏᴜɢᴇ ᴅᴇ ᴍᴇʀᴄᴜʀᴇ. *Sulphuretum hydrargyri rubrum.* Cinabre. Vermillon. Il se trouve en abondance dans la nature, mais impur. On le prépare artificiellement pour les besoins du commerce.

P. P. Le cinabre est en masses amorphes, de grosseur variable, composées d'une foule d'aiguilles cristallines, disposées parallèlement l'une à côté de l'autre d'une couleur violette qui passe au rouge vif par le frottement ou la pulvérisation ; sa pesanteur spécifique est de 10,218.

P. C. Il est formé de mercure 100 et soufre 15,88. Il est inaltérable à l'air, insoluble et volatil à une chaleur modérée. A une plus haute température, il se décompose, et se transforme en acide sulfureux et en mercure métallique.

Pʀᴇ́ᴘ. On fait tomber dans du soufre fondu du mercure très divisé à l'aide d'une peau de chamois ; on broie le mélange refroidi, et on le sublime une ou deux fois à une douce chaleur.

U. Le sulfure rouge de mercure était autrefois employé à l'intérieur dans les maladies de la peau, la goutte et le rhumatisme chronique. Aujourd'hui on ne s'en sert plus qu'à l'extérieur, en fumigations, dans quelques affections chroniques de la peau, dans les cas d'exostoses syphilitiques, d'ulcères rebelles de même nature, etc. ; enfin M. Biett l'emploie avec beaucoup de succès pour combattre le *prurigo pedicularis.*

D. ᴇᴛ M. ᴅ'ᴀᴅ. A l'int., gr x à Ɔ j, en pil. ou incorporés dans un électuaire. *Poudre tempérante de Stahl.* P. (Sulf. de merc, 2 ; nitrate et

sulfate de potasse ana ꝫ.) gr vj à Ɔ j. A l'ext. *Pommade de sulfure rouge
de mercure* dite n° 4. HP. (Sulf. de merc. ℥ j ß; hydro-chlorate d'ammon. ℥ ß; eau de roses ℥ j; axonge ℥ ij.) Fumigations, ℥ ij à iv dans
l'appareil à fumigations sulfureuses, ou sur une plaque de fer chauffée
au rouge.

Le Sulfure noir de mercure, *Sulphuretum hydrargyri nigrum,* ou Ethiops minéral, n'est autre chose
qu'un mélange de sulfure rouge et de mercure métallique. Il est en poudre très fine, d'un noir violacé, inodore, insipide et insoluble. On l'employait autrefois à
l'intérieur comme diaphorétique et vermifuge ; il n'est
plus guère usité qu'à l'extérieur, sous forme de pommade, comme antipsorique. La dose à l'intérieur est de
gr v à Ɔ j. Il entre dans la composition de la *Poudre
vermifuge mercurielle.* P. (Poudre *de Tribus* et sulfure
noir de merc. ana p. é. en poids.)

Cyanure de mercure. *Cyanuretum* seu *Prussias hydrargyri.* Prussiate de mercure. Il est toujours le produit de l'art.

P. P. Lorsqu'il est parfaitement neutre, ce composé
est incolore, cristallisé en prismes quadrangulaires cou-
pés obliquement, d'une saveur très styptique et désagréable, inodore et d'une grande pesanteur spécifique.

P. C. Il est composé de mercure 100 et cyanogène
26,089 en poids. Il est soluble dans l'eau froide, mais
plus soluble dans l'eau bouillante. L'éther l'enlève aux
liquides aqueux. Chauffé, il fond, noircit et se décompose en partie.

Prép. On fait bouillir deux parties de bleu de Prusse
et une partie de deutoxide de mercure dans de l'eau.

U. Le cyanure de mercure est un poison corrosif
presque aussi énergique que le deuto-chlorure de ce
métal. On a cependant récemment introduit ce médicament dans la matière médicale, et quelques praticiens,
entre autres MM. Cullerier neveu, Gilbert et le professeur Chaussier, l'ont administré avec succès dans les
maladies vénériennes rebelles. M. Biett l'emploie avec

avantage à l'extérieur dans les cas de dartres squammeuses humides, accompagnées de prurit violent. On devra
mettre la plus grande prudence dans son administration,
à cause de ses propriétés vénéneuses.

D. ET M. D'AD. G^r 1/8 à 1/6 par jour en pilules. *Solution de cyanure de
mercure.* (Cyanure de merc. Ͽ j ; eau distillée ℔ ij ; chaque once contient g^r 3/4 de cyanure.) ʒ ß à j par jour dans un véhicule mucilagineux. *Pommade de cyanure de mercure.* HP. (Cyanure de merc. g^r xvj ;
axonge ʒ j ; essence de citron gut. xv.)

Oxide noir de mercure. *Oxidum hydrargyri cinereum*, seu *Ethiops per se*. Mercure soluble de Hahne-
mann. On ne le trouve pas dans la nature.

P. P. Il est sous forme de poudre noire-grisâtre, très
pesante, inodore, et d'une saveur âpre. Comprimé et
examiné avec attention, on y distingue des globules de
mercure métallique.

C. Cette substance, suivant l'opinion de M. Guibourt,
qui est généralement adoptée, est un mélange de deutoxide et de mercure métallique très divisé. Il est insoluble dans l'eau, mais il se dissout dans l'acide nitrique.
Chauffé, il se réduit complétement en vapeurs.

Prép. On l'obtient en versant goutte à goutte de l'ammoniaque liquide, ou de la potasse caustique dans une
dissolution de proto-nitrate de mercure. On lave le précipité, on le fait sécher à une douce chaleur, et on le
réduit en poudre.

U. On employait autrefois ce composé comme antisyphilitique, mais il est presque inusité aujourd'hui. Les
médecins allemands s'en servent cependant dans les cas
où nous employons le mercure très divisé. Ils pensent
qu'il provoque moins promptement la salivation. Quoi
qu'il en soit, c'est un médicament infidèle, dont la composition est sujette à varier.

D. ET M. D'AD. A l'int. g^r 1/2 à v par jour en pil. *Pilules d'Hahne-
mann.* HP. (Oxide noir de merc. Ͽ j ; gomme arabique et sucre pulv. ana
ʒ ß ; pour 32 pil. dont chacune contiendra g^r 3/4 d'oxide de merc.)

n° ij à iv par jour. A l'ext. *Unguentum oxidi hydrargyri cineret.* E. (Oxide noir de merc. 1 ; axonge 3.) En frictions, ℨ ß à j.

PROTO-NITRATE DE MERCURE. *Proto-nitras hydrargyri.* Ce sel est toujours le produit de l'art.

P. P. Il est sous forme de cristaux prismatiques, blancs, d'une saveur âcre et styptique, inodores et très pesants.

P. C. Le proto-nitrate de mercure est composé de acide nitrique 100 et protoxide de mercure 388,73. Il rougit ordinairement le tournesol. Dissout dans l'eau, il se décompose et donne du proto-nitrate acide qui reste en dissolution, et du sous-nitrate insoluble, qui se précipite en poudre jaune verdâtre. Chauffé, il se transforme en deutoxide, qui se réduit si la chaleur est assez élevée.

PRÉP. On fait bouillir de l'acide nitrique affaibli sur un excès de mercure métallique, et on fait cristalliser la liqueur.

U. Il n'est guère employé à l'intérieur que mêlé à du sirop, comme antisyphilitique. A l'extérieur, on s'en sert comme stimulant, détersif et scarrotique.

D. ET M. D'AD. A l'int. *Sirop de Belet.* (Nit. de merc. ℨ ; éther nitrique 1 ; sp. simple 256 ; chaque once contient un peu plus de 6 gr de nitrate.) ℨ ij à iv, dans un véhicule mucilagineux. A l'ext. *Onguent citrin.* P. (Merc. métallique 1 ; ac. nitrique 3 : axonge 32.) *Ung. hydrargyri nitratis.* L. (Merc. métal. 2 ; ac. nitrique 3 ; axonge 6 ; huile d'olives 8.) E. D. F. (Merc. métall. 1 ; ac. nitrique 2 ; axonge 12.) ℨ j à ij par friction. *Pommade antidartreuse.* HP. (Nitrate de merc. ℨ ij ; pomm. de concombres ℥ ß.) *Eau mercurielle.* P. (Merc. métall. 4 ; ac. nitrique 3 ; eau dist. 30.) *Lotions mercurielles antipsoriques.* HP. (Merc. métall. ℨ ij ; ac. nitrique ℥ iv ; eau distil. ℔ x.)

Sous le nom de NITRATE ACIDE DE MERCURE, on emploie, à l'Hôtel-Dieu et à l'hôpital Saint-Louis, une dissolution de proto-nitrate de mercure cristallisé dans 8 parties d'acide nitrique. C'est un liquide transparent, incolore, qui devient vert par l'action de la lumière, inodore et d'une saveur métallique et caustique.

Le nitrate acide de mercure est un caustique des plus énergiques, qui paraît en même temps agir d'une manière particulière sur les tissus auxquels on l'applique, dont il change, pour ainsi dire, le mode de vitalité. Il est d'un usage journalier, dans les hôpitaux que nous venons de nommer, pour combattre les dartres rongeantes, les ulcères cancéreux de la peau, et même ceux du col de la matrice. Notre ami le docteur Godard, auquel nous sommes redevables de ces détails, pense qu'il est préférable, dans beaucoup de cas, aux préparations arsenicales, parce qu'il n'est pas absorbé ordinairement, et que d'ailleurs il paraît agir d'une manière plus certaine.

On l'applique à la partie malade au moyen d'un pinceau, et on la recouvre de charpie râpée, qu'on imbibe ensuite du liquide caustique.

L'Acétate de mercure, *Acetas hydrargyri*, Terre foliée mercurielle, est sous forme de paillettes cristallines, blanches, noircissant à la lumière, d'une saveur âcre et métallique, presque insoluble dans l'eau et dans l'alcool. On le prépare en traitant le deutoxide de mercure par l'acide acétique, et en faisant cristalliser la liqueur Ce médicament est rarement employé de nos jours, il entre dans la composition de quelques préparations officinales, et entre autres dans celle des *Dragées antisyphilitiques de Keyser.* (Acét. de merc. $\tilde{3}$ ij; sucre $\tilde{3}$ vj; gomme arabique s ß; mucilage q. s., pour des pil. de gr j, qui contiendront gr 1/4 d'acét. de mercure.) On en donne de 2 à 4 par jour.

Le Sous-deuto-sulfate de mercure, ou Turbith minéral, est jaune, insoluble dans l'eau, et décomposable par la chaleur. On l'employait autrefois comme émétique et diaphorétique; mais il est aujourd'hui presque inusité. Il entre cependant dans la composition de quelques pommades contre les dartres; telles sont :

la *Pommade antiherpétique de Cullerier*. HP. (Turbith minéral et laudanum liq. ana ℥ j ; soufre sublimé ℈ ß ; axonge ℥ j.), la *Pommade de turbith minéral*. HP. (Turbith minéral ℈ ij ; axonge ℔ ij), qu'on emploie avec avantage en onctions dans les cas de dartres peu inflammatoires.

CHLORURE D'OR. *Chloruretum auri*. Muriate d'or. Ce composé est toujours le produit de l'art.

P. P. Il est sous forme d'aiguilles cristallines d'un beau jaune, inodores et d'une saveur styptique, très désagréable. Il n'est déliquescent que lorsqu'il contient un excès d'acide hydro-chlorique.

P. C. Le chlorure d'or est très soluble dans l'eau, à laquelle il donne une couleur jaune ; il rougit le tournesol et colore en violet les matières végétales et animales. Chauffé doucement, il passe à l'état de protochlorure, et à une plus forte chaleur, il se décompose et donne pour résidu de l'or métallique.

SUBST. INCOMP. Les sucs végétaux acides, gommeux, sucrés et extractifs, les alcalis, etc.

PRÉP. On fait dissoudre une partie d'or pur dans 3 d'acide nitro-muriatique ; puis on évapore à une douce chaleur, et on laisse cristalliser.

U. D'après les expériences de M. le professeur Orfila, les préparations d'or, et surtout celle qui nous occupe, agissent, à hautes doses, sur l'économie, à la manière des poisons corrosifs. A très petites doses, elles jouissent de propriétés excitantes générales plus énergiques que celles du sublimé corrosif, suivant M. Chrestien de Montpellier, et sans agir aussi vivement sur les glandes salivaires. Ces préparations autrefois employées et si vantées par les alchimistes, étaient complétement tombées dans l'oubli, lorsqu'en 1810, le médecin que nous venons de citer en proposa l'usage pour combattre les maladies syphilitiques constitutionnelles et rebelles au mercure, les scrofules et les affections dartreuses, le goitre, les

29

tumeurs squirrheuses, etc. M. Cullerier neveu, et quelques autres praticiens, ont employé les préparations
d'or avec des succès très variés. Quoi qu'il en soit, elles
peuvent être d'une grande utilité dans plusieurs circonstances; mais on doit apporter la plus grande circonspection dans leur emploi, à cause de leurs qualités extrèmement délétères. C'est ordinairement en frictions, sur
les gencives et sur la langue, qu'on les administre; cette
méthode paraît préférable, en ce que le sel d'or est moins
facilement décomposé.

D. ET M. D'AD. A l'int. g^r 1/20 à 1/10 par jour en pil. avec l'amidon,
ou en dissolution dans l'eau distillée. En frictions, à l'intérieur de la
bouche, g^r 1/16 à 1/6 mélangé avec 10, 12 ou 15 fois son poids de
poudre de lycopode ou d'amidon.

CHLORURE D'OR ET DE SODIUM. *Chloruretum auri et
sodii.* Muriate d'or et de soude. Combinaison triple qui
n'existe pas dans la nature.

P. P. Ce composé est sous forme de cristaux prismatiques, quadrangulaires et allongés, déliquescents et
d'une couleur jaune très belle.

P. C. Selon M. Figuier, il est formé de 69,3 de
chlorure d'or, 14,1 de chlorure de sodium et de 16,6
d'eau. Il est très soluble dans l'eau.

PRÉP. On l'obtient en faisant dissoudre 4 d'or dans de
l'acide nitro-muriatique; en évaporant cette dissolution, et en la traitant ensuite par l'eau, tenant en dissolution une partie de chlorure de soude. Par une
évaporation ménagée il se dépose des cristaux.

U. Les mêmes que ceux du précédent; seulement
M. Chrestien l'emploie plus ordinairement.

D. ET M. D'AD. G^r 1/20 à 1/10 en pil. *Pil. de chlorure d'or et de sodium.*
CHRESTIEN. (Chlor. d'or et de soude g^r j; ext. de garou ℈ ij; pour 60 pilules, dont chacune contient g^r 1/60 du chlorure triple.) n° j à viij par
jour. *Poudre de muriate d'or et de soude.* FIGUIER. (Chl. d'or et de soude
g^r 3/4; poudre d'iris g^r ij 1/4; pour 15 doses.) n° j en frictions sur la

langue et les gencives *Pommade de muriate d'or et de soude*. FM. (Mur d'or et de soude gʳ 1/10 ; axonge gʳ 36.) On l'applique sur une surface dénudée exprès par un petit vésicatoire.

On emploie encore le Deutoxide d'or, *Deutoxidum auri*, qui est pulvérulent, brun violet, quand il est désséché, jaune à l'état d'hydrate, insoluble et très facile à réduire par la chaleur ou son mélange avec un corps avide d'oxigène. On l'obtient en traitant le chlorure d'or dissout dans l'eau par le carbonate de potasse. M. Chrestien l'administre principalement dans les scrofules et les engorgements lymphatiques. *Pilules d'oxide d'or*. FM. (Oxide d'or gʳ vj ; ext. de garou ℨ ij ; fpour 60 pil. qui contiennent gʳ 1/10 d'oxide.) n° ij à x par jour.

Enfin l'Or métallique, *Aurum*, très divisé à l'aide du mercure, a été conseillé par M. Niel, pour remplacer les autres préparations de ce métal, lorsque l'état de la bouche ne permet pas d'y faire des frictions. Il l'administre par la méthode endermique, c'est à dire qu'il l'applique à la surface dénudée de la peau sous forme de *Pommade d'or*. FM. (Or très divisé, gʳ j ; axonge gʳ 36.)

L'Hydro-chlorate de platine et de soude a été employé par Cullerier dans les mêmes cas et de la même manière que le même sel d'or, et il en a obtenu des résultats analogues. Il est inusité aujourd'hui.

Chlorure de barium, *Chloruretum* seu *murias barytæ*. Muriate de baryte. On ne le trouve pas dans la nature.

P. P. Ce chlorure cristallise en prismes à quatre pans, aplatis, transparents, décrépitants au feu, inaltérables à l'air, d'une saveur très amère, piquante et nauséeuse, et d'une pesanteur spécifique de 2,8257.

P. C. Il est formé de : baryte 211,43, et chlore 100. Il est soluble dans 4 d'eau froide et dans 2 d'eau

bouillante , et passe alors à l'état d'hydro-chlorate.
Chauffé, il fond sans se décomposer. L'acide sulfurique
et les sulfates le décomposent rapidement.

Subst. incomp. Les sulfates, les nitrates alcalins et
métalliques, les phosphates et les carbonates.

Prép. On fait fondre ensemble du sulfate de baryte et
du chlorure de calcium , et on sépare le sulfate de chaux
du chlorure de barium, qui se forment ainsi, au moyen
de l'eau, qui dissout ce dernier, et ne dissout pas le
sulfate de chaux.

U. A hautes doses , ce sel est un poison très violent.
Les symptômes qu'il occasione alors dépendent en partie
de son action locale ; mais principalement de l'influence
qu'il exerce sur le système nerveux, après avoir été
absorbé. Employé à très petites doses, il parait pouvoir
être utile dans les maladies scrofuleuses, les engorgements des viscères et des glandes lymphatiques, les affections squirrheuses, l'hydropisie, etc. On s'en est servi
comme anthelminthique. Il est peu employé aujourd'hui,
et son usage exige la plus grande prudence à cause de ses
propriétés très vénéneuses.

D. et M. d'ad. G^r 1/4 à 1/3 dans un véhicule gommeux. *Solution de
muriate de baryte.* P. (Chlorure de barium 1 ; eau distillée 5.) *Solutio
muriatis barytæ.* E. (Chlorure de barium 1 ;eau distil. 3.) gut. ij à x.
Liquor terræ ponderosæ salitæ. Dan. (Chlor. de bar. 1 ; eau distil. 48; un
scrupule contient g^r 1/2 de muriate.) gut. vj à Ɔ j dans une potion mucilagineuse. A l'extérieur , comme excitant et escharotique faible, en lotions, sur les ulcères scrofuleux , mais avec précaution, car il est facilement absorbé.

Hydro-chlorate de chaux. *Hydro-chloras calcis.*
Muriate de chaux. Il existe dans les matériaux salpé-
trés et dans les eaux de quelques sources.

P. P. Il est cristallisé en prismes à 6 pans striés et
terminés par des pyramides, très déliquescents, et d'une
saveur âcre , amère et très piquante.

P. C. Il est composé de chaux 51,90 et acide hydro-
chlorique 48,10. Il est très soluble dans l'eau. Chauffé ,

il fond, laisse échapper un peu d'acide, et se transforme
en chlorure de calcium qui est sous forme de poudre
grossière, grisâtre, qui attire fortement l'humidité de
l'atmosphère, et qui est formé de 42,61 de chlore et de
37,59 de calcium.

Subst. incomp. Les acides sulfurique, nitrique,
phosphorique et borique, les sels qu'ils forment, les
alcalis et leurs carbonates, etc.

Prép. On traite le carbonate de chaux par l'acide
hydro-chlorique liquide.

U. Ce sel exerce une influence stimulante sur toute
l'économie, mais il agit plus particulièrement sur les
glandes lymphatiques. Son mode d'action est analogue
à celui du muriate de baryte, mais il n'est point vénéneux comme lui, et doit en conséquence lui être préféré.
On l'emploie, comme fondant, dans les affections scrofuleuses, les engorgements des glandes lymphatiques, les
cas de débilité générale, etc. A hautes doses il est purgatif. Il est peu employé aujourd'hui.

D. et m. d'ad. Gr vj à ℨj, en solution dans l'eau. *Liquor calcis muriatis.* L. (Mur. de chaux 2; eau distillée 3.) gut. xxx à ℨj, dans ℥ ij ou plus
d'eau, 2 ou 3 fois le jour. ˈ

§ V. MÉDICAMENTS EXCITANTS, DONT L'ACTION SE PORTE
SPÉCIALEMENT SUR LE SYSTÈME NERVEUX.

Comme la manière d'agir des substances excitantes,
dont l'influence se porte principalement sur le système
nerveux est très variée, il serait difficile d'en rien dire
de général. En effet, l'alcool et la noix vomique appartiennent tous deux à cette classe; mais leurs effets,
comme chacun sait, ne se ressemblent nullement. Il est
cependant un certain nombre de ces médicaments qui
ont entre eux beaucoup d'analogie sous le rapport de
leur mode d'action, et qui paraissent former un groupe
assez naturel. Ce sont ceux dont l'influence sur le sys-

tème nerveux paraît tendre à faire cesser les troubles des
fonctions de cet appareil qui se manifestent par des mouvements irréguliers et désordonnés qu'on a nommés
spasmes ou mouvements spasmodiques. Nous les réuni-
rons donc sous la dénomination d'antispasmodiques à
la fin de ce chapitre, et ils nous serviront ainsi de transition pour arriver aux narcotiques, dont ils se rapprochent beaucoup.

Quant au mode d'action des autres médicaments de
cette nature, qui ne rentrent pas dans cette catégorie,
nous ne pouvons le faire connaître qu'à l'histoire particulière de chacun d'eux.

A. *Excitants proprement dits du système nerveux.*

RÈGNE MINÉRAL.

PHOSPHORE. *Phosphorus.* Corps simple qui existe en
grande quantité dans la nature, à l'état d'acide phosphorique combiné à la chaux, dans certaines montagnes
d'Espagne et dans les os des animaux. Il entre encore
comme partie constituante dans quelques substances animales, telles que le cerveau et la pulpe nerveuse, la lai-
tance des poissons, etc.

P. P. Il est solide, ordinairement sous forme de bâtons de la grosseur d'une plume à écrire, demi transparent, flexible, facile à couper, d'un blanc jaunâtre,
insipide, d'une odeur aliacée particulière, et d'une pesanteur spécifique 1,77. Il est lumineux dans l'obscurité,
pourvu qu'il ait le contact de l'air.

P. C. Le phosphore, quoique très avide d'oxigène,
est sans action sur ce gaz à la température et à la pression ordinaire ; mais si on élève la température, il
l'absorbe rapidement et brûle avec un très vif éclat,
en répandant des vapeurs blanches très épaisses qui ne

sont autre chose que de l'acide phosphorique. En diminuant la pression atmosphérique, il se combine avec
l'oxigène, mais cette action s'opère lentement. Exposé
à l'air, il s'y comporte de même, fournit des vapeurs
blanches d'une odeur alliacée, et en sépare peu à peu
l'oxigène; mais la combustion devient instantanée si on
élève la température. Chauffé, il fond à 43°; à une plus
haute température, il se volatilise. Le contact de la lumière le rend rouge, même lorsqu'il est placé dans le
vide. Il est insoluble dans l'eau, mais il se dissout
dans l'alcool, l'éther et les huiles. Il peut se combiner avec un grand nombre de corps, et former des
phosphures.

Subst. incomp. L'eau le précipite de ses dissolutions
alcooliques et éthérées.

Prép. On l'obtient en décomposant le phosphate acide
de chaux par le charbon. On le purifie en le faisant
fondre dans l'eau bouillante, et en le passant à travers
une peau de chamois. On le moule ensuite en cylindres
dans des tubes de verres.

U. Administré inconsidérément, le phosphore est
un poison très violent, qui agit en brûlant et en désorganisant les parties avec lesquelles il est en contact. Malgré les dangers qui peuvent résulter de son ingestion,
on a cependant osé l'administrer à l'intérieur, et des
observations nombreuses et authentiques ont prouvé
qu'on pouvait le faire impunément. Il résulte de ces
faits que c'est un excitant très puissant, dont l'action
très prompte, mais peu durable, paraît se porter particulièrement sur le système nerveux, et principalement
sur les organes de la génération, comme l'a constaté
Alphonse Leroy. On l'a employé avec succès dans des
cas de fièvres adynamiques avec prostration extrême des
forces, dans certaines paralysies, dans les affections
goutteuses et rhumatismales rebelles, etc. Nous ferons
observer avec M. Sédillot, qui s'est beaucoup occupé
de ce médicament, qu'on ne peut guère le donner sous

forme de pilules ou incorporé dans un électuaire, à cause
de la facilité avec laquelle il brûle pendant la préparation,
et qu'il est préférable de l'administrer en dissolution, surtout dans une huile grasse. Quoi qu'il en soit, c'est un
médicament très dangereux dont l'emploi exige la plus
grande prudence.

D. et M. d'ad. G^r. 1/4 à j suspendu dans une émulsion. *Ether phos-
phoré.* P. (Phosphore 1 ; éther sulfurique 50 : chaque once contient un
peu plus de 11 g^r de phosphore.) gut. v à x et plus, dans une potion.
Æther phosphoratus. Dan. (Phosphore 1; éther sulf. 60; chaque once contient 8 g^r de phosphore.) gut. x à xv et progressivement jusqu'à lxxx.*Huile
phosphorée.* FM. (Phosphore 1 ; huile d'olives ou d'amandes douces 16 ;
huile essentielle de bergamotte q. s. ; chaque gros contient g^r 4 1/2 de
phosphore.) gut. xx à xxx par jour dans un looch ou un véhicule mucilagineux quelconque. A l'ext. *Pommade phosphorée.* P. (Phosphore 4 ;
axonge et eau ana 50 ; huile essent. de lavande q. s.) En frictions, mais
avec précaution.

RÈGNE VÉGÉTAL.

Famille des *Apocinées.*

Noix vomique. *Nux vomica. Strychnos nux vomica,*
L. Arbre qui croit dans l'Inde, et surtout à Ceylan et
au Malabar. P. U. Les graines.

C. B. Tronc d'une hauteur moyenne, rameaux opposées ; feuill. entières, ovales, lisses, à pétioles courts ; fl. petites, blanches, en petits
corymbes à l'extrémité des rameaux, cor. tubuleuse à 5 div., étam.
libres et distinctes, ovaire simple, uniloculaire ; fr. ovoïdes, de la grosseur d'une orange, et contenant plusieurs graines éparses dans une pulpe
aqueuse

P. P. Ces graines sont rondes, aplaties, ombiliquées
sur une de leurs faces, larges de 6 à 8 lignes, dures,
comme cornées, ordinairement blanches et demi transparentes à l'intérieur, quelquefois cependant noires et
opaques, recouvertes de poils très courts et très serrés,
ce qui leur donne un aspect velouté, d'une couleur brune

claire. et d'une saveur extrêmement amère et désagréable.

P. C. D'après MM. Pelletier et Caventou, la noix vomique contient de la *Strychnine* et de la *Brucine*, combinées avec un acide particulier, que ces chimistes ont nommé *Igasurique*, une matière colorante jaune, une huile concrète, de la gomme, de l'amidon, un peu de cire, de la bassorine et du ligneux. La strychnine s'y trouve dans la proportion 1/250 environ. Les principes actifs sont peu solubles dans l'eau, mais se dissolvent très bien dans l'alcool.

U. Cette substance agit avec une énergie extrême sur le corps vivant. A la dose de quelques grains, elle donne lieu à des contractions spasmodiques très violentes. à de véritables accès de tétanos qui sont séparés par des intervalles de relâchement plus ou moins longs, et qu'on peut reproduire à volonté en touchant légèrement l'animal. Si la quantité est un peu plus considérable, elle donne la mort, soit par asphyxie, en empêchant les muscles inspirateurs de faire leurs fontions, soit, comme le pense M. Ségalas, en agissant d'une manière particulière sur le système nerveux. La noix vomique parait porter son action sur la moelle épinière seulement, car, la section de cet organe derrière l'occiput, et même la décapitation, n'empêchent pas les effets que nous avons indiqués d'avoir lieu et de se continuer pendant quelque temps. On a profité de l'action énergique de ce médicament sur le cordon rachidien, pour combattre certaines paralysies indépendantes d'une lésion du cerveau, la contracture et l'atrophie des membres, certaines amauroses, etc. Il est digne de remarque que les conctractions spasmodiques produites par cette substance se font sentir, de préférence, dans les parties paralysées.

D'après ce que nous venons d'exposer, il est évident que ce médicament est très dangereux, et que son emploi réclame toute l'attention du praticien.

D. ET M. D'AD. Poudre, rarement, g^r iv à xij. *Extrait alcoolique*. P.

g^r 1/2 à iv par jour en pil., et progressivement jusqu'à xij et xv. *Teinture.*
P. (Noix vomique 1 ; alcool 4.) *Teinture.* FM. (Ext. alcool. de noix vomique 3 ; alcool 576 ; chaque once contient 3 g^r d'ext. de noix vomique.)
gut. xx à xxx dans une potion et en frictions sur les parties paralysées.

FÈVE DE SAINT - IGNACE. *Faba indica* seu *Semen
Ignatiœ. Strychnos Ignatia*, R. Arbre très voisin du
précédent, qui croît aux îles Philippines. P. U. Les
graines.

C. B. Tronc assez élevé ; feuil. presque sessiles , ovales ; fl. blanches ,
d'une odeur agréable, en petites grappes à l'aisselle des feuil. ; fr. ovoïde,
de la grosseur d'une poire , contenant de 15 à 20 graines.

P. P. Elles sont grosses comme des olives , arrondies
et convexes d'un côté, anguleuses de l'autre , d'une couleur brune pâle à l'extérieur, d'un brun verdâtre à l'intérieur: leur substance est dure, compacte et comme
cornée, leur odeur nulle , et leur saveur excessivement
amère.

P. C. Les principes constituants sont les mêmes que
ceux de la noix vomique, mais en proportions différentes. La strychnine entre dans leur composition pour
environ 12/1000, et il s'y trouve moins de brucine.

U. Les mêmes que ceux de la substance précédente ;
elle est seulement plus énergique encore. Elle est assez
rare dans le commerce et peu employée.

D. ET M. D'AD. Poudre, g^r ij à iv.

Le BOIS DE COULEUVRÉE, fourni par le *Strychnos
colubrina*, L., et l'UPAS TIEUTÉ, un dés plus violents
poisons du règne végétal, qui provient aussi d'un
Strychnos qui croît à Java, ne sont pas employés en
médecine. Ils doivent leurs propriétés délétères à la
strychnine qu'ils contiennent en grande quantité.

STRYCHNINE. *Strychninum.* Substance alcaline végétale, découverte par MM. Pelletier et Caventou dans la
fève de Saint-Ignace et la noix vomique.

P. P. Elle est en poudre blanche, composée de cristaux presque microscopiques, prismatiques, transparents, inodores, d'une saveur excessivement amère et inaltérables à l'air.

P. C. D'après MM. Pelletier et Dumas, la strychnine est composée de : carbone 78,22 : azote 8,92 ; hydrogène 6,54, et oxigène 6,38. Elle est presque insoluble dans l'eau froide et dans l'éther ; elle se dissout dans 2500 d'eau bouillante, et elle est très soluble dans l'alcool et les huiles volatiles ; chauffée au-dessous de 300°, elle n'éprouve aucune altération ; à une plus haute température, elle se décompose. Elle jouit des propriétés alcalines, se combine avec les acides affaiblis, et forme des sel neutres. Avec l'acide nitrique elle prend une couleur rouge très foncée, lorsqu'elle contient de la brucine, ce qui est fréquent, car il est dificile de l'en séparer.

Prép. On traite la noix vomique par l'eau bouillante, et on évapore jusqu'à consistance de sirop ; puis on ajoute de la chaux, qui se combine avec l'acide igasurique, et laisse la strychnine à nu. On la sépare au moyen de l'alcool, et on la purifie par des cristallisations successives.

U. L'action de cet alcali est semblable à celle des substances dont on l'extrait ; seulement elle est beaucoup plus énergique. On peut l'employer dans les mêmes cas.

D. ET M. D'AD. G^r 1/12 à 1/8, en pilules. *Pilules de strychnine.* FM. (Strychnine g^r j ; conserve de cynorrhodon g^r xviij, pour 12 pil.) n° j à ij par jour. *Potion avec la strychnine.* FM. (Strychnine g^r j ; ac. acétique gut. ij ; eau dist. ℥ ij.) cochl. min. j, matin et soir. *Teinture.* FM. (Strychnine g^r iij ; alcool ℥ j.) gut. vj à xxiv dans une potion.

Le Sulfate de strychnine. *Sulphas strychnini,* cristallise en petits cubes transparents, lorsqu'il est neutre, et en aiguilles quand il est acide. Il est inalté-

rable à l'air, soluble dans 10 d'eau froide, et d'une saveur très amère. Chauffé, il devient opaque, fond et
se prend en masse; une haute température le décompose. Il est formé de strychnine 90,5, et acide sulfurique
9,5. Il agit sur l'économie plus vivement encore que la
strychnine, en raison de sa solubilité. M. Magendie l'a
administré dans quelques circonstances, et en a obtenu
les mêmes effets que de la strychnine, mais à plus petites doses, 1/20 à 1/12 de grain par exemple.

Les autres sels de strychnine sont aussi très solubles
et par conséquent très délétères; ils n'ont pas été essayés.

FAUSSE ANGUSTURE. *Cortex pseudo-angusturæ*. Cette
substance, qui provient de l'Amérique du Sud, paraît
fourni par un *Strychnos* encore inconnu, et non par le
Brucea antidysenterira auquel on l'a attribuée pendant
long-temps, et qui croît en Abyssinie,

P. P. Cette écorce est en morceaux plus ou moins
longs, roulés, épais; compacts, pesants, de deux ou
trois lignes d'épaisseur, d'une couleur grise-rougeâtre à
l'intérieur, recouverts d'un épiderme d'un aspect très variable, et souvent fongueux et de couleur de rouille; son
odeur est faible, analogue à celle de l'ipécacuanha, et
sa saveur très amère, persistante, mais sans âcreté.

P. C. Elle contient, d'après MM. Pelletier et Caventou, de la brucine combinée à l'acide gallique, une
matière grasse, de la gomme, une matière colorante
jaune, du ligneux, etc. L'eau et l'alcool s'emparent des
principes actifs.

U. Cette substance agit de la même manière que la
noix vomique et les autres *Strychnos*, mais elle est moins
énergique. Elle n'est employée que pour préparer la
brucine.

BRUCINE. *Brucinum*. Alcali végétal, découvert dans
la fausse angusture, la noix vomique et quelques autres
Strychnos, par MM Pelletier et Caventou.

P. P. Cette substance est solide, d'un blanc nacré,

tantôt cristallisée en prismes réguliers, tantôt en feuillets comme l'acide borique, iuodore et d'une saveur
très amère.

P. C. Elle est composée, suivant MM. Pelletier et
Dumas, de : carbone 75,04; azote 7,22; hydrogène .
6,52, et oxigène 11,21. Elle se dissout dans 850 d'eau
froide et environ 500 de ce liquide bouillant; elle est
très soluble dans l'alcool. Elle fond à une température
au-dessus de 100°, et se fige comme la cire par le refroidissement; enfin elle verdit le sirop de violettes, et
forme des sels avec les acides affaiblis. L'acide nitrique
concentré lui donne un belle couleur rouge.

Prép. On l'obtient par un procédé semblable à celui
qu'on emploie pour se procurer la strychnine. Pour la purifier, on la combine à l'acide oxalique, et on traite le
sel obtenu par l'alcool et l'éther. On décompose ensuite
l'oxalate de brucine par la magnésie.

U. D'après les recherches de MM. Magendie et Andral fils, cette substance paraît agir sur l'économie animale de la même manière que la strychnine, mais avec
beaucoup moins d'énergie, puisque six grains de brucine équivalent à peu près à un demi-grain de strychnine.
Mais M. Chevallier, d'après des expériences inédités
qu'on lui a communiquées, pense que les propriétés
thérapeutiques de la substance qui nous occupe sont
bien différentes de celles que fournit la noix vomique;
il ne dit pas cependant quelles sont ces propriétés.
Quoi qu'il en soit, MM. Andral et Magendie l'ont employée avec avantage dans certaines paralysies, dans
l'atrophie des membres et quelques autres cas analogues.

D. et M. d'ad. Gr 1/4 à vj progressivement. *Pilules de brucine.* FM.
(Brucine gr xij ; conserve de roses gr xxxvj; pour 24 pil.) nᵒ ij à vj et
plus par jour. *Potion avec la brucine.* FM. (Brucine gr vj; sucre ℥ ij;
eau distillée de menthe ℥ ij.) Cochl. ij à iv par jour. *Teinture.* FM.
(Brucine 1 ; alcool 32.) gut. vj à xxiv, dans un véhicule approprié.

Les sels de brucine sont très solubles dans l'eau, et
par conséquent plus actifs que cette base elle-même. Ils

n'ont pas encore été employés. M. Magendie pense qu'on
pourrait se servir du sulfate et du muriate.

Le Sulfate de brucine cristallise en longues aiguilles
prismatiques, très solubles dans l'eau et d'une saveur
très amère, et est composé de : acide sulfurique 8,84
et brucine 91,16.

L'Hydro-chlorate de brucine est cristallisé en
prismes à quatre pans, inaltérable à l'air et formé de
de : acide hydro-chlorique 5,95 et brucine 94,04.

Famille des Synanthérées.

Corymbifères.

Arnique. *Arnicæ flores* et *radix. Arnica montana,*
L. Plante vivace qui croit dans les Vosges, les Alpes,
les Pyrénées, etc., et fleurit au mois de juillet. P. U.
Les fleurs et la racine.

C. B. Tige simple, pubescente, haute d'un pied ; feuil. sessiles, ovales
entières, d'un vert clair en dessous, formant une rosette à la base de la
tige ; fl. grandes, d'un beau jaune, involucre évasé, fleurons du disque
réguliers et hermaphrodites, demi-fleurons de la circonférence très
grands et femelles ; fr. allongés, surmontés d'une aigrette plumeuse.

P. P. Les fleurs desséchées, telles qu'on les envoie
d'Allemagne offrent, à leur circonférence, des demi-fleurons d'un jaune d'or, et au centre des graines noires,
surmontées d'une aigrette grise. Leur saveur est amère,
âcre et nauséabonde, et leur odeur forte et aromatique
provoque l'éternuement. La racine, qu'on emploie moins
souvent, est menue, fibreuse, noirâtre en dehors, blanche en dedans, d'une odeur et d'une saveur semblables
à celles fleurs.

P. C. D'après MM. Lassaigne et Chevallier, les fleurs
d'arnica contiennent une résine odorante, une matière
amère nauséabonde, analogue à la *Cytisine,* de l'acide
gallique, une matière colorante jaune, de l'albumine,

de la gomme, et enfin des sels à base de potasse et de chaux. L'eau et l'alcool dissolvent les principes actifs.

Subst. incomp. Les sulfates de fer et de zinc, l'acétate de plomb et les acides minéraux.

U. Le premier effet qui résulte de l'ingestion de ce médicament est une irritation des voies digestives, caractérisée par un sentiment de pesanteur à la région épigastrique, des nausées, quelquefois des vomissements, des coliques et même des déjections alvines; mais ces phénomènes ne sont que passagers, et cessent promptement si l'on persiste dans l'emploi de cette plante à doses modérées; les organes paraissent s'habituer facilement à son action. Le second effet se porte sur le cerveau et tout le système nerveux. Il se manifeste par une céphalalgie plus ou moins vive, des mouvements spasmodiques, des picotements et des fourmillements dans les membres, et une sorte de contraction permanente des muscles respirateurs. On voit que ce médicament est un stimulant très énergique, et qu'il peut convenir dans un grand nombre de cas.

On l'emploie ordinairement dans les rhumatismes chroniques, dans les paralysies, dans l'amaurose, et, en un mot, comme stimulant du cerveau. On l'a vanté comme fébrifuge; mais quoiqu'il réussisse quelquefois, il ne peut, en aucune manière, remplacer le quinquina. Enfin, on le conseille dans les fièvres qui ont un caractère adynamique ou ataxique. Cette substance est très employée par les praticiens allemands. On la considère vulgairement comme un remède certain pour combattre les accidents qui résultent des coups et des chutes sur la tête; mais, d'après ce que nous avons dit de son mode d'action, on voit que, dans la plupart des cas, elle est plutôt nuisible qu'utile. La poudre des fleurs agit comme un violent sternutatoire.

D. et M. d'ad. Fleurs. Poudre, gr vj à x et même ℨ ß progressivement. Décoction et Infusion, ℨ iv à ℥ j par ℔ ij d'eau. *Extractum arnicæ.* Pol. Pr. A. gr x à ℈ j. *Tinctura arnicæ.* Pol. (Arnique 1; alcool

24.) ℨ ß à j dans un véhicule approprié. Racine. Poudre, gr xij à ℨ j. Décoction, mêmes doses que pour les fleurs.

Famille des Vinifères.

Vin. *Vinum*. Liqueur alcoolique qui résulte de la fermentation du suc du Raisin, fruit du *Vitis vinifera*, L., arbuste sarmenteux, originaire de l'Asie, et généralement cultivé dans le midi de l'Europe.

C. B. Tige et feuil. connues de tout le monde ; fl. petites, verdâtres, en grappes opposées aux feuilles, cal. monosép., très petit, cor. 5 pét. verts, 5 étam. ; fr. baie de couleur variable, contenant de 1 à 4 graines.

P. P. Les vins diffèrent beaucoup, selon la nature du raisin qui a servi à les faire, et la manière dont ils ont été faits. Ainsi ils sont rouges lorsqu'on emploie du raisin noir avec l'enveloppe des grains, et d'un blanc plus ou moins jaune lorsqu'on emploie du raisin blanc, ou même du raisin noir dépouillé de cette enveloppe. Leur odeur et leur saveur varient aussi beaucoup et ne sont pas en rapport avec la quantité d'alcool qu'ils contiennent. Le vin de Bourgogne, par exemple, n'est guère plus spiritueux que celui de Surène, cependant il est d'une qualité bien différente. En général, ce sont les vins des pays chauds qui ont le plus de bouquet : ceux des pays froids sont, au contraire, âpres et souvent même très acides.

Sous le rapport de leurs propriétés, les vins peuvent se rapporter à trois classes principales, savoir : 1° les *vins astringents* ou *secs*, tels que ceux d'Alicante, de Bordeaux, de Bourgogne, de Xérès, de Madère, etc., qui contiennent une petite quantité de tannin, qui leur donne une saveur plus ou moins austère ; 2° les *vins sucrés*, tels que le Malaga, le Rota, le Rivesalte, le Lunel, etc., qui contiennent une quantité assez grande de sucre, qui a échappé à la fermentation, et 3° enfin les *vins mousseux*, tels que celui de Champagne, qui, mis en bouteille avant que la fermentation ne se soit apaisée, contiennent ainsi une grande quantité de gaz acide carbonique en dissolution.

P. C. Tous les vins donnent à l'analyse chimique à peu près les mêmes produits, savoir : de l'eau, de l'alcool, un peu de mucilage, des principes colorants, du tartrate acide de potasse, du tartrate de chaux, de l'acide acétique, et dans quelques-uns de l'acide carbonique, enfin un principe huileux très fugace qu'on n'est pas encore parvenu à isoler, et auquel on attribue ce que l'on nomme le bouquet du vin. C'est à la présence de l'alcool qu'ils doivent principalement leurs propriétés stimulantes et diffusibles, et ce principe, qu'on peut séparer par la distillation, s'y trouve en proportions très différentes, comme on peut le voir par le tableau suivant, que l'on doit à M. Brande.

Noms des Vins.	Proportions d'alcool (p. sp. 0,825.) Sur 100 de vin en vol.
Lissa	25,41
Marsala	25,09
Oporto	23,39
Madère	22,27
Xérès	19,17
Ténériffe	19,79
Lacryma-Christi	19,70
Constance blanc	19,75
Idem, rouge	18,92
Muscat du Cap	18,25
Roussillon	18,13
Malaga	17,26
Ermitage blanc	17,43
Malvoisie de Madère	16,40
Lunel	15,52
Bordeaux	15,10
Sauterne	14,22
Bourgogne	14,57
Champagne	13,80

Noms des Vins.	Proportions d'alcool. (p. sp. 0,825.) Sur 100 de vin en vol.
Champagne mousseux	12,61
Grave.	13,37
Frontignan.	12,89
Côte-Rôtie	12,32
Vin du Rhin.	12,08
Tokai.	9,88

U. L'action des vins sur l'économie animale dépend principalement de la quantité d'alcool qu'ils contiennent. Cependant, une quantité donnée de vin n'agit pas de la même manière qu'un mélange d'alcool et d'eau, dans les mêmes proportions, et certains vins, qui donnent à l'analyse chimique à peu près la même proportion d'alcool, n'enivrent pas avec la même facilité. Il faut attribuer ces différences aux diverses espèces de combinaisons dans lesquelles l'alcool se trouve dans ces produits complexes. Quoiqu'il en soit, tous ces phénomènes sont assez généralement connus pour qu'il ne soit pas nécessaire de les décrire ici. Nous dirons seulement que les vins astringents agissent comme toniques aussi bien que comme excitants, et que les vins mousseux, dont l'action sur le cerveau est très prompte et très intense, malgré la petite proportion d'alcool qu'ils renferment, exercent aussi une influence diurétique très marquée.

Les usages du vin comme médicament sont très nombreux. On l'administre avec avantage dans certains cas de fièvres adynamiques et ataxiques, dans les affections scorbutiques et scrofuleuses; enfin, dans toutes les maladies asthéniques; tandis que son usage est contre-indiqué dans toutes les phlegmasies aiguës. Il sert en outre de véhicule à une foule de médicaments, et entre dans la composition d'un grand nombre de préparations officinales.

ALCOOL. *Alcohol.* C'est un des produits de la fer-

mentation vineuse. Il existe tout formé, en quantités
variables, dans les liquides qui ont subi ce travail.

P. P. L'alcool pur, ou, comme on dit ordinairement,
l'alcool absolu, est liquide, transparent, incolore, très
volatil, d'une saveur brûlante, d'une odeur pénétrante
et agréable qui lui est particulière, et d'une pesanteur
spécifique de 0,792.

P. C. Les éléments de l'alcool peuvent être représentés
par du gaz hydrogène bi-carboné et de la vapeur d'eau
en volumes égaux. Exposé à l'air, ce liquide s'évapore
rapidement, et même en attire l'humidité. Il peut
se combiner avec l'eau en toute proportion. Le mélange
de ces deux liquides est accompagné d'une élévation de
température, et détermine des changements dans la densité de l'alcool. Ainsi la pesanteur spécifique de 92 d'alcool et de 8 d'eau, est de 0,815; celle de 99 d'eau et
de 1 d'alcool, est de 0,999, etc. Pour reconnaître la
proportion de l'alcool, on se sert en général de l'aréomètre de Beaumé, dont le n° 10 correspond à l'eau distillée, et le n° 40 à l'alcool contenant seulement 8
d'eau sur 100. L'alcool du commerce marque 32 ou 33°,
et l'eau-de-vie, qui contient en général à peu près parties égales d'alcool et d'eau, marque de 18° à 22°.

L'alcool entre en ébullition à 78°, et se volatilise rapidement sans se décomposer. La densité de cette vapeur
est de 1613; Il s'enflamme facilement à l'approche d'un
corps en ignition, et brûle avec une flamme étendue et
blanche, sans laisser de résidu. Le froid le plus vif qu'on
ait pu produire n'a pu le solidifier; car les expériences
de Hutton, qui prétend être parvenu à le congeler par
un froid de 79°, sont extrêmement douteuses. La plupart des acides minéraux, décomposent l'alcool et le
transforment en éther. Il dissout le phosphore, le soufre, l'iode, les alcalis minéraux et végétaux, ainsi que
les sels déliquescents. Tous les autres oxides métalliques, les sels insolubles dans l'eau et les sels efflorescents y sont, au contraire, insolubles; les résines, les

huiles, les baumes, les savons, etc., s'y dissolvent en général facilement.

Prép. On obtient l'alcool en grand en distillant, dans un alambic, les diverses liqueurs fermentées qui le contiennent. Le produit d'une première distillation est de l'alcool mêlé d'eau en grande quantité, dont l'odeur et et la saveur varient suivant les liqueurs d'où on l'a retiré et qui porte en conséquence différents noms, tels que ceux d'*eau-de-vie*, quand il provient du vin; *taffia*, *rhum*, quand il est fourni par le suc de cannes à sucre, *rack*, par le riz, etc. Pour le purifier et le priver d'eau, en un mot pour le rectifier, on le distille de nouveau plusieurs fois, en y mêlant des substances très avides d'eau, telles que le sous-carbonate de potasse, le chlorure de potassium, etc., et en fractionnant les produits.

U. L'alcool est un des stimulants diffusibles les plus énergiques. Concentré, il agit comme un poison violent; affaibli, et pris en petite quantité, il occasione une chaleur plus ou moins vive à l'épigastre, une irritation du système nerveux, l'accélération de la circulation, en un mot, une excitation générale. En plus grandes quantités il détermine l'ivresse, caractérisée par un coma profond, l'inflammation de l'estomac, etc., et il peut même occasioner la mort. L'alcool à 36°, ou *Esprit de vin rectifié*, est employé pour préparer les élixirs, les teintures, et il semble augmenter l'activité de beaucoup de substances médicinales. Il n'est jamais employé seul en médecine; mais à l'état d'eau-de-vie, l'on en fait un usage habituel comme liqueur de table, et comme tonique et stimulant dans les maladies accompagnées de symptômes adynamiques, les typhus, les convalescences des maladies graves, le délirium tremens, etc. A l'extérieur, on s'en sert comme rubéfiant, lorsqu'il est concentré, et, étendu d'eau, comme astringent tonique et réfrigérant dans une foule de circonstances.

D. et M. d'ad. ℨj à ℥ ij étendu dans les boissons. *Punch léger.* HP.

(Eau-de-vie et eau gommée ana ℥ ij ; alcool de mélisse ℨ ij; sp. de sucre
℥ j.) Cochl. j ou ij toutes les 2 ou 3 heures.

B. *Antispasmodiques.*

Les antispasmodiques (ἀντì, contre, et σπασμòς,
spasme) sont des médicaments excitants qui exercent
sur le système nerveux une influence particulière, ten-
dant à faire cesser le trouble de ses fonctions, et à calmer
les contractions musculaires irrégulières et désordonnées
que l'on nomme mouvements spasmodiques. En général,
leurs effets, qui sont d'autant plus marqués que le malade est dans un état de faiblesse et d'irritabilité plus
grandes, se manifestent très promptement; mais ils ne
durent que peu de temps, et leur action est bientôt
émoussée par l'habitude. Ils paraissent exciter et fortifier le système nerveux, en même temps qu'ils régula-
risent, pour ainsi dire, son action; ils apaisent la
douleur, et calment l'agitation, sans occasioner l'état
d'assoupisssement qui caractérise la médication narcotique; ils tendent à diminuer les mouvements convulsifs
des muscles, quand, toutefois, l'inflammation du système cérébral n'en n'est pas la cause. On voit donc que,
sous ce point de vue, ils diffèrent essentiellement des
autres médicaments excitants. L'éther, par exemple, agit
avec la même promptitude que l'alcool, et, pour cette
raison, a reçu, de même que ce dernier, le nom de diffusible; mais au lieu d'occasioner des mouvements convulsifs comme lui, il tend plutôt à les calmer, et peut
même être employé avec avantage pour combattre les
accidents de l'ivresse convulsive.

La plupart des médicaments de ce genre sont remarquables par leur odeur et par la grande volatilité de
leurs principes actifs; mais leur nature varie considérablement. On les emploie en général pour combattre les
convulsions intermittentes ou cloniques, et d'autres
symptômes nerveux, comme nous le verrons en faisant

leur histoire particulière ; mais, de même que tous les
excitants, leur usage est nuisible toutes les fois qu'il
existe une inflammation de quelque organe important.

ETHERS. Composés qui résultent toujours de l'action
des acides sur l'alcool. M. Thénard les divise en trois
genres distincts, savoir :

1° Ceux qui sont composés d'hydrogène, d'oxigène
et de carbone, et dans la formation desquels n'entre pas
la moindre trace de l'acide employé, qui agit seulement
en enlevant à l'alcool une portion de son hydrogène ;

2° Ceux qui contiennent de l'hydrogène bi-carboné
combiné à l'acide employé ;

Et 3° enfin ceux qui résultent de la combinaison intime de l'acide et de l'alcool.

ETHER SULFURIQUE OU HYDRATIQUE. *Æther sulphu-
ricus* seu *vitriolatus*. Il résulte de l'action sur l'alcool
d'un acide concentré très avide d'eau et difficilement
volatil, tels que les acides sulfurique, phosphorique
arsénique et fluo-borique.

P. P. L'éther hydratique est liquide, incolore, limpide, extrêmement volatil, d'une odeur forte, particulière et agréable, d'une saveur chaude et piquante, et
d'une pesanteur spécifique de 711.

P. C. D'après M. Gay-Lusssac, ses éléments peuvent
être représentés par 2 de gaz hydrogène bi-carboné et 1
de vapeur d'eau, en volumes ; d'où il résulte que pour
transformer l'alcool en éther, il faut lui enlever la moitié de l'hydrogène et de l'oxigène qu'il contient dans les
proportions nécessaires pour former de l'eau. Il se volatilise à la température ordinaire, en produisant un froid
considérable ; la densité de sa vapeur est de 2,586.
Sous la pression de 0,76, il bout à 35°. Il brûle très
facilement avec une flamme blanche très étendue, et se

décompose à la chaleur rouge; Il est soluble dans 10 parties d'eau et s'unit en toutes proportions avec l'alcool et l'ammoniaque, dont il est séparé par l'eau ; enfin il dissout un grand nombre de matières végétales et quelques substances animales.

PRÉP. On mêle peu à peu parties égales d'alcool et d'acide sulfurique concentré dans une cornue ; on chauffe le mélange, l'éther se volatilise et vient se condenser dans un ballon refroidi avec la glace. On le rectifie en l'agitant avec de la potasse caustique pour lui enlever l'alcool, et en le distillant à une douce chaleur après l'avoir mêlé à du chlorure de calcium.

U. L'éther sulfurique pris intérieurement, à hautes doses, irrite vivement l'estomac, et produit en même temps des étourdissements, des éblouissements et une sorte d'ivresse, mais qui dure moins long-temps que celle qui résulte de l'alcool. A petites doses cette substance produit d'abord un sentiment de chaleur qui de l'estomac se transmet rapidement dans tout le corps ; elle porte ensuite son action sur le système nerveux, dont elle modifie puissamment la vitalité, tantôt en agissant sur lui comme sédatif, d'autrefois en le stimulant très vivement, mais toujours d'une manière passagère. Dans aucun cas, elle ne paraît avoir d'influence sur le système circulatoire. On s'en sert avec avantage dans la plupart des affections nerveuses, tels que les vomissements spasmodiques, les coliques nerveuses, l'hystérie, l'asthme, et en général toutes les névroses. On emploie souvent l'éther pour combattre l'ivresse, qu'il fait cesser comme par enchantement. On en retire des avantages marqués dans les fièvres typhoïdes, pour calmer les mouvements convulsifs, le hoquet, etc. On l'a vanté comme fébrifuge et comme anthelmintique. Administré en lavement, il est souvent très utile dans la colique néphrétique. La vapeur qui s'en dégage continuellement est employée pour irriter la surface pituitaire dans les cas de syncope, et peut être très utile dans certaines affections nerveuses des organes respiratoires. A l'extérieur, on se sert de l'éther comme réfrigérant pour combattre certaines névralgies, les douleurs de migraines, etc. Enfin ce liquide est employé comme dissolvant d'un grand nombre de médicaments.

D. ᴇᴛ M. ᴅ'ᴀᴅ. Gut. vj à x, sur du sucre, xx à ℈ ß, dans une potion. *Potion antispasmodique.* P. (Ether sulfur. 1; eau dist. de tilleul et de fl. d'oranger ana 16; sp. de nénuphar 8.) par cuill. *Potion calmante.* IIP. (Ether sulfur. ℈ ß; sp. de sucre ℥ ß; eau de menthe ℥ iv. (*Ether sulfurique alcoolisé* ou *Liqueur anodyne d'Hoffmann.* P. (Ether et alcool p. é. avec un peu d'huile douce du vin.) *Spiritus ætheris sulphurici.* L. E. F. (Ether 1; alcool 2.) *Spiritus sulphurico-æthereus.* Pn. Pᴏʟ. (Ether 1; alcool 5.) Dᴀɴ. (Ether 1; alcool 6.) gut. xx à ℈ j dans une potion. *Sirop d'éther.* P. (Ether 3; eau distillée 32; sucre 64.) ℥ ß à j.

Eᴛʜᴇʀ ʜʏᴅʀᴏ-ᴄʜʟᴏʀɪᴏᴜᴇ. *Æther hydro-chloricus* seu *muriaticus.* Il fait partie des éthers du second genre, et résulte de l'action de l'acide hydro-chlorique sur l'alcool.

P. P. Il est liquide au-dessous de 11°, et gazeux au-dessus de cette température, incolore, d'une odeur forte analogue à celle de l'éther sulfurique, et d'une saveur légèrement sucrée. Sa pesanteur spécifique à l'état gazeux est de 2,219, celle de l'air étant 1000, et à l'état liquide, à 5°, sous la pression de 0ᵐ76, de 0,874.

P. C. Il est formé d'un volume de gaz hydro-chlorique et d'un volume d'hydrogène condensés en un seul. Versé sur la main, il entre en ébullition et se vaporise à l'instant, en produisant un froid considérable. Il s'enflamme rapidement à l'approche d'un corps en ignition, et brûle avec une flamme verte. Chauffé au rouge brun il est décomposé. Il est soluble dans son volume d'eau à 18°, et en toutes proportions dans l'alcool. Il est sans action sur le tournesol.

Sᴜʙsᴛ. ɪɴᴄᴏᴍᴘ. L'eau le sépare de sa dissolution alcoolique.

(365)

Prép. On l'obtient en chauffant, dans une cornue, un mélange de parties égales d'alcool et d'acide hydro-chlorique liquide concentré.

U. Il est très peu employé, à cause de sa grande volatilité. Son action est à peu près la même que celle de l'éther sulfurique.

D. et M. d'ad. Les mêmes que pour l'éther sulfurique. *Ether hydro-chlorique alcoolisé.* P. (Ether hydro-chlorique et alcool p. é.) gut. xx à ℥ ß dans une potion.

Éther nitrique, et mieux nitreux. *Æther nitricus.* Il résulte de la combinaison de l'acide nitreux avec l'alcool, et se range parmi les éthers du troisième genre.

P. P. Il est liquide, d'un blanc jaunâtre, très volatil, d'une odeur semblable à celle de l'éther sulfurique, mais beaucoup plus forte, et analogue à celle de la pomme de reinette, d'une saveur âcre et brûlante, et d'une pesanteur spécifique plus grande que celle de l'alcool, mais moindre que celle de l'eau.

P. C. D'après M. Thénard, cet éther est formé d'alcool et d'acide nitreux dans des proportions encore inconnues, et en outre il contient toujours une petite quantité d'acide acétique. Il entre en ébullition à 21°, et se réduit sur-le-champ en vapeurs; il s'enflamme facilement et brûle avec une flamme très brillante; chauffé, il se décompose. Agité avec de l'eau, il se sépare en trois parties : l'une se volatilise, la seconde se dissout et la troisième se décompose en donnant de l'acide nitreux. Abandonné à lui-même, il s'altère rapidement et devient acide. Il s'unit facilement avec l'alcool.

Prép. On l'obtient en distillant parties égales, en poids, d'alcool et d'acide nitrique.

U. Il agit à peu près de la même manière que l'éther sulfurique; mais comme il est beaucoup plus volatil, son application à la surface du corps occasione un froid plus intense. Il paraît jouir de quelques propriétés diurétiques. On l'a employé avec quelques succès dans cer-

31

taines maladies du foie. Il est beaucoup moins usité que
l'éther sulfurique.

D. et M. d'ad. *Voy.* Ether sulfurique ci-dessus. *Ether sulfurique al-*
coolisé. P. *Spiritus ætheris nitrici.* L. E. D. (Ether nitrique et alcool p. é.)
gut. x à xx dans une potion.

ETHER ACÉTIQUE. *Æther aceticus.* Il se rapporte au
troisième genre, et résulte de la combinaison de l'acide
acétique avec l'alcool.

P. P. C'est un liquide incolore, d'une odeur agréable
d'éther et d'acide acétique, d'une saveur particulière,
et d'une pesanteur spécifique de 0,866.

P. C. Il est composé, suivant Thompson, de 4 atomes
d'hydrogène percarboné et de 1 atome d'acide acétique.
Il entre en ébullition à 71°; brûle avec une flamme
jaunâtre alongée, s'unit en toutes proportions à l'alcool, et se dissout dans environ 7 d'eau sans éprouver
de décomposition. Il est décomposé par la potasse, et
ne s'altère pas avec le temps.

PRÉP. On le prépare en chauffant, dans une cornue, un
mélange de 100 d'alcool, 63 d'acide acétique concentré, et 17 d'acide sulfurique à 66°.

U. Il jouit des mêmes propriétés que les autres éthers,
mais il est beaucoup moins volatil. C'est pourquoi on le
préfère souvent pour les applications extérieures. M. Sédillot l'a employé avec beaucoup d'avantages en frictions sur les parties affectées de douleurs rhumatismales
et névralgiques.

D. et M. d'ad. *Voy.* Ether sulfurique. A l'ext. en frictions, ℥ ij à
iv, suivant la méthode de M. Sédillot.

Famille des Laurinées.

CAMPHRE. *Camphora.* Principe immédiat contenu
dans beaucoup de plantes; mais que l'on retire princi-

palement du *Laurus camphora*, L., arbre qui croît à
la Chine et au Japon.

C. B. Tronc droit, assez élevé : feuil. alternes, ovales, luisantes à la
face supérieure, glauques à l'inférieure ; fl. en corymbes portés sur un
long pédoncule ; fr. semblables à ceux du cannelier, mais plus petits.

P. P. Le camphre est solide, blanc, transparent,
très volatil, cassant, ordinairement sous forme de pains
arrondis, convexes d'un côté, un peu concaves de
l'autre, d'une texture cristalline, d'une cassure brillante,
difficile à pulvériser, tenace entre les dents, d'une odeur
forte et *sui generis*, d'une saveur âcre suivie d'une sensation de froid, et d'une pesanteur spécifique de 0,988.

P. C. Il est composé de : carbone 74,38 ; hydrogène
10,67, et oxigène 14,61 ; s'enflamme facilement, et
brûle avec beaucoup de fumée sans laisser de résidu.
Chauffé, il fond à 175°, bout à 204°, et se réduit
aisément en vapeurs, même à la température ordinaire.
L'alcool en dissout les 3/4 de son poids ; il est très soluble dans l'éther, dans les huiles fixes et volatiles ; mais
l'eau n'en dissout qu'une très petite quantité, et le précipite de ses dissolutions alcooliques. Traité par l'acide
nitrique à chaud, il donne de l'acide camphorique, et
par l'acide sulfurique, il se transforme, en partie, en
tannin artificiel.

Prép. On fait chauffer, en vases clos, le bois et les
racines du camphrier, avec une certaine quantité d'eau,
dont la vapeur entraîne le camphre, qui vient se condenser à la partie supérieure de l'appareil sous forme
d'une poudre grise. On le purifie en le sublimant de
nouveau.

U. L'action locale du camphre est faible, et de nature irritante. Son action générale est difficile à définir
et varie beaucoup suivant les doses et les individus ;
c'est cependant sur le système nerveux que ses effets se
font principalement sentir. Administré à petites doses,
il n'augmente pas la rapidité du pouls, si ce n'est par

suite de son action locale sur une surface enflammée ; il calme la douleur, porte au sommeil, diminue les mouvements spasmodiques ; en un mot, il paraît agir comme sédatif. A fortes doses, il devient un excitant très énergique, et donne lieu à des vertiges, à des syncopes et à des convulsions accompagnées de pâleur du visage, de frissons, de ralentissement du pouls ; quelquefois même il peut occasioner la mort. Ce médicament est employé à l'intérieur, et souvent avec succès, dans des affections nerveuses et spasmodiques, telles que les névralgies, les spasmes de la vessie et de l'œsophage, l'hystérie, la danse de Saint-Guy, etc. On l'a souvent administré dans les fièvres typhoïdes, pour combattre les symptômes nerveux et surtout le délire, les soubresauts des tendons. etc. On l'a vanté comme antiaphrodisiaque.

A l'extérieur, on s'en sert avec beaucoup d'avantage dans les douleurs rhumatismales, la goutte, les névralgies, etc. C'est un des médicaments les plus employés.

D. et M. d'ad. G^r ij à ℈ j et même ʒ ß à ʒ j par jour, en pil. ou suspendu dans un véhicule à l'aide du jaune d'œuf ou du mucilage. *Bols camphrés*. HP. (Camphre et nit. de potasse ana g^r xij ; amidon et sp. q. s., pour un bol.) n° iv à x par jour. *Bolus camphoræ*. H. de Guy. (Camphre et conserve de roses ana g^r vj.) n° j toutes les 4 ou 6 heures. *Pilules calmantes*. HP. (Camphre g^r ij ; calomel g^r j ; sp. q. s., pour une pil.) *Pilules antispasmodiques*. HP. (Camphre g^r vj ; nit. de pot. g^r iv ; opium g^r j ; sp. q. s., pour 2 pil.) n° ij ou iij par jour. *Potion camphrée*. P. (Camphre 2 ; inf. de serpentaire de Virginie 576 ; sp. de kna. et acét. d'ammon. liq. ana 144 ; teint. de kna. 36.) Par cuill. toutes les 2 heures. *Mistura camphoræ*. L. D. Pr. (Camphre 1 ; sucre 12 ; eau 384 ; alcool q. s. pour pulvériser le camphre.) ʒ̃ j à ij toutes les 3 ou 4 heures. *Emulsio camphoræ*. E. (Camphre 1 ; amandes douces et sucre ana 12 ; eau 576.) ʒ̃ ij toutes les 4 heures. *Emulsion camphrée*. (Camphre g^r vj ; émulsion simple ʒ̃ j.) Par cuillerées. *Haustus camphoræ*. H. de Guy. (Camphre pulv. g^r vj ; sucre ʒ j ; mucil. de gom. arab. ℨ iij ; eau ʒ̃ j ß.) A prendre en une fois toutes les 4, 6 ou 8 heures. *Julep camphré*. (Camphre g^r xij ; jaune d'œuf q. s. ; eau dist. de tilleul ʒ̃ iij ; sp. ʒ̃ j.) Par cuillerées, d'heure en heure.

A l'ext. *Lavement camphré*. HP. (Camphre ʒ ij ; déc. de graine de lin ℔ ij ; jaune d'œuf n° j.) *Alcool camphré*. P. (Camphre 1 ; alcool 50.)

A l'intérieur, rarement, gut. xx à xxx et plus ; à l'ext. très usité en frictions, lotions, fomentations. *Spiritus camphoræ.* L. (Camphre 1 ; alcool
8 ; 10 gut. contiennent environ 1 gʳ de camphre.) *Spiritus camphoratus.*
E . Pʀ. Poʟ. Daɴ. (Camphre 1; alcool 6.) *Lotions résolutives.* HP. (Alcool
camphré ℥ viij ; inf. de fl. de sureau ℔ j.) *Fomentation vineuse alcooli-*
que. HP. (Alcool camphré ℥ viij ; vin de sauge ℔ j.) *Acidum aceticum*
camphoratum. E. D. (Camphre 1 ; ac. acétique 12.) On en fait respirer
la vapeur dans les cas de syncope. *Liniment camphré.* P. (Camphre 1 ;
huile d'olives 8.) *Linimentum camphoræ comp.* seu *Oleum camphoratum.* L.
E. D. Daɴ. (Camphre 1 ; huile d'olives 4.) En frictions. *Linimentum cam-*
phoræ comp. L. (Camphre 1 ; ammon. liq. 3; alcool de lavande 8.) *Baume*
opodeldoch. P. *Linimentum saponato-camphoratum.* Pʀ. Poʟ. (Camphre 12;
savon de moelle de bœuf et eau dist. de thym ana 32 ; alcool 188 ;
huile essent. de romarin 3 ; de thym 1 ; ammon. liq. 4.ʼ) *Linimen-*
tum saponis-camphoratum. F. (Camphre 1 ; savon blanc 4 ; alcool de
millepertuis comp. 24.) *Liniment résolutif.* HP. (Camphre Ʒ ij ; huile
blanche ℥ ij ; eau de chaux ℥ ß.)

Assa ou Asa-foetida. *Gummi-resina assa-fœtida.*
Suc gommo-résineux fourni par le *Ferula assa fœtida ,*
L., plante vivace qui croit en Perse.

C. B. Racine semblable à celle du panais, noire en dehors, blanche
en dedans, lactescente, fétide ; tige nue, cylindrique, haute de cinq
à six pieds ; feuil. toutes radicales, triternées, d'un vert clair, portées
sur un pédoncule long de 6 à 8 pouces et gros comme le doigt ; fl. d'un
jaune pâle, en ombelles de 12 à 20 rayons, involucre caduc, involucelle
polyphylle ; fr. elliptiques comprimés, d'un brun rougeâtre.

P. P. Cette substance est en masse agglutinées plus ou
moins volumineuses, d'une couleur brune ou fauve,
parsemées de points blancs et violets, se ramollissant
facilement à une douce chaleur, d'une odeur pénétrante,
et d'une fétidité remarquable, d'une saveur âcre, amère
et piquante, et d'une pesanteur spécifique de 1,52.

P. C. Elle est composée, suivant M. Pelletier,
de : résine, 65 ; huile volatile 3,60 ; gomme 19,44 ;
bassorine 11,66 ; malate acide de chaux 0,30. Elle est
soluble dans l'alcool, l'éther, le vinaigre, le jaune d'œuf,
et en partie seulement dans l'eau. Triturée avec ce li-

quide, elle forme une sorte d'émulsion non permanente ;
avec un 12ᵉ de camphre, elle donne lieu à une masse
emplastique, et avec du carbonate d'ammoniaque, elle
se réduit facilement en poudre sans subir d'altérations
dans sa nature.

U. L'assa-fœtida est un excitant très actif, dont l'influence paraît se porter plus particulièrement sur le système nerveux. Administré à hautes doses, il donne lieu
à un sentiment de chaleur à l'épigastre, à des vomissements et à des évacuations alvines, suivies de malaise
général, d'agitation et d'anxiété. A petites doses, il
facilite les fonctions de l'estomac, et porte son action
secondaire sur le système nerveux, sur lequel il agit le
plus ordinairement à la manière des antispasmodiques.
On l'emploie très souvent et avec avantage dans l'hystérie, l'hypochondrie, les coliques nerveuses, l'asthme,
la coqueluche et autres affections nerveuses. On l'a vanté
comme emménagogue et anthelmintique, et en effet on
en a souvent obtenu de très bons effets dans certaines
aménorrhées, et dans les affections dépendantes de la
présence des vers.

A l'extérieur, on s'en sert comme d'un puissant résolutif dans les cas de tumeurs indolentes, de carie des
os, etc.

D. ᴇᴛ M. ᴅ'ᴀᴅ. Gʳ x à ℥ ß en pilules, ou suspendu dans une émulsion. *Pilules antispasmodiques.* HP. (Assa-fœtida gʳ ij; musc gʳ ß.) n° j
à ij par jour. *Pilules calmantes.* HP. (Assa-fœtida et nit. de pot. ana
℈ ij; ext. de kna. et de cachou ana ℥ ij; musc gʳ xv, pour des pilules
de 6 gʳ.) n° ij à iv et plus par jour. *Pilulæ assæ-fœtidæ.* B. (Assa-fœtida
et miel p. é.) gʳ xij à ℈ j. *Pilulæ assæ-fœtidæ comp.* H. ᴅᴇ Gᴜʏ. (Assa-fœtida gʳ x; ipécacuanba et scille ana gʳ j; eau q. s., pour 3 pil.) n° j à ij,
3 ou 4 fois par jour. *Pilulæ assæ-fœtidæ comp.* E. (Assa-fœtida, aloës et
savon médic. ana p. é.) gʳ v à x par jour. *Pilulæ fœtidæ.* F. Dᴀɴ. (Assa-
fœtida et castoréum ana 9; camphre 5; huile animale de Dippel 1; teint.
de myrrhe q. s.) gʳ vj à xij. *Mistura assæ-fœtidæ.* L. (Assa-fœtida 1; eau
de menthe 48.) *Mistura assæ-fœtidæ Millari.* B. (Assa-fœtida 1; acét.
d'ammon. liq. 4; eau de pouliot 12.) Cochl. maj. j à ij toutes les 2 heures. *Teinture.* P. *Tinctura assæ-fœtidæ.* L. E. D. (Assa fœtida 1; alcool

8.) Pol. F. A. Ph. Dan. B. (Assa fœtida 1 ; alcool 6.) ℈ j à ℥ ij et plus.
Spiritus ammoniæ fœtidus.. E. (Assa-fœtida 1 ; alcool ammoniacal 16.) ℥.
ß à j. *Teinture éthérée.* P. (Assa-fœtida 1 ; éther sulfurique 4.) gut. xx à
xxx. *Lavement d'assa-fœtidu.* HP. (Assa-fœtida ℥ j ; jaune d'œuf n° j ;
eau ℥ vj.) *Enema fœtidum* H. de Guy. (Assa-fœtida ℥ ij ; décoct. d'avoine
℥ x.) *Emplastrum fœtidum.* Ph. Pol. (Assa-fœtida 4 ; gomme ammoniaque 12 ; savon 2 ; axonge 1.) F. (Assa-fœtida et galbanum ana 4 ; cire
8 ; huile d'olives 2 ; colophane 1.)

GOMME AMMONIAQUE. *Gummi-resina ammoniacum.*
Suc épaissi qui paraît provenir de l'*Heracleum gummiferum*, Wild., plante très voisine de la précédente,
et qui croît en Afrique et aux Indes orientales.

C. B. Racine pivotante, charnue, blanche ; tige de 2 à 3 pieds de
haut, rameuse, rameaux opposés ; feuil. radicales trilobées, dentées,
cordées, pubescentes en dessous et soutenues par un pétiole canaliculé ;
ombelles grandes et composées d'un grand nombre d'ombellules ; fr.
oblong, formé de deux graines striées, accolées l'une à l'autre.

P. P. Cette substance est en larmes blanches ou jaunâtres, ou en masses d'un volume variable formées de
larmes agglomérées, mêlées avec des graines, d'une saveur un peu amère et nauséabonde, d'une odeur
faible mais désagréable, et d'une pesanteur spécifique
de 1,207.
P. C. Elle est formée, suivant M. Braconnot, de :
gomme 18,4 ; résine 70 ; matière glutineuse insoluble
dans l'eau et dans l'alcool 4,4 et eau 6. Elle se ramollit par la chaleur, mais ne fond pas ; elle est en partie
soluble dans l'eau, l'alcool, l'éther et le vinaigre.
U. La gomme ammoniaque jouit de propriétés stimulantes très énergiques. Son action se rapproche beaucoup
de celle de l'assa-fœtida, et se fait principalement sentir
sur le système nerveux. On l'emploie comme excitante
et antispasmodique dans l'asthme et les névroses de la
respiration et de la digestion, dans les affections hystériques, la chlorose, etc. Comme expectorant, on l'administre dans les catarrhes pulmonaires chroniques, et

les autres affections anciennés des voies aériennes. On s'en sert encore avec avantage dans certains cas d'obstruction des viscères abdominaux, etc. Enfin, appliquée à l'extérieur, elle est très utile dans le traitement des tumeurs non inflammatoires, les tumeurs blanches des articulations, les squirrhes. etc. Elle entre dans la composition de plusieurs emplâtres.

D. et M. d'ad. Gr x à ℥ ß en pilules ou suspendue dans une potion à l'aide du jaune d'œuf. *Pilules balsamiques de Morton.* (Gom. ammoniaque 9 : cloportes pulv. 18; acide benzoïque et baume de soufre anisé ana 6 ; safran et baume du Pérou ana 1.) gr vj à xx. *Pilulæ resolventes.* Dan. (Gom. ammoniaque, savon médic. et extrait de ciguë ana p. é.) *Pilules fondantes.* HP. (Gom. ammoniaque et rhubarbe ana ℥ j ; assafœtida et safran ana ℥ ß ; aloès gr x ; savon médic. ℥ iij, pour des pil. de 5 gr.) n° iv à vj par jour. *Mistura ammoniaci.* L. (Gom. ammoniaque 1 ; eau 52.) *Lac ammoniaci.* D. (Gom. ammoniaque 1 ; eau de menthe 8.) ℥ ß à j dans un véhicule mucilagineux. *Emulsio ammoniaci.* F. (Gom. ammon. 1 ; eau de menthe poivrée 16.) ℥ ij à iv. *Teinture.* P. Ɔ j à ß ℥ dans une potion. *Emulsion expectorante.* Dr Paris. (Gom. ammon. et acide nitrique ana ℥ j ; eau ℥ iv.) cochl. j, dans une liqueur mucilagineuse. *Emplastrum ammoniaci.* L. E. Dan. (Gom. ammon. 5 ; acide acétique 8.' *Emplastrum ammoniaci.* Pol. Pn. (Gom. ammon. 3 ; galbanum 1 ; cire, résine et térébent. ana 2.) *Emplastrum ammoniaco-galbanicum.* F. A. (Gom. ammon. galbanum et cire ana 1 ; empl. de litbarge 6.) *Emplastrum ammoniaci.* H. de Gcv. 'Gom. ammon. ℥ vij ; vinaigre scillitique ℥ ij.) *Emplastrum ammoniaci cum hydrargyro.* L. D. (Gom. ammon. 96 ; mercure 24 ; huile soufrée 1.)

Le Galbanum, *Gummi-resina galbanum*, qui provient du *Bubon galbanum*, L., plante de l'Afrique, très voisine des Férules, est en larmes ou en masses jaunes, demi transparentes, molles, tenaces, à cassure grenue, d'une odeur forte et particulière, et d'une saveur âcre et amère. Sa composition, suivant M. Pelletier, se rapproche beaucoup de celle de l'assa-fœtida. Il jouit à peu près des mêmes vertus ; mais il est très peu usité de nos jours ; il entre seulement dans la composition de quelques préparations officinales.

Il en est de même du Sagapenum, *Gummi-resina sagapenum*, que l'on croit fourni par le *Ferula persica*, plante de l'Asie mineure, et qui se trouve dans le commerce en masses molles, poisseuses, rousses surtout en dehors, demi transparentes, mêlées de semences brisées, d'une saveur âcre et désagréable, et d'une odeur semblable à celle de l'assa-fœtida, mais moins forte.

L'Opopanax, *Opopanax*, suc gommo - résineux fourni par le *Pastinaca opopanax*, L., plante de l'orient et du midi de la France, jouit de propriétés analogues à celles des substances précédentes, et n'est plus guère employé aujourd'hui. Il est en larmes irrégulières, anguleuses, opaques, friables, d'une couleur rougeâtre en dehors, et jaune marbré de rouge en dedans. Sa saveur est amère et âcre, et son odeur très forte rappelle celle de la myrrhe. Il entre dans quelques composés officinaux.

Famille des *Valérianées*.

Valériane sauvage. *Valerianæ sylvestris radix.* *Valeriana officinalis*, L. Plante vivace, indigène qui croît dans les bois aux environs de Paris, et fleurit en mai et juin. P. U. La racine.

C. B. Tige cylindrique, striée et velue, haute de 3 à 4 pieds ; feuil. profondément découpées, les inférieures pétiolées, les supérieures sessiles ; fl. petites, d'un blanc rosé, en cyme au sommet de la tige, et portées sur des pédoncules plusieurs fois trifurqués, cal. dont le bourrelet se transforme en une aigrette plumeuse, 3 étam. ; fr. akène ovoïde, surmonté d'une aigrette.

P. P. La racine de la valériane est formée d'un grand nombre de radicules cylindriques, d'une à deux lignes de diamètre, blanchâtres en dedans, et jaunâtres en dehors, d'une odeur presque nulle, lorsqu'elle est fraîche, devenant très forte et très fétide au contraire par la dessiccation, et d'une saveur âcre et amère.

P. C. Suivant M. Tromsdorff, elle contient : principe particulier, soluble dans l'eau et insoluble dans l'eau , dans l'alcool et dans l'éther 48 ; résine noire 24 ; huile très volatile d'un blanc verdâtre, d'une odeur forte et camphrée 1 ; matière gommeuse 36 ; fécule 6 ; et ligneux 266. L'eau bouillante, l'alcool et l'éther s'emparent de ses principes actifs,

U. La valériane est un excitant général très puissant, mais dont l'action se porte principalement sur le cerveau. En effet, à hautes doses, elle occasione des éblouissements, des contractions convulsives, de l'agitation, etc. A petites doses, elle agit comme antispasmodique et tonique. On l'emploie avec avantage dans l'hystérie , l'épilepsie, certaines migraines et autres névroses. Elle est quelquefois fort utile dans l'hypochondrie, et les fièvres graves présentant des symptômes atoniques. Enfin on l'a vantée comme un puissant fébrifuge, et, en effet , elle a très bien réussi dans certaines fièvres intermittentes entre les mains de plusieurs praticiens.

D. ET M. D'AD. Poudre, ℈ ij à ʒ j, 2 ou 3 fois le jour et progressivement jusqu'à ʒ iv et vj. Décoction, ʒ j à iv par ℔ ij d'eau. *Infusum valerianæ.* D. (Valériane 1 ; eau bouill. 28.) ℥ j à ij, 2 ou 3 fois le jour. *Bol de valériane.* HP. (Valériane pulv. gʳ xx ; sulfate de pot. gʳ ij ; sp. d'écorce d'orange q s. , pour 1 bol.) nᵒ iv par jour. *Eau distillée.* P. A. ℥ ij à iv. *Extrait.* P. *Extractum valerianæ.* D. A. POT.. PR. DAN. ℈ j à ʒ ſs. *Teinture.* P. ʒ ſs à j. *Tinctura valerianæ.* L. D. (Valériane 1 ; alcool 8.) PR. POL. (Valériane 5 ; alcool 24.) A. (Valériane 1 ; alcool 12.) ʒ j à ij. *Tinctura valerianæ ammoniata.* L. D. (Valériane 1 ; esprit d'ammoniaque 8.) PR. POL. DAN. (Valériane 1 ; esprit d'ammoniaque 12.) ʒ j à ij, dans du lait ou un véhicule mucilagineux. *Tinctura valerianæ ætherea.* POL. F. PR. (Valériane 1 ; éther sulfurique 8.) ʒ ſs à j. *Oleum valerianæ.* PR. POL. A. gut. iv à vj. *Eleosaccharum valerianæ* PA. (Huile essent. valériane 1 ; sucre 24.)

La GRANDE VALÉRIANE , *Valeriana phu*, L. ; la PETITE VALÉRIANE. *V. dioïca*, L. , et la VALÉRIANE ou NARD CELTIQUE, *V. celtica*, L. , jouissent des mêmes propriétés que la précédente, mais à un plus faible degré.

et peuvent la remplacer. Autrefois très employées, elles sont aujourd'hui presque inusitées.

Famille des *Aurantiacées.*

FLEURS D'ORANGER. *Aurantii flores. Naphæ flores.* Fleurs du *Citrus aurantium.* (*Voy.* p. 249.)

P. P. Ces fleurs sont blanches, d'une odeur des plus suaves, et d'une saveur amère et aromatique.

P. C. Elles contiennent une huile essentielle, appelée *Néroli,* une matière amère, jaune, soluble dans l'eau et dans l'alcool et insoluble dans l'éther; de la gomme, de l'albumine, de l'acétate de chaux, de l'acide acétique libre et du soufre. L'eau et l'alcool dissolvent leurs principes actifs.

U. L'action stimulante de ce médicament est peu intense; mais il exerce une influence très marquée sur le système nerveux, sur lequel il agit à la manière des antispasmodiques. On l'emploie tous les jours avec beaucoup de succès pour combattre une foule d'affections nerveuses. L'eau distillée de ces fleurs, qui est la préparation la plus usitée, entre dans la composition d'un grand nombre de potions.

D. ET M. D'AD. Infusion, pinc. j à ij par ℔ ij d'eau bouillante. *Eau distillée.* P. *Aqua florum aurantii seu Naphæ.* A. POT. DAN. F. PR. B. ℥ j à iv. *Sirop.* P. *Syrupus florum aurantii.* POT. PR. (Eau dist. de fl. d'oranger 1; sucre 2.) ℥ j à ij. *Huile essent.* P. gut. ij à vj.

FEUILLES D'ORANGER. *Aurantii folia.* Feuilles du *Citrus aurantium.*

P. P. Elles sont ovales, entières, glabres, luisantes des deux côtés et parsemées d'un grand nombre de vésicules remplies d'huile essentielle d'une odeur aromatique, et d'une saveur amère et chaude.

P. C. Elles renferment de l'huile essentielle, une matière extractive et du tannin. L'eau et l'alcool s'emparent de leurs principes actifs.

U. Les feuilles d'oranger jouissent de propriétés toniques et stimulantes assez énergiques. Elles paraissent agir en outre sur le système nerveux de la même manière que les fleurs. Elles sont journellement employées à petites doses, dans les affections nerveuses, telles que certaines dyspepsies, l'hystérie, les toux convulsives, les palpitations, etc. A hautes doses, on les administre dans le traitement de l'épilepsie, et quelques succès qu'on en avait obtenu les a fait regarder pendant quelque temps comme un remède assuré contre cette terrible maladie ; mais une plus longue expérience est venue détruire les espérances qu'on avait conçues. Cependant nous les avons vu réussir deux ou trois fois entre les mains de M. Husson.

D. ᴇᴛ M. ᴅ'ᴀᴅ. Poudre, comme antiépileptique, Ʒ j à ℥ j progressivement, en bols ou sous forme d'électuaire avec du miel. Infusion, n° iv à x par ℔ ij d'eau. Décoction. n° xxx à xxxvj par ℔ ij d'eau.

Famille des Tiliacées.

Tɪʟʟᴇᴜʟ. *Flores tiliæ. Tilia europæa*, L. Arbre indigène, commun dans les forêts. P. U. Les fleurs.

C..B. Tronc de 40 à 50 pieds de haut ; feuil. alternes, cordiformes, dentées, velues ; fl. jaunâtres, réunies par 4 ou 5 en une petite ombelle qui part d'une bractée longue et étroite, cal. caduc, à 5 div., cor. 5 pét., étam. nombreuses et distinctes, ovaires à 5 loges biovulées ; fr. capsule globuleuse à 5 loges.

P. P. Ces fleurs, qu'on emploie sèches et mondées, ont une odeur très suave et une saveur douce et mucilagineuse.

P. C. Elles contiennent, comme toutes les parties de cet arbre, une grande quantité de mucilage. L'eau et l'alcool s'emparent de leurs principes actifs.

U. Les fleurs de tilleul sont considérées comme antispasmodiques et légèrement diaphorétiques, et en effet, elles paraissent jouir de ces propriétés, mais à un faible degré. C'est un des médicaments les plus employés. Leur infusion théiforme et leur eau distillée s'administrent journellement dans une foule de maladies, et surtout dans les affections nerveuses. Elles servent de véhicule dans un grand nombre de potions.

D. ET M. D'AD. Infusion, pinc. j à ij par ℔ ij d'eau bouillante. *Infusion dite Tilleul-orange.* HP. (Inf. de tilleul ℔ ij ; eau dist. de fl. d'oranger ℨ ij ; éther sulfurique alcoolisé ℈ ij.) *Eau distillée.* P. ℥ ij à iv.

L'Huile de Cajeput, *Oleum cajeput*, qu'on retire par la distillation des feuilles du *Melaleuca leucadendron*, L., *Melaleuca cajeputi*, Smith et Maton, arbuste de la famille des Myrtinées, qui croît à Amboyne et à Bornéo, n'est pas employée en France, mais elle est très usitée en Asie, en Angleterre et en Amérique. Elle est transparente d'une belle couleur verte, très fluide, plus légère que l'eau, très volatile, d'une odeur forte, semblable à un mélange de camphre et de térébenthine, et d'une saveur piquante et fraîche analogue à celle du camphre. Elle jouit de propriétés stimulantes et diaphorétiques très prononcées, et paraît agir aussi très efficacement comme antispasmodique. Les médecins anglais et américains l'administrent dans les névroses de la digestion, l'hystérie et autres affections nerveuses, les affections rhumatismales chroniques, certaines paralysies, etc. La dose est de gut. iij à vj et même plus, sur du sucre, ou dissoute dans l'alcool. A l'extérieur, cette huile est très utilement employée en frictions, mêlée à l'huile d'olives, pour calmer les douleurs de goutte et de rhumatisme, certaines migraines, etc.

La racine de la Pivoine, *Pæonia officinalis*, L., de la famille des Renonculacées, a été vantée comme un des antispasmodiques les plus puissants, et était jadis employée contre l'épilepsie ; cependant, elle ne jouit que d'une très faible action. On l'administrait en poudre, à la dose de ℨ ß à ℨ j. On prépare aussi avec les fleurs de cette plante une *Eau distillée*, P., qui sert de véhicule aux potions antispasmodiques et excitantes.

La Vulvaire, *Chenopodium vulvaria*, L., plante indigène, de la famille des Chénopodées, a une odeur fétide très prononcée, et contient du sous-carbonate d'ammoniaque libre. On l'emploie quelquefois, comme antispasmodique, dans les affections hystériques.

Substances antispasmodiques d'origine animale.

Musc. *Moschus.* Substance particulière sécrétée par une espèce de bourse, de deux à trois pouces de diamètre, que porte, sous la peau du bas-ventre, en avant du prépuce, un mammifère nommé Chevrotin musqué, *Moschus moschiferus*, L. de la classe des Ruminants sans cornes, qui habite le Thibet, la grande Tartarie, la Chine et la Sibérie. Cet organe sécréteur est particulier au mâle; la femelle en est dépourvue. Il se remplit avec plus d'abondance dans le temps du rut, et c'est aussi alors que l'humeur sécrétée a le plus d'odeur.

P. P. Le musc est solide, en grumeaux onctueux au toucher, d'une couleur brune foncée avec une teinte de rouge, et qui au premier aspect ressemblent assez bien à du sang coagulé et desséché; son odeur est particulière, très diffusible et persistante, et sa saveur un peu amère et désagréable. Dans le commerce, on veut qu'il soit contenu dans la poche membraneuse qui l'a produit.

P. C. D'après MM. Blondeau et Guibourt, il est composé d'eau, d'ammoniaque, de stéarine, d'oléine, de cholestérine, d'huile acide combinée à l'ammoniaque, d'une huile volatile, d'un acide indéterminé, de gélatine, d'albumine, de fibrine, d'une matière très carbonée, soluble dans l'eau, de sels à bases d'ammoniaque, de potasse et de chaux, enfin de poils, de sable et autres matières étrangères. Le musc est très inflammable et brûle avec une flamme blanche, en laissant pour résidu un charbon spongieux et très léger. L'eau bouillante et l'alcool le dissolvent en partie, et l'éther sulfurique presque complétement.

Subst. incomp. Le deuto-chlorure de mercure, le sulfate de fer, le nitrate d'argent et l'infusion de quinquina jaune.

U. Le musc agit à la manière des stimulants diffusibles ; mais il exerce en outre sur le système nerveux une action particulière et très marquée qui la fait considérer comme un des plus puissants antispasmodiques. On l'emploie avec avantage dans les fièvres typhoïdes, et dans celles qui se compliquent d'ataxie, pour combattre les symptômes nerveux, tels que le délire, les soubresauts des tendons, les mouvements convulsifs, etc. On l'a encore préconisé dans la coqueluche, l'épilepsie, le tétanos, l'hydrophobie, l'hystérie, et autres affections purement spasmodiques. Uni à l'ammoniaque, il est employé avec succès en Angleterre pour s'opposer aux progrès de la gangrène. Administré en lavements, il réussit souvent très bien à calmer les convulsions des enfants, produites par la dentition. Ce médicament est en général peu employé à cause de sa cherté, et de la difficuté de l'avoir pur.

D. et M. d'ad. Gr vj à ℥ ß, en pil. ou suspendus dans une potion à l'aide du mucilage. *Mistura moschi.* L. (Musc, gom. arabique et sucre ana 1 ; eau de roses 48.) ℥ j à ij, toutes les 2 ou 3 heures. *Mixtura musquée.* IIP. (Musc gr xij ; sucre ℥ ij : eau ℥ ij.) *Pulvis moschi comp.* R. (Musc 8 ; valériane pulv. 10 ; campbre 3.) gr x à xx. *Pilules de musc.* UP (Musc ℥ ij ; oxide de zinc ℥ j.) *Pilules antihystériques.* UP. (Musc et ext. de valériane ana ℈ j ; ext. d'opium gr xij, pour 16 pil.) *Teinture* P. gut. xv à ℈ j, dans une potion. *Tinctura moschi.* D. (Musc 1 ; alcoo 64.) *Teinture éthérée de musc.* P. Mêmes doses.

Castoréum. *Castoreum.* Substance particulière, analogue au musc, sécrétée par deux paires de poches membraneuses, alongées, pyriformes, placées sous la peau de l'abdomen, entre l'anus et les parties génitales d'un animal mammifère de la famille des Rongeurs, nommé Castor, *Castor fiber*, L. , qui habite les régions septentrionales de l'Europe, l'Asie et l'Amérique.

P. P. Cette substance est solide, fragile à la manière des résines, et cependant un peu onctueuse, d'une couleur brune, rougeâtre, d'une odeur forte, désagréable et particulière, et d'une saveur amère, un peu âcre et nauséeuse. Dans le commerce, elle se trouve contenue dans les poches qui l'ont fourni. Ces poches sont réunies deux à deux par une sorte de lien naturel qui parait être leur conduit excréteur; elles sont d'une couleur brune, sèches et ridées, pyriformes et partagées, à l'intérieur, en cellules par des cloisons membraneuses. De ces deux poches, l'une, plus grosse et plus arrondie, contient le véritable castoréum; l'autre, beaucoup plus petite, est presque vide, et ne contient guère qu'une substance graisseuse.

P. C. Le castoréum contient, suivant M. Bizio, une matière particulière qu'il a nommée *Castorine*, et d'après l'analyse de MM. Bouillon-Lagrange et Laugier, une huile volatile odorante, de l'acide benzoïque, de la cholestérine, une résine, une matière colorante rougeâtre, du fer et des sels à base de potasse, de chaux et d'ammoniaque. Il est peu soluble dans l'eau, mais il se dissout beaucoup mieux dans l'éther et dans l'alcool.

La Castorine, qui, suivant M. Bizio, est le principe actif du castoréum, n'est ni acide ni alcaline; elle est solide, cristallisée en prismes grêles, alongés, diaphanes et disposés en faisceaux; d'une odeur semblable à celle du castoréum, et d'une saveur cuivreuse. Cette substance, presque insoluble dans l'eau froide et dans l'alcool froid, se dissout dans 100 du dernier liquide bouillant, et en petite quantité seulement dans le premier. L'acide sulfurique la dissout à froid ainsi que l'acide acétique. On l'obtient en faisant bouillir une partie de castoréum dans 6 d'alcool; on filtre, et on

abandonne la liqueur à elle-même, et la castorine se précipite peu à pen.

U. Le castoréum, comme le musc, jouit de propriétés stimulantes et antispasmodiques très précieuses. Il
agit évidemment sur le système nerveux d'une manière
spéciale ; et cette action est d'autant plus marquée qu'il
existe plus de trouble dans les fonctions de ce système,
pourvu toutefois que ce trouble ne soit pas produit par
un état inflammatoire. En conséquence, on l'emploie
avec avantage pour combattre les affections spasmodiques, telle que l'hystérie, l'hypochondrie, les palpitations nerveuses, le hoquet convulsif, l'épilepsie, l'asthme
nerveux, l'aménorrhée, lorsqu'elle dépend d'un état
spasmodique de l'utérus, etc. En raison de son action
stimulante, il est utile dans les fièvres typhoïdes, adynamiques et ataxiques, pour relever les forces et combattre les accidents nerveux.

D. et M. d'ad. Poudre, gr x à ℈ j et même ℨ j, plusieurs fois dans
les 24 heures, en pil. ou suspendu dans un véhicule. *Pilules antispasmodiques.* HP. (Castoréum gr vj ; valériane gr xxx ; oxide de zinc gr xx ;
sp. q. s., pour 5 pil.) n° iij par jour. *Teinture.* P. gut. x à xxx dans une
potion. *Tinctura castorei.* L. E. D. (Castor. 1; alcool 16.) gut. xx à ℨ ij.
A. Pol. Dan. Pn. (Cast. 1 ; alc. 6.) R. (Cast. 1; alc. 24.) ℨ ß à ij et plus.
Teinture éthérée de castoréum. P. *Tinctura castorei ætherea.* Pn. Pol.
Dan. (Castoréum 1 ; éther sulfurique 6.) gut. x à xxx. *Tinctura castorei
comp.* E. (Castoréum 2 ; assa-fœtida 1 ; alcool 24.) ℈ j à ℨ j. *Potion
calmante et antispasmodique.* HP. (Teint. de castor. gut. xx; eau dist. de
valériane et de pivoine ana ℥ ij ; sp. de stéchas ℥ j.) Par cuill. *Mixture
antispasmodique.* Dr Panis. (Teint. de cast. et de valériane ammoniacale
ana ℨ j ; valériane pulv. ℈ j; mixture camphré ℨ xij.) 3 fois par jour. A
l'ext., Poudre ℨ ß à j, suspendu dans du mucilage de gomme arabique,
en lavement.

La Civette, *Zibethum*, substance sécrétée, comme
les précédentes, par une poche que porte près de l'anus
la Civette, *Viverra civetta*, L., mammifère carnas-
sier, voisin des renards et des chats, est épaisse, onc-

tueuse , blanchâtre , d'une odeur forte et agréable , et d'une saveur un peu amère. Elle jouit des mêmes vertus que le musc et le castoréum , et était autrefois très employée dans les mêmes cas que ces deux substances ; aujourd'hui elle est inusitée.

AMBRE GRIS. *Ambarum cineritium.* Sorte de bézoard ou concrétion morbide qui se forme dans les intestins d'un Cétacé nommé CACHALOT MACROCÉPHALE, *Catodon macrocephalus*, Lacép. C'est dans le cæcum qu'on le rencontre le plus ordinairement, au milieu d'une sorte de bouillie jaune orangée ou rouge, et d'une quantité de débris de Sèches. On le trouve souvent flottant à la surface de la mer, sur les côtes des grandes Indes, dans le voisinage de la Chine et du Japon, etc.

P. P. L'ambre gris est en masses irrégulières, ordinairement globuleuses , de grosseur et de poids très différents, formées de couches concentriques, ou d'une substance grenue, grise, parsemée de taches noirâtres ou blanchâtres. Il est opaque , d'une cassure écailleuse, d'une consistance variable , mais ordinairement dure et cassante, conservant cependant l'impression de l'ongle, d'une saveur fade et d'une odeur forte et *sui generis*.

P. C. Cette substance, d'après M. Pelletier, contient : 52,7 d'*Ambréine*, principe immédiat particulier, azoté, cristallisable et analogue à la cholestérine ; 30,8 de résine ; 1,11 d'acide benzoïque, et 5,4 d'une substance charbonneuse. Chauffée, elle se ramollit et fond en une huile épaisse et noirâtre qui se volatilise sans laisser de résidu ; elle brûle rapidement et avec une vive clarté. Elle est insoluble dans l'eau , mais elle se dissout facilement dans l'alcool , l'éther et certaines huiles fixes.

U. L'Ambre est un stimulant général assez puissant, qui paraît porter plus particulièrement son action sur le système nerveux. On l'a employé avec succès dans des cas de névroses, de convulsions, de fièvres adynami-

(379)

ques, etc. Il est beaucoup moins usité aujourd'hui. Il
entrait dans la composition de beaucoup de composés
officinaux.

D. et M. d'ad. G' vj à Ɔ j en pil. *Pulvis ambræ moschatus.* B. (Ambre
gris 18; musc 3; huile essentielle de cannelle 2; sucre 288.) G' xij à Ɔ
j. *Trochisci de ambra.* B. (Ambre gris 6; huile essent. de cannelle 3;
musc 2; sucre 2880; mucil. de gom. arab. q. s.) *Teinture.* P. Ɔ j à ʒ ß.
Teinture éthérée d'ambre gris. P. gut. xij à xxxvj, dans une potion. *Tinctura ambræ cum moscho.* Pa. (Ambre gris et musc ana 1; éther sulf. 4;
éther sulf. alcoolisé 24.) gut. vj à xxx. *Tinctura ambræ balsamica Dippelii.*
B. (Ambre gris et baume du Pérou ana 1; carbon. de pot. 3; alcool
36.) gut. xv à xxx.

Succin ou Ambre jaune. *Succinum* seu *Ambarum
luteum.* Substance analogue aux résines, que l'on trouve
dans les terrains tertiaires et sur le rivage de la mer Bal-
tique.

P. P. Il est solide, dur, cassant, à cassure vitreuse,
souvent transparent, quelquefois opaque, susceptible de
poli, d'une couleur jaune plus ou moins foncée ou même
rouge hyacinte, inodore, insipide, et d'une pesanteur
spécifique de 1,078.

P. C. Chauffé à l'air, le succin se ramollit, fond et
brûle en répandant une odeur aromatique. Il donne par
la distillation un acide particulier nommé *Succinique*,
de l'huile essentielle, de l'eau, de l'acide acétique, une
matière particulière étudiée par MM. Colin et Robiquet,
et un charbon volumineux. Il est insoluble dans l'eau,
et se dissout en partie dans l'alcool et dans une solution
de sous-carbonate de potasse. Après avoir été fondu,
ou par l'addition d'un peu de camphre, il devient soluble dans les huiles fixes et volatiles, et forme ainsi
un beau vernis très recherché dans les arts.

U. On a beaucoup vanté autrefois cette substance comme
antispasmodique; on la faisait entrer dans une foule de
préparations. Aujourd'hui elle est très peu employée;
Hufeland cependant assure en avoir obtenu de grands

avantages dans le sphacèle. L'huile essentielle qu'on en
retire par la distillation est· quelquefois administrée
dans les affections spasmodiques, et s'emploie surtout
en frictions dans les douleurs rhumatismales, goutteuses, etc.

D. ET M. D'AD. *Teinture.* P. (Succin 1; alcool 16.) *Tinctura succini.*
PR. POL. (Succin 1; alcool 4.) gut. x à ℈ j, dans une potion. Huile essentielle. P. *Oleum succini* L. E. D. gut. iv à vj, et à l'ext. en frictions
q. q.

L'ACIDE SUCCINIQUE, *Acidum succinicum*, qui
existe tout formé dans le succin, duquel on l'extrait par
la distillation, est blanc, transparent, cristallisé en
prismes, d'une saveur acidule et âcre. Il est très soluble
dans l'eau, et forme avec les bases salifiables des sels
qu'on emploie comme réactifs. Il est presque inusité de
nos jours, et ne sert plus guère qu'à préparer un sirop
qu'on ajoute souvent aux potions antispasmodiques à la
dose de ℨ ij à ℥ j, et qu'on nomme *Sirop de Karabé.*
(Acide succinique 1; sp. d'opium 192.)

L'HUILE ANIMALE DE DIPPEL, *Oleum animale æthereum*, qu'on obtient en distillant, à feu nu, les matières
animales solides, telles que les os, les cornes, etc., est
blanche, brunissant à l'air, d'une odeur très fétide, et
d'une saveur âcre et des plus désagréables. A hautes
doses, c'est un poison très actif; à petites doses, on l'a,
pendant long-temps, vantée comme antispasmodique,
et on l'administrait surtout contre l'épilepsie. Aujour-
d'hui elle est inusitée. On la donnait à la dose de gut. v
à xx sur du sucre ou dissoute dans l'eau.

CHAPITRE VIII.

MÉDICAMENTS NARCOTIQUES.

Les médicaments narcotiques (ναρκοω , j'engourdis), qu'on a nommés encore *anodins* (α privatif et ὀδυνη douleur), *stupéfiants, sédatifs, hypnotiques,* (ὑπνόω, j'endors), etc., se distinguent de tous les autres par l'influence spéciale et primitive qu'ils exercent sur le système nerveux, et principalement sur le cerveau ; influence caractérisée par la diminution d'activité, et même par l'interruption momentanée des fonctions de ces organes importants. Administrés à très faibles doses, ils n'ont guère qu'une action purement locale, et n'agissent qu'en diminuant la sensibilité et l'irritabilité des parties avec lesquelles ils sont en contact. A des doses un peu plus fortes, leur action s'étend davantage ; ils produisent un léger affaiblissement et un état de calme général qui, le plus souvent, sont suivis de sommeil. Mais si la quantité est plus forte encore, ils donnent lieu à un ensemble de symptômes qu'on a nommés *narcotisme*. Cet état est caractérisé par des pesanteurs de tête, l'obscurcissement de la vue, la diminution des facultés intellectuelles, l'affaiblissement musculaire, la prostration des forces, et un sommeil plus ou moins profond, quelquefois calme et le plus souvent très agité, ou bien, dans d'autres cas, par une céphalalgie violente, des vertiges, des mouvements convulsifs, des hallucinations, et un état particulier qui tient le milieu entre le sommeil et l'ivresse, pendant lequel les facultés intellectuelles sont anéanties, et le malade, quoique engourdi et dans un abattement extrême, éprouve cependant une agitation violente, de l'anxiété, etc. Ces accidents, lorsque la dose de la substance narcotique est assez forte, sont ordinairement suivi d'un coma profond, avant-coureur d'une mort prochaine. Pendant le narcotisme, la circulation est tantôt un peu accélérée, tantôt un peu ralentie; mais presque toujours le pouls est inégal et irrégulier; la respiration est laborieuse; et la circulation capillaire de la peau semble se faire plus difficilement; aussi survient-il souvent des sueurs abondantes. L'effet de ces médicaments sur les organes digestifs est encore plus marqué: car, même à très petites doses, ils diminuent l'appétit, et lorsqu'ils produisent le narcotisme, la digestion est presque entièrement arrêtée, comme le prouvent les expériences physiologiques que nous avons faites sur ce sujet, conjointement avec M. Breschet, et qui sont consignées dans les *Archives générales de médecine.*

On voit d'après ce qui précède, que l'action des narcotiques diffère beaucoup de celle des médicaments que nous avons déjà passés en revue. Ceux dont nous avons parlé en dernier lieu portent, il est vrai, leur influence d'une manière spéciale sur le système nerveux, mais ils l'excitent plus ou moins vivement, le fortifient, pour ainsi dire, et semblent en régulariser l'action. Les narcotiques, au contraire, soit qu'ils agissent en diminuant la sensibilité et la contractilité sans occasioner le sommeil, à la manière de l'acide hydro-cyanique, soit qu'ils affectent aussi les facultés intellectuelles, et qu'ils produisent le narcotisme, comme le fait l'opium, tendent toujours à affaiblir et même à détruire plus ou moins complétement les fonctions du système nerveux.

La plupart des médicaments qui jouissent de ces vertus sont des végétaux remarquables par leur odeur vireuse, et qui doivent, pour la plupart, leur activité à la présence d'un principe particulier, de la nature des alcalis organiques; d'autres, dont l'odeur n'est pas moins caractéristique, contiennent comme principe actif de l'acide hydro-cyanique.

C'est principalement pour calmer la douleur et combattre l'insomnie, que l'on a recours aux narcotiques. Administrés d'une manière convenable, ils peuvent être du plus grand secours dans le traitement des névroses en général, des douleurs rhumatismales névralgiques et autres, des fièvres accompagnées de symptômes nerveux ; dans les dernières périodes des affections cancéreuses, etc. Leur usage est contre-indiqué toutes les fois que la faiblesse du malade est très grande ; et on ne doit les employer qu'avec beaucoup de ménagement dans les inflammations aiguës des organes intérieurs, et seulement quand la violence de la douleur épuiserait les forces du malade.

Famille des Papaveracées.

Opium. *Opium.* Suc concret qu'on retire du Pavot somnifère, *Papaver somniferum*, L., plante originaire de l'Orient, et qu'on cultive depuis long-temps en Europe.

C, B Tige cylindrique, glabre, de 2 à 3 pieds de haut ; feuil. sessiles, alongées, semi-amplexicaules, glauques et incisées sur les bords ; fl. solitaires terminales, rouges ou blanches, très grandes, cor. 4 pét., environ 100 étam., stigmate orbiculaire, étoilé ; fr. capsule arrondie, couronnée par le stigmate persistant et contenant des graines très nombreuses, brunes et très petites.

P. P. L'opium, tel qu'il est apporté de l'Orient, est en masses aplaties, circulaires, rougeâtres à l'extérieur, d'un brun noirâtre à l'intérieur, durcs, à cassure brillante et compacte, d'une saveur amère, âcre et nauséabonde, d'une odeur particulière, vireuse, et d'une pesanteur spécifique de 1,336. Malaxée entre les doigts, cette substance se ramollit et devient tenace et poisseuse.

P. C. Il est composé de *Morphine* combinée à un acide particulier nommé *Méconique*, de *Narcotine*, d'une matière extractive, de mucilage, de fécule, de résine, d'huile fixe, de caoutchouc, d'une substance végéto-animale, de débris de fibres végétales et de sable. L'opium est en partie soluble dans l'eau, l'alcool, l'éther, le vinaigre et le jus de citron ; broyé dans l'eau chaude, 5/12 se dissolvent, 6/12 sont suspendus, et 1/12 reste sans être dissous. Chauffé à l'air libre, il s'enflamme et brûle rapidement.

Subst. incomp. L'ammoniaque, les carbonates de soude et de potasse, le sublimé corrosif, le nitrate d'argent, l'acétate de plomb, les sulfates de cuivre, de zinc et de fer, et l'infusion de noix de galle.

Prép. L'opium brut du commerce s'obtient en faisant des incisions multipliées aux capsules du pavot. Il s'écoule un suc visqueux, qui s'épaissit à l'air ; on l'enlève et on le mêle avec l'extrait du suc exprimé de la plante.

Pour les usages pharmaceutiques, on purifie l'opium brut, en le traitant par une grande quantité d'eau froide ; on obtient ainsi un extrait beaucoup plus pur qu'on nomme *Extrait aqueux d'opium.*

U. L'opium paraît agir directement sur le système nerveux. Administré à très petites doses, il diminue la sensibilité, et produit un état de calme qui porte au sommeil ; ce qui est surtout remarquable lorsque le malade est en proie à la douleur. A doses un peu plus fortes, il agit d'abord comme stimulant très énergique ; il augmente la force, la fréquence et la plénitude du pouls, ainsi que la chaleur animale et les forces musculaires ; il exalte les fonctions intellectuelles ; mais bientôt et progressivement, on voit succéder à ces effets de la langueur, de la pesanteur de tête, un affaissement général, et un sommeil agité et non réparateur. A hautes doses, c'est un poison des plus violents : il détermine une inflammation très intense des organes diges-

tifs, accélère la circulation ; quelquefois il la ralentit ;
mais, dans tous les cas, le pouls est irrégulier ; il produit une sorte d'ivresse, le coma, en un mot, tous les
symptômes qui caractérisent le narcotisme et qui peuvent
être suivis de la mort.

On emploie très fréquemment l'opium pour calmer
les douleurs, combattre l'insomnie et diminuer l'exal-
tation de la sensibilité dans beaucoup de cas, et notamment dans la plupart des maladies organiques chroniques. On en obtient de très bons effets dans le traitement
des diarrhées et du choléra-morbus. On l'a conseillé dans
les fièvres intermittentes seul ou uni à l'émétique ou au
quinquina. Il est très utile dans les névralgies, et en
général dans toutes les affections nerveuses et spasmodiques. Dans le *Delirium tremens*, on le donne à très
hautes doses, de même que dans le tétanos et l'hydrophobie. Son usage est contre-indiqué dans toutes les
maladies très inflammatoires, et lorsque les symptômes
fébriles sont très développés. Cependant, uni au calomel, il produit souvent de très bons effets dans certaines
inflammations dépendantes de causes locales, telles que
les fractures, la brûlure, etc. C'est un des médicaments
les plus fréquemment employés, et qui agit le plus efficacement entre les mains d'un praticien habile.

D. ET M. D'AD. Opium purifié ou *Laudanum*. P. g^r 1/4 à ij. *Extrait
aqueux* P. *Extractum opii*. L. E. D. POL. A. DAN. PR. *Opium purificatum*.
D. *Extractum opii gummosum*. B. *Extrait préparé par la fermentation*. P.
Mêmes doses.

Pulvis opiatus. E. L. (Opium 1 ; carb. de chaux 9 ; g^r 10 contiennent g^r
1 d'op.) PR. (Opium 1 ; poudre gommeuse 9 ; mêmes proport.) g^r v à xx.
Pulvis cretæ comp. cum opio. L. (Opium 1 ; poudre de craie comp. 59 ;
g^r 20 contiennent g^r 1/2 d'opium.) g^r v à ℈ j et plus. *Poudre de Dower*.
P. (Opium, ipécacuanha et réglisse ana 1 ; sulfate et nitrate de potasse
ana 4.) *Pulvis ipecacuanhæ comp*. L. D. *Pulv. ipecacuanhæ cum opio seu
Doweri*. E. PR POL. A. DAN. F. (Opium et ipécacuanha ana 1 ; sulf. de
pot. ou sucre 8 ; g^r 10 contiennent 1 g^r d'opium. *Pulv. ipecacuanhæ
opiatus* R. B. (Opium et ipécacuanha ana 1 ; sulf. de pot. 9 ; 11 g^r con-

33

tiennent 1 g^r d'opium.) g^r v à xx. *Pulv. confectionis opii.* H. DE GUY. (Opium ℈ v; poivre long ʒ j; gingembre ℥ ij; carvi ʒ iij ß; g^r 12 contiennent 1 g^r d'opium.) g^r j à xij. *Pilulæ saponis cum opio.* L. (Opium 1; savon médic. 4; g^r 5 contiennent opium g^r 1.) g^r ij à v. *Pilulæ thebaicæ.* E. (Opium 1; ext. de réglisse 7; piment 2; 10 g^r contiennent 1 g^r d'opium.) g^r v à xx. *Pilulæ styrace.* D. (Opium et safran ana 1; styrax 3; 5 g^r contiennent 1 g^r d'opium.) g^r ij à v. *Pilules de cynoglosse.* P. (Opium, rac. de cynoglosse et semences de jusquiame ana 8; myrrhe 12; oliban 10; safran et castoréum ana 3; sp. d'opium q. s.; 9 g^r contiennent 1 g^r d'opium.) g^r iv à x. *Pilules anodines.* HP. (Opium g^r iij; camphre g^r vj; sp. q. s., pour 6 pil.) n° j à iij par jour. *Pilulæ antimonii cum opio.* H. DE GUY. (Opium g^r ij; tartrate antimonié de pot. g^r j; thériaque q. s.; pour 4 pil.) n° j à ij, 1 ou 2 fois par jour. *Pilulæ ipecacuanhæ cum opio.* H. DE GUY. (Opium et ipécacuanha ana g^r j; conserve de roses q. s., pour 1 pil.) n° j chaque soir. *Pilules calmantes.* Dr PARIS. (Opium g^r ij; confection aromatique ʒ ß, pour 8 pil.) n° j toutes les 4 heures. *Confectio opii.* L. (Opium 3; poivre long 4; gingembre 8; carvi 12; sp. q. s.; g^r 36 contiennent 1 g^r d'opium.) g^r xij à ʒ ß. *Electuarium thebaicum.* E. (Opium 1; poudre aromatique 12; serpentaire de Virginie 6; sp. de gingembre 24; vin d'Espagne q. s.; 43 g^r contiennent 1 g^r d'opium.) g^r xij à ℈ ij. *Thériaque.* P. (L'opium y entre pour 1/88.) g^r xij à ʒ ij. *Diascordium.* P. L'opium y entre pour 1/184.) ʒ ß à ij. *Trochisci glycyrrhizæ cum opio.* E. (Opium 1; teint. de baume de Tolu 2; sp. 32; ext. de réglisse et gom. arabique ana 20; pour des trochisques de 10 g^r, dont 6 contiendront 1 g^r d'opium.) n° ij à x par jour.

Teinture. P. (Opium 1; alcool 4; 15 gut. contiennent environ 1 g^r d'opium.) gut. vj à xx et plus dans une potion. *Tinctura opii.* L. A. (Opium 5; alcool 32; 19 gut. contiennent un g^r d'opium.) *Tinctura thebaica seu Laudanum liq.* E. D. (Opium 1; alcool 12.) *Tinctura opii.* PR. POL. F. (Opium 1; alcool et eau dist. de cannelle ana 3; ʒ j contient 10 g^r d'opium.) *Tinctura opii spirituosa.* DAN. (Opium 1; alcool 48; ℥ j contient 4 g^r d'opium.) gut. x à lx. *Laudanum liquide de Sydenham.* P. *Tinctura opii crocata.* DAN. POL. PR. B. (Opium 16; safran 8; cannelle et gérofle ana 1; vin d'Espagne 150; 20 gut. contiennent environ 1 g^r d'opium.) gut. x à xx dans une potion. *Laudanum ou Gouttes de Rousseau.* P. (7 gut. contiennent à peu près un g^r d'opium.) gut. ij à x. *Tinctura opii camphorata, seu Elixirium paregoricum.* L. E. D. DAN. (Opium et acide benzoïque ana 3; camphre 2; alcool 768; ʒ iv contiennent 1 g^r d'opium.) *Tinctura opii benzoica.* PR. (Opium, ac. benzoïque, camphre et huile ess. d'anis ana 1; alcool 192; même proportion d'op.) ʒ j à iv. *Tinctura opii ammoniata.* E. (Opium 4; ac. benzoïque et safran ana 6; huile essent. d'anis 1; alcool ammoniacal 256; ʒ j contient 1 g^r d'opium.)

℈ j à ʒ j. *Vinaigre opiacé* vulgairement *Black drops*. Dr Paris. (Opium ℥ vj ; verjus 48 ; muscade ʒ j ß ; safran ʒ ß ; sucre ℥ xij ; ferment de bière q. s. ; 6 gut. contiennent 1 g^r d'opium.) gut. ij à vj et plus. *Liquor antimonii opiatus.* H. de Guy. (Teinture d'opium ℥ j ; liq. de tartrate antimonié de potasse ℥ iv.) gut. xxx à ʒ ij, chaque soir. *Looch calmant.* HP. (Laudanum de Sydenham gut. xx à xxx ; looch simple ℥ v ; eau dist. de fl. d'oranger ʒ ij.) Par cuill. d'heure en heure. *Mixture émélo-anodine.* HP. (Laudanum de Sydenham et éther sulf. ana ℈ j ; kermès minéral g^r ij ; sp. ℥ j ; eau ℥ iv.) *Haustus opiatus.* H. de Guy. (Teint. d'opium gut. xx ; eau de menthe poivrée ʒ v ; eau ʒ iij.) *Mistura opiata.* H. de Guy. (Teint. d'opium ʒ j ; eau de menthe poivrée ℥ vj ; eau ℥ iij.) ʒ ß à j ß, 2 ou 3 fois le jour. *Potion calmante.* Dr Paris. (Teint. d'opium gut. xv ; sp. de pavots ʒ ij ; alcool de cannelle ʒ j ; eau ℥ j ß.) Pour une dose.

Sirop d'opium. P. (Opium 15 ; eau 64 ; sp. de sucre 4800 ; 1 ℥ contient 2 g^r d'opium.) ʒ ij à iv, dans une potion. *Syrupus opii.* D. (Opium 3 ; eau bouill. 640 ; sucre q. s. ; chaque ℥ contient 1 g^r d'opium.) *Syrupus opiatus.* Ph. Pol. (Opium 1 ; vin de Malaga 13 ; sp. de guimauve 461 ; 1 ℥ contient 1 g^r d'opium.) ℥ ß à j.

A l'ext. *Enema opii.* H. de Guy. (Teint. d'opium ʒ j ; eau tiède ℥ vj.) *Lavement opiacé.* Dr Paris. (Opium g^r ij ; mucilage de gom. arab. ʒ iv ; lait ℥ vj.) *Injection calmante.* HP. Laudanum de Sydenham ʒ j ; déc. émolliente ℔ j.) *Collyre opiacé.* P. (Laudanum de Rousseau 7 ; gom. arabique 2ß ; eau dist. de roses 11ß2.) *Collyre anodin.* HP. (Laudanum de Sydenham et safran ana ʒ j ; déc. de graine de lin ℥ iv.) *Fomentation narcotique.* HP. (Opium ʒ ij ; eau ℔ j.) *Linimentum savonneux opiacé.* P. (Teint. d'opium 1 ; savon médic. 1 ; huile d'olives 4.) *Linimentum anodinum.* L. (Opium 2 ; savon médic. 8 ; camphre 4 ; huile essent. de romarin 1 ; alcool 48.) *Liniment opiacé.* HP. (Laudanum de Sydenham ʒ j ; savon ℥ ß ; huile d'olives ℥ iv.) *Liniment narcotique.* HP. (Laudanum ʒ j ; baume tranquille ℥ iv.) *Cérat opiacé.* HP. (Opium ʒ j ; cérat simple ℥ iv.) *Cérat narcotique.* HP. (Laudanum de Sydenham ℥ j ; cérat ℔ j.) *Onguent digestif opiacé.* HP. (Opium ʒ ij ; ong. digestif simple ℥ iv.) *Emplastrum opii.* L. E. (Opium 1 ; résine 6 ; emplâtre simple 24.) *Emplastrum opiatum.* Ph. (Opium 2 ; élémi, mastic et oliban ana 8 ; benjoin 4 ; térébenthine 12 ; baume du Pérou 1.) *Cataplasme anodin.* HP. (Opium ʒ j à ij ; farine de graine de lin et d'orge ana ℔ j ; décoction narcotique q. s.)

Têtes de Pavots. *Papaveris capsulæ*. Capsules desséchées du Pavot somnifère, variété blanche, qu'on cultive en France.

P. P. Elles sont ovoïdes, de la grosseur d'un œuf de poule, sèches, d'un blanc jaunâtre, inodores et d'une saveur un peu amère. Elles contiennent à leur intérieur une très grande quantité de petites graines blanches.

P. C. Les capsules du pavot paraissent contenir, outre une grande quantité de mucilage et de fibres végétales, les mêmes principes que l'opium et même de la morphine ; mais en moindre proportion. L'eau et l'alcool s'emparent de leurs principes actifs.

U. Elles jouissent des mêmes vertus que l'opium, mais à un bien moindre degré. Elles sont journellement employées en décoction, tant à l'intérieur qu'à l'extérieur, dans les cas où les calmants sont indiqués. L'extrait qu'on en prépare, quoique beaucoup moins actif que l'opium, est très utile dans beaucoup de circonstances, et offre l'avantage d'agir comme calmant d'une manière très efficace, et de ne produire presque jamais le narcotisme.

D. ET M. D'AD. Décoction; n° j à ij par ℔ ij d'eau. *Extrait de pavot. Extractum papaveris.* L. E. g^r iv à Ɔ j, en pilules. *Sirop de pavot ou Diacode.* P. (Têtes de pavot 1 : eau et sucre ana 4; 1 ℥ équivaut à peu près à 1 g^r d'opium.) *Syrupus papaveris.* L. E. D. (Têtes de pavots 1 ; eau 8 : sucre 2 ; 1 ℥ contient environ 1 g^r d'extrait de pavot.) *Syrupus papaveris albi seu Diacodion.* DAN. (Têtes-de pavot 28 ; réglisse 1 ; eau et sucre ana 72.) ℥ ß à j dans une potion. *Potion calmante.* HP. (Sp. diacode ℥ ß; sp. simple ℥ j; eau dist. de mélisse ℥ iij ; *id.* de fl. d'oranger ℥ ß.) Par cuillerées. A l'ext. *Decoctum papaveris.* L. (Têtes de pavot 4; eau 64.) En lotions, fomentations, lavements, etc. *Fomentation calmante.* HP. (Têtes de pavot n° ij ;-décoction de guimauve et eau ana ℔ ij.) *Décoction narcotique.* HP. (Têtes de pavot n° iv ; feuil. de morelle ℥ ij; eau ℔ ij.) *Lavement anodin.* HP. (Têtes de pavot ℥ ß; eau ℔ j.)

Les pétales du COQUELICOT, *Papaver rhœas.*, L., plante annuelle indigène, très commune aux environs de Paris, sont d'une belle couleur rouge, d'une légère odeur vireuse et d'une saveur mucilagineuse. On les emploie très souvent comme émollientes et légèrement anodines dans les catarrhes pulmonaires et autres affections

intlammatoires On les administre souvent' en infusion
à la dose de pinc. ij à iv par ℔ ij d'eau bouillante. On
en prépare un *Sirop.* P. *Syrupus rhœados.* L. D. DAN.
A., qu'on donne à la dose de ℨ iv à ℥ j , dans les potions pectorales.

MORPHINE. *Morphinum.* Principe immédiat de nature alcaline, découvert par M. Sertuerner, et qui
existe dans l'opium et l'extrait de pavot indigène, combiné à l'acide méconique.

·P. P. Cette substance est blanche, en aiguilles
prismatiques rectangulaires, inodore, presque insipide
à cause de son insolubilité, mais très amère lorsqu'elle
est dissoute, et inaltérable à l'air.

P. C. Selon MM. Pelletier et Dumas, elle est composée de : carbone 72,02 ; azote 5,53 ; hydrogène 7,01 ,
et oxigène 14,84, Elle est presque insoluble dans l'eau
froide, elle se dissout un peu dans ce liquide bouillant,
et complétement dans l'alcool et surtout dans l'éther.
Chauffée doucement, la morphine fond et se prend
par le refroidissement en une masse rayonnée ; à une
plus haute température, elle se décompose. Elle jouit
des propriétés alcalines, verdit le sirop de violettes, se
combine avec les acides affaiblis, et forme des sels neutres solubles. Mise en contact avec de l'acide nitrique
concentré, elle prend une belle couleur rouge, et, avec·.
les sels de fer au maximum d'oxidation, une belle couleur bleue.

PRÉP. On traite une solution aqueuse d'opium par
de la magnésie, qui forme, avec l'acide méconique, un
sel insoluble, et précipite aussi la morphine et la narcotine. On lave le précipité, d'abord avec de l'alcool
faible, pour séparer la narcotine, et ensuite avec de
l'alcool concentré bouillant, pour dissoudre la morphine,
qui se dépose par le refroidissement.

U. La morphine exerce sur l'économie une influence
narcotique très prononcée. C'est le principe le plus

actif de l'opium , dont « elle offre, dit M. Magendie , tous les avantages, sans en avoir les inconvénients. » Ce que nous venons de dire s'applique surtout aux sels qu'elle forme avec les acides; car à cause de son peu de solubilité , elle n'est presque jamais employée qu'à cet état de combinaison.

ACÉTATE DE MORPHINE. *Acetas morphini.* Sel neutre qui résulte de l'action de l'acide acétique sur la morphine.

P. P. Il est blanc, inodore, d'une saveur très amère et extrêmement déliquescent. Il cristallise difficilement; on peut cependant l'obtenir en masses cristallines formées d'aiguilles disposées en rayons divergents.

P. C. Il est très soluble dans l'eau. Chauffé fortement, il se décompose et répand une odeur particulière très désagréable, et, traité par l'acide sulfurique étendu, il donne des vapeurs d'acide acétique; il possède du reste les autres propriétés de la morphine.

PRÉP. On combine directement l'acide à la base, et on fait évaporer à une douce chaleur pour obtenir l'acétate cristallisé; dans cet état, on le dessèche avec précaution et on le réduit en poudre.

U. Il jouit des mêmes vertus que la morphine; mais il agit avec plus de promptitude et d'énergie, à cause de sa solubilité. Il est très employé aujourd'hui dans tous les cas où l'opium et ses préparations sont indiqués.

D. ET M. D'AD. G^r 1/4 à ij ou iij dans les 24 heures, en pilules, potions, etc. *Solution d'acétate de morphine.* FM. (Ac. de morphine 1 : eau dist. 36 ; alcool 5 ; ac. acétique quelques gut. ; 1/2 ℥ contient 1 g^r d'acétate.) gut. vj à xxiv. *Sirop de morphine.* FM. (Ac. de morphine 1 ; sp. 2504; 1 ℥ contient 1/4 g^r d'acétate.) Cochl. min. j à ij toutes les 3 heures, ou ℥ j dans une potion.

SULFATE DE MORPHINE. *Sulphas morphini.* Substance saline neutre qui résulte de l'action de l'acide sulfurique affaibli sur la morphine.

P. P. Il est blanc , cristallisé en aiguilles réunies en

houppes soyeuses ; inodore, d'une saveur très amère, et inaltérable à l'air.

P. C. Il est composé de 100 de morphine et de 12,46 d'acide sulfurique, plus de l'eau de cristallisation. Il est soluble dans deux fois son poids d'eau distillée bouillante. Il se décompose facilement par l'action du feu, et prend une teinte rouge-violette. Il peut se combiner avec une nouvelle quantité d'acide pour former un bi-sulfate.

Subst. incomp. La plupart des oxides métalliques.

Prép. On traite directement la morphine par l'acide sulfurique affaibli, et on laisse cristalliser la liqueur.

U. Les mêmes que ceux de l'acétate, sur lequel on commence à lui donner la préférence, parce que sa composition n'est pas sujète à varier.

D. et M. d'ad. Gr 1/4 à j en pilules, ou dans une potion. *Sirop de sulfate de morphine.* FM. (Sulfate de morphine 1 ; sp. 2304 ; 1 ℥ contient 1/4 de gr de sulfate.) ℥ ß à j.

Le Citrate de morphine, *Citras morphini*, dont l'emploi a été proposé par M. Porter de Bristol, et qu'il était loin d'employer pur, puisqu'il le préparait en traitant l'opium par l'acide citrique par simple macération, a été jusqu'aujourd'hui très peu étudié. M. Porter et plusieurs praticiens américains, pensent que ce composé agit plus promptement et plus fortement, mais d'une manière moins permanente que l'opium. M. Magendie, dans la dernière édition de son Formulaire, propose de combiner directement la morphine à l'acide citrique pour former une *Solution de citrate de morphine* ou *Gouttes roses* (morphine 2 ; ac. citrique cristall. 1 ; eau distillée 72 ; teint. de cochenille 18), dont on donne de gut. vj à xxiv dans la journée.

L'Hydrochlorate et le Nitrate de morphine sont aussi très-solubles et très amers. Ils n'ont pas été employés jusqu'à présent. Peut-être devrait-on les essayer.

La Narcotine, ou Sel de Derosne, principe immédiat contenu dans l'opium, est blanche, en aiguilles
soyeuses, insipide et inodore. Elle n'est ni acide ni
alcaline, et ne forme pas de sels avec les acides qui
la dissolvent seulement, de même que les huiles et
l'éther. Elle est au contraire presque insoluble dans
l'eau, et exige 100 d'alcool froid et 24 de ce liquide
bouillant pour se dissoudre. D'après les expériences de
M. Bally, cette substance n'a presque pas d'action sur
l'homme ; suivant M. Orfila, au contraire, elle exerce
une influence stupéfiante et délétère, et enfin, suivant
M. Magendie, elle agit comme un excitant puissant.
Quoi qu'il en soit de ces opinions si contraires, la narcotine n'est pas employée comme médicament.

Famille des Solanées.

BELLADONE. *Belladonæ herba. Atropa belladona,*
L. Plante vivace, indigène, qui croit dans les lieux som-
bres, le long des vieux murs et des décombres, et qui
fleurit de juin à août. P. U. Toute la plante.

C. B. Tige herbacée, dressée, rameuse, cylindrique, velue, haute
de 2 à 3 pieds ; feuil. ovales, aiguës, grandes, d'un vert foncé ; fl.
grandes, d'un rouge terne, solitaires, pendantes et axillaires, cal. à 5
div. profondes et aiguës, cor. subcampanulée, 3 étam. à anthères
ovoïdes ; fr. baie arrondie, à 2 loges, d'abord verte, puis rouge et ensuite presque noire.

P. P. Toutes les parties de cette plante ont une
odeur vireuse, et une saveur nauséeuse et un peu âcre.
P. C. Elle contient, d'après M. Brande : malate acide
d'*Atropine* 1,51 ; gomme 8,33 ; amidon 1,25 ; chlorophylle résineuse 5,84 ; ligneux 13,7 ; une matière analogue à l'osmazôme, des sels, etc. L'eau et l'alcool
s'emparent de ses principes actifs.

L'ATROPINE, principe actif de la belladone, est une
substance alcaloïde, blanche, brillante, cristallisant en
longues aiguilles, insipide, inodore, insoluble à froid

dans l'eau et dans l'alcool, un peu soluble dans ces liquides à chaud, et pouvant se combiner avec les acides
pour former des sels acides cristallisables. Elle n'a pas
encore été employée seule, et paraît jouir des mêmes
vertus que la belladone, d'après les expériences du
docteur Runge.

U. A fortes doses, la belladone agit à la manière des
poisons narcotico-âcres, et donne promptement la mort.
A des doses plus petites, elle irrite l'estomac, et, après
avoir été absorbée, occasione de la pesanteur de
tête, des vertiges, la dilatation des pupilles, l'irrégularité du pouls, des sueurs, etc., effets qui sont suivis
de la prostration des forces et d'un état de somnolence
qui dure plus ou moins long-temps.

On a beaucoup vanté l'usage de cette substance dans
le traitement de la coqueluche, des toux convulsives,
du tic douloureux de la face et autres affections nerveuses ; de l'hydropisie, de l'ictère, etc. Quelques médecins allemands prétendent qu'elle peut servir de pré-
servatif contre la scarlatine, et ils ont publié plusieurs
observations d'épidémies de cette maladie, pendant
lesquelles les enfants, à qui on faisait prendre cette
substance, communiquaient journellement avec ceux
qui en étaient affectés, sans cependant devenir malades ; mais, avant que d'ajouter foi à cette propriété
incompréhensible, il faudait une masse de faits bien plus
grande que celle que l'on possède jusqu'à présent. M. Wil.
Chevallier l'emploie avec beaucoup de succès à l'extérieur
pour combattre certaines inflammations aiguës et chroniques de la peau, les tumeurs blanches articulaires, les
affections rhumatismales, etc. Enfin on a profité de
l'action que la belladone exerce sur l'iris pour combattre
le rétrécissement de la pupille, qui résulte souvent de
l'inflammation de l'iris, surtout à la suite de l'opération
de la cataracte. Quelques chirurgiens s'en servent pour
obtenir un élargissement de la pupille avant de pratiquer
cette opération, et M. Chaussier l'a conseillé pour ob-

curer le relâchement du col de l'utérus dans les cas de rigidité spasmodique de cet organe, qui met obstacle à l'accouchement.

D. et M. d'ad. Poudre, g^r j à xij en pilules. Infusion, Ɔ j dans ℥ viij d'eau bouillante, dont on donne ℥ j à ij par jour. *Extrait.* P. *Extractum belladonæ.* L. P. A. Dan. Pol. Pn. B. g^r 1/2 à iv, en pilules. A l'ext. *Lavement de belladone.* HP. (Feuil. de belladone g^r xij; eau bouil. ℥ vj.) *Pommade de belladone.* HP. (Ext. de belladone Ʒ ij; eau dist. et axonge ana ℥ ij.) *Onguent de belladone.* W. Chevallier. (Ext. de belladone et cérat simple ana p. é.)

La racine de Mandragore, *Atropa mandragora*, L., plante très voisine de la précédente, jouit des mêmes propriétés. Elle était autrefois très usitée dans un grand nombre de maladies; aujourd'hui, on ne l'emploie qu'à l'extérieur, et encore assez rarement, en cataplasme, sur les tumeurs squirrheuses.

Stramonium ou Pomme-épineuse. *Stramonii herba. Datura stramonium*, L. Plante annuelle, indigène, qui croît abondamment dans les lieux incultes, et qui fleurit en juin. P. U. Toute la plante.

C. B. Tige herbacée, cylindrique, rameuse, haute de 2 à 4 pieds; feuil. grandes, ovales, sinuées et pétiolées; fl. blanches, très grandes, solitaires, cal. tubuleux, alongé, caduc, marqué de 5 côtes saillantes, cor. très grande, infundibuliforme, tube à 5 angles, ovaire pyramidal, hérissé de pointes, à 4 loges polyspermes, stigmate en fer à cheval; fr. capsule ovoïde, hérissée de piquants aigus, contenant des graines brunâtres, réniformes et inégales à leur surface.

P. P. Son odeur est vireuse et nauséabonde, et sa saveur âcre et amère.

P. C. Promnitz a trouvé dans la plante fraîche : matière extractive gommeuse 0,58; extractif 0,6; fécule 0,64; albumine 0,15; résine 0,12; sels 0,23; ligneux 3,15. M. Brande, en analysant les semences, y a découvert un principe immédiat alcaloïde, combiné à l'acide malique, qu'il a nommé *Daturine*. L'eau et l'al—

cool s'emparent par l'ébullition des principes actifs de
cette plante.

La Daturine, qui, d'après MM. Kirchoff et En-
gelbart, paraît être le principe actif du stramonium,
est blanche, pulvérulente, presque insoluble à froid
dans l'eau et dans l'alcool, mais soluble dans ce dernier
liquide bouillant, et susceptible de se combiner aux
acides pour former des sels solubles. Elle n'a pas encore
été employée en médecine.

U. L'action du stramonium sur l'économie animale
est semblable à celle de la belladone. On en a beaucoup
vanté l'usage comme antispasmodique, dans le traitement des convulsions, des névralgies, du rhumatisme, etc. ; mais il est très peu employé de nos jours.
C'est un médicament infidèle et dangereux.

D. et M. d'ad. Poudre, gr j à xx, progressivement. *Extractum stramonii.* F. R. *Extrait.* IIP. gr j à iv, en pilules. A l'ext. Décoction, en lotions, fomentations, etc.

Tabac. *Nicotianæ folia. Nicotiana tabacum*, L.
Plante originaire de l'Amérique et cultivée en France.
P. U. Les feuilles.

C. B. Tige dressée, rameuse et visqueuse, haute de 2 à 3 pieds; feuil.
alternes, pubescentes, très grandes, ovales, sessiles et pubescentes; fl.
disposées en panicule à l'extrémité des rameaux, grandes, roses, cal.
urcéolé, cor. infundibuliforme régulière, 5 étam., ovaire ovoïde, à 2
loges polyspermes; fr. capsule ovoïde à 2 valves.

P. P. Les feuilles du tabac, dans l'état frais, ont une
odeur vireuse et une saveur âcre et aromatique. Telles
qu'on les trouve dans le commerce, elles sont desséchées
et ont subi un commencement de fermentation qui
change, jusqu'à un certain point, leur nature. Leur couleur est alors d'un brun plus ou moins foncé, leur odeur
aromatique et pénétrante, et leur saveur très âcre.

P. C. D'après M. Vauquelin, le suc provenant des feuilles fraîches contient : une matière animale rouge, soluble dans l'eau et dans l'alcool ; un principe âcre, particulier, soluble dans l'eau et dans l'alcool, volatil, incolore, et qui paraît être la partie active ; de la résine verte, de l'albumine, du ligneux, de l'acide acétique et des sels. Le tabac du commerce offre en outre du carbonate d'ammoniaque. L'eau et l'alcool s'emparent facilement de ses principes actifs.

U. Administré à l'intérieur, le tabac irrite vivement la surface de l'estomac, et détermine des nausées, des vomissements et même des déjections sanguinolentes. Son absorption est suivie de pesanteurs de tête, de tremblements, de somnolence et d'autres phénomènes résultant de son action puissamment narcotique sur le système nerveux. Il peut même déterminer l'accélération et l'irrégularité du pouls, des sueurs abondantes, l'augmentation de la sécrétion d'urine ; enfin, à hautes doses, il agit très violemment à la manière des poisons narcotico-âcres.

L'usage du tabac comme errhin et comme masticatoire est trop généralement répandu pour qu'il soit besoin d'en parler ici. Quelques médecins l'ont employé comme émétique ; mais ce moyen n'est pas sans danger. On fait usage de diverses préparations de tabac dans les cas de catarrhes chroniques chez les individus d'un tempérament lymphatique. On l'a également vanté dans le traitement de l'hydropysie. Les lavements de tabac sont souvent administrés avec avantage dans les cas d'asphyxie, de hernies étranglées, ou pour détruire les ascarides.

Enfin on l'emploie à l'extérieur, contre la gale, la teigne, etc. ; M. Obierne de Dublin a obtenu de très bons effets de son usage, en fomentations, dans des cas de dysenterie, et il paraît qu'aux Antilles on est parvenu à guérir le tétanos au moyen de bains préparés avec une décoction de feuilles fraîches de tabac.

D. et M. d'an. A l'int. Infusion , ℥ j à ij dans eau bouill. ℥ vj pour 2 doses, comme émétique, très rarement employée. *Infusum nicotianæ Fowleri.* B. (Tabac de Virginie ℥ j ; eau bouill. ℥ xij ; alcool ℥ ij.) gut. xxx à lx, 2 fois par jour. *Vinum nicotianæ tabaci.* E. (Tabac 1 ; vin d'Espagne 12.) gut. x à xxx, dans un véhicule approprié. *Extractum nicotianæ.* F. gr j à iv. A l'ext. *Infusum tabaci.* L. (Tabac 1 ; eau bouill. 128) en lavements. *Lavement de tabac.* HP. (Tabac ℥ j ; eau bouill. ℔ ij ; émétique gr xij.) *Fomentation* dite *Eau de nicotiane.* HP. (Tabac ℥ ij ; eau bouill. ℔ j.) *Huile de nicotiane.* P. (Tabac 1 ; huile d'olives 2.) *Ceratum tabacinum.* B. (Suc exp. de tabac et cire ana 2 ; résine 1 ; huile de myrrhe q. s.) en frictions sur les dartres peu inflammatoires. *Epithème de tabac.* Dr Paris. (Fenil. de tabac ℥ j ; eau q. s.) pour appliquer à l'épigastre, comme émétique.

Jusquiame noire. *Hyosciami herba* et *semina.* *Hyosciamus niger*, L. Plante annuelle indigène, très commune dans les lieux incultes. P. U. Toute la plante et les semences.

C. B. Tige rameuse, couverte de poils, de 1 à 2 pieds de haut ; fenil alternes, grandes, ovales, profondément sinuées sur les bords, velues et visqueuses ; fl. jaunâtres, avec des stries d'un rouge vineux, presque sessiles, un épi uni-latéral, cal. tubuleux, subcampaniforme, cor. infundibuliforme, étam. diclines ; fr. capsule alongée, biloculaire, s'ouvrant par le sommet et contenant des graines tuberculeuses.

P. P. La couleur de cette plante fraîche est d'un vert terne, son odeur fétide et nauséabonde, et sa saveur douceâtre, puis un peu âcre.

P. C. La jusquiame noire contient de la résine, du mucilage, de l'extractif, de l'acide malique et quelques sels. M. Brande, en analysant les graines, y a découvert un principe immédiat alcaloïde, combiné à l'acide l'acide malique, qu'il a nommé *Hyosciamine*, et qu'il regarde comme le principe actif de la plante.

L'Hyosciamine est blanche, cristallisée en longs prismes, inaltérable à une haute température, insoluble dans l'eau, et forme des sels solubles avec les acides sulfurique et nitrique. Elle n'a pas encore été employée, et mériterait qu'on l'étudiât avec soin.

34

U. A hautes doses, la jusquiame agit comme les substances que nous venons d'examiner, c'est-à-dire, à la manière des poisons narcotico-âcres. A des doses moins fortes, c'est principalement sur le cerveau qu'elle porte son action. Elle produit de la céphalalgie, des vertiges, des hallucinations, une sorte d'ivresse gaie, quelquefois de la somnolence, d'autres fois, au contraire, une agitation extrême. Si cette excitation est portée au point d'occasioner une congestion cérébrale, on voit alors survenir une nouvelle série d'accidents, tels que l'engourdissement des membres, la prostration des forces, l'irrégularité du pouls, etc. D'après les observations de MM. Fouquier et Rattier, ce médicament n'est pas somnifère, et ses vertus ont été beaucoup exagérées. Ils assurent l'avoir administré, sous différentes formes, à des doses très considérables, sans en avoir obtenu que des effets très peu marqués. Quoi qu'il en soit, on l'a vanté dans le traitement des névralgies, de l'épilepsie, de l'hypochondrie, des toux nerveuses, des coliques de plomb, des tremblements musculaires, etc. A l'extérieur, on applique des cataplasmes de feuilles de jusquiame sur les tumeurs cancéreuses, pour calmer la douleur ; on les emploie aussi en lotions, fomentations, bains, etc.

D. ET M. D'AD. A l'int. Poudre, rarement, g^r j à ɘ j. *Emulsio seminis hyosciami.* B. (Semences de jusquiame 1 ; amandes douces 6; eau q. s.) Cochl. j, toutes les 2 heures. *Extrait.* P. *Extractum hyosciami.* L. E. D. Pɴ. Poʟ. Dᴀɴ. F. R. B. g^r j à ɘ j, en pilules. *Extrait alcoolique.* HP. *Pilules de jusquiame.* D^r Pᴀʀɪs. (Ext. de jusquiame ɘ j ; camphre g^r viij ; pour 12 pil.) n° iij, chaque soir. *Tinctura hyosciami.* L. E. D. (Jusquiame 1 ; alcool 8.) Pɴ. Poʟ. (Jusquiame 1; alcool 4; eau dist. 2.) ℥ ſs à j. A l'ext. Cataplasmes. Décoction, en bains, lotions, fomentations. *Lotio hyosciami.* H. ᴅᴇ Gᴜʏ. (Ext. de jusquiame ℈ j ; eau ℥ iij.) *Liniment anodin et résolutif.* HP. (Ext. de jusquiame ℈ ſs ; savon médic. ℈ ij ; huile de lis ℥ iv.) *Huile de jusquiame.* P. *Oleum coctum hyosciami.* Poʟ. Pɴ. (Jusquiame 1; huile d'olives 2.) *Emplastrum hyosciami.* Pɴ. Poʟ. B. (Jusquiame et cire ana 2 ; résine et huile d'olives ana 1.)

Les JᴜsQᴜɪᴀᴍᴇs ʙʟᴀɴᴄʜᴇ et ᴊᴀᴜɴᴇ, *Hyosciamus*

albus et *H. aureus*, L., agissent sur l'économie de la même manière que la précédente, mais avec un peu moins d'énergie. M. Chevallier prépare un *Sirop de jusquiame blanche* (Ext. sec de jusquiame blanche 1 ; sp. 576; chaque ℥ contient 1 gʳ d'extrait de jusquiame) dont on peut donner de ℥ ß à j.

Famille des Synanthérées.

Chicoracées.

LAITUE VIREUSE. *Lactucæ virosæ herba. Lactuca virosa,* L. Plante indigène, bisannuelle, qui croît sur le bord des chemins, et qui fleurit en juillet. P. U. Toute la plante.

C. B. Tige glauque, dressée, rameuse supérieurement, de 3 à 4 pieds de haut ; feuil. semi-amplexicaules, à nervures épineuses en dessous; fl. jaunes, en panicules à l'extrémité des rameaux , involucre cylindrique , imbriqué , phorante nu, plane, fleurons hermaphrodites ; fr. comprimé, portant une aigrette soyeuse.

P. P. Toute les parties de cette plante contiennent un suc lactescent très abondant; elles ont une odeur vireuse, désagréable, et une saveur âcre et amère.

P. C. La laitue vireuse contient un principe amer, un acide particulier, analogue à l'acide oxalique , de la résine, du caoutchouc, de la cire, de la gomme , de l'albumine et des sels.

U. Cette plante agit sur le système nerveux à la manière de la jusquiame et des autres solanées; c'est ainsi qu'on peut, dans beaucoup de cas, la substituer à l'opium. A doses assez fortes, elle occasione des nausées et des évacuations alvines, et souvent, surtout dans les cas d'œdème ou d'hydropisie, elle a produit une augmentation notable dans la sécrétion urinaire. On l'a administrée avec avantage dans l'hydropisie ascite, dans les engorgements des viscères abdominaux, la jaunisse, etc., et, comme succédanée de l'opium, dans les névroses.

D. ET M. D'AD. *Extrait.* P. *Succus spissatus lactucæ virosæ.* E. *Extrastum lactucæ virosæ.* R. g^r ij à ℈ j et même ℨ j, en pilules.

THRIDACE. *Thridax* seu *Lactucarium.* Suc fourni, à l'époque de la fructification, par la LAITUE CULTIVÉE, *Lactuca sativa*, L., plante annuelle, cultivée dans tous les jardins potagers.

C. B. Feuil. ovales, entières, très larges; fl. jaunes, plus petites que celles de la précédente.

P. P. La thridace est sous forme d'extrait sec, attirant puissamment l'humidité, d'une couleur brune, d'une saveur et d'une odeur qui rappellent celles de l'opium.

P. C. D'après l'analyse de M. Schrader, cette substance contient : résine particulière 34,2 ; principe amer 36,3 ; gomme 3,5 ; fibres végétales et sels 26. M. Caventou, qui a examiné la thridace, n'y a trouvé aucun principe analogue à la morphine, mais de l'acide malique, de la chaux, etc.

PRÉP. On fait des incisions à la tige de la laitue avec un couteau d'argent; le suc laiteux s'écoule promptement et se concrète. On pile ensuite, dans un mortier de marbre, cette tige coupée par tronçons, et on évapore, jusqu'à consistance d'extrait, le suc ainsi obtenu, qu'on mêle avec le premier produit.

U. La thridace, qui a été d'abord employée par le docteur Cox de Philadelphie, et ensuite par le docteur Duncan, sous le nom de *Lactucarium*, comme succédanée de l'opium, a été récemmment remise en usage et étudiée par M. François. D'après les observations de ce praticien distingué, ce médicament paraît agir en diminuant la fréquence du pouls et la chaleur animale. Il possède, à un degré marqué, la propriété de produire le sommeil, sans déterminer jamais le narcotisme, et sans agir comme stimulant, ainsi que le fait l'opium;

c'est pourquoi on peut l'administrer même dans les cas
d'inflammation aiguë. M. François l'a employé dans
un grand nombre de cas pour provoquer le sommeil, et
il assure en avoir obtenu de très heureux effets.

D. et M. d'ad. G᷎ ij à iv et progressivement jusqu'à x à xv, sous forme
de pilules.

Famille des Scrophulariées.

Digitale pourprée. *Digitalis folia. Digitalis purpurea*, L, . Plante bisannuelle, indigène, qui fleurit en
juin et juillet. P. U. Les feuilles.

C. B. Tige herbacée, simple, droite, velue, haute de 2 à 3 pieds;
feuil. radicales très grandes, ovales, blanchâtres, velues sur les 2 faces;
fl. d'un rouge vif, pendantes, en épi unilatéral au sommet de la tige,
cal. persistant, à 5 div. profondes, cor. irrégulièrement campaniforme,
tachetée intérieurement de points noirs; fr. capsule ovoïde, acuminée,
bivalve.

P. P. Les feuilles de cette plante ont une odeur un
peu vireuse, et une saveur âcre, amère et désagréable.

P. C. D'après les analyses simultanées de MM. Des-
touches et Bidault de Villiers, la digitale contient un
extrait aqueux brun, un autre extrait alcoolique, une
matière verte huileuse, des sels, de l'oxide de fer, etc.
M Leroyer de Genève y a découvert une substance
particulière, qu'il regarde comme le principe actif de
cette plante, et qu'il a nommée *Digitaline*; mais, d'a-
près M. Dulong, cette substance ne serait pas de nature
alcaline, et ne serait qu'un composé de plusieurs autres,
toutes solubles dans l'éther.

La Digitaline, telle que l'a obtenue M. Leroyer, est
brune, poisseuse, extrêmement déliquescente, faiblement alcaline, d'une amertume très forte et presque incristallisable. Cette substance, quelle que soit sa nature,
jouit au plus haut degré des propriétés de la digitale,

comme le prouvent les expériences que M. Prévost a faites sur plusieurs espèces d'animaux. Elle n'a pas encore été employée en médecine.

Subst. incomp. Le sulfate de fer, l'infusion de quinquina, l'acétate de plomb.

U. A hautes doses, la digitale irrite vivement la surface gastro-intestinale, et produit des nausées, des vomissements et des déjections alvines très abondantes. Elle porte ensuite son action sur le système nerveux, et occasione de vertiges, l'obscurcissement de la vue, le délire, des convulsions ou un affaissement général, et enfin la mort. Lorsqu'on l'administre à moindres doses, on n'observe plus que des nausées et de légères coliques, sans cependant qu'il y ait toujours perte d'appétit. Quant aux effets généraux, ils se manifestent par l'augmentation marquée de la sécrétion de l'urine, l'accélération de la circulation, bientôt suivie d'un ralentissement plus ou moins considérable, etc.; et si l'on en continue l'usage à cette dose, le malade tombe peu à peu dans un accablement profond, et éprouve des nausées continuelles, de la pesanteur de tête, de la langueur et une faiblesse musculaire très marquée. Employée à petites doses, et pendant quelque temps, la digitale peut quelquefois augmenter d'abord le nombre des pulsations artérielles, mais, en général, elle le diminue d'une manière progressive. On a vu, sous son influence, le pouls ne battre que trente au lieu de soixante-dix fois par minutes, et cette action sédative persisté quelquefois assez long-temps après qu'on en a cessé l'usage. La plupart des auteurs attribuent encore à la digitale le pouvoir de diminuer les sécrétions morbides, et d'activer l'absorption.

La digitale est très usitée en médecine. On l'administre principalement comme calmant dans les palpitations nerveuses, l'hémoptysie, l'asthme, les toux nerveuses, et sur la fin des catarrhes pulmonaires. On a profité,

dans le traitement de l'anasarque et des hydropisies,
de son action puissamment diurétique et de celle qu'elle
paraît avoir sur l'absorption. On l'a aussi conseillée dans
les maladies scrofuleuses. Enfin les médecins italiens la
regardent comme un puissant contre-stimulant, et la donnent à hautes doses dans les maladies inflammatoires,
surtout dans la péripneumonie aiguë. C'est au ralentissement de la circulation qu'elle produit qu'il faut proba-
blement rapporter les bons effets qu'ils en obtiennent
dans ces cas.

D. ETM. D'AD. Poudre, gr ij à xij et progressivement jusqu'à Ƌ j et même
Ʒ ß, en pilules. Infusion, Ʒ j à iij par ℔ ij d'eau bouillante. *Infusum digitalis.* L. E. (Digitale 1 ; alcool de canelle 8 ; eau bouill. 64.) Ʒ
ß à j. *Decoctum digitalis.* D. (Digitale 1 ; eau 80.) mêmes doses. *Teinture.*
P. *Tinctura digitalis.* L. E. D. A. (Digitale 1 ; alcool 8.) Pol. F. Pn. (Digitale 1 ; alcool 4 ; eau dist. 2.) gut. x à Ƌ j et plus dans une potion.
Teinture éthérée de digitale. P. *Tinctura digitalis œtherea.* Pol. (Digitale
1 ; éther sulfurique 8.) gut. x à xx. *Potion diurétique.* HP. (Teint. de digitale Ʒ j ; infus. de thé Ʒ iv; miel scillitique Ʒ j.) A l'ext. Décoction, en
lavements, lotions, fomentations. *Fomentum digitalis.* H. DE GUY. (Digitale
Ʒ j; eau bouillante ℔ ij.)

GRANDE CIGUE. *Cicutæ majoris herba. Conium
maculatum*, L. Plante indigène, bisannuelle, qui croît
dans les lieux bas et humides, et fleurit en juin et juillet. P. U. Toute la plante.

C. B. Tige herbacée, rameuse, glabre, marquée de taches noirâtres,
haute de 3 à 6 pieds ; feuill. alternes, tripinnées, très grandes, profondément dentées ; fl. blanches, petites, en ombelles terminales, composées de 10 à 12 rayons, involucre à 3 ou 5 folioles, involucelle à 3
folioles unilatérales, pét. cordiformes ; fr. diakènes globuleux, didymes.

P. P. L'odeur de cette plante fraîche, lorsqu'on la
froisse entre les doigts, est vireuse et se rapproche de
celle de l'urine de chat ; sa saveur est âcre et nauséabonde.

P. C. D'après M. Brande, cette plante contient une
substance particulière alcaloïde qu'il nomme *Cicutine*,

une huile très odorante, de l'albumine, de la résine ,
une matière colorante et des sels L'éther et l'alcool
s'emparent de ses principes actifs , tandis que l'eau n'en
dissout que fort peu.

Subst. incomp. Les acides diminuent beaucoup l'é-
nergie de la ciguë.

U. La ciguë irrite vivement les parties avec lesquelles
elle est en contact, et à hautes doses, agit à la manière des
poisons narcotico-âcres. Après qu'elle a été absorbée ,
elle porte principalement son action sur le cerveau, et
tantôt exerce une influence sédative très marquée :
d'autres fois, au contraire , occasione la céphalalgie, les
vertiges , l'agitation, le délire, la somnolence et la
mort, qui paraît être précédée d'une congestion cérébrale.
A petites doses, son mode d'action se rapproche de
celui de la belladone. On l'emploie comme sédatif dans
le traitement de plusieurs affections nerveuses, le priapisme, les toux rebelles , etc. On l'a aussi beaucoup
vantée dans les cas d'engorgements des mamelles, et
même dans les affections squirrheuses et cancéreuses ,
dont elle calme les douleurs lancinantes. Elle paraît
pouvoir être vraiment utile, soit à l'intérieur, soit à
l'extérieur , dans le traitement de certains engorgements
chroniques des viscères.

D. et M. d'ad. A l'int. Poudre, gr ij à Ɔ j en pilules *Infusum conii.*
II. de Guy. (Ciguë et coriandre ana Ʒ ij; eau bouill. ℥ viij.; ℥ j à ij 2 ou
3 fois par jour. *Extrait. P. Extractum conii.* L. E. D. A. Por.. Pa. B. Dan.
gr ij à Ɔ j en pilules. *Extrait préparé sans fécule.* P. gr j à xv. *Pilules
dépuratives.* HP. (Ext. de ciguë Ʒ iv ; opium gr xviij ; calomel Ʒ ß ;
sp. q. s. ; pour 32 pil.) n° ij à vj. *Pilules de ciguë de Stoerck.* Dr Pant.
(Ext. de ciguë Ʒ j ; feuil. de ciguë pulv. q. s. ; pour des pilules de 2 gr.)
n° j à iv, deux fois le jour. *Potion avec l'extrait de ciguë.* Dr Pant. (Ext.
de ciguë et de jusquiame ana gr v ; mucil. de gom. arabique Ʒ ij ; acét.
d'ammon. liq. et eau ana ℥ ß; sp. de coquelicots Ʒ j.) A prendre toutes
les 4 heures. *Mistura conii composita.* II. de Guy. (Ext. de ciguë Ʒ j; sous-
carbon. de soude Ʒ j ß ; alcool de piment Ʒ vj; décoction de réglisse Ʒ
xj.) Ʒ j à ij, 3 ou 4 fois par jour.

A l'ext. *Fomentations calmantes.* Dr Pant. (Ciguë ℥ j ; eau bouill·

℔ ij ß.) *Fomentum conii compositum.* H. de Guy. (Ciguë ℥ ij; camomille romaine ℥ ß ; eau ℔ ij.) *Cataplasme de ciguë.* Dr Paris. (Ciguë ℥ ij ; mie de pain ℥ vj ; eau ℔ j ß.) *Emplâtre de ciguë.* P. *Emplastrum cicutæ cum ammoniaco.* R. (Ciguë 500 ; huile de ciguë 32 ; gom. ammoniaque 125 ; résine 240 ; cire 160 ; poix blanche 112.) *Emplastrum conii.* A. B. Pa. Pol. (Ciguë, cire et résine ana 2 ; huile d'olives 1.) *Huile de ciguë.* P. (Ciguë 1 ; huile d'olives 2.) en onctions.

La Cicutaire aquatique ou Cigue vireuse, *Cicuta virosa*, L., et la Petite cigue ou Ethuse, *Æthusa cynapium*, L., plantes indigènes, très voisines de la précédente, agissent sur l'économie à peu près comme la grande ciguë. Elles étaient autrefois employées, mais elles sont tout-à-fait inusitées aujourd'hui.

Famille des Renonculacées.

Aconit napel. *Aconiti herba. Aconitum napellus*, L. Plante vivace, qui croît dans les montagnes du Jura et de la Suisse, et fleurit au mois de juin. P. U. Les feuilles et la racine.

C. B. Tige herbacée, dressée, simple, haute de 3 à 4 pieds ; feuill. alternes, pétiolées, à 7 lobes, incisées en lanières étroites ; fl. bleues, grandes, en épi à la partie supérieure de la tige, cal. pétaloïde, à 5 sép. inégaux, le supérieur en forme de casque, cor. 2 pét. irréguliers, onguiculés, 30 étam. environ, 3 pistils, ovaire à une loge polysperme ; fr formé de 3 capsules alongées, s'ouvant en dehors.

P. P. La racine de l'aconit napel est napiforme, noirâtre en dehors et blanche en dedans ; son odeur, ainsi que celle du reste de la plante, et surtout des feuilles, est faible, mais nauséabonde, et leur saveur âcre et amère laisse dans la bouche un sentiment de chaleur et de cuisson et une sorte d'engourdissement.

P. C. D'après l'analyse de M. Pallas, cette plante contient une substance alcaloïde, déjà annoncée par M. Brande, et nommée *Aconitine*, une matière huileuse noire, une matière verte analogue à celle du

quinquina, de l'albumine, des malate, muriate et
sulfate de chaux , de l'amidon et du ligneux. L'eau et
l'alcool se chargent de ses principes actifs.

L'Aconitine qui paraît être, selon M. Pallas, le
principe actif de la plante qui nous occupe, a été peu
étudiée jusqu'alors. On sait seulement qu'elle est sous
forme d'écailles jaunâtres, transparentes, d'une saveur
très amère, solubles dans l'eau, à peine solubles dans
l'alcool froid, et faiblement alcalines.

U. L'aconit napel, à hautes doses, est un poison
narcotico-âcre très énergique, dont l'action se porte
spécialement sur le système nerveux et sur le cerveau.
Il produit une sorte d'aliénation mentale, une inflammation violente des organes digestifs, et la mort. A
petites doses, cette substance paraît agir en augmentant
la fréquence du pouls et l'activité des sécrétions rénales
et cutanées. On l'a employée avec avantage dans le traitement du rhumatisme chronique, de la goutte, de la
syphilis constitutionelle, de la paralysie, de l'amaurose
et des affections cancéreuses. M. Fouquier, auquel on
doit de nombreuses expériences sur l'action de l'aconit,
lui a reconnu une vertu diurétique évidente, et l'a employé avec succès contre les hydropisies.

D. et M. d'ad. Poudre, g^r ij à Ʒ ß, progressivement en pilules. Extrait. P. Extractnm aconiti. L. E. Dan. Pn. Pol. A. F. B. R. ꝯ j à Ɔ j
progressivement en pil. *Tinctura aconiti.* Pr. Pol. (Aconit 1 ; alcool 4.)
gut. x à Ɔ j , dans une potion.

Quelques .autres espèces de ce genre, telles que
l'*Aconitum anthora, A. cammarum* et *A. lycoctonum,*
L., paraissent jouir absolument des mêmes propriétés
que celui dont nous venons de parler, et pourraient très
bien le remplacer au besoin.

Famille des Rosacées.

Laurier-cerise. *Lauro-cerasi folia. Cerasus lauro-cerasus*, Wilden. Arbrisseau originaire des bords de la mer Noire et naturalisé en France, où on le cultive dans les jardins. P. U. Les feuilles.

C. B. Tronc lisse, noirâtre, de 15 à 25 pieds de haut; feuil. persistantes, toujours vertes, allongées, entières et luisantes; fl. en épi, axillaires, blanches, ayant une forte odeur d'amandes amères; fr. drupes ovoïdes, noirâtres, semblables à la cerise qu'on nomme *guigne*.

P, P. Les feuilles, les fleurs et les amandes du laurier-cerise ont une odeur très forte d'acide prussique, et une saveur amère semblable à celle des amandes amères.

P. C. Les feuilles de cet arbuste contiennent une assez grande quantité d'acide prussique et une huile essentielle presque concrète, blanche et très âcre. L'eau et l'alcool s'emparent de leurs principes actifs.

U. La manière d'agir de cette substance est la même que celle de l'acide prussique (*Voy.* p. 408); seulement elle est beaucoup moins énergique. L'eau distillée et l'huile essentielle sont très employées par les médecins italiens, qui les considèrent comme d'excellents contro-stimulants. M. Fouquier a fait un grand nombre d'expériences sur l'action de ce médicament. Il assure avoir donné l'eau distillée de laurier-cerise, jusqu'à 12 onces et plus par jour, sans obtenir d'effets marqués, si ce n'est quelques vomissements et par fois de légers embarras gastriques. Cependant il existe un trop grand nombre d'exemples d'empoisonnements par cette substance, pour qu'on doive la regarder comme inerte. De nouvelles expériences seraient nécessaires pour fixer les idées à cet égard. On l'a conseillé dans les affections nerveuses, dans les cas d'engorgement des viscères abdominaux, dans les catarrhes pulmonaires chroniques, et en un mot, dans tous les cas où l'emploi de l'acide prussique est indiqué.

D. ET M. D'AD. *Eau distillée.* P. *Aqua lauro-cerasi.* POL. DAN. B. PR. A. R. gut vj à ℨ ß et plus progressivement, dans une potion. *Potion béchique.* HP. (Eau dist. de laurier-cerise ℨ ß ; julep béchique ℥ iv.) par cuill. A l'ext. *Infusum lauro-cerasi.* B. (Laurier-cerise et miel ana 1; eau bouill. 6.) En fomentation sur les ulcères cancéreux.

Les AMANDES AMÈRES, *Amygdalæ amaræ*, fruits de l'*Amygdalus communis*, Var. . L., ont une saveur amère et une odeur qu'elles doivent à une assez grande quantité d'acide prussique qu'elles contiennent. Elles agissent sur l'économie de la même manière que le laurier-cerise. Quelques praticiens allemands, entre autres M. Hufeland, les ont employées sous forme d'émulsion et autrement pour combattre les fièvres intermittentes. On prépare une *Eau distillée d'amandes amères*, P., qu'on emploie de la même manière et dans les mêmes cas que celle de laurier-cerise.

Les amandes du PÊCHER, *Persica vulgaris*, De Cand.; de l'ABRICOTIER, *Armeniaca vulgaris*, Lam.; du PRUNIER, *Prunus domestica*, L.; du CERISIER, *Cerasus vulgaris*, Miller; du MÉRISIER, *Cerasus avium*, Jussieu, etc., contiennent, comme les précédentes, de l'acide prussique, et jouissent par conséquent des mêmes propriétés. Cependant elles ne sont pas employées en médecine. C'est avec les noyaux concassés du mérisier qu'on prépare une liqueur alcoolique très estimée nommée *Kirschenwasser* (Eau de cerises.)

ACIDE PRUSSIQUE OU HYDRO-CYANIQUE. *Acidum hydro-cyanicum* seu *Prussicum*. Il existe dans la nature dans plusieurs végétaux; mais celui qu'on emploie en médecine est toujours le produit de l'art.

P. P. Cet acide pur, qu'on nomme *Acide prussique de Gay-Lussac*, est liquide, transparent, incolore, d'une saveur d'abord fraîche, puis âcre et caustique, d'une odeur extrêmement forte, semblable à celle des amandes amères, et d'une pesanteur spécifique de 0,70583 à 7°.

P. C. Il est formé, d'après M. Gay-Lussac, de : carbone 44,69; azote 51,66, et hydrogène 3,65. Il est très volatil, entre en ébullition à 26° 5, et se congèle, en cristallisant, à 15°. Lorsqu'on en verse quelques gouttes sur du papier, une partie se réduit si promptement en vapeurs, que le froid ainsi produit suffit pour congeler l'autre. Abandonné à lui-même dans des vaisseaux même bien fermés, il se décompose très rapidement, et prend alors une teinte brune rougeâtre plus ou moins foncée. Chauffé au rouge, il est décomposé : à l'air libre, il brûle avec flamme. Il est très soluble dans l'eau et dans l'alcool; mais comme il est beaucoup plus léger que ces liquides, il s'en sépare facilement et vient se rassembler à la surface. Il ne rougit que faiblement le tournesol, et peut se combiner avec quelques bases salifiables pour former des hydro-cyanates.

Subst. incomp. Les acides minéraux, les sels de fer, les sulfures, le chlore, les oxides de mercure, d'antimoine, le nitrate d'argent, etc.

Prép. On obtient l'acide hydro-cyanique anhydre, ou de Gay-Lussac, en traitant, dans un appareil convenable, le bi-cyanure de mercure par les 2/3 de son poids d'acide hydro-chlorique ou par l'acide hydrosulfurique. Mais comme cet acide pur n'est pas employé en médecine, on a proposé divers procédés pour l'obtenir mélangé avec une quantité d'eau déterminée. Nous ne parlerons pas de celui de Scheele, parce qu'il est à juste titre abandonné, à cause de l'inconstance de ses résultats. Le procédé de M. Vauquelin, tel qu'il est indiqué dans le Codex, donne une dissolution aqueuse qui contient 17 grains d'acide prussique anhydre par once, c'est-à-dire 1/35 en poids. Celui de M. Robiquet, aussi décrit dans le Codex, fournit un mélange

d'eau et d'acide par parties égales. Enfin le procédé de
M. Magendie, qui est le plus sûr de tous, et qui paraît
aujourd'hui généralement adopté, consiste à mélanger
l'acide anhydre de Guy-Lussac avec de l'eau, dans la
proportion de 1 du premier sur 6 de la seconde en
volume, ou de 8,5 en poids. C'est ce mélange que
M. Magendie nomme *Acide prussique médicinal;* mais
comme il se décompose avec une grande facilité, le
même praticien a proposé récemment de remplacer l'eau
distillée par la même proportion d'alcool, et a nommé
ce mélange, bien moins altérable, *Acide prussique
médicinal alcoolisé.*

U. L'acide hydro-cyanique pur est le poison le plus
violent que l'on connaisse, même à des doses extrêmement faibles. Quelques atomes appliqués sur l'œil font
tomber mort le chien le plus vigoureux, comme s'il était
frappé de la foudre. Etendu d'eau, et à petites doses, il
agit d'abord en irritant légèrement l'estomac, et par
suite de cette action locale, il augmente la fréquence du
pouls; mais ces effets stimulants ne sont que momenta-
nés; car bientôt, sous l'influence de ce médicament,
on voit la sensibilité et la contractilité musculaire diminuer d'une manière remarquable. La prostration des
forces peut même devenir extrême; mais elle n'est accompagnée ni de sueurs, ni de somnolence, comme il arrive quand on fait usage de l'opium. On peut donc considérer l'acide prussique comme un calmant très énergique. C'est M. Magendie qui, en France, a le premier
appelé l'attention des médecins sur cet agent thérapeutique. On l'emploie avec succès pour combattre les toux
nerveuses et convulsives, les accès d'asthme, la coqueluche, les palpitations spasmodiques, quelques névralgies,
etc. En Angleterre, on l'administre avec avantage, soit
à l'intérieur, soit en lotions sur les parties malades, dans
plusieurs affections cutanées chroniques, douloureuses,
ou accompagnées de beaucoup de démangeaisons. On l'a
également vanté contre la phthisie pulmonaire; mais

dans les cas de ce genre, il n'est réellement utile que pour calmer la toux qui tourmente les malades. Comme ce médicament, entre des mains imprudentes, serait extrêmement dangereux, il faut apporter à son administration l'attention la plus scrupuleuse. Il est nécessaire, à cause des degrés différents de concentration de l'acide prussique obtenu par les divers procédés que nous avons indiqués, il est nécessaire, disons-nous, de désigner clairement dans la formule celui dont on entend se servir, et de recommander aux malades ou aux personnes qui l'entourent, d'agiter le mélange chaque fois qu'on veut en administrer une dose, pour éviter l'accumulation de l'acide à la surface, ce qui pourrait donner lieu à de graves accidents. Enfin il faut recommander au pharmacien d'envelopper d'un papier noir ou bleu la phiole destinée à contenir le mélange.

D. ET M. D'AD. *Acide prussique médicinal.* FM. gut. ij à vj, 3 ou 4 fois par jour dans une potion. *Potion pectorale.* FM. (Ac. prussique médicinal gut. xv; inf. de lierre terrestre ℥ j; sp. de guimauve ℥ j.) Coch. j, toutes les 3 heures. *Mélange pectoral.* FM. (Ac. prussique médicinal 1; eau dist. 128; sucre 12.) Cochl. ij par jour, une le matin et l'autre le soir. *Sirop cyanique.* FM. (Ac. prussique médic. 1; sp. de sucre 128; chaque once contient 4 1/2 g' d'acide.) ℥ j à ℥ ij dans une potion. *Sirop hydro-cyanique.* P. (Ac. prussique préparé d'après le procédé de M. Vauquelin 1; sp. 9.) Ce sirop contient une si énorme proportion d'acide prussique qu'on ne pourrait le donner que par gouttes. Il n'est jamais employé. *Mélange calmant pour lotions.* FM. (Ac. prussique médic. 1; eau de laitue 128.)

CYANURE DE POTASSIUM. *Cyanuretum potassii.* Ce composé n'existe pas dans la nature.

P. P. Il est sous forme de cristaux cubiques, blancs, transparents, d'une odeur nulle, et d'une saveur âcre et caustique.

P. C. Le cyanure de potassium est soluble dans l'eau, et passe, en s'y dissolvant, à l'état d'hydro-cyanate de potasse, qui est toujours alcalin.

SUBST. INCOMP. Tous les acides, même plus faibles, la plupart des sels métalliques.

PRÉP. On l'obtient en chauffant long-temps, dans un creuset, de l'hydro-cyanate ferruré de potasse. On dissout dans l'eau la masse qui résulte de cette calcination : on filtre et on laisse cristalliser la liqueur.

U. MM. Villermé et Robiquet, pour remédier aux inconvénients que présente l'administration de l'acide prussique liquide, en raison de sa grande volatilité et de la facilité avec laquelle il se décompose, ont proposé de lui substituer la substance qui nous occupe. Des expériences faites sur les animaux prouvent que le cyanure de potassium agit absolument de la même manière que l'acide prussique, mais avec un peu moins de violence. On l'administre dans les cas où l'emploi de cet acide est indiqué.

D. ET M. D'AD. G^r 1/8 à j, dans une potion ou en pilules. *Potion avec le cyanure de potassium.* FM. (Cyanure de pot. g^r 1/2 ; eau de laitue ℥ ij ; sp. de guimauve ℥ j.) Cochl. j, de 2 en 2 heures. *Solution de cyanure de potassium ou Hydro-cyanate de potasse médicinal.* FM. (Cyanure de pot. 1 ; eau dist. 8.) gut. iv à xx, dans une potion. *Potion pectorale.* FM. (Hydro-cyan. de pot. médic. gut. xv ; infus. de lierre-terrestre ℥ ij ; sp. de guimauve ℥ j.) Coch. min. j, toutes les 3 heures. *Mélange pectoral.* FM. (Hydro-cyan. de pot. médic. 1 ; eau dist. 128 ; sucre 12.) Cochl. j, matin et soir et progressivement jusqu'à vj ou viij par jour. *Sirop d'hydro-cyanate de potasse.* FM. (Hydro-cyanate de potasse 1 ; sp. de sucre 128 ; 1 ℥ contient g^r 4 1/2 d'hydro-cyanate.) ℥ ß à j, dans une potion.

Le CYANURE DE ZINC, *Cyanuretum zinci*, vient d'être proposé en Allemagne pour remplacer l'acide prussique. Le docteur Henning dit l'avoir employé avec beaucoup de succès, non seulement dans les cas où l'on donne ordinairement cet acide, mais encore dans les maladies vermineuses des enfants. Il l'administre à la dose de g^r j, mêlé à de la poudre de jalap ; et dans les affections nerveuses qu'on nomme *crampes d'estomac*, il emploie avec avantage le cyanure de zinc sous la forme de *Poudre antigastralgique*, FM., (Cyanure de zinc 6 ; magnésie calcinée 4 ; cannelle 3.), dont il fait prendre g, x à xij, toutes les quatre heures.

CHAPITRE IX.

MÉDICAMENTS ÉMÉTIQUES.

Quoiqu'un très grand nombre de substances médicamenteuses puissent , lorsqu'elles sont portées dans l'estomac en assez grande quantité, déterminer le vomissement ; nous ne rangeons cependant sous la dénomination d'*Emétiques* (ἐμέω , je vomis), que celles qui donnent lieu à ce phénomène , quelle que soit la manière dont elles sont introduites dans le torrent de la circulation. En effet , ces médicaments n'agissent pas ainsi seulement par suite de leur action locale, mais bien en vertu d'une influence spéciale qu'ils exercent sur l'estomac et sur les muscles abdominaux; influence qui se manifeste à la suite de l'absorption de leurs molécules. Leur action générale est également caractérisée par l'excitation de la plupart des organes , l'augmentation de la transpiration cutanée ou de la sécrétion de l'urine, le développement du pouls , etc.

Les émétiques proprement dits sont en petit nombre, et sont fréquemment employés, quoique beaucoup moins que jadis , dans une foule de cas que nous indiquerons plus bas. (*Voy*. Tartre émétique et Ipécacuanha.)

SUBSTANCES ÉMÉTIQUES MINÉRALES.

TARTRATE ACIDE DE POTASSE ET D'ANTIMOINE. *Tartras stibii et potassœ* seu *Tartarus emeticus*. Tartre antimonié de potasse. Tartre stibié. Emétique. Ce sel double est toujours le produit de l'art.

P. P. L'émétique cristallise en octaèdres ou en té-

traèdres transparents, incolores, légèrement efflorescents,
inodores, et d'une saveur styptique et nauséabonde.

P. C. Il contient 54 de tartrate d'antimoine et 34 de
tartrate de potasse. Chauffé, il noircit, se décompose,
et donne de l'antimoine métallique. Il est soluble dans
15 d'eau froide et 2 de ce liquide bouillant; enfin il
rougit fortement la teinture de tournesol.

Subst. incomp. Les acides concentrés, les oxides
métalliques de la seconde classe et leurs carbonates, les
hydro-sulfates, les savons, l'acide gallique, et la plupart des substances végétales amères et astringentes,
telles que le quinquina, la rhubarbe, etc.

Prép. On fait bouillir parties égales de crême de
tartre et de verre d'antimoine dans 12 parties d'eau
distillée ; on filtre la liqueur et on la fait cristalliser.

U. L'action locale du tartrate de potasse et d'antimoine est essentiellement irritante; aussi, appliqué sur
la peau, détermine-t-il ordinairement une éruption pus-
tuleuse d'un aspect particulier, et une inflammation plus
ou moins intense. Pris à l'intérieur, en grande quantité à la fois, il agit comme un poison violent et peut
donner lieu à une inflammation très vive de tout le canal
intestinal. Administré à petites doses, les premiers effets
qui en résultent sont des vomissements fréquents et des
évacuations alvines ; mais ces vomissemeuts ne doivent
pas être attribués à l'action locale de cette substance ;
car, comme nous l'avons déjà dit chapitre I, page 22,
ils ont lieu toutes les fois que l'émétique est introduit
d'une manière quelconque dans le torrent de la circulation, soit qu'on l'ingère dans l'estomac, soit qu'on
l'injecte dans les veines, ou qu'enfin on l'applique sur
une surface absorbante quelconque. Ils paraissent donc
dépendre d'une action spéciale de ce médicament sur le
canal digestif. Mais ces phénomènes, qui suivent toujours
l'administration d'une première dose de tartre émétique,
cessent bientôt, si l'on continue à le donner à de courts
intervalles, une heure par exemple, même à des doses

très élevées. Souvent alors l'appétit paraît augmenter, et
le malade est tourmenté de la faim. On peut ainsi administrer jusqu'à 36 et 48 grains de ce sel, dans les
24 heures, sans produire aucun symptôme d'empoisonnement. On observe alors des effets très remarquables, et dont il est impossible de se rendre compte
d'une manière satisfaisante : le pouls se ralentit considérablement, sans cependant perdre de sa force; la
transpiration cutanée est, en général, beaucoup augmentée, et les sueurs peuvent même devenir continuelles.
Mais, au bout de quelques jours de l'administration continue du tartre émétique, le malade éprouve souvent du
dégoût, un malaise général, une grande répugnance pour
ce médicament, et quelquefois même les vomissements
reparaissent. Laennec pense que cette substance jouit
encore de la propriété d'activer l'absorption. Cette
opinion paraît avoir été partagée par Jenner et le docteur Baron; car depuis long-temps ils conseillaient l'usage
de l'émétique à doses fractionnées, de manière à produire des nausées continuelles, dans le traitement de la
phthisie pulmonaire tuberculeuse, dans les cas de dé-
génération tuberculeuse de la plèvre, du péritoine, du
foie, et dans les engorgements glanduleux chroniques.

D'après ce que nous venons de dire, on voit que
l'émétique peut remplir deux indications très différentes,
suivant qu'on l'administre de telle ou telle manière. On
l'a pendant long-temps donné dans la seule vue de provoquer le vomissement, et c'est encore aujourd'hui l'un
des vomitifs dont on se sert le plus fréquemment et dont
l'emploi est le plus sûr et le plus commode. Depuis
quelques années, M. Rasori et plusieurs autres médecins
ont appelé l'attention sur les avantages qu'on peut retirer de l'emploi de ce sel, à hautes doses, et donné d'une
manière continue, dans le traitement des maladies inflammatoires aiguës. Ils le considèrent comme un des
contro-stimulants les plus énergiques, et l'emploient
comme tel avec avantage, pourvu que les premières doses

ne provoquent ni vomissements ni superpurgations, et qu'il y ait ce qu'ils nomment *tolérance*. Plusieurs praticiens français, entre autres Laennec, ont constaté l'efficacité de ce moyen dans le traitement de la péripneumonie, de la jaunisse, de l'hépatite, et, en général, des inflammations parenchymateuses.

D. ᴇᴛ M. ᴅ'ᴀᴅ. Comme vomitif gʳ j à iv, dans deux verres d'eau tiède, par demi-verre toutes les demi-heures. Comme purgatif, gʳ j à ij dans ℔ ij d'un véhicule aqueux dont on donne un verre toutes les heures. Comme contro-stimulant, gʳ iv à Ɔ j et progressivement jusqu'à Ɔ ij dans les 24 heures. *Apozème contro-stimulant de Laennec.* HP. (Emétique gʳ vj ; infusion de feuilles d'oranger ℔ j ; sp. ℥ ij.) ℥ iij toutes les 2 heures. On augmente la dose de l'émétique de gʳ iij par jour. *Potion vomitive dite Eau bénite.* HP. (Emétique gʳ vj ; eau ℥ viij.) à prendre en deux fois, à une heure d'intervalle, dans le traitement de la colique des peintres, selon la méthode de la Charité. *Potion vomitive.* HP. (Emétique gʳ iij ; sp. de miel ℥ ß ; eau ℥ iv.) ℥ j toutes les heures. *Potion émétocathartique.* HP. (Emét. gʳ ij ; sulf. de soude ℥ ß ; bouill. de veau ℔ ij.) un verre toutes les demi-heures. *Pot. stibio-opiacée du Dʳ Peysson.* HP. (Emét. et opium aua gʳ j ; gom. adragant Ɔ j ; eau de fl. d'oranger ℨ ij ; eau ℥ viij.) Cochl. j toutes les demi-heures. *Vin émétique.* P. (Emétique 1 ; vin blanc 500 ; 1 ℥ contient un peu plus d'un gʳ d'émétique.) A l'int. rarement comme émétique, ℥ j à ij ; comme diaphorétique, ℨ j à iv. *Liquor antimonii tartarisati.* L. *Vinum stibiatum.* E. F. Pʀ. Dᴀɴ. Poɪ. (Emétique 1 ; vin d'Espagne 240 ; 1 ℥ contient 2 gʳ d'émétique.) gut. x à ℨ j, toutes les 3 heures dans un véhicule approprié. A l'ext. gʳ xij à Ɔ j sur un emplâtre de poix de Bourgogne. *Pommade stibiée dite d'Autenrieth.* P. (Emétique 5 ; axonge 16.) *Pomm. stibiée.* HP. (Emétique ℨ j ; axonge ℥ j.) *Unguentum tartari stibiatum.* Pɴ. (Emétique 1 ; axonge 2.) en frictions. *Emplastrum tartritis potassæ stibiatæ.* B. (Emétique et emplâtre simple q. s.) .

Kᴇʀᴍᴇ̀ꜱ ᴍɪɴᴇ́ʀᴀʟ ᴏᴜ Sᴏᴜꜱ-ʜʏᴅʀᴏ-ꜱᴜʟꜰᴀᴛᴇ ᴅ'ᴀɴᴛɪᴍᴏɪɴᴇ. *Hydro-sulfuretum rubrum stibii*, seu *Kermes minerale*. Ce composé n'existe pas dans la nature.

P. P. Le kermès minéral est en poudre, d'un brunrouge, tirant sur le pourpre, d'un aspect velouté, légère, inodore, et d'une saveur métallique qui ne se développe que lentement.

P. C. Les chimistes ne sont pas d'accord sur la nature de cette substance. On la considère en général comme un sous-hydrato-sulfate d'antimoine avec excès de base ; mais , d'après les expériences de M. Berzélius, il paraîtrait que c'est un sulfure hydraté d'antimoine très divisé , et formé de 100 d'antimoine et de 37,2 de soufre. Quoi qu'il en soit , le kermès est insoluble dans l'eau ; mais , il se dissout dans quelques hydro-sulfates sulfurés, tels que ceux de potasse et de chaux. Exposé à l'air et à la lumière , il perd sa couleur rouge et son aspect velouté. Chauffé jusqu'au rouge avec du charbon , il se décompose , et donne de l'antimoine métallique.

Subst. incomp. Tous les acides.

Prép. Par la voie sèche , on fait fondre dans un crêuset 2 de sulfure d'antimoine et 1 de potasse du commerce ; on réduit en poudre la masse ainsi obtenue , et on la fait bouillir avec 10 ou 12 d'eau. On filtre la liqueur pendant qu'elle est bouillante , et le kermès se dépose par le refroidissement. Par la voie humide , on fait bouillir, pendant une demi-heure, 1 de sulfure d'antimoine réduit en poudre fine, 22,5 de sous-carbonate de soude cristallisé et 250 d'eau ; le kermès se dépose également par le refroidissement : il est plus beau et plus estimé que celui qu'on prépare par la voie sèche.

U. A la dose de quelques grains, ce médicament agit comme émétique , et a été souvent employé comme tel, quoique son action soit moins constante que celle du tartre stibié. Lorsqu'on l'administre à plus petites doses à la fois , on peut, de même qu'avec l'émétique, arriver peu à peu à en donner des quantités très grandes , sans produire de vomissements. Il agit alors comme stimulant , et paraît porter plus spécialement son influence sur les poumons et sur la surface cutanée. On l'emploie souvent de cette manière dans la dernière période des péripneumonies aiguës, dans les catarrhes chroniques, dans l'asthme humide , etc. Il favorise puissamment l'expectoration et la résolution des engorgements pulmonaires. On le vante aussi comme sudorifique dans les maladies

cutanées, les rhumatismes chroniques, la goutte, etc.
Enfin, il est très employé par les partisans des contro-stimulants, dans les mêmes cas et de la même manière que l'émétique, quoique d'après les observations
de Laennec, il soit beaucoup moins efficace.

D. ET M. D'AD. Comme émétique, g^r vj à x suspendus dans un liquide
mucilagineux. Comme expectorant, g^r 1/2 à iv, dans une potion émulsive. Comme contre-stimulant, g^r ij à Ɔ j et même ij progressivement.
Bols de kermès et de camphre. HP. (Kermès min. g^r j; camphre Ɔ j;
crême de tartre g^r xvj; jaune d'œuf q. s.; pour 4 bols.) n⁰ j à iv par jour.
Potion gommeuse kermétisée. HP. (Kermès g^r j à iij; potion gommeuse ℥
iv; gom. adragant g^r vj.) par cuill. d'heure eu heure.

SOUFRE DORÉ OU SOUS-HYDRO-SULFATE SULFURÉ D'ANTIMOINE. *Hydro-sulfuretum luteum stibii sulfuratum*, seu *Sulphur auratum antimonii.*

Ce composé est toujours le produit de l'art.

P. P. Le soufre doré d'antimoine est en poudre d'un jaune orangé, inodore et insipide.

P. C. Selon M. Thénard, il est formé de : soufre 12, acide hydro-sulfurique 17,87 et protoxide d'antimoine 68,30. M. Berzélius le considère comme un sulfure d'antimoine composé de 100 de ce métal et de 49,6 de soufre. Il est insoluble dans l'eau, et se comporte avec les réactifs comme le kermès minéral.

PRÉP. On l'obtient en versant quelques gouttes d'acide nitrique ou acétique dans les eaux-mères qui ont servi à la préparation du kermès. On lave le précipité, et on le fait sécher à l'abri de la lumière.

U. Cette substance jouit des mêmes propriétés que le kermès, et s'emploie dans les mêmes cas et de la même manière. Elle est peu usitée aujourd'hui en France; mais partout ailleurs, et surtout en Angleterre, elle est préférée au kermès.

D. ET M. D'AD. Les mêmes que ceux de la substance précédente.

Sulfure d'antimoine. *Sulphuretum antimonii.* Antimoine cru. Cette substance existe abondamment dans la nature, et se trouve en France, en Angleterre, en Hongrie, etc.

P. P. Le sulfure d'antimoine est en masses formées d'aiguilles cristallines brillantes, d'un gris bleuâtre, tachant en noir le papier, sans saveur, et d'une pesanteur spécifique de 4,5.

P. C. Il est formé de 100 d'antimoine et de 37 de soufre. Chauffé à l'air, il fond facilement, et laisse dégager de l'acide sulfureux; sans le contact de l'air, il ne se décompose pas. Il est insoluble dans l'eau et se dissout dans l'acide hydro-chlorique, en donnant lieu à un grand dégagement d'acide sulfureux.

Prrp. On le sépare de sa gangue par la fusion, et on le réduit en poudre impalpable pour les besoins de la médecine.

U. Le sulfure d'antimoine était autrefois administré à l'intérieur comme émétique, excitant et diaphorétique; mais de nos jours, il est presque inusité. Quelques médecins en conseillent cependant l'usage dans les engorgements scrofuleux, les maladies cutanées et les affections vénériennes anciennes et rebelles au mercure. Il sert principalement à préparer le kermès, et entre dans la composition de quelques préparations officinales.

·D. et M. d'ad. Gr viij à ℈ j et même ʒ j, en suspension ou en pilules. *Tablettes antimoniales de Kunkel.* P. (Sulfure d'antimoine et petit cardamome ana 2; amandes douces 4; canelle 1; sucre 32; pour des tablettes de gr 12.) n° iv à x par jour.

On employait autrefois comme émétiques et diaphorétiques plusieurs autres préparations antimoniales, qui sont aujourd'hui tombées dans un juste oubli ; nous citerons seulement comme les principales :

Le Verre d'antimoine, *Vitrum antimonii*, mélange de sulfure et d'oxide d'antimoine, unis à de la silice et à de l'oxide de fer, qu'on obtient en faisant fondre de l'antimoine cru dans un creuset d'argile, et en coulant la matière liquide, après l'avoir tenue en fusion pendant quelque temps. En se refroidissant, elle se prend en plaques transparantes, vitreuses et de couleur hyacinthe. Cette préparation, violemment émétique, n'est plus guère employée que dans le nord de l'Europe et par les contro - stimulistes. *Vitrum antimonii ceratum.* R. (Verre d'antimoine 8; cire jaune 1.) g^r j à vj, dans du sirop, 2 ou 3 fois par jour :

La Poudre antimoniale, *Pulvis antimonialis*, plus connue sous le nom de Poudre de James, mélange ou peut-être combinaison triple d'oxide d'antimoine, d'acide phosphorique et de chaux, qu'on obtient en calcinant, dans un creuset de fer et à feu nu, parties égales de sulfure d'antimoine et de corne de cerf râpée. Ce composé, peu usité en France, est au contraire très employé en Angleterre, et très vanté par les praticiens comme excitant et diaphorétique. On l'administre à la dose de g^r iij à viij, en poudre ou en pilules, toutes les quatre ou cinq heures ;

L'Antimoine diaphorétique non lavé, ou Fondant de Rotrou, *Antimonium diaphoreticum non ablutum*, est un composé de sulfate et d'ammoniate de potasse, que l'on prépare en chauffant jusqu'au rouge, dans un creuset, un mélange d'une partie de sulfure d'antimoine et trois parties de nitrate de potasse. En traitant par l'eau la matière ainsi obtenue, on obtient une poudre blanche qu'on peut regarder comme une sorte d'antimoniate de potasse, et qu'on nomme Antimoine diaphorétique lavé. Ces composés ont joui d'une très grande réputation comme diaphorétiques et comme fondants ; on les donnait à la dose de g^r xij à ℈ j délayés dans une potion. Ils sont presque inusités aujourd'hui.

La Poudre d'Algaroth , *Pulvis Algaroth* , qui n'est qu'un sous-hydro-chlorate d'antimoine qu'on employait jadis comme vomitif, et qui ne sert plus aujourd'hui qu'à préparer le tartre stibié;

Le Safran des métaux, *Crocus metallorum*, qui est un mélange de trois parties d'oxide et d'une partie de sulfure d'antimoine, etc., etc.

On emploie quelquefois comme émétiques puissants, et dans certaines circonstances, les sulfates de zinc et de cuivre, que nous avons décrits précédemment, pages 87 et 68, sous d'autres points de vue.

SUBSTANCES ÉMÉTIQUES VÉGÉTALES.

Famille des Rubiacées.

IPÉCACUANHA OFFICINAL OU ANNELÉ. *Radix ipecacuanhæ. Cephœlis ipecacuanha*, Richard. Arbuste très petit, qui croit au Brésil, dans les forêts ombragées et épaisses. P. U. La racine.

C. B. Racine ou souche souterraine horizontale, rampante; tige droite, haute d'un à deux pieds, simple; 6 ou 8 feuilles opposées, entières, ovales, à la partie supérieure de la tige; fl. blanches, très petites, réunies en un capitule qui semble la continuation de la tige, entourées d'un involucre très grand, cal. à 5 dents, cor. infundibuliforme, à 5 div., 5 étam.; fr. ovoïde, noirâtre, contenant deux nucules blanchâtres.

P. P. Les racines de l'ipécacuanha annelé, telles qu'on les trouve dans le commerce, sont longues de 3 à 4 pouces, compactes, cassantes, irrégulièrement contournées, de la grosseur d'une plume d'oie, offrant des étranglements circulaires très profonds et très rapprochés, d'une couleur brune, quelquefois grise ou rougeâtre, d'une odeur faible, mais désagréable et d'une saveur amère, âcre et nauséeuse. Elles sont formées d'une partie

36

corticale, dont la cassure est brunâtre et résineuse, et d'un *meditullium* fibreux, d'une couleur jaunâtre, moins sapide et moins odorant.

P. C. D'après M. Pelletier, cette racine est composée de : *Emétine* 16 ; matières grasses 1,2 ; substance résineuse 1,2 ; gomme et sels 2,4 ; amidon 53 ; matière azotée 2,4 ; ligneux 12,5, et d'une trace d'acide gallique. L'eau chaude, l'alcool et l'éther s'emparent de ses principes actifs.

U. L'Ipécacuanha, administré à doses modérées, agit sur l'estomac, dont il irrite plus ou moins vivement la membrane muqueuse, et produit des vomissements et quelquefois des évacuations alvines ; mais, outre cette action, il jouit encore de propriétés excitantes et toniques très prononcées, qui semblent se porter spécialement sur les organes pulmonaires ; c'est ce qu'on observe principalement lorsqu'on l'administre à petites doses, de manière à ne pas produire de vomissements. Enfin, à très hautes doses, cette substance paraît porter son action sur le cerveau, et donne lieu à un assoupissement plus ou moins profond.

On l'emploie le plus ordinairement pour provoquer le vomissement ; mais c'est un émétique moins sûr que le tartre stibié ; il est des cas cependant où l'on doit le préférer. On l'a beaucoup vanté dans le traitement de la dysenterie, du croup et de la péritonite puerpérale. Dans cette dernière maladie, on l'administre principalement lorsque, par des émissions sanguines plus ou moins abondantes, on est parvenu à diminuer l'intensité des symptômes inflammatoires ; et, quoi qu'il soit loin de posséder toutes les vertus qu'on lui attribuait, il peut être utile dans plusieurs circonstances. On donne encore l'ipécacuanha à doses fractionnées, pour réveiller l'action de l'estomac, et pour stimuler la membrane muqueuse bronchique dans certains catarrhés pulmonaires, la coqueluche, etc.

D. ET M. D'AD. Poudre, comme émétique, gr xv à xxx dans de l'eau tiède ; comme stimulant gr j à vj. *Potion émétique avec l'ipécacuanha.* P. (Ipécacuanha 1 ; sp. de capillaire 24 ; eau 216.) pour 3 doses à prendre à un quart-d'heure d'intervalle. *Potion d'ipécacuanha comp.* P.(Ipécac. 1; foll. de séné 2 ; oxymel scillitique et sp. d'hysope una 8 ; eau bouil. 48.) par cuill. *Potion vomitive.* HP. (Ipécac. ℈ j ; tartre stibié gr j ; sp. de miel ℥ ß ; eau ℥ iv.) à prendre en quatre fois à une demi-heure d'intervalle. *Pulvis emeticus.* H. de Guy. (Ipécac. ʒ x ; tartre émétique ʒ ß.) gr v à xxx. *Pulvis ipecacuanhæ cum rheo.* H. de Guy. (Ipéc. ʒ j ; rhubarbe ʒ ij.) gr iij à v, 2, 3 ou 4 fois le jour. *Teinture.* P. ℥ ß à j. *Vinum ipecacuanhæ.* L. E. D. B. F. (Ipécac. 1 ; vin d'Espagne 16.) comme émétique, ℥ ß, tous les quarts d'heure ; comme stimulant et diaphorétique, gut. xx à xl, plusieurs fois le jour. *Haustus ipecacuanhæ cum antimonio.* (Vin d'ipécacuanha ʒ vj; liq. de tartre émétique ʒ ij.) *Sirop* P. (Ipécac. 1 ; eau 14 ; sucre 24 ; chaque ℥ contient environ 16 gr d'ipéc.) ℥ ß à ij. *Potion anticroupale.* HP. (Sp. d'ipécac. ℥ j ; émétique gr j ß ; oxymel scillitique ʒ iij; inf. de polygala ℥ iv.) par cuill. *Pastilles d'ipécacuanha.* P. (Ipécac. 1 ; sucre 40 ; mucil. de gom. adragant à l'eau de roses q. s. ; pour des pastilles de 12 gr dont chacune contient 1/4 gr d'ipécacuanha.) nº iv à x.

IPÉCACUANHA STRIÉ. *Psychotriæ radix. Psychotria emetica*, L. Petit arbuste, presque semblable au précédent, et qui croît au Pérou, P. U. La racine.

C. B. Tige d'un pied et demi de haut ; feuil. lancéolées, aiguës ; fl. blanches, petites, en grappes courtes à l'aisselle des feuilles ; fr. ovoïdes, couronnés par les dents du calice.

P. P. Les racines de l'ipécacuanha strié sont cylindriques, simples, de la grosseur d'une plume à écrire, moins tortueuses que celles du *Cephœlis*, non rugueuses, rétrécies et comme étranglées de distance en distance, couvertes d'un épiderme d'une couleur brune foncée et strié longitudinalement. Leur cassure est brune noirâtre, peu résineuses, et leur saveur fade et nauséabonde.

P. C. La composition chimique de cette substance, ne diffère guère de celle du *Cephœlis*,, qu'en ce qu'elle ne contient que huit pour cent d'émétine.

U. Les mêmes que ceux de l'ipécacuanha gris, avec lequel on l'a trouvé quelquefois mêlé dans le commerce,

Il est beaucoup moins énergique que le précédent, et n'est pas employé en France, tandis qu'il est presque exclusivement en usage dans l'Amérique méridionale.

L'Ipécacuanha blanc ou ondulé, *Radix Richardsoniæ*, est fourni par le *Richardsonia brasiliensis*, Gomez, qui croît dans les prés aux environs de Rio-Janéiro. Cette racine est de la même grosseur que l'ipécacuanha officinal, d'une couleur grise blanchâtre à l'extérieur, d'un blanc farineux en dedans; la portion corticale est marquée de sillons demi-circulaires, et paraît comme ondulée; enfin elle a une odeur de moisi toute particulière. L'ipécacuanha blanc est quelquefois mêlé dans le commerce avec l'ipécacuanha annelé, mais il n'est pas employé en France. Il est beaucoup moins émétique et ne contient que 6 pour 100 d'émétine, plus une quantité très considérable d'amidon.

La famille des Rubiacées fournit encore plusieurs plantes dont les racines sont douées de vertus émétiques, mais qui ne sont pas employées en France. Nous citerons, d'après M. Auguste de Saint-Hilaire, le *Spermacoce poaya* et *ferruginea*, le *Richardsonia rosea* et *scabra*, et le *Psychotria herbacea*.

Emétine. *Emetinum*. Substance alcaline végétale, découverte par M. Pelletier dans la racine du *Cephælis ipecacuanha*, et qui existe, en proportions variables, dans les diverses espèces d'ipécacuanha.

P. P. Cette substance est pulvérulente, blanche, inodore, inaltérable à l'air, et d'une saveur amère et désagréable.

P. C. Elle est composée, suivant MM. Pelletier et Dumas, de : carbone 64,57; azote 4,00; hydrogène 7,77; oxigène 22,95. Elle est très soluble dans l'alcool, beaucoup moins dans l'eau bouillante et presque pas dans ce liquide froid. Elle ne se dissout ni dans les huiles, ni dans l'éther, qui la précipite de ses dissolutions alcooliques. Elle jouit de propriétés alcalines , et se dissout dans les acides , avec lesquels elle forme des sels acides susceptibles de cristalliser. Chauffée, elle fond à 50° ; à une haute température, elle se décompose.

Subst. incomp. L'infusion de noix de galles, l'acide gallique.

Prép. On traite par l'éther l'ipécacuanha pulvérisé, pour enlever la matière grasse ; on l'épuise ensuite par l'alcool ; on évapore les teintures alcooliques, puis on traite le résidu par l'eau froide, qui sépare les matières grasses ; ensuite on emploie la magnésie calcinée, qui s'empare de l'acide gallique. On n'a plus alors qu'à laver le précipité magnésien , et à séparer l'émétine, en la faisant dissoudre dans de l'alcool concentré,

U. L'émétine , même à petites doses, est fortement émétique, et paraît agir sur le système nerveux, comme le prouve la tendance au sommeil et même l'assoupissement plus ou moins profond qui suivent son administration. A hautes doses , elle détermine, outre le vomissement, une inflammation violente du poumon et de la membrane muqueuse gastro-intestinale. On l'emploie dans tous les cas où l'usage de l'ipécacuanha est indiqué; seulement , comme son action est très énergique , son administration exige beaucoup de prudence de la part du praticien.

D. et M. d'ad. Gr 1/2 à ij , dans une potion de ℥ iv. *Potion vomitive.* FM. (Emétine pure dissoute dans acide acétique q. s. gr j ; inf. de fl. de tilleul ℥ iij ; sp. simple ℥ j.) cochl. j , tous les quarts d'heure, jusqu'à effet émétique. *Sirop d'émétine.* FM. (Emétine gr iv ; sp. de sucre ℔ j ; chaque once contient 1/4 gr d'émétine. (Cochl. min. j à iv. *Pastilles d'émétine.* FM. (Emétine gr viij ; sucre ℥ iv; pour des pastilles de 9gr dont chacune contient 1/32 gr.) n° j à ij toutes les heures.

On emploie encore l'Emétine impure, que M. Magendie appelle *Emétine colorée ;* son action, comparée à celle de l'émétine pure, est dans la proportion de 1 à 3. Elle est sous forme d'écailles transparentes, très déliquescentes, et par conséquent solubles dans l'eau, d'une odeur faible et d'une saveur amère. Nous pensons qu'il faut lui préférer l'émétine pure, dont l'action est beaucoup plus certaine. On devra donc avoir soin de désigner celle de ces deux substances qu'on a l'intention d'employer.

Il existe encore un grand nombre de plantes dont les racines jouissent de propriétés émétiques ; mais comme elles ne sont pas usitées en France, nous nous bornerons à indiquer les principales. Telles sont :

L'IONIDE IPÉCACUANHA, *Ionidium ipecacuanha*, Ventenat, *Viola ipecacuanha*, L., de la famille des Violariées, qui croît à Cayenne et au Brésil, et dont la racine cylindrique, grosse comme une plume à écrire, tortueuse et d'un blanc grisâtre, contient de l'amidon, un peu de matière vomitive, des sels et des substances grasses ;

La VIOLETTE ODORANTE, *Viola odorata*, L. ; la V. DES CHAMPS, *V. arvensis*, L. ; la V. CANINE, *V. canina*, L., etc., de la famille des Violariées, qui croissent spontanément en France, présentent des vertus analogues au précédentes, quoique plus faibles, qu'elles doivent à une substance alcaloïde qui se rapproche beaucoup de l'émétine, et que M. Boulay, qui l'a découverte, a nommée *Violine* ou *Emétine indigène*. Elle jouit des mêmes propriétés que l'émétine proprement dite ; seulement elle paraît avoir une action purgative plus prononcée ;

Le CYNANQUE IPÉCACUANHA, *Cynanchum ipecacuanha*, Richard ; le CYNANQUE TOMENTEUX, *Cynanchum tomentosum*, L. ; l'*Asclepias curassavica*, L. ; le *Periploca emetica*, Retz, etc., de la famille des Apocynées, sont employés comme succédanées de l'ipécacuanha dans les pays où ils croissent : ils sont inusités en France , et sont connus sous le nom de *faux ipéca-cuanha* ;

Enfin l'EUPHORBE IPÉCACUANHA, *Euphorbia ipeca-cuanha*, L. , de la famille des Euphorbiacées, qui croît dans l'Amérique du nord, est employée par les médecins de ces contrées comme un émétique très actif, à la dose de 15 à 20 grains. Les expériences de M. LoiseleurDes-longchamps prouvent que plusieurs espèces indigènes de cette famille jouissent des même propriétés, qui sont dues au suc laiteux que contiennent ces plantes. Il con-seille , en conséquence, pour remplacer l'ipécacuanha exotique, les racines de l'EUPHORBE CYPRÈS , *Euphorbia cyparisias*, L. ; l'E. DE GÉRARD, *E. gerardiana;* l'E. DES BOIS , *E. sylvatica* , L. , etc. Aucune de ces plantes n'est ordinairement employée en France, et ne contient de substance analogue à l'émétine.

CHAPITRE X.

MÉDICAMENTS PURGATIFS.

On désignait autrefois, sous le nom de *Purgatifs* tous les médicaments qui peuvent accélérer ou provoquer les évacuations alvines. Mais comme cette propriété est commune à des substances dont le mode d'action est très différent, on les a divisées en deux classes : les purgatifs proprement dits, et les laxatifs, dont nous parlerons plus tard. On donne maintenant le nom de *Purgatifs* ou de *Cathartiques* (καθαίρω, je purge) aux médicaments, qui déterminent, sur la surface interne des intestins, une irritation passagère, modérée et spéciale, d'où résultent des déjections alvines.

Il paraîtrait, d'après des expériences récentes, qu'il est des substances qui, portées dans le torrent de la circulation, produisent les phénomènes de la purgation de la même manière que lorsqu'elles agissent localement sur la membrane muqueuse intestinale. On ne les administre presque jamais par cette voie; aussi est-ce de leur action locale que dépend, en général, la médication principale qu'elles exercent. Leur contact détermine l'augmentation de la sensibilité, la rougeur et la tuméfaction de la membrane muqueuse, qui tapisse les intestins. La sécrétion, dont elle est le siége, devient plus active; l'excitation se propage au foie, et occasione un afflux plus abondant de bile dans le tube digestif; la tunique musculeuse y participe aussi ; ses mouvements contractiles s'accélèrent, et enfin, expulsent au dehors les matières contenues dans les intestins.

Les purgatifs peuvent produire l'irritation, d'où dépendent ces phénomènes, successivement dans toute l'é-
tendue du canal intestinal, ou n'agir d'une manière bien
marquée que sur une de ses parties : le colchique est
dans le premier cas, l'aloès dans le second. En effet,
cette dernière substance affecte plus spécialement le gros
intestin. Quoi qu'il en soit, leur administration est en
général suivie de dégoût pour les aliments, et même de
nausées, d'une sensation de chaleur interne, de douleurs plus ou moins vives dans l'abdomen, de borboryg-
mes et d'un léger gonflement du ventre. Ces phénomènes sont accompagnés de symptômes généraux, dont il
faut également tenir compte : le pouls, qui devient petit et inégal lorsque les coliques commencent à être
vives, acquiert bientôt plus de force et de fréquence; la
chaleur animale augmente, et la peau devient sèche et
chaude. Le nombre des déjections alvines qui survien-
nent pendant la durée de l'action des purgatifs varie, de
même que la nature et la quantité des matières évacuées.

Suivant le dégré plus ou moins grand d'énergie, avec
lequel les purgatifs agissent, on les a désignés par les
noms de *Minoratifs* ou *Eccoprotiques* (ἐκ , dehors ,
et κόπρος , excréments)¹, de *Cathartiques*, dont l'action tient le milieu entre les minoratifs et les *Drastiques* (δραστίκος, δράω, j'opère fortement), qui sont
les purgatifs dont l'action est la plus violente.

Outre les effets dont nous avons parlé plus haut, les
purgatifs peuvent déterminer d'une manière secondaire :

1° Le ralentissement de la circulation , non-seulement en occasionant l'évacuation des matières alvines
accumulées dans l'intestin, et en faisant cesser ainsi une
cause d'irritation générale ; mais encore en diminuant la
masse du sang en circulation , par suite de l'augmentation de la sécrétion qu'ils déterminent. En effet, Ro-
binson, qui a fait un grand nombre d'expériences sur
la transpiration et les autres excrétions, a trouvé qu'une

forte purgation peut diminuer de deux ou trois livres le poids du corps ;

2° L'augmentation de l'absorption qui se fait dans les cavités du corps. Ce phénomène est également une conséquence de l'augmentation de la sécrétion, dont la membrane muqueuse intestinale est le siége ; car, ainsi que nous l'avons déjà dit, l'absorption paraît toujours être d'autant plus rapide, que la masse des humeurs en·circulation est moins grande. L'on donnait autrefois le nom d'*Hydragogues* (ύδωρ, eau, et άγω, je chasse) aux purgatifs que l'on administrait dans la vue d'augmenter la faculté absorbante, dans les cas d'hydropisies partielles ou générales ;

3° L'augmentation de la sécrétion de la bile : c'est à cause de ce phénomène, que l'on a donné à quelques purgatifs, le nom de *Cholagogues* (χολη, bile, et άγω, je chasse) ;

4° Enfin, une révulsion puissante, qui tend spécialement à diminuer l'impulsion du sang vers la tête.

C'est pour obtenir l'un ou l'autre de ces effets, que l'on administre les purgatifs dans certaines hydropisies, dans les maladies du foie, les affections catarrhales, certaines fièvres, l'apoplexie, l'hystérie, les maladies de la peau, etc.

Les purgatifs nous sont fournis par les règnes minéral et végétal. Les premiers sont des sels neutres, dont la plupart ont pour base la soude, la potasse ou la magnésie. Ils sont solubles dans l'eau, et ont une saveur fraîche, et salée ou amère. Leur action sur l'économie est assez uniforme ; ils déterminent une sécrétion abondante de sérosité, et agissent spécialement sur l'estomac, les intestins grêles, et très peu sur le gros intestin ; aussi leur usage n'est-il pas suivi de constipation, comme cela a lieu pour certaines substances végétales. Enfin, lorsqu'ils sont absorbés, ils déterminent en général une sécrétion plus abondante d'urine. On les administre ordi=

nairement dissous dans l'eau, et à la dose de quatre gros
à une once.

Les purgatifs provenant du règne végétal agissent
en général avec plus de violence, et irritent les intestins plus que les purgatifs salins. La plupart d'entre eux
ont une odeur plus ou moins nauséabonde et une saveur amère. Enfin, ils sont formés principalement de résine, de matières gommo-résineuses et de principes
extractifs amers. Leur mode d'administration et leurs
doses varient comme nous le verrons ci-dessous.

SUBSTANCES PURGATIVES MINÉRALES.

SULFATE DE SOUDE. *Sulphas sodæ*. Sel de Glauber.
Ce sel existe dans les eaux de plusieurs sources minérales.

P. P. Ce sel est sous la forme de longs cristaux prismatiques, à 6 pans, cannelés, blancs, transparents, très
efflorescents, inodores, d'une saveur amère, fraîche et
salée, et d'une pesanteur spécifique de 2,246.

P. C. Il est formé, suivant M. Berzélius, de : acide
sulfurique 24,64 ; soude 19,36, et eau de cristallisation
59. Il est très soluble dans l'eau à 33°, et sa solubilité
diminue au-dessus et au-dessous de ce point. Chauffé, il
fond dans son eau de cristallisation, et, à une haute
température, éprouve la fusion ignée sans se décomposer.

SUBST. INCOMP. Les sels de baryte, de plomb, etc.

PRÉP. On décompose le carbonate de soude par l'acide
sulfurique.

U. C'est un purgatif très doux, et dont l'action est
très constante et peu irritante. On l'emploie beaucoup
dans tous les cas qui exigent l'emploi des purgatifs
doux et surtout, dans les affections fébriles, les
jaunisses, les maladies de la peau, etc. Administré
à des doses trop faibles pour agir comme cathartique,

il est absorbé, et exerce une influence diurétique très marquée.

D. ET M. D'AD. Comme cathartique ℥ j à ij dans ℔ j d'eau; comme diurétique, de ℈ iij à v avec un tiers de nitrate de potasse dans ℔ ij d'eau, 3 ou 4 fois par jour. *Apozème purgatif.* P. (Sulfate de soude 2; bourrache, buglosse, chicorée et sp. de séné comp. ana 3; feuil. de séné 1; eau bouillante 125.) *Tisane royale.* P. (Sulfate de soude, séné et pimprenelle ana 4; anis et coriandre ana 1; eau bouill. 250; citron q. s.) *Potion purgative.* HP. (Sulf. de soude ℥ ß; feuil. de séné ʒ ij; eau ℥ iv; sp. de nerpruns ℥ j.) *Lavement purgatif.* HP. (Sulf. de soude ℥ ß; séné ʒ iij; eau bouill. ℔ ij.)

SULFATE DE MAGNÉSIE. *Sulphas magnesiæ.* Sel d'Epsom, de Sedlitz ou d'Egra. Sel cathartique amer. Il se trouve en dissolution dans les eaux de la mer et de plusieurs sources minérales, entre autres dans celles d'Epsom en Angleterre.

P. P. Ce sel est solide, en cristaux prismatiques à quatre pans, ou en masses composées d'un grand nombre de petites aiguilles, blanc, inodore, d'une saveur amère et désagréable, et d'une pesanteur spécifique de 1,66.

P. C. Il est composé de : acide sulfurique 32,405; magnésie 16,705, et eau de cristallisation 50,890. Il est soluble dans son poids d'eau froide, et dans une moindre quantité d'eau bouillante. Il ne se dissout pas dans l'alcool. Il s'effleurit à l'air, et chauffé, il éprouve la fusion aqueuse, et non la fusion ignée.

SUBST. INCOMP. Les oxides métalliques de la seconde classe, les hydro-chlorates de baryte, d'ammoniaque et de chaux, les sous-carbonates de potasse et de soude, l'acétate de plomb, le nitrate d'argent.

PRÉP. On fait évaporer les eaux minérales qui en contiennent une grande quantité, comme celles d'Epsom.

U. On l'emploie, comme purgatif doux, dans les mêmes cas que le précédent. Il jouit absolument de mêmes propriétés. Il est plus habituellement usité en Angleterre qu'en France

D. et M. d'ad. ℨ ij à ℥ ij, dans un véhicule aqueux abondant. *Mistura salina cum ferro.* II. de Guy. (Sulfate de magnésie , id. de soude ana ℨ v; sulfate de fer gʳ ij; eau bouill. ℔ ij.) ℥ iv à viij 2 ou 3 fois le jour. *Aqua sulphatis magnesiæ cum acido carbonico.* F. (Sulf. de magnésie 3; eau commune 22; eau contenant de l'acide carbonique ne dissolution 11.)

Sulfate de potasse. *Sulfas potassæ.* Tartre vitriolé. Sel *de Duobus.* Sel polychreste de Glazer. Il existe en dissolution dans quelques eaux minérales.

P. P. Ce sel est sous forme de cristaux prismatiques, à 4 ou 8 pans, courts, blancs, inaltérables à l'air, décrépitants sur les charbons ardents, d'une saveur légèrement amère, et d'une pesanteur spécifique de 2,4073.

P. C. Il est formé, suivant M. Berzélius, de 45 d'acide sulfurique et de 55 de potasse. Il est soluble dans 16 d'eau froide et 5 d'eau bouillante. Il ne se dissout pas dans l'alcool. Chauffé, il fond au-dessus de la chaleur rouge, sans se décomposer.

Subst. incomp. Les mêmes que pour le sulfate de soude.

U. Cest un purgatif très faible, en raison de son peu de solubilité. Il est beaucoup moins employé que le précédent. Cependant, à doses fractionnées, on l'administre avec avantage après l'accouchement, pour diminuer la sécrétion du lait chez les femmes qui ne nourrissent pas. On l'emploie encore, de la même manière, dans les cas d'obstructions viscérales, dans les affections chroniques du foie, certaines dyspepsies, etc.

D. et M. d'ad. Comme purgatif, ℨ iv à ℥ j, en dissolution. Comme altérant, gʳ x à ℨ j, en poudre ou dissout dans un véhicule acidule.

Tartrate de potasse neutre. *Tartras potassæ.* Tartre soluble. Sel végétal. Ce composé n'existe pas dans la nature.

P. P. Il est cristallisé en prismes rectangulaires à quatre

faces , légèrement déliquescents, d'une saveur amère et fraîche , et d'une pesanteur spécifique de 1,556.

P. C. Il est formé de 58,69 d'acide tartarique , et de 41,31 de potasse. Il est soluble dans son poids d'eau froide, et plus soluble encore dans ce liquide bouillant. Il se dissout aussi dans l'alcool. Chauffé, il fond dans son eau de cristallisation , se boursoufle et finit par se décomposer.

Subst. incomp. Tous les acides, même les plus faibles , le transforment en tartrate acide. Il est complètement décomposé par l'eau de chaux, l'hydro-chlorate de baryte , les sels de plomb, etc.

Prép. On l'obtient en saturant , avec du carbonate de potasse, l'excès d'acide de la crème de tartre.

U. C'est un purgatif doux, dont l'action est prompte, et qui ne produit pas de coliques, comme le font beaucoup d'autres substances cathartiques. On l'emploie fréquemment dans les mêmes cas que les précédents; et , en Angleterre, on l'associe souvent aux purgatifs résineux pour faciliter leur action.

D. et M. d'ad. ʒ ij à ℥ j , en dissolution dans un véhicule aqueux et non acide.

TARTRATE DE POTASSE ET DE SOUDE. *Tartras potassæ et sodæ*. Sel de Seignette, ou de la Rochelle. Il est toujours le produit de l'art.

P. P. Ce sel double est sous forme de cristaux prismatiques, à 8 ou 10 pans inégaux, transparents, inaltérables à l'air, d'une saveur légèrement amère , et d'une pesanteur spécifique de 1,757.

P. C. Il est composé de 54 de tartrate de potasse et de 46 de tartrate de soude. Il est soluble dans 5 d'eau froide et dans 1 de ce liquide bouillant. Il est décomposé par la chaleur, après avoir éprouvé la fusion aqueuse.

Subst. incomp. Les mêmes que pour le précédent.

Prép. On l'obtient en saturant l'excès d'acide de la crème de tartre avec du carbonate de soude.

U. Il agit de la même manière, et s'emploie dans les mêmes cas que le tartrate de soude.

D. ET M. D'AD. ℥ j à ℥ j ℥, dissout dans un véhicule aqueux. *Potion saline purgative.* IIP. (Tart. de pot. et de soude ℨ vj ; émétique gʳ j ; sp. de miel ℥ j ; eau de fl. d'oranger ℨ ij ; eau ℥ ij.) par cuillerées.

SOUS-PHOSPHATE DE SOUDE. *Phosphas sodæ.* Sel admirable perlé. Il existe dans plusieurs liquides animaux, et surtout dans le sérum du sang ; cependant celui qu'on emploie en médecine est toujours le produit de l'art.

P. P. Il est sous forme de cristaux rhomboïdaux oblongs, ou de petites lames blanches nacrées, brillantes, très efflorescentes, d'une saveur légèrement salée, et d'une pesanteur spécifique de 1,333

P. C. Ce sel est formé de : acide phosphorique 20,41 ; soude 17,88, et eau de cristallisation 61,71. Il est soluble dans 3 d'eau froide et 2 d'eau bouillante. Chauffé, il éprouve successivement la fusion aqueuse et ignée, et fournit, par cette dernière, un verre opaque, d'un blanc laiteux ; enfin il verdit le sirop de violettes.

SUBST. INCOMP. Les acides sulfurique, nitrique et hydro-chlorique, la chaux, la magnésie et l'hydrochlorate de baryte.

PRÉP. On l'obtient en versant dans une dissolution de phosphate acide de chaux du sous-carbonate de soude en excès ; on filtre et on fait cristalliser la liqueur.

U. C'est un purgatif très doux et très usité à cause de sa saveur peu désagréable. On l'emploie dans les mêmes cas que les précédents.

D. ET M. D'AD. ℥ j à ij, dans du bouillon aux herbes.

EAUX MINÉRALES PURGATIVES.

Toutes ces eaux ont une saveur amère et salée, et doivent, en général, leurs propriétés purgatives à la pré-

sence d'une assez grande quantité d'hydro-chlorates ou
de sulfates de soude, de magnésie et de chaux. Elles contiennent très peu de gaz acide carbonique, ou seulement
des traces de gaz acide hydro-sulfurique, et des quantités variables d'hydro-chlorate de chaux, de carbonate
de chaux ou de magnésie, et de matières végétales,
animales, etc. Les sources qui les fournissent sont
chaudes ou froides.

Administrées à petites doses, ces eaux sont toniques
et excitantes ; mais, en grande quantité, elles deviennent purgatives. On les donne à l'intérieur dans les cas
d'embarras gastriques, d'obstruction des viscères, etc.,
comme purgatives : mais c'est principalement en bains
ou en douches qu'on les emploie comme toniques, dans
certains cas de débilité générale, de paralysie et autres
maladies atoniques.

Les eaux minérales purgatives les plus usitées sont
celles de :

Balaruc, bourg du département de l'Hérault, où
l'on trouve une source située près d'un étang salé, qui
communique avec la Méditerranée. Les eaux de cette
source ont une odeur légèrement sulfureuse et une température de 47° 5. Selon M. Figuier, 6 kilogrammes de
cette eau contiennent : acide carbonique 36 pouces
cubes ; hydro-chlorate de soude 45,05 ; *id.* de magnésie 8,25 ; *id.* de chaux 5,47, carbonate de chaux 7,00 ;
id. de magnésie 0,55 ; sulfate de chaux 4,20, et des
traces de fer. D'après M. Pierre, il se dégage de la
source une grande quantité de gaz azote.

Eau de Balaruc artificielle. P. Eau contenant deux
fois son volume d'acide carbonique 650 ; hydro-chlorate
de soude 6,0 : *id.* de chaux, 0,9 ; *id.* de magnésie 2,8,
et carbonate de magnésie 0,05.

D. et M. d'ad. En boisson, comme purgatives, lit. ij à iij ; comme
excitantes, 3 à 4 verres par jour. A l'ext. en bains, lotions, douches, etc.

Bourbone-les-Bins, petite ville du département de la Haute-Marne. Il existe plusieurs sources dont les eaux, quand on les agite, ont une légère odeur d'œufs pourris, et dont la température varie, dans les différents réservoirs, de 40° à 56°. Elles contiennent, suivant M. Athenas, pour un litre : hydro-chlorate de soude 88 gr; *id.* de chaux 16; *id.* de magnésie 3; sulfate de chaux 19; *id,* de magnésie 7; carbonate de fer 1/3, plus de l'acide carbonique libre, etc.

Eau de Bourbonne-les-Bains artificielle. P. Eau contenant deux fois son volume d'acide carbonique 650; hydro-chlorate de soude 4; *id.* de chaux 0,5.

D. et M. d'ad. En boisson de 3 verres à litre j ß progressivement.

Epsom, village d'Angleterre, à 7 lieues de Londres, qui n'offre qu'une source dont les eaux froides sont limpides, salées et amères. Elles contiennent 0,03 de sulfate de magnésie que l'on en retire par l'évaporation, et qui se trouve dans le commerce sous le nom de *Sel d'Epsom.*

D. et M. d'ad. En boisson de 2 à 4 verres par jour.

Sedlitz, village de Bohême, près de Prague. Les eaux de la source qui y existe sont limpides, pétillantes, et d'une saveur amère et salée. Leur température est de 15°. Elles sont composées, d'après Hoffmann, sur cinq livres : de sulfate de magnésie 1410 gr; *id.* de soude 34 4/9; *id.* de chaux 25 13/16; carbonate de chaux 9 11/16; *id.* de magnésie 6 1/4; acide carbonique 6, et matière résineuse 3 3/4.

Eau de Sedlitz artificielle faible. P. Eau contenant trois fois son volume d'acide carbonique 650; sulfate de magnésie 8; hydro-chlorate de magnésie 0,9.

L'eau de Sedlitz artificielle forte, P., contient le double de matières salines.

D. et M. d'ad. En boisson de 1 à 4 verres le matin.

SUBSTANCES PURGATIVES VÉGÉTALES.

Famille des Convolvulacées.

JALAP. *Jalapæ radix. Convolvulus jalapa*, L. Plante qui croît au Mexique, et en général dans l'Amérique du sud. P. U. La racine.

C. B. Tiges herbacées, sarmenteuses, de la grosseur d'une plume, de 15 à 20 pieds de long; feuill. glabres à la face supérieure, velues à la face inférieure, subcordiformes; fl. violacées, pédonculées, axillaires, solitaires, cor. subinfundibuliforme à limbe plissé, style filiforme, stigmate à deux lobes; fr. capsule ovoïde, arrondie, de la grosseur d'une noisette, en général à quatre loges, contenant chacune 2 ou 3 graines triangulaires couvertes de poils soyeux.

P. P. Cette racine, qui, fraîche, est fusiforme, arrondie, charnue, blanche et lactescente, se trouve dans le commerce en rouelles ou en morceaux ronds, compacts, très pesants, rugueux, d'un brun noirâtre à l'extérieur, grisâtres et marqués de lignes concentriques à l'intérieur, à cassure lisse, ondulée et parsemée de points brillants; d'une saveur d'abord faible, puis âcre et irritante, et d'une odeur particulière et un peu nauséabonde. Réduit en poudre, le jalap est d'une couleur jaune brunâtre, et provoque vivement l'éternument.

P. C. Selon M. Félix Cadet de Gassicourt, cette racine contient, pour 500 grammes : résine 50; extrait gommeux 220; fécule 12,5; albumine, 12,5; ligneux, 145; eau 24; sels à base de potasse et de chaux 14,2; silice 2,7 ; carbonate de fer 0,105, et perte 16,995. D'autres analyses ont fait voir que la quantité de la résine qui paraît être le principe actif du jalap peut varier beaucoup.

M. Hume a signalé un principe blanc, cristallin, qu'il a
nommé *Jalapine*, et qu'il a regardé comme un nouvel
alcali végétal susceptible de former des sels avec les
acides. Mais, d'après les recherches de M. Chevallier,
cette substance n'est que de l'*Inuline*, et n'a aucune des
vertus du jalap. L'eau, l'alcool et l'éther dissolvent ses
principes actifs.

U. L'action purgative de cette substance se porte
principalement sur l'intestin grêle. A petites doses, elle
agit, dans le plus grand nombre des cas, sans produire
de coliques, ni de phénomènes généraux notables ; mais,
à hautes doses, elle détermine des vomissements, des
coliques violentes, et la phlegmasie de la membrane
muqueuse gastro-intestinale. Elle est très employée à
cause de son action énergique et de son prix peu élevé.
On l'unit souvent à d'autres purgatifs.

D. et M. d'Ad. Poudre, gr xij à ℨ ß , en pilules ou suspendus dans
une émulsion. *Poudre cathartique.* P. (Jalap et scammonée ana 1 ; tartrate acidule de potasse 2.) gr xviij à Ӡ j. *Pulvis jalapæ comp.* E.
(Jalap 1 ; crème de tartre 2.) Ӡ j à ij. Pou. (Jalap 2 ; sulfate de potasse
1.) F. (Jalap et gentiane ana 4 ; gingembre 1 ; sulfate de magnésie 8.)
H. de Guy. (Jalap ʒ j ; tartrate de potasse ʒ ij ; piment annuel gr xij.)
ℨ ß à j. *Poudre anthelmintique.* HP. (Jalap gr xxx ; rhubarbe gr vj ; calomel gr ij.) gr xij à Ӡ j. *Poudre purgative.* HP. (Jalap gr ij ; rhubarbe
et cannelle ana gr j.) Dr Paris. (Jalap gr xv ; ipécacuanha gr v ; huile
essent. de cannelle gut. ij.) pour une dose. *Potion purgative.* HP. (Jalap
gr xxx ; sulfate de soude ℨ v ; sp. de miel ʒ j ; tisane de chicorée ℥
vj.) à prendre en deux fois. *Bol purgatif.* Dr Paris. (Jalap gr xv ; calomel
gr v ; conserve de roses q. s.) pour un bol. *Extractum jalapæ.* L. E. D. gr
x à Ӡ j. *Tinctura jalapæ.* L. (Jalap 1 ; alcool 4.) ℨ ß à ij. E. (Jalap 1 ;
alcool 5.) ℨ j à iv. B. (Jalap 1 ; alcool 6.) ℨ ß à iij. *Tinctura cathartica.*
Dax. (Jalap 1 ; séné 4 ; alcool 72 ; sucre 8.) *Teinture purgative* dite *Eau-
de-vie allemande.* P. (Jalap 8 ; turbith 1 ; scammonée 2 ; alcool 96.) Ӡ j
à ℨ j dans un véhicule émollient. *Sirop de jalap.* P. (Jalap 20 ; coriandre
et fenouil ana 1 ; eau 200 ; sucre 400.) ℨ ij à ℥ ß.

La Résine de Jalap, *Resina jalapæ*, qu'on extrait
de la racine que nous venons de décrire, est d'une couleur brune verdâtre, fragile, à cassure brillante, d'une

odeur vireuse, et d'une saveur d'abord faible, puis âcre et désagréable. Elle a une action beaucoup plus énergique que celle du jalap, dont elle paraît être le principe actif. On l'administre dans les mêmes circonstances que la racine, que l'on préfère cependant en général, parce qu'elle agit plus sûrement et plus doucement. La dose est de g^r ij à x en pilules, ou suspendue dans un véhicule émulsif.

SCAMMONÉE D'ALEP. *Gummi resina-scammonium.* Gomme-résine fournie par le *Convolvulus-scammonia,* L., plante vivace qui croit en Asie.

C. B. Racine allongée, charnue, lactescente; tiges grêles, velues, de 4 à 5 pieds de haut; feuil. alternes, hastées, glabres, entières; fl. rougeâtres au nombre de 3 à 6 sur les ramifications d'un pédoncule axillaire.

P. P. Cette substance se trouve dans le commerce en gâteaux peu volumineux, d'une couleur grise foncée, friables, à cassure terne et opaque, d'une odeur forte et particulière, d'une saveur amère et âcre, et d'une pesanteur spécifique de 1,235.

P. C. Elle est composée, suivant MM. Bouillon-Lagrange et Vogel, de : résine 60; gomme 3 ; extrait 2 ; débris et impuretés 35. Elle est soluble dans l'alcool. Triturée avec de l'eau, elle forme une sorte d'émulsion d'un jaune verdâtre sale, et dans laquelle un quart de cette résine paraît dissoute.

U. La scammonée est un purgatif drastique très énergique et dont l'action est très prompte. En raison de la vive irritation qu'elle produit sur la surface muqueuse des intestins, il convient de ne l'administrer qu'à petites doses. On l'emploie dans les cas de constipation opiniâtre, causée par l'atonie du canal intestinal, et surtout dans les hydropisies passives pour provoquer d'abondantes évacuations alvines. On disait jadis que, dans ces circonstances, elle était hydragogue.

(441)

D. et M. d'ad. Poudre , gʳ j à vj et progressivement jusqu'à xij et xv.
Pulvis scammoniæ comp. L. (Scammonée et ext. de jalap ana 4 ; gingembre 1.) gʳ x à xv. *Pulvis scammonii comp.* E. (Scammonée et tartrate de
potasse ana p. é.) gʳ x à ℨ ß. *Pulvis scammoniæ cum hydrargiro.* H. de
Gur. (Scammonée ℈ij; calomel et sucre ana ℨ j.) gʳ x à xx. *Poudre
purgative.* Dʳ Paris. (Scammonée gʳ v ; rhubarbe gʳ xv ; sous-carbon-
d'ammoniaque gʳ vj.) pour 1 dose , à prendre dans un véhicule approprié. *Emulsion purgative.* P. (Scammonée 1 ; sucre et eau de fl. d'oranger
ana 12 ; émulsion simple 80.) ℥ ij à iv. *Tablettes de scammonée et de
séné comp.* P. (Scammonée 6 ; feuil. de séné 9 ; rhubarbe 3 ; gérofle 2 ;
écorce de citron confite 16 ; sucre 108 ; pour des tablettes de 6 ℈.) ℨ j
à ij. *Confectio scammoniæ.* L. (Scammonée 24 ; gérofle et gingembre
ana 12 ; huile essent. de carvi 1 ; sucre q. s.) *Electuarium scammonii.* D.
(Scammonée et gingembre ana 24 ; huile essent. de gérofle 1 ; sp. d'o-
range q. s.) ℨ ß à j. *Teinture.* P. ℈ j à ℨ j, dans un véhicule. *Sirop.* P.
(Scammonée 1 ; sucre et sp. de violettes ana 8 ; alcool 16 ; ℥ j contient
18 gʳ de scammonée.) ℨ j à iv.

La Scammonée de Smyrne est fournie par le *Periploca secamone*, L. , arbuste sarmenteux de la famille
des Apocynées, et qui croît aux mêmes lieux que
le *Convolvulus-scammonia*. Elle est plus pesante,
moins fragile, d'une couleur plus foncée, et d'une
odeur plus désagréable que la précédente. Elle ne contient que 29 pour cent de résine purgative ; le reste
consiste en matière gommeuse et en impuretés. Elle est
en conséquence beaucoup moins active et moins estimée
que la scammonée d'Alep.

La Fausse scammonée ou Scammonée de Montpellier provient du *Cynanchum Monspelliacum*, L.,
petit arbuste de la famille des Apocynées, qui croît en
abondance aux environs de Montpellier. Elle est en
morceaux aplatis , presque noirs , très durs , compacts,
d'une cassure terne et d'une odeur qui n'a rien de désagréable. Elle est presque inusitée de nos jours, à cause
de l'infidélité de son action.

Méchoacan. *Mechoacannæ radix. Convolvulus-*

mechoacan. L. Plante qui croît au Mexique, dans la province de Méchoacan. P. U. La racine.

P. P. Cette substance est en morceaux irrégulièrement globuleux, de grosseur très variable, ou bien en rouelles circulaires de deux à trois lignes d'épaisseur, mondées de leur écorce, d'une couleur blanche en dedans, inodores, et d'une saveur très faible d'abord, puis un peu âcre.

P. C. Le méchoacan contient une très grande quantité de fécule et un principe huileux, très amer, soluble dans l'alcool, et qui se rapproche beaucoup de la résine de jalap.

U. C'est un purgatif faible et infidèle, très employé autrefois, et presque inusité de nos jours. Il entre cependant dans la composition de quelques préparations officinales purgatives auxquelles on a quelquefois recours.

D. et M. d'ad. Poudre, ℈j à ℨj.

Turbith. *Turpethi radix. Convolvulus turpethum,* L. Plante vivace, très voisine des précédentes, et qui habite les Indes. P. U. La racine.

P. P. Le turbith est en morceaux de la longueur du doigt, compactes, d'une couleur grise brunâtre à l'extérieur, blanchâtre à l'intérieur, présentant des stries noirâtres et résineuses ; souvent le cœur a été enlevé, et il ne reste alors qu'un tube formé par l'écorce très épaisse ; la coupe transversale de cette racine offre une multitude de petits trous ronds qui lui donnent l'aspect d'une tige de bambou. Sa saveur est nauséabonde et son odeur très faible.

P. C. Cette substance, comme les précédentes, contient de la résine, une matière grasse, de l'huile volatile, de l'albumine et de la fécule. L'alcool s'empare de ses parties actives.

U. C'est un purgatif drastique très énergique ; mais dont l'action est incertaine. On l'employait autrefois de

la même manière que le jalap; de nos jours, il est abandonné ; seulement il entre dans la composition de plusieurs préparations officinales.

D. ET M. D'AD. Poudre, gr x à ℈j. Décoction, ʒj à ij, dans ℔j d'eau;
ou la donne par verres jusqu'à effet purgatif.

La SOLDANELLE, *Convolvulus-soldanella*, L., plante
indigène, qui croît sur les bords de la mer ; le LISERON
DES HAIES, *C. sepium*, L.; le LISERON DES CHAMPS,
C. arvensis, L., et quelques autres plantes de la même
famille, contiennent une résine purgative analogue à
celle du jalap ; et, d'après les recherches de MM. Loi-
seleur - Deslonchamps et Chevallier, elles pourraient
être employées avec avantage pour remplacer les lise-
rons purgatifs exotiques.

Famille des Cucurbitacées.

COLOQUINTE. *Colocynthidis fructus. Cucumis colocynthis*, L. Plante annuelle, originaire d'Orient, et
cultivée dans nos jardins. P. U. La pulpe du fruit.

C. B. Tige charnue, couverte de poils rudes, grimpante au moyen
de vrilles nombreuses; feuil. réniformes à 5 lobes, offrant des poils
durs sur les nervures ; fl. monoïques, solitaires, d'un jaune orangé; fr.
globuleux, jaune, de la grosseur d'une orange et recouvert d'une écorce
mince et coriace, contenant, au milieu d'une pulpe blanche, des graines
ovales, aplaties, blanches et très nombreuses.

P. P. La coloquinte, comme on la trouve dans le
commerce, est en masses blanches, spongieuses, sèches
et légères, au milieu desquelles sont logées les graines ;
sa saveur est nauséeuse et extrêmement amère, et son
odeur presque nulle.

P. C. Cette substance, d'après M. Vauquelin, contient une matière résinoïde, plus soluble dans l'alcool
que dans l'eau, qu'il nomme *Colocyntine*, et qui est
le principe actif. On y trouve encore une résine insolu-

ble et non amère, une huile grasse, de la gomme, une matière extractive et des sels. L'eau, l'alcool et l'éther dissolvent très bien ses principes actifs.

SUBST. INCOMP. Les alcalis fixes, le sulfate de fer, le nitrate d'argent, l'acétate de plomb, etc.

U. Cette substance irrite vivement les parties avec lesquelles elle est mise en contact. Administrée à l'intérieur, c'est surtout sur l'estomac et le rectum qu'elle porte son action; et lorsque la dose est trop forte, elle produit une violente inflammation de ces organes. A petites doses c'est encore un des purgatifs drastiques les plus énergiques. Son action est souvent accompagnée de coliques violentes, de soif et quelquefois de vomissements et de déjections sanguinolentes. Son influence irritante sur le rectum peut se propager à l'utérus, et exciter ainsi l'écoulement des menstrues. On emploie la coloquinte avec avantage dans les hydropisies passives, et toutes les fois que l'on veut déterminer une révulsion puissante sur le gros intestin. Dans ces cas, on la mêle avec huit ou dix parties d'une poudre inerte et insoluble, afin de diminuer son action violemment irritante sur l'estomac.

D. ET M. D'AD. Poudre, gʳ iv à xij, et jusqu'à Ʒj au plus, mêlé à de la gomme, de la fécule ou autre poudre inerte. *Decoctum colocynthidis.* B. (Coloquinte et éther sulfurique ana 1; sp. d'écorce d'orange 8; eau bouillante 48.) Cochl. j, 2 ou 3 fois le jour. *Extrait.* P. *Extractum colocynthidis.* L. POL. F. PA. gʳ iv à xij, en pil., uni au calomel ou à d'autres substances purgatives. *Pilulæ colocynthidis comp.* F. (Ext. de coloquinte 15; calomel 6; résine de jalap 4; géroffe 2; sucre q. s.; pour des pilules de 3 gʳ.) nᵃ ij à vj par jour. E. (Coloquinte 4; aloès succotrin et scammonée ana 8; sulfate de pot. et huile essentielle de géroffe ana 1.) gʳ vj à xij par jour. *Pilulæ colocynthidis cum hydrargiro.* H. DE GUY. (Ext. de coloquinte comp. Ʒ iv; calomel Ʒ j; pour 60 pil.) n° j à iv. *Extractum colocynthidis comp.* L. (Coloquinte 6; aloès 12; scammonée 4; sem. de cardamone 1; eau q. s.) gʳ vj Ʒj, en pilules. *Tinctura colocynthidis.* A. (Coloquinte 1; alcool 6.) F. POL. PA. B. (Coloquinte 8; anis étoilé 1; alcool 112.) gut. x à xv, dans une potion.

Élatérium. *Elaterii fructus. Ecbalium elaterium*, Rich. Plante vivace qui croît spontanément dans le midi de la France. P. U. Le suc des fruits.

C. B. Tige rampante, rameuse, hispide ; feuil. épaisses et cordiformes ; fl. monoïques, jaunâtres, en épis axillaires ; fr. ovoïdes, allongés, de la grosseur du pouce, d'une couleur verte, et hérissés de poils rudes. Au moment de leur maturité, ces fruits se détachent de leur pédoncule au moindre attouchement, et lancent au loin les graines qu'ils contiennent, par l'ouverture qui résulte de la séparation du pédicule.

P. P. L'élatérium se trouve dans le commerce en fragments irréguliers, secs, friables, d'une couleur noirâtre, tirant sur le vert ; ou bien en plaques minces, dures, offrant à leur surface l'impression de la toile sur laquelle on les a desséchés ; d'une couleur verdâtre, presque inodores, et d'une saveur amère et âcre. Cette seconde sorte est beaucoup plus active que la première.

P. C. Cette substance contient, d'après l'analyse de M. Paris : *Élatine* unie à un principe très amer 12 ; extractif 26 ; fécule 28 ; gluten 5, eau 4 et ligneux 25. L'eau et surtout l'alcool dissolvent ses principes actifs.

L'Élatine, dont la découverte est due à M. Paris, est le principe actif de l'élatérium ; les expériences de ce médecin ne laissent aucun doute à cet égard. Cette substance particulière est molle, d'une couleur verte, d'une odeur aromatique, d'une saveur faible, soluble dans l'alcool et dans les alcalis, et insoluble dans l'eau. Elle purge fortement à faibles doses ; mais elle n'est pas employée.

Prép. La première sorte d'élatérium, que nous avons décrite ci-dessus, s'obtient en évaporant, à consistance d'extrait sec, le suc exprimé et clarifié. La seconde se prépare en séparant le dépôt qui se forme dans le suc obtenu par incision des fruits et sans expression, et en le faisant sécher sur une toile, à une douce chaleur.

U. C'est un purgatif drastique des plus violents, qui,

38

administré inconsidérément, occasione une inflammation très vive du canal intestinal, et les accidents les
plus graves. A faibles doses, il purge fortement, et convient dans les cas où l'on veut obtenir des évacuations
très abondantes, comme dans le traitement des hydropisies passives, surtout de l'ascite et de l'hydrothorax.
Autrefois très employé, il est aujourd'hui presque
complétement abandonné, du moins en France. On
s'en sert assez souvent en Angleterre, et le docteur
A. T. Thomson, dans le dispensaire de Londres, dit
que c'est le meilleur hydragogue qu'il connaisse. Quoi
qu'il en soit, son administration exige la plus grande
attention.

D. ET M. D'AD. Poudre gr 1/2, toutes les heures, jusqu'à effet purgatif, en pilules, ou suspendu dans une potion émulsive; on ne dépasse
pas gr vj ou viij. *Extractum elaterii.* L. Mêmes doses. *Pulvis elaterii
comp.* II. DE GUY. (Ext. d'élatérium gr iv; tartrate de pot. ʒ v; gingembre ʒ j; 3o gr contiennent 1 gr d'élatérium.) gr v à xx.

BRYONE. *Bryoniæ radix. Bryonia alba*, L. Plante
vivace indigène, qui croît dans les haies et dans les
lieux incultes. P. U. La racine.

C. B. Tige herbacée, grimpante, rameuse, longue de 8 à 10 pieds;
feuil. alternes, échancrées en cœur, divisées en 5 lobes; fl. dioïques,
fl. mâles, 5 étam. triadelphes, fl. femelles ovaire globuleux, style court,
trifide, 3 stigmates transversaux; fr., baie pisiforme, rougeâtre, contenant de 3 à 6 graines.

P. P. La racine fraîche de cette plante est fusiforme,
souvent très grosse, couverte d'une écorce jaunâtre,
épaisse et sillonnée transversalement; son parenchyme
est compacte, blanchâtre et séparé en zônes. Sa saveur
est amère et nauséabonde, et son odeur vireuse et désagréable. Dans le commerce, cette racine est desséchée, en
rouelles très grandes, blanches et offrant des stries concentriques très marquées; son odeur est beaucoup plus
forte qu'à l'état frais.

P. C. Cette racine, d'après M. Dulong d'Astafort, contient de la *Bryonine*, une grande quantité de fécule, une huile verte concrète, de la résine, de la gomme, et des sels à base de chaux et de potasse. L'eau et l'alcool s'emparent des principes actifs.

La Bryonine est pulvérulente et présente des rudiments de cristaux ; elle est soluble dans l'eau et a la saveur désagréable de la bryone. Suivant M. Brande, elle est rougeâtre, d'une saveur très amère, et soluble dans l'alcool. C'est à ce principe immédiat que la bryone doit son action.

U. Appliquée sur la peau, cette racine fraîche y produit une rubéfaction très forte, qui peut même aller jusqu'à la vésication. Administrée à l'intérieur, à doses trop fortes, elle agit à la manière des poisons irritants, et donne lieu à des vomissements et à des déjections alvines abondantes et souvent sanguinolentes. A petites doses, on l'employait autrefois comme purgatif et comme émétique, mais c'est un médicament dangereux et infidèle dont l'usage est presque abandonné de nos jours.

D. et M. d'Ad. Poudre, gr xij à Ð j et même jusqu'à ℨ ß. Décoction, ℨ iv à ℥ j par ℔ ij d'eau. *Fécule médicinale de Bryone.* P. gr xij à ℨ ß. Suc exprimé de la racine fraîche, ℨ ij à iv.

Famille des Liliacées.

Aloès. *Succus aloes.* Suc épaissi des feuilles de plusieurs espèces du genre *Aloe*, particulièrement de l'*Aloe perfoliata*, Lam., et de l'*A. spicata*, L., plantes vivaces qui croissent en Afrique, aux environs du cap de Bonne-Espérance, et qu'on cultive à la Barbade, etc.

C. B. Racine fibreuse ; tige ou hampe recouverte d'écailles aiguës, haute de 2 pieds ; feuil. épaisses, succulentes, longues de 8 à 10 pouces, d'une couleur verte glauque, rassemblées en rosette à la base de la tige ; fl. rouges, en épi allongé, pendantes, tubuleuses, cal. cylindri-

que, 6 étam. attachées à la base du cal., style terminé par un stigmate
.rilobé.

P. P. On distingue dans le commerce trois espèces
d'aloès, que l'on désigne sous les noms d'*Aloès succotrin, hépatique et caballin.*

L'*Aloès succotrin*, *Aloe succotrina*, est en morceaux d'un brun foncé, friables, à cassure brillante et
résineuse, d'une odeur aromatique particulière, et d'une
saveur très amère. Sa poudre est d'un jaune doré très
brillant. C'est la plus pure des trois espèces.

L'*Aloès hépatique* ou *des Barbades*, *Aloe hepa-
tica*, se reconnaît à sa couleur rouge foncée, qui se rapproche de celle du foie, à sa texture plus ferme, à sa
cassure plus terne, et à son odeur forte qui se rapproche de celle de la myrrhe. Sa poudre est d'un jaune rougeâtre terne.

L'*Aloès caballin*, *Aloe caballina*, qui est très-
impur, et qu'on n'emploie que dans la médecine vétérinaire, est d'une couleur noire, tout-à-fait opaque, à
cassure rude, très dense, et d'une odeur désagréable et
fétide.

P. C. L'aloès succotrin, suivant M. Trommsdorff,
est composé de : principe savonneux amer 75 ; résine
25, et une trace d'acide gallique ; il paraît contenir
en outre un peu d'huile essentielle. Il est en partie soluble dans l'eau froide, et en totalité dans l'eau bouillante, d'où la résine se dépose par le refroidissement ; il
se dissout également dans l'alcool. L'aloès hépatique
contient, d'après le même chimiste : principe savonneux 81,25 ; résine 6,25 ; albumine 12,50, et une
trace d'acide gallique. Il n'est soluble en totalité ni dans
l'eau froide ni dans l'eau chaude.

Prép. On obtient l'aloès succotrin, en coupant à leur
base les feuilles de l'*Aloe*, et en les dressant dans un
vase, la partie coupée en bas. On réunit ensuite le liquide jaunâtre qu'elles ont fourni, et on le fait évapo-

rer au soleil ou à un feu doux. La quantité de produit
ainsi obtenu est très petite, mais il est très pur. Le plus
ordinairement, on prépare les trois espèces d'aloès que
nous avons décrites par une seule opération. On pile les
feuilles ; on en extrait le suc par la pression ; on fait ensuite bouillir le marc dans de l'eau ; on passe la décoction
et on la mêle avec le suc déjà obtenu. On fait ensuite
évaporer ce liquide, préalablement filtré grossièrement,
jusqu'à consistance d'extrait, puis on le laisse refroidir dans des baquets. Les couches supérieures les plus
pures fournissent l'aloès succotrin, les moyennes l'aloès
hépatique, et les inférieures constituent l'aloès noir ou
caballin.

U. A petites doses, l'aloès agit sur l'estomac à la manière des toniques amers ; il réveille l'action de cet
organe, et favorise puissamment la digestion. A plus
haute dose, il devient purgatif énergique ; mais ses effets
ne se manifestent qu'assez long-temps après son ingestion, car il porte principalement son action sur le gros
intestin, qu'il peut irriter au point d'y déterminer une
véritable fluxion. On l'emploie avec avantage dans les
cas de constipation habituelle, dépendante d'un état
atonique du canal intestinal, dans la jaunisse, la chlorose, les affections scrofuleuses, l'hypochondrie, et, en
général, toutes les fois qu'on veut obtenir un effet purgatif lent, et secondairement une action fortifiante. On
met à profit son action sur le rectum pour y entretenir
une irritation légère, chez les personnes disposées aux
congestions cérébrales ; et cette même action, qui peut
se propager jusqu'à l'utérus, est quelquefois très utile
pour exciter l'écoulement des règles. On doit éviter de
l'administrer aux individus affectés d'hémorrhoïdes ; car,
d'après ce que nous venons de dire de son action sur le
rectum, on voit qu'il doit en aggraver les symptômes.
On l'a enfin conseillé comme anthelmintique ; ses effets,
sous ce rapport, sont trop peu certains pour qu'on
puisse y compter beaucoup.

D. ✝ M. d'AD. Poudre, comme tonique, g^r j à iv; comme purgatif, g^r vj à ℈ j. *Decoctum aloes comp.* L. (Aloès, myrrhe et safran ana ℥; sous-carbon. de pot. 2; ext. de réglisse 12; teint. de cardamome comp. 96; eau 288.) ℥ j à ij, le matin. *Pulvis aloes comp.* L. D. (Aloès 3; résine de gaïac 2; poudre aromatique 1.) *Pulvis aloes cum canellâ.* D. (Aloès hépatique 4; cannelle blanche 1) g^r x à ℈ j. *Pilules d'aloès et de savon.* P. *Pilulæ aloeticæ.* E. (Aloès 2; savon amygdalin 3; huile essent. d'anis et sp. simple q. s.) g^r x à xv. H. DE GUY. (Aloès ℨ iij; savon médic. ℨ j; huile essent. de menthe poivrée gut. x; pour 60 pil.) n° ij à iv par jour. *Pilulæ aloes comp.* L. B. (Aloès 2; ext. de gentiane 1; huile essent. de carvi et sp. q. s.) *Pilulæ aloes cum zingibere.* D. (Aloès hépatique 16; gingembre 2; savon médic. 8; huile essent. de menthe poivrée 1.) g^r x à xv. *Pilules de Rufus.* P. *Pilulæ aloes cum myrrhâ.* L. E. D. B. H. DE GUY. (Aloès 4; myrrhe 2; safran 1; sp. q. s.) comme cathartique, ℈ j à ij; comme stimulant, g^r x à ℈ j. *Pilules d'aloès et de kna.* P. (Aloès 6; ext. de kna. 3; cannelle 1; sp. d'absinthe q. s.) g^r vj à xij. *Pilules bénites de Fuller.* P. (Aloès 8; séné et myrrhe ana 4; assa-fœtida et galbanum ana 2; safran et macis 1; sulfate de fer 12; huile de succin q. s.; sp. d'armoise 48; pour des pil. de 4 g^r.) n° ij, 2 fois le jour. *Pilules hydragogues de Bontius.* P. (Aloès, gomme-gutte et gomme ammoniaque ana p. é.) g^r xij à xviij. *Pilulæ aloes et assœ-fœtidæ.* E. (Aloès, assa-fœtida et savon médic. ana p. é.) g^r x, 2 fois par jour. *Pilules avec l'aloès.* HP. (Aloès ℥ ß; savonule de potasse et rhubarbe ana ℥ ij; sp. de chicorée comp. q. s.; pour des pil. de 6 g^r.) n° x à xx par jour. *Pilules aloétiques.* HP. (Aloès succotrin ℈ j; émétique g^r iij; ext. de gentiane ℨ ß; pour 20 pil.) n° j chaque soir. *Pilulæ aloes cum ferro.* H. DE GUY. (Aloès ℨ j ß; myrrhe ℨ ij; ext. de gentiane et sulfate de fer ana ℨ j; eau q. s.; pour des pilules de 4 g^r.) n° ij à iv, 2 fois par jour. *Pilules purgatives.* Dr PARIS. (Aloès et pil. mercurielles ana ℈ j; pour 6 pil.) n° ij chaque soir. *Electuaire d'aloès comp.* ou *Hiéra-picra.* P. (Aloès succotrin 16; cannelle, macis, azaret, safran et mastic ana 1; miel 64.) ℈ j à ℨ j. *Opiat mésentérique.* P. (Aloès, calomel et rac. d'arum ana 2; gomme ammoniaque et limaille de fer ana 4; séné 6; poudre de Tribus et rhubarbe ana 3.) ℨ ß à ij,

Extrait aqueux. P. *Extractum aloes.* L. POL. PR. DAN. g^r vj à xij, en pilules. *Extractum aloes comp.* H. DE GUY. (Aloès ℔ j; gingembre ℥ vj; sous-carbonate de soude ℥ ij; eau bouill. ℔ viij.) g^r x à xx en pilules,

Teinture. P. *Tinctura aloes.* A. B. (Aloès 1; alcool 6.) gut. x à ℨ ß, dans une potion appropriée. L. D. E. *Tinctura aloes aquosa.* B. (Aloès succotrin 1; ext. de réglisse 3; eau 32; alcool 8.) ℥ ß à j, dans un véhicule convenable. *Tinctura aloes ætherea.* E. (Aloès succotrin et

myrrhe 5 ; safran 2 ; éther sulfurique alcoolisé 24.) *Tinctura aloes comp.*
L. D. E. (Ext. d'aloès et safran ana 3 ; teint. de myrrhe 32.) ℥ j à ij.
Tinctura aloes ammoniata. H. DE GUY. (Teinture d'aloès ℔ j ; solution
de sous-carbonate d'ammoniaque ℥ j.) ℥ j à ij, 2 fois le jour. *Tinctura
aloes et myrrhæ.* H. DE GUY. (Ext. d'aloès ℥ iij ; teint. de myrrhe ℔ ij.)
Teinture d'aloès comp. P. (Aloès 9 ; gentiane, safran, rhubarbe, cannelle et agaric blanc ana 1 ; thériaque 2 ; sucre candi 8 ; alcool 512.)
℥ j à iv. *Vinum aloes.* L. D. (Aloès succotrin 4 ; cannelle 1 ; vin d'Espagne 48 ; alcool 16.) *Vinum aloes soccotrinæ.* E. (Aloès 8 ; petit cardamome et gingembre ana 1 ; vin d'Espagne 192.) Comme tonique, ℥ j
à ij ; comme purgatif, ℥ j à ij.

A l'ext., *Unguentum aloes cum petroleo.* B. (Aloès 2 ; bile de bœuf et
pétrole ana 3 ; axonge 24.) *Unguentum terebinthinæ aloetinum.* POL.
(Teint. d'aloès 3 ; miel 4 ; térébenthine 6 ; jaunes d'œufs environ 2.)

Famille des Guttiférées.

GOMME-GUTTE. *Gummi resina gutta* seu *Cambogia.*
Gomme-résine fournie par le *Stalagmitis cambogioïdes,*
Murray, arbre qui croit aux Indes orientales, et surtout
à Ceylan et à la presqu'île de Camboge.

C. B. Tronc d'une hauteur moyenne, peu divisé ; feuil. opposées,
ovales, luisantes, coriaces, d'un vert foncé ; fl. mâles en bouquets
distincts, fl. hermaphrodites axillaires. cal. 4 div., cor. 4 pét., environ
30 étam. ; fr. baie globuleuse, blanchâtre ou rosée, contenant plusieurs graines allongées et triangulaires.

P. P. La gomme-gutte se trouve dans le commerce en
masses cylindriques, d'un volume variable, d'un brun
jaunâtre à l'extérieur, d'un jaune rougeâtre à l'intérieur,
friables, à cassure brillante, d'une saveur d'abord faible,
puis âcre, inodore, et d'une pesanteur spécifique de
1,221.

P. C. Elle parait composée de 20 de gomme et de 80
de résine. Elle est très soluble dans l'eau, dans l'alcool
et dans l'éther, qu'elle colore en jaune ; dans les huiles
volatiles, et dans une forte dissolution d'ammoniaque et
de potasse, auxquelles elle donne une teinte rouge
orangée. Chauffée, elle fond, et à une plus haute tem-

pérature, elle brûle avec une flamme blanche et laisse un charbon léger et spongieux.

Prép. On l'obtient en faisant des incisions à l'écorce de l'arbre, ou en brisant ses feuilles et ses jeunes pousses. Le suc laiteux se concrète, et on le réunit en masses.

U. Purgatif drastique très énergique, cette substance agit en irritant vivement le canal intestinal ; aussi détermine-t-elle très souvent des coliques et des vomissements, et, administrée à trop fortes doses, donne-t-elle lieu à une vive inflammation de l'estomac et des intestins. On l'emploie cependant avec avantage lorsqu'on veut obtenir une dérivation puissante, dans certains cas d'hydropisies et dans certaines affections cutanées chroniques. Elle est assez fréquemment mise en usage par les praticiens anglais ; tandis qu'elle est presque inusitée en France. On peut encore l'administrer comme anthelmintique. Les médecins italiens la considèrent comme un puissant contre-stimulant.

D. et M. d'ad. Poudre, gr ij à vj, en pilules, ou dans une potion mulsive. *Poudre de gomme-gutte.* Dr Paris. (Gomme-gutte gr iij ; sucre Ɔ j.) à prendre toutes les 5 heures jusqu'à effet purgatif. *Pilulæ cambogiæ comp.* L. E. (Gomme-gutte, ext. d'aloès et poudre aromatique ana 1 ; savon médic. 2.) gr x à Ɔ j. *Bolus cambogiæ.* H. de Guy. (Gomme-gutte gr x ; tartrate de potasse gr xx ; gingembre gr iij ; sp. q. s. ; pour un bol.) n° j par jour. *Pilules cathartiques.* Dr Paris. (Pil. de gomme-gutte comp. et ext. de coloquinte comp. ana gr xv ; calomel gr x ; sp. de gingembre q. s. ; pour 12 pil.) n° ij par jour.

Famille des Colchicées.

Colchique. *Radix colchici. Colchicum autumnale,* L. Plante indigène très commune dans les prés humides, et qui fleurit en septembre. P. U. Le bulbe.

C. B. Tige très courte ; feuil. lancéolées, luisantes, terminées inférieurement par une gaîne, formant une touffe qui ne se montre que l'hiver ; fleurs grandes, purpurines, cal. à tube très long, limbe campanulé, étam. insérées au sommet du tube ; fr. capsule ovoïde, allongée trifide, marquée de 3 sillons profonds et contenant des graines arillées.

P. P. Le bulbe du colchique, tel que le fournit le commerce, est ovoïde, de la grosseur d'une noix, comprimé d'un côté, convexe de l'autre, d'un tissu compacte et blanc, d'une couleur grise jaunâtre et marquée de sillons uniformes à l'extérieur, d'une odeur forte et désagréable, et d'une saveur âcre et nauséabonde, beaucoup plus marquées dans le bulbe récent, qui est enveloppé d'une sorte de tunique brune, et contient un suc laiteux très âcre.

P. C. Cette substance, d'après MM. Pelletier et Caventou, contient de la *Vératrine* combinée à l'acide gallique, une matière grasse particulière, de la gomme, de l'amidon, de l'inuline et du ligneux. Le vinaigre, le vin et l'alcool sont les meilleurs dissolvants de ce médicament.

U. Les effets du colchique varient beaucoup suivant la dose à laquelle on l'administre : à petites doses, il paraît, d'après les observations des praticiens anglais, agir plutôt comme sédatif que comme irritant; aussi l'emploie-t-on fréquemment de cette manière et avec succès pour combattre les douleurs si cruelles que produit la goutte et les affections rhumatismales aiguës. A hautes doses, ce médicament devient au contraire des plus irritants, et donne lieu à des évacuations alvines abondantes, souvent accompagnées de coliques, de vomissements, et de tous les autres symptômes de l'inflammation gastro-intestinale. Administré à doses modérées, le colchique n'est plus qu'un purgatif énergique dont l'action se porte aussi sur l'appareil urinaire, dont il augmente beaucoup l'activité; c'est ce qui l'a fait ranger par certains auteurs parmi les diurétiques, à côté de la scille dont il se rapproche beaucoup par sa manière d'agir. On l'emploie comme drastique, dans les cas d'hydrothorax, d'anasarque, d'ascite, de douleurs goutteuses et rhumatismales violentes, etc. Cette substance, très active et très usitée en Angleterre, est peu employée en France. Cependant MM. J. Cloquet et Godard viennent d'appeler l'attention des praticiens sur elle, en l'administrant, avec les plus grands avantages, contre les affections rhumatismales chroniques. Ces médecins ont employé la teinture, et ils ont observé que celle que l'on prépare avec les semences de la plante est beaucoup plus active que celle des bulbes, dans la proportion de 3 à 5.

D. et M. d'ad. Poudre, g^r j à iv en pilules. *Teinture.* P. gut. xv à xxv dans une potion. *Teint. de colchique de Darmstrong.* P. (Colchique 1; alcool 2.) gut. x à xx. *Vin.* P. (Colchique 1; vin de Malaga 16.) Əj à ℨ ß et plus progressivement dans une potion. *Vinum colchici.* H. de Guy. (Colchique récent ℥ xxvj; vin ℔ ij ß; alcool ℥ ij.) gut. xxx à cxx, une ou deux fois par jour. *Vin de semences de colchique.* P. (Semences mûres de colchique 1; vin d'Espagne 8.) gut. xx à xxx, et plus progressivement. *Acetum colchici.* L. B. (Colchique récent et alcool ana 1; acide acétique 12.) gut xxx à ℨ ß dans un véhicule mucilagineux. *Oximel de colchique.* P. *Oximel colchici.* D. B. (Vinaigre de colchique 1; miel 2.) ℨ ij à ℥ j progressivement, 2 fois par jour dans un liquide doux. *Mixture diurétique.* Dr Paris. (Oximel de colchique ℨ ij; acét. de potasse ℨ j; sp. de genièvre comp. ℥ ß.) à prendre 2 fois par jour. *Miel de colchique.* P. (Colchique 1: eau 24; miel 12.) ℥ ß à j et plus. *Syrupus colchici.* E. (Vinaigre de colchique 4; sucre 9.) ℨ ij à ℥ j.

La racine d'Ellebore blanc, *Veratrum album*, L., plante de la même famille que la précédente, et qui croît dans les montagnes du Jura, d'Auvergne et des Alpes, est sous la forme d'un cône tronqué de 2 à 3 pouces de long et d'un pouce d'épaisseur, souvent garni de radicules nombreuses; elle est blanche en dedans, noire et ridée en dehors, et d'une saveur douceâtre d'abord, puis âcre et corrosive. Elle contient de la *Vératrine* et agit comme un violent drastique. On l'employait autrefois comme hydragogue dans les hydropisies dites passives; aujourd'hui elle est presque inusitée.

Il en est de même des semences de la Cévadille,

(455)

Veratrum sabadilla, Retz , plante originaire du Mexique, que l'on administrait autrefois comme anthelmintiques. Elles renferment une grande quantité de vératrine , et leur action , très incertaine et très dangereuse, en a fait abandonner l'usage à l'intérieur. Réduites en poudre , on s'en sert quelquefois à l'extérieur pour détruire les poux ; mais cette application sur la tête peut être suivie de vertiges et d'autres symptômes fâcheux.

VÉRATRINE. *Veratrinum*. Substance alcaline végétale découverte par MM. Pelletier et Caventou dans les graines de la Cévadille , et dans la plupart des plantes de la famille des Colchicées.

P. P. Elle est pulvérulente , blanche , inodore , mais produisant de violents éternuments lorsqu'elle pénètre dans les fosses nasales, d'une saveur très âcre et excitant la salivation.

P. C. D'après MM. Pelletier et Dumas , elle contient : carbone 66,75 ; oxigène 19,60 ; hydrogène 8,54 et azote 5,04. A peine soluble dans l'eau froide , elle se dissout dans 1000 d'eau bouillante et dans l'alcool ; elle est moins soluble dans l'éther. Elle jouit des propriétés alcalines , et forme, avec les acides , des sels neutres incristallisables qui prennent l'aspect de la gomme par l'évaporation. Chauffée , elle fond à 50°, et à une haute température elle est décomposée.

U. Les expériences de M. Magendie ont fait voir que la vératrine agit sur l'économie animale à la manière des poisons irritants les plus violents , et qu'elle produit des vomissements et des évacuations très abondantes et souvent sanguinolentes , résultant de l'inflammation de la membrane muqueuse intestinale ; et que ces accidents sont bientôt suivies du tétanos et de la mort. Cependant il pense qu'à des doses convenablement mesurées, cette substance peut remplacer avec avantage le colchique, l'ellébore blanc , etc, qui lui doivent leurs propriétés ; et il l'a même administrée avec succès comme

purgatif drastique dans des cas où il convenait d'exciter
promptement d'abondantes évacuations alvines. Quoi
qu'il en soit, c'est un médicament très dangereux et
dont l'emploie exige l'attention la plus grande.

D. ET M. D'AD. *Pilules de vératrine.* FM. (Vératrine gr 1/2 ; gomme
arabique et sp. q. s. ; pour 6 pil.) n° j à iij par jour. *Alcool de vératrine.* FM. (Vératrine gr iv ; alcool $\frac{3}{3}$ j.) gut. x à xxv dans une tasse de
boisson mucilagineuse ; et à l'ext., en frictions, q. s. *Solution de véra-
trine.* FM. (Sulfate de vératrine gr j ; eau distil. $\frac{3}{3}$ ij.) $\mathfrak{Z}$ j à iv. A l'ext.
Pommade de vératrine. FM. (Vératrine gr iv ; axonge $\frac{3}{3}$ j.) en frictions.

Famille des Renonculacées.

ELLÉBORE NOIR. *Hellebori nigri radix. Helleborus
niger,* L. Plante vivace qui croît dans les montagnes des
Vosges, du Dauphiné et de la Provence, et fleurit au
mois de décembre. P. U. La racine.

C. B. Tige souterraine, horizontale, articulée ; feuil. paraissant radicales, pétiolées, à 7 ou 8 lobes, coriaces, dentées en scie et obovales;
fl. au nombre de une ou 2, sur une hampe de 2 à 6 pouces de haut,
roses très grandes, penchées et accompagnées de deux bractées, cal.
régulier, persistant, à 5 sép., cor. 10 à 12 pét. creux en forme de cornets ; fr. 3 à 6 capsules.

P. P. Cette racine est de la longueur et de la grosseur
du petit doigt, grise ou rougeâtre à l'intérieur, noirâtre
en dehors, marquée d'anneaux circulaires assez rapprochés, et garnie de fibres radicales plus ou moins nombreuses ; sa saveur est d'abord âcre et amère, puis semble engourdir la langue, et son odeur est nauséeuse.

P. C. Elle contient, d'après MM. Feneulle et Capron,
une huile grasse un peu âcre, une matière résineuse, un
acide volatil odorant, un principe amer, de la cire, etc.
L'eau et surtout l'alcool s'emparent de ses principes
actifs, qui se perdent, en grande partie, par une ébullition prolongée.

U. L'action locale de l'ellébore est très irritante. Son

principe volatil paraît agir d'une manière spéciale sur le système nerveux. C'est un purgatif drastique des plus énergiques, dont l'usage peut être suivi de très graves accidents, et qu'on emploie encore quelquefois dans les hydropisies et certaines maladies de la peau. Il était autrefois très vanté dans les cas d'aliénation mentale. Très peu usité de nos jours, on l'administre quelquefois comme emménagogue et anthelmintique. L'usage de cette subtance exige beaucoup de précaution.

D. ET M. D'AD. Poudre, gr x à Ð j. Infusion, ℨ ij dans ℔ j d'eau bouillante, dont on donne ℥ j toutes les 4 heures. *Extractum hellebori nigri.* E. D. POL. gr vj à xij, en pilules. *Extrait d'ellébore de Bacher.* P. (Ellébore noir 4 ; sous-carbon. de pot. 1 ; alcool et vin blanc ana 16.) gr iv à x. *Pilules toniques de Bacher.* P. (Ext. d'ellébore de Bacher et de myrrhe ana 8 ; chardon bénit 3 : pour des pil. de 1 gr.) n° j à ij. *Teinture.* P. *Tinctura hellebori nigri.* L. E. D. (Ellébore noir 1 ; alcool 8 ; cochenille q. s. pour colorer.) gut. xx à ℨ ſs et même j, dans un véhicule approprié.

L'ELLÉBORE VERT, *Helleborus viridis*, L., et l'ELLÉBORE FÉTIDE, *H. fœtidus*, L, jouissent de propriétés analogues, et étaient jadis employés aux mêmes usages.

Famille des Euphorbiacées.

HUILE DE CROTON TIGLIUM. *Oleum tiglii.* Huile grasse, retirée des semences du *Croton tiglium*, L., arbrisseau qui croit aux îles Moluques. Ces semences sont connues dans le commerce sous le nom de *Grains de Tilly*, *Grana tiglia*, ou de *Petits pignons d'Inde*.

C. B. Tronc peu élevé, peu rameux ; feuil. ovales, acuminées, glabres, dentées, ayant 2 glandes à leur base ; fl. dressées, simples, à l'extrémité des rameaux, d'une couleur pâle ; les inférieures femelles, les supérieures mâles ; fr. capsule à 3 loges contenant chacune une graine.

39

P. P. Les grains de Tilly sont ovales, oblongs, presque quadrangulaires, de 5 à 6 lignes de longueur, et recouverts d'un épiderme jaunâtre. Lorsque cette enveloppe est enlevée, leur surface est noire et unie. On y remarque plusieurs nervures saillantes, qui s'étendent de l'ombilic au sommet de la graine, et dont les deux latérales sont les plus apparentes. L'huile qu'on en retire est d'un jaune orangé, d'une saveur piquante et chaude, et d'une odeur *sui generis* et désagréable.

P. C. D'après M. Nimmo, cette huile contient 55 d'une huile fixe douce et 45 d'un principe âcre purgatif qu'il a nommé *Tigline*, et qui, suivant M. Paris, aurait beaucoup de rapport avec l'*Elatine*. Cette substance, de nature résineuse et rougissant légèrement la teinture de tournesol, est insoluble dans l'eau, mais se dissout très bien dans l'alcool, dans l'éther, et dans les huiles fixes et volatiles.

Prép. On ignore comment cette huile est préparée dans l'Inde; mais il paraît très probable que c'est par l'expression ou par l'ébullition.

U. Administrée à petites doses, cette huile paraît être rapidement absorbée, et agir sur les intestins par suite de son influence sur le système nerveux. Elle détermine ainsi des évacuations alvines plus ou moins abondantes. Cet effet a lieu également, soit qu'on l'introduise dans l'estomac, soit qu'on l'injecte dans les veines ou qu'on l'applique sur une surface absorbante quelconque. L'action générale de cette substance semble aussi activer la sécrétion de l'urine, et déterminer la diaphorèse. A plus hautes doses, elle agit directement et immédiatement sur la membrane muqueuse intestinale, et produit une inflammation violente suivie des plus graves accidents. Ce médicament est employé avec avantage dans les cas de constipation opiniâtre; quand les autres drastiques ont été administrés sans effét; lorsqu'il est nécessaire d'obtenir des résultats très prompts, ou qu'il existe un obstacle quelconque à l'emploi d'un purgatif ordinaire , comme il arrive dans les cas de tétanos , de manie , etc. Le docteur Ainslie en a obtenu de très bons effets employée en frictions, dans les cas de rhumatismes chroniques et de tumeurs des articulations. L'action très violente de cette huile exige de la part du médecin la plus grande attention.

D. ET M. D'AD. Gut. j à iv ou plus , dans ℥ ß de sp., ou en pilules avec de la mie de pain. *Mixture cathartique.* SMITH. (Huile de croton gut. ij ; mucil. de gom. arab. ℥ j ; sucre q. s.) à prendre en 2 fois à quelques heures d'intervalle. *Savon d'huile de croton.* FM. (Huile de croton 2 ; solut. de soude caustique 1.) gr ij à iv, avec du sucre ou en pilules.

Sous le nom de PIGNONS D'INDE ou des BARBADES, on a , jusqu'à ces derniers temps, confondu les semences du *Jatropha curcas* , L. , arbrisseau de la même famille , avec celles du *Croton tiglium* , que nous venons de décrire sous le nom de grains de Tilly ; mais elles en diffèrent essentiellement. En effet , elles sont d'un brun noirâtre , unis et ternes. La face extérieure est bombée, arrondie , et offre un angle légèrement saillant au milieu. A leur face interne , on observe un angle plus marqué. L'amande est couverte d'une pellicule blanchâtre ; sa robe est composée de deux couches , l'une spongieuse , blanchâtre ; l'autre , dure , compacte et brunâtre. Ces semences sont également douées des propriétés irritantes qui les rendent drastiques et émétiques.

Il en est de même de celles du MÉDICINIER SAUVAGE , *Jatropha gossypifolia* , L. , et du MÉDICINIER D'ESPAGNE , *J. multifida* , L. , qui ne sont plus employées. Cependant M. Caventou a extrait des pignons d'Inde, au moyen de l'alcool, une huile en tout semblable à l'huile de croton, et qui jouissait absolument , et au même degré , des mêmes propriétés thérapeutiques.

HUILE D'ÉPURGE. *Oleum catapuciæ minoris* seu *Euphorbiæ lathyris.* Huile grasse qu'on extrait des

graines de l'*Euphorbia lathyris*, L., plante indigène,
bisannuelle, qui croît dans les lieux cultivés.

C. B. Racine pivotante, blanche; tige droite, simple, de 2 à 3 pieds de haut; feuil. sessiles, opposées, d'un vert clair et lancéolées; fl. monoïques, formant une grande ombelle à quatre rayons, fl. males 15 à 20 étam. autour de la fl. femelle; fr. à trois côtes et à 3 loges contenant chacune une graine grosse et jaunâtre.

P. P. L'huile que l'on extrait des graines est blanche, transparente, inodore et presque sans saveur.

P. C. Elle n'a pas encore été étudiée avec soin. Cependant il est probable qu'elle contient, comme l'huile de croton, un principe âcre et une certaine proportion d'huile fixe douce.

Prép. On peut la préparer par expression ou bien en traitant les graines d'épurge, réduites en pâte, par l'alcool et mieux encore par l'éther.

U. Depuis long-temps les habitants des campagnes employaient les feuilles et la racine fraiches et pleines d'un suc laiteux, âcre et presque caustique, pour se procurer des évacuations alvines abondantes; mais cette pratique, dangereuse à cause de l'énergie et de l'infidélité de ce médicament, ne doit être usitée que dans les cas d'absolue nécessité, et à défaut d'autres substances purgatives. Dans ces derniers temps, les docteurs Frank et Calderini ont reconnu les propriétés purgatives de l'huile fournie par les graines de cette plante, et l'ont administrée avec beaucoup de succès, comme purgatif, dans un grand nombre de cas. Les observations de M. Bally et de quelques autres praticiens ne laissent aucun doute sur son efficacité; et l'habile médecin que nous venons de citer pense qu'elle peut remplacer avantageusement l'huile de croton tiglium, parce que son action est beaucoup moins violente, et que son peu de saveur rend son administration très facile, surtout chez les enfants. Un autre avantage de ce médicament,

est le bas prix auquel on peut se le procurer sans crain-
dre qu'il soit falsifié.

D. ET M. D'AD. Gut. vj à x au plus, dans une émulsion ou en pilules.
Potion purgative avec l'huile d'épurge. (Huile d'épurge gut. viij; gom.
arab. ʒj; sucre ℥ ij; eau dist. ℥ iij.) Cochl. j à ij toutes les heures,
jusqu'à effet purgatif.

Famille des Rhamnées.

NERPRUN. *Fructus rhamni cathartici. Rhamnus catharticus,* L. Arbrisseau indigène, très commun dans
les bois et dans les haies. P. U. Les fruits.

C. B. Tige de 8 à 10 pieds de haut, rameuse; feuil. opposées, ovales, aiguës, cordiformes d'un vert clair; fl. dioïques, petites, verdâtres, cal. tubuleux à 4 div., cor. à 4 pét. très petits et linéaires, fl.
mâles, 4 étam. et un pistil rudimentaire, fl. femelles, ovaire globuleux, à 4 loges monospermes, 4 stigmates; fr. globuleux contenant 5
nucules.

P. P. Les baies du nerprun sont pisiformes, noires
quand elles sont bien mûres, luisantes, marquées d'un
point brillant au centre, contenant une pulpe verdâtre,
d'une saveur amère et désagréable, et d'une odeur nauséabonde.

P. C. Le suc exprimé des baies du nerprun contient,
d'après M. Vogel, un principe colorant particulier, de
l'acide acétique libre, du mucilage, une matière azotée
et du sucre. C'est en combinant le suc de nerprun avec
de la chaux, qu'on prépare une couleur verte très employée en peinture, et qu'on nomme *vert de vessie.*

U. La pulpe des baies de nerprun est un purgatif très
énergique, dont l'opération s'accompagne souvent de
coliques violentes, de sécheresse de la bouche, de soif
et des autres symptômes d'une vive irritation de la membrane muqueuse gastro-intestinale. Ce médicament ne
convient guère qu'aux personnes robustes et difficiles à
purger. Sydenham le vantait beaucoup dans le traite-

ment de l'hydropisie. Enfin on l'emploie encore quelquefois comme vermifuge.

D. ET M. D'AD. Baies entières fraîches, n° x à xx. *Suc exprimé et fermenté.* P. ℥ ij à IV. Décoction, n° xx à xxx par ℔ ij d'eau, *Extrait* ou
Rob de nerprun. P. *Roob spinæ cervinæ.* A. Ɔ j à ʒ j ß. *Sirop.* P. (Suc
de baies de nerprun et sucre ana p. è.) *Syrupus rhamni.* L. (Suc du
baies de nerprun 128; gingembre et piment ana 1; sucre 84.) ʒ ij à ℥ j
et plus dans un vébicule aqueux. *Potion purgative.* IIP. (Sp. de nerprun ℥ ß; teint. de jalap ℥ j; décoct. de chicorée ℥ IV.)

Les fruits de la BOURGÈNE, *Rhamnus frangula*, L.,
jouissent absolument des mêmes propriétés.

Famille des Polygonées.

RHUBARBE. *Rhabarbarum* seu *Rhei radix.* *Rheum
palmatum*, L. Plante vivace originaire de la Chine et
de la Tartarie, et qu'on cultive en France dans le département du Morbihan. P. U. La racine.

C. B. Tige simple, dressée, cylindrique, haute de 2 à 4 pieds, rameuse au sommet; feuilles très grandes, pétiolées, dont le limbe est divisé en 7 lobes aigus, incisés latéralement; fl. petites jaunâtres, très-
nombreuses, en panicule allongée au sommet de la tige, cal. à 5 ou 6
div., 9 étam., 5 stigmates simples, presque sessiles; fr. akène à trois
angles saillants.

P. P. On distingue dans le commerce trois espèces
principales de rhubarbes, savoir :

La *Rhubarbe de Moscovie,* la plus estimée des trois,
qui est en morceaux un peu aplatis, irréguliers, quelquefois anguleux, lisses, percés d'un grand trou, d'une
couleur jaune à l'extérieur, marbrée irrégulièrement de
veines rouges et blanches à l'intérieur, d'une cassure
compacte, d'une odeur particulière très prononcée,

d'une saveur amère et astringente , croquant fortement
sous la dent, colorant la salive en jaune safrané , et
fournissant une poudre d'un jaune pur ;

La *Rhubarbe de la Chine*, qui est en morceaux arrondis , plus gros que ceux de la précédente, moins
lisses et moins bien parés , ordinairement percés de petits trous, d'un jaune sale et recouverts d'une poussière
jaunâtre en dehors , d'une texture compacte, d'un rouge
terne et marbrée de blanc en dedans , d'une cassure
terne et raboteuse , croquant sous la dent, d'une saveur
amère et d'une odeur analogue à celle de la précédente;

La *Rhubarbe indigène*, la moins estimée de toutes ,
qui ne provient pas seulement du *Rheum palmatum*,
mais aussi des *Rh. undulatum* et *compactum* , qu'on
cultive en grand à Rhéumpole , dans le département du
Morbihan. Cette espèce est en morceaux qui ressemblent
beaucoup aux rhubarbes exotiques pour l'aspect et la
forme ; mais qui s'en distinguent facilement par leur
couleur rosée en dehors , par leur odeur moins forte, par
leur saveur peu amère, mucilagineuse et sucrée , et surtout parce qu'ils ne croquent pas sous la dent.

P. C. Les rhubarbes de Chine et de Moscovie, dont
la composition est à peu de chose près la même , contiennent un principe particulier auquel elles doivent leur
odeur, leur saveur et leur couleur, et qu'on a nommé
Rhabarbarin ; une huile fixe douce , peu abondante ,
du sur-malate de chaux , de la gomme , de l'amidon, de
l'oxalate de chaux dans la proportion d'un tiers du
poids ; du ligneux et des sels de chaux et de potasse. La
rhubarbe indigène en diffère en ce qu'elle ne contient
qu'un dixième d'oxalate de chaux , une plus grande
proportion d'amidon, et un principe colorant plus abondant et d'une teinte rougeâtre. L'alcool dissout 2,7 sur
10 de rhubarbe, l'éther 1,5, et l'eau bouillante presque
moitié. Il est nécessaire de faire remarquer que cette
racine perd en grande partie ses propriétés purgatives

par l'ébullition dans l'eau, et qu'elle devient plus amère
et plus astringente.

Le Rhabarbarin est jaune, soluble dans l'eau chaude,
dans l'alcool et l'éther, insoluble dans l'eau froide, d'une
saveur amère et très âpre; il se volatilise au feu, et
donne une vapeur jaune. Les alcalis lui donnent une
teinte rouge, et il forme avec les acides des composés
jaunes insolubles.

Subst. incomp. Les acides forts, l'eau de chaux, les
sulfates de fer et de zinc, le nitrate d'argent, l'émétique,
le sublimé corrosif, les infusions de cachou, de quinquina et de cascarille.

U. La rhubarbe est à la fois tonique et purgative. A
petites doses, elle agit seulement comme astringente;
mais à hautes doses, elle détermine d'abord les phénomènes de la purgation, et ensuite agit à la manière des
toniques. On l'emploie avec beaucoup de succès dans les
cas de faiblesse de l'estomac, d'inappétence, de diarrhée, et en général dans les cas où un purgatif doux et
non débilitant est indiqué. C'est un médicament très
usité dans une foule de circonstances qu'il est impossible
d'exposer ici, et qui convient très bien aux enfants. La
rhubarbe indigène est beaucoup moins active que celle
de la Chine, et, pour en obtenir le même effet, il faut
ordinairement tripler la dose.

D. et M. d'ad. Poudre, comme tonique, gr vj à xij; comme purgatif,
Əj à З ß, et même plus. *Poudre de rhubarbe et d'ipécacuanha.* HP.
(Rhubarbe gr xij; ipécacuanha Ə j.) en plusieurs doses. *Pulvis rhei
comp.* H. de Guy. (Rhubarbe et sous-carbonate de soude ana З j; colombo З ij.) gr x à xx, 2 ou 3 fois par jour. *Pulvis rhei cum magnesiâ.*
H. de Guy. (Rhubarbe З j; magnésie З ij.) gr x à З j. *Pulvis rhei salinus.* H. de Guy. (Rhubarbe З j; sulfate de potasse З ij.) mêmes doses.
Pulvis rhei cum hydrargiro. H. de Guy. (Rhubarbe З iv; calomel et
gingembre ana З j.) gr x à Ə j. *Mistura rhei comp.* H. de Guy. (Rhubarbe З j; sous-carbon. de soude З ij; teint. d'éc. d'orange ℥ j ß;
déc. de réglisse ℥ x ß.) ℥ ß à j, 2 ou 3 fois le jour. Infusion, З ij à iv
pour ℔ ij d'eau bouillante. *Infusum rhei.* E. (Rhubarbe 1; alcoolat de

cannelle 2 ; eau bouill. 16.) ℥ j à iv. *Infusum rhei aquosum*. R. F.
(Rhubarbe 32 ; tartrate de potasse 5 ; eau bouill. 288.) ℨ j à vj et plus.
Infusum rhei cum alkali. A. (Rhubarbe 3 ; carbonate de pot. 1 ; eau
bouill. 48.) *Tinctura rhabarbari aquosa*. Dan. (Rhubarbe 4 ; carbonate
de soude 1 ; eau bouill. 40.) *Infusum rhei boraxatum*. Pol. Pa. (Rhubarbe 6 ; sous-borate de soude 1; eau de cannelle vineuse 8 ; eau bouill.
48.) mêmes doses. *Pilulæ rhei cum sodâ*. H. de Guy. (Rhubarbe et sous-
carbonate de soude ana ℨ j ℈ ; thériaque q. s. ; pour 60 pil.) n° ij à
iv. *Pilulæ rhei aromaticæ*. H. de Guy. (Rhubarbe ℈ ij ; capsicum ℨ j ;
ext. d'aloès et scille ana gr xxx ; thériaque q. s. ; pour 60 pil.) n° ij à
iv, une ou 2 fois par jour. *Pilulæ rhei comp*. E. (Rhubarbe 16 ; aloès
succotrin 12 ; myrrhe 8 ; huile essent. de menthe poivrée 1.) gr x à ℈ j,
2 fois le jour. *Tablettes de rhubarbe*. P. (Rhubarbe 1 ; mucilage de gom.
adragant à l'eau de cannelle q. s. pour des tablettes de 12 gr, dont
chaque contiendra 1 gr de rhubarbe.) n° iv à xij par jour, comme
stomachiques. *Extrait*. P. *Extractum rhei*. Pol. F. Pa. ℈ j à ℨ j. *Extractum rhei comp*. Pol. Pa. (Ext. de rhubarbe 3 ; aloès 1; alcool q. s.) Dan.
(Ext. de rhubarbe 16 ; aloès 5 ; savon avec le jalap 8 ; alcool q. s.) gr
x à ℈ j. *Tinctura rhei*. A. B. (Rhubarbe 1; alcool 6.) L. D. (Rhubarbe
8 ; petit cardamome et réglisse ana 6 ; safran 1; alcool 128.) E. (Rhubarbe 6 ; petit cardamome 1 ; alcool 60.) H. de Guy. (Rhubarbe ℥ j ;
piment et gingembre ana ℨ j ; alcool ℔ j.) *Tinctura rhei comp*. L.
(Rhubarbe 8 ; réglisse 2 ; gingembre et safran ana 1 ; alcool 64 ; eau 48.)
Tinctura rhei et aloes. E. (Rhubarbe 5 ; aloès 3 ; petit cardamome 2 ;
alcool 90.) *Tinctura rhei et gentianæ*. E. (Rhubarbe 4 ; gentiane 1 ;
alcool 60.) comme purgatives, toutes ces teintures se donnent à la dose
de ℨ iv à vj ; et comme stomachiques, de ℨ j à ij. *Vinum rhei*. E. (Rhubarbe et alcool ana 16 ; cannelle 1; vin d'Espagne 120.) F. (Rhubarbe
8 ; cardamome 1 ; vin d'Espagne 48.) *Tinctura rhei vinosa*. Pa. Pol.
(Rhubarbe 8 ; éc. d'orange et ext. d'aunée ana 2; cardamome 1 ; sucre
12 ; vin de Malaga 96.) Dan. (Rhubarbe 8 ; gentiane 3 ; cardamome 2 ;
vin blanc 96.) ℥ ℈ à j. *Sirop*. P. (Rhubarbe 20 ; coriandre et fenouil
ana 1 ; eau 200 ; sucre 400.) *Syrupus rhei*. F. (Infusion de rhubarbe 1 ;
sucre 2.) Pol. R. Pa. Dan. (Rhubarbe 12 ; cannelle 3 ; carbonate de
soude 1 ; eau bouil. 96 ; sucre 144.) ℥ ℈ à j. *Sirop de chicorée comp*. P.
(Rhubarbe 6 ; fumeterre et scolopendre ana 3 ; rac. de chicorée sauvage
9 ; alkékenge 2 ; cannelle et santal citrin ana 1; eau 192 ; sucre 80.)
℈ j à j.

La racine de Rhapontic, *Rheum rhaponticum*, L.,
plante très voisine de la précédente, peut être employée
dans les mêmes cas et de la même manière ; seulement,

comme elle jouit de propriétés toniques assez prononcées, il faut en administrer des doses plus fortes pour produire un effet purgatif.

Famille des Légumineuses.

SÉNÉ. *Sennæ folia* et *folliculi.* Ce médicament est fourni par plusieurs arbustes du genre *Cassia*, que Linnée avait confondus sous le nom de *Cassia senna*, et qu'on a distingués depuis, et nommés *Cassia acutifolia*, Delile; *C. obovata*, Colladon, et *C. lanceolata*, Nectoux. Ces plantes croissent abondamment en Egypte et en Nubie, et la seconde est cultivée en Italie et en Espagne. P. U. Les feuilles et les fruits.

C. B. Tige de 2 à 3 pieds de haut, dressée, rameuse; feuil. alternes, pinnées, composées de 4 à 8 paires de folioles de forme différente dans les espèces qui nous occupent; fl. jaunes en épis pédonculés et axillaires, cal. coloré, 5 div. caduques, cor. régulière, 5 pét., étam. diclinées, libres; fr. gousses aplaties, elliptiques, bivalves, à plusieurs graines cordiformes, contenues dans des loges séparées.

P. P. La majeure partie du séné qu'on trouve dans le commerce, et qui porte le nom de *Séné de la Palte*, est un mélange des folioles des trois espèces que nous avons indiquées. Celles qui proviennent du *Cassia acutifolia*, et qui sont les plus estimées, sont ovales, aiguës, lancéolées, entières, longues de 8 à 15 lignes, offrant une nervure longitudinale très saillante en dessous, d'une couleur jaunâtre en dessus, verte-pâle et un peu glauque en dessous; celles qui appartiennent au *C. obovata* sont obovales, plus larges supérieurement qu'inférieurement, très obtuses, longues d'un pouce, d'ailleurs semblables aux précédentes; enfin celles du *C. lanceolata* sont plus étroites, plus longues, tout-à-fait glabres, et ont des pétioles glanduleux. Ces diverses sortes ont une odeur qui n'est pas désagréable, et une saveur amère et visqueuse. Quant aux gousses ou follicules, on en distingue trois sortes dans le commerce, savoir : les *folli-cules de la Palte*, qui sont grandes, larges, d'un vert foncé et noirâtre, lisses et aplaties ; les *follicules de Tripoli*, qui sont plus petites, d'un vert clair tirant sur le roux, et les *follicules d'Alep*, qui sont presque noires, étroites, très contournées, et presque demi-circulaires ; leur odeur et leur saveur se rapprochent beaucoup de celles des folioles.

P. C. Le séné, d'après MM. Lassaigne et Feneulle, contient une substance particulière qu'ils ont nommée *Cathartine*, de la chlorophylle, une huile grasse, une huile volatile peu abondante, un principe colorant jaune, de l'albumine et des sels de chaux et de potasse. L'eau et l'alcool dissolvent ses principes actifs.

La Cathartine, qui parait être le principe actif du séné, n'est ni acide, ni alcaline ; elle est incristallisable, un peu déliquescente, d'une couleur jaune rougeâtre, d'une odeur particulière et d'une saveur amère et nau-séabonde. Elle est soluble dans l'eau et dans l'alcool, mais ne se dis out pas dans l'éther. Chauffée, elle se décom-pose rapidement. Elle n'a pas encore été mise en usage.

Subst. incomp. Les acides forts, les carbonates alca-lins, l'eau de chaux, l'émétique, l'infusion de quinquina jaune.

U. Administrés à assez fortes doses, le séné et ses follicules agissent sur l'économie en irritant vivement la membrane muqueuse gastro-intestinale, comme le prouvent les coliques violentes, les nausées et les autres accidents qu'ils déterminent. A doses modérées, c'est en-core un cathartique très énergique et des plus fréquem-ment employés. Il est rare cependant qu'on le donne seul ; on l'associe ordinairement à d'autres purgatifs plus doux, tels que les sels neutres, le tamarin, la manne, etc. ; et les Anglais, pour obvier aux coliques qu'il produit assez souvent, ont coutume d'y joindre une substance aromatique, comme le gingembre, le carvi , le cardamome , la canelle , etc. Cette pratique est très avantageuse , comme nous l'avons observé à plusieurs reprises.

D. ᴇᴛ M. ᴅ'ᴀᴅ. Poudre, peu usitée , ℈ j à ʒ j. Infusion , ℥ ij à iv pour ℥ viij d'eau bouillante. *Infusam sennæ.* E. (Séné 1 ; eau bouill. 8.) L. E. D. (Séné 12 ; gingembre 1 ; eau bouill. 128.) *Infusum sennæ comp.* 2. (Séné 2 ; tamarin 16 ; coriandre 1 ; sucre brut 8 ; eau bouill. 128.) Dᴀɴ. (Séné 12 ; raisins de Corinthe 6 ; coriandre 2 ; tartrate de potasse 5 ; manne 40 ; eau bouill. 192.) Pᴀ. *Potion purgative.* HP. (Séné 2: eau bouill. 16 ; tartrate de potasse et de soude 1 ; manne 3.) ℥ ij à iv. *Potion purgative commune.* P. (Séné et sulfate de soude ana 4 ; rhubarbe 1 ; manne 24 ; eau 80.) ℥ ij à vj. *Mistura sennæ comp.* H. ᴅᴇ Gᴜʏ. (Séné et menthe verte ana ℥ j ; eau bouill. ℔ ij ; sulfate de magnésie ℥ vj.) ʒ ij à iv. *Poudre anti-arthritique purgative.* P. (Séné , tartrate acidule de pot. , gom. arabique et cannelle ana 2 ; scammonée, salsepareille, squine et gayac ana 1.) gʳ xij à ℈ j et plus. *Pulvis sennæ comp.* L. (Séné et tartrate de potasse ana 8 ; scammonée 2 ; gingembre 1.) F. (Séné 2 ; scammonée 1 ; tartrate de potasse 4.) *Pulvis pectoralis* seu *liquiritiæ comp.* Pᴀ. Poʟ. (Séné et réglisse ana 2 ; fenouil et fl. de soufre ana 1 ; sucre 6.) ℈ j à ʒ j. *Electuaire lénitif.* P. (Séné 56 ; tamarin 88 ; ext. de casse 72 ; pruneaux de Damas, jujubes et scolopendre ana 12 ; orge, raisins de Corinthe et polypode ana 16 ; mercuriale 32 ; fenouil et anis ana 1 ; sucre 320 ; eau q. s.) *Electuarium sennæ.* F. (Séné 8 ; pulpe de tamarin 24 ; coriandre 1 : sp. de sucre 16.) D. (Séné 2 ; pulpe de pruneaux 6 ; *id.* de tamarin 1 ; mélasse 12 ; huile essent. de carvi q. s.) Poʟ. Pᴀ. (Séné 9 ; anis 1 ; pulpes de tamarin et de pruneaux ana 10 ; figues sèches 16 ; sucre 32 ; eau q. s.) ℥ ß à j. *Electuarium sennæ comp.* H. ᴅᴇ Gᴜʏ. (Séné et tartrate de potasse ana ʒ iv ; jalap ʒ ij ; sp. de gingembre ℥ j ß.) ʒ j à ij. *Confectio sennæ.* L. (Séné 8 ; figues 12 ; pulpes de tamarin , de casse et de pruneaux ana 6 ; coriandre 4 ; réglisse 3 ; sucre 30.) ʒ j à iv. *Confectio sennæ comp.* H. ᴅᴇ Gᴜʏ. (Confect. de séné ℥ ij ; fl. de soufre et sulfate de pot. ana ʒ iv ; sp. q. s.) ʒ j à ij. *Extrait aqueux et alcoolique.* P. gʳ xij à ℈ j, rarement employé. *Tinctura sennæ.* L. D. (Séné 24 ; carvi 3 ; cardamome 1 ; raisins secs 32 ; alcool 256.) *Tinctura sennæ comp.* E. (Séné 4 ; jalap 2 ; coriandre 1 ; sucre 8 ; alcool 256.) ʒ j à ℥ j. *Syrupus sennæ.* B. (Séné 2 ; sucre 9 ; eau bouill. 12.) L. (Séné 2 ; fenouil 1 ; manne 3 ; sucre 12 ; eau bouill. 16.) ℥ j à ij. Il est peu employé. *Sirop de séné* ou de *Pommes comp.* P. (Séné 125 ; fenouil 16 ; gérofle 2 ; suc de pommes reinettes 1000 ; *id.* de bourrache et de buglosse 750 ; eau et sucre ana 1000.) ℥ ß à j et plus. *Lavement de séné.* HP. (Séné ʒ iv : déc. de graine de lin ℔ j.) *Lavement laxatif.* HP. (Séné ℥ ß ; esp. émollientes ℥ ij ; sulf. de soude ʒ ij ; eau q. s.)

On trouve très souvent mêlées avec le séné les feuilles de l'Arguel, *Cynanchum-Arguel,* Delile, arbrisseau de la famille des Apocinées, qui croît aux mêmes lieux que le véritable séné. On peut les distinguer à ce qu'elles sont plus épaisses que celles du séné, peu ou même pas marquées de nervures, chagrinées à leur surface, d'une couleur blanchâtre, et d'une saveur plus amère. Ce mélange frauduleux est fait dans le pays même d'où l'on nous envoie le séné.

Les feuilles du Buis, *Buxus sempervirens,* L.; du Baguenaudier, *Colutea arborescens,* L., du Houx, etc., servent encore à falsifier le séné; mais cette fraude n'offre que des inconvénients peu graves; car toutes ces plantes jouissent de propriétés purgatives, mais moins certaines que celles du séné.

La Gratiole, *Gratiola officinalis,* L., plante indigène, de la famille des Scrofulariées, qui croît dans les prés humides, agit d'une manière très énergique sur le canal intestinal. Elle n'est guère employée que par les gens de la campagne, comme purgatif drastique. Dans la pratique ordinaire, elle est presque inusitée; on l'a cependant conseillée comme vermifuge.

La Globulaire turbith, *Globularia-Alypum,* et la G. vulgaire, *G. vulgaris,* L., plantes indigènes, de la famille des Globulariées, qui croissent dans le midi de la France, jouissent de propriétés purgatives très marquées. M. Loiseleur-Deslongchamps les a employées avec succès comme purgatif doux, et les considère. surtout la première, comme les meilleurs succédanés du séné. Ce sont les feuilles qu'on emploie en décoction à la dose de ℥ ij à vj. Elles sont presque complétement inusitées.

L'Agaric blanc ou de mélèze, *Boletus laricis,* L., plante de la famille des Champignons, qui croît sur le

40

mélèze, est blanc, léger, poreux, d'une saveur fade et
amarescente, et sans odeur; il contient une matière
résinoïde particulière, très abondante, et une substance
fongueuse. C'est un purgatif drastique des plus violents,
qu'on employait autrefois très souvent comme hydragogue dans les cas d'hydropisies passives. De nos jours,
son usage est presque abandonné, à cause du peu de
certitude de son action. On l'administre en poudre à la
dose de g^r iv à xij en pilules, ou sous forme d'*Extrait*,
P., à la dose de g^r 1/2 à iv.

La racine de plusieurs espèces du genre *Iris*, telles
que l'Iris des marais, *Iris pseudo-acorus*, L.; I. d'Allemagne, *I. germanica*, L., et I. de Florence, *I.
florentina*, L., contient, à l'état frais un suc âcre et
irritant qui agit comme drastique et émétique. Autrefois très employées, ces substances sont aujourd'hui
inusitées. L'Iris de Florence seule entre dans la composition de plusieurs préparations officinales, et sert à faire
des pois à cautère. Les parfumeurs s'en servent aussi à
cause de son odeur de violette très prononcée.

L'Eupatoire, *Eupatorium cannabinum*, L., de la
famille des Synanthérées corymbifères, jouit de quelques
vertus purgatives. Sa racine, autrefois employée, est
abandonnée de nos jours.

Enfin, les médecins de l'Amérique du nord emploient
encore, comme purgatifs très efficaces, la racine du
Podophyllum peltatum, et l'écorce intérieure du *Juglans cinerea*, L. Le professeur Chapmann regarde la
première de ces substances comme un excellent succédané du jalap; et il assure que l'extrait et le sirop préparés avec la seconde, sont d'un usage très avantageux
dans les affections du foie. La dose qu'il indique est de
g^r x à xx pour l'extrait, et de ℥ ß à j pour le sirop.

CHAPITRE XI.

MÉDICAMENTS LAXATIFS.

On a pendant long-temps employé le nom de *Laxatifs* (*laxare*, relâcher) pour désigner indistinctement tous les médicaments qui purgent doucement ; mais , à l'exemple de M. Barbier, nous l'appliquerons seulement aux substances qui peuvent déterminer des évacuations alvines , par suite de l'action relâchante qu'elles exercent sur la surface interne des intestins ; tandis que les purgatifs proprement dits , comme nous l'avons avancé page 248 , ne produisent cet effet qu'en raison de leur action irritante.

L'administration d'un médicament laxatif n'est pas suivie de ce sentiment de chaleur interne qui accompagne presque constamment l'usage d'un purgatif. Arrivé dans l'estomac, il n'est pas transformé en chyle par l'action de cet organe ; mais il agit à la manière des émollients, et détermine de la gêne , de la pesanteur, et un sentiment d'anxiété à la région épigastrique , qui résultent seulement de la résistance qu'il offre aux forces digestives. Son passage dans le tube intestinal occasione les mêmes phénomènes ; partout il parait agir comme un corps étranger, dont la présence fatigue les organes. Aussi voit-on bientôt le mouvement péristaltique s'accélérer, et par suite le médicament est porté au dehors, avec les autres matières contenues dans les intestins. L'usage prolongé des laxatifs, au lieu de déterminer l'inflammation de la membrane muqueuse gastro-intestinale, comme le ferait celui des purgatifs, occasione

l'affaiblissement de l'estomac, l'anorexie, le ralentissement de la digestion, et même la diarrhée; symptômes
que l'on fait cesser par l'administration de substances
excitantes ou toniques.

Les effets généraux qui résultent de l'action immédiate
des laxatifs les distinguent également des purgatifs; car
au lieu de stimuler tous nos organes, ils agissent à la
manière des tempérants et des émollients, dont nous
parlerons dans les chapitres XII et XIII. Suivant la
manière d'administrer ces substances, elles peuvent
n'exercer qu'une action locale, ou bien ne pas changer
sensiblement l'état des organes avec lesquels on les met
en contact, mais agir sur l'économie en général. En effet,
lorsque l'on donne un médicament laxatif en substance,
ou dans une très petite quantité de véhicule, il occa-
sionera des évacuations, sans déterminer de phénomènes généraux d'une manière immédiate, tandis que si
on le dissout dans une très grande proportion d'eau,
son action locale sera très peu marquée, et il portera
plus spécialement son influence sur l'économie en général. Aussi pourrait-on dire avec M. Barbier, que les
émollients ne sont que des laxatifs qui ont perdu leur
pouvoir dans les voies digestives.

La plupart des laxatifs sont fournis par le règne végétal. On emploie cependant aussi comme tels des substances animales et minérales. Les laxatifs de nature
végétale sont formés d'une matière sucrée, de mucilage
et d'une huile grasse. Ils sont inodores, d'une saveur
sucrée, fade ou acidule, et cèdent leurs principes médicamenteux à l'eau.

D'après ce que nous venons de dire sur l'action de ces
médicaments, il est évident que leur usage doit être
préféré à celui des purgatifs, toutes les fois que l'on veut
déterminer des évacuations alvines pendant le cours
d'une affection inflammatoire, dont l'intensité pourrait
être augmentée par une excitation quelconque; mais, par
la même raison, ils ne sont pas propres à produire tous

les effets secondaires que nous avons indiqués en traitant des purgatifs, et qui dépendent de l'irritation que ces médicaments produisent sur la surface muqueuse gastro-intestinale.

En général, on les administre dissous dans une petite quantité d'eau, et il est quelquefois bon de leur associer une substance légèrement excitante pour faciliter leur action.

SUBSTANCES MINÉRALES LAXATIVES.

MAGNÉSIE. *Magnesia usta.* Oxide de magnésium. Magnésie calcinée. Cette substance ne se trouve dans la nature qu'à l'état de combinaison avec les acides ou avec certains oxides métalliques.

P. P. Elle est blanche, pulvérulente, douce au toucher, sans saveur et sans odeur, et d'une pesanteur spécifique de 2,3.

P. C. Elle est formée de 100 de magnésium et de 68,156 d'oxigène. Elle est insoluble dans l'eau, presque infusible, verdit le sirop de violettes, et absorbe l'acide carbonique de l'air à la température ordinaire.

PRÉP. On l'obtient en calcinant dans un creuset le sous-carbonate de magnésie.

U. A hautes doses, la magnésie purge doucement, et son usage est très avantageux dans les cas d'acidité des premières voies qu'on observe surtout chez les personnes qui font usage du lait, et après de violents accès de goutte, etc. A petites doses, elle n'a plus d'action purgative, mais elle est très fréquemment employée de cette manière comme anti-acide et absorbante, pour neutraliser les acides qui se développent en trop grande abondance dans l'estomac dans certaines circonstances, et surtout chez les femmes enceintes et les enfants en bas âge. Ce médicament offre encore de très grandes ressources dans les cas d'empoisonnement par les acides,

en raison de la facilité avec laquelle il se combine avec
ces corps, et de l'innocuité des sels qui résultent de
cette combinaison.

D. ET M. D'AD. Comme purgatif, ℥ ij à ℥ ß; comme anti-acide, gr
vj à ℈ j; et dans les cas d'empoisonnement, ℥ j à iv. *Poudre absorbante.*
P. (Magnésie et sucre ana p. é.) gr xij à ℈ ij. IIP. (Magnésie gr viij; canelle gr j.) pour une dose, 2 fois le jour. *Tablettes de magnésie.* P.
(Magnésie 1; sucre 4; mucil. de gom. adragant à l'eau de fl. d'oranger
q. s.; pour des pastilles de gr 12.) nᵃ vj à xij. *Tablettes de magnésie et
de cachou.* P. (Magnésie 32; cachou 6; canelle 3; sucre 64; gomme
adragant et eau de canelle q. s.; pour des pastilles de 12 gr.)

SOUS-CARBONATE DE MAGNÉSIE. *Sub-carbonas magnesiæ.* On le trouve dans la nature en très petites quantités seulement, et souvent impur.

P. P. Ce sel, dans le commerce, est sous la forme de
masses cubiques, d'un beau blanc, douces au toucher,
inodores, insipides et d'une pesanteur spécifique de
0,294.

P. C, Il est composé, suivant M. Dalton, de : acide
carbonique 40; magnésie 43 et eau 17. Il est inaltérable à l'air, soluble dans un excès d'acide carbonique,
dans plus de 2000 d'eau froide et dans 9000 de ce liquide bouillant. Il verdit le sirop de violettes, et fait
une vive effervescence avec les acides qui le décomposent, de même que la chaleur.

PRÉP. On l'obtient en traitant la dissolution de
sulfate de magnésie par le carbonate de potasse bouillant.

U. Ses usages sont les mêmes que ceux de la magnésie calcinée; et il est très employé dans les mêmes circonstances. On lui préfère cependant cette dernière dans
le plus grand nombre des cas, parce qu'elle ne donne
pas lieu, comme le fait ce sel, à un dégagement d'acide
carbonique qui fatigue l'estomac. Cette production gazeuse peut cependant être utile dans quelques cas où les
boissons effervescentes sont indiquées. Enfin on l'em-

ploie avec beaucoup d'avantage dans les cas de gravelle , dépendants de la surabondance de l'acide urique.

D. ET M. D'AD. Poudre, ℨ ß à ij , suspendue dans une potion. *Pulvis galactopæus.* R. (Sous-carbon. de magnésie 4 ; écorc. d'orange et fenouil ana 1 ; sucre 2.) gʳ xij à ℨ ß, et plus. *Pulvis infantum.* R. (Sous-carbon. de magnésie 8 ; canelle 1; sucre 4.) *Pulvis magnesiæ comp.* DAN. (Sous-carbon. de magnésie, oléo-saccharat de fenouil et rhubarbe ana p. é.) gʳ v à xv, 2 ou 3 fois le jour. *Eau magnésienne gazeuze.* HP. (Sous-carbon. de magnésie ℨ iij ; ac. sulfurique étendu ℨ x ; eau ℔ iij ß.) ℥ viij à ℔ j par jour.

CRÊME DE TARTRE OU TARTRATE ACIDE DE POTASSE IMPUR. *Cremor tartari* seu *Super-tartras potassæ.* Ce sel existe dans le raisin et le tamarin; la lie de vin en contient des quantités considérables.

P. P. Il cristallise en prismes tétraèdres très courts , demi transparents , blancs , inaltérables à l'air , inodores , d'une saveur légèrement acide , et d'une pesanteur spécifique de 1,953.

P. C. La crème de tartre contient une très grande proportion de tartrate acide de potasse , environ 7 à 8 centièmes de tartrate de chaux , et un peu de silice, d'albumine , de fer, etc. Insoluble dans l'alcool, elle se dissout dans 15 d'eau bouillante et dans 60 d'eau froide ; mais on peut la rendre beaucoup plus soluble, au point que de n'exiger pour se dissoudre que son poids d'eau froide, et la moitié seulement de ce liquide bouillant , en la faisant bouillir avec une certaine quantité d'acide borique ou de borax. Cette préparation porte le nom de *Crême de tartre soluble.* La dissolution aqueuse se décompose rapidement au contact de l'air.

SUBST. INCOMP. Les sels de chaux , de plomb , les acides forts.

PRÉP. On l'obtient en faisant dissoudre dans l'eau bouillante le *tartre du commerce,* matière cristalline blanche ou rougeâtre qui se dépose sur les parois des tonneaux où le vin a fermenté. On délaie dans cette dissolution une terre argileuse qui précipite la matière colorante, et on fait ensuite cristalliser la liqueur.

U. L'action de cette substance varie suivant la dose à laquelle on l'administre. En petite quantité, elle est absorbée, et agit à la manière des tempérants. Aussi l'emploie-t-on comme telle dans la jaunisse, les embarras gastriques, etc. A plus hautes doses, elle porte principalement son action sur la membrane muqueuse intestinale, et détermine des évacuations alvines, surtout lorsqu'on la donne en poudre. Sa saveur, beaucoup moins désagréable que celle des sels neutres, dont nous avons parlé, et la douceur de son action, font qu'elle est très fréquemment employée. On préfère généralement la crême de tartre soluble.

D. ET M. D'AD. Comme tempérant, ℨ ij à iv dans ℔ j d'eau, qu'on édulcore ; comme purgatif, ℨ j à iv, dans un électuaire, ou bien ℥ j en dissolution dans ℥ vj à viij d'eau. *Limonade de crême de tartre.* HP. (Crême de tartre ℥ j ; eau bouill. ℔ ij.) par tasses. *Electuarium sulphuris comp.* H. DE GUY. (Crême de tartre ℥ ß ; fl. de soufre ℨ j ; thériaque ℥ iij.) Cochl. min. j, une ou 2 fois le jour.

SUBSTANCES VÉGÉTALES LAXATIVES.

Famille des Euphorbiacées.

HUILE DE RICIN OU DE PALMA-CHRISTI. *Oleum ex semine ricini.* Huile grasse qu'on retire des semences du *Ricinus communis*, L., plante originaire de l'Inde et de l'Afrique, où elle est ligneuse et forme des arbres très élevés, et cultivée en France, où elle est annuelle.

C. B. Tige dressée, rameuse, fistuleuse, glauque et rougeâtre ; feuil. alternes, peltées, palmées à 7 ou 9 lobes ; fl. monoïques, réunies en grappes extra-axillaires et pyramidales, fl. mâles, cal. 5 div., étam. très nombreuses, polyadelphes, fl. femelles, cal. à 5 div. caduques. ovaire libre, globuleux à 3 côtés et à 3 loges, 1 style très court, 3 stigmates ; fr. capsule à 3 côtes saillantes, couvertes d'épines et contenant chacune une semence.

P. P. Les graines du ricin sont ovales, aplaties d'un côté, convexes et arrondies de l'autre, d'une grosseur variable, ordinairement du volume d'un haricot; lisses, luisantes, d'un gris marbré de brun à leur surface, et offrant sur l'ombilic un appendice charnu et blanc, blanches en dedans, et d'une saveur douce d'abord, puis un peu âcre. L'huile qu'on en retire est d'une couleur blanche ou jaunâtre, épaisse, visqueuse, inodore; elle ne se congèle qu'à plusieurs degrés au-dessous de zéro, et sa pesanteur spécifique est plus grande que celle des autres huiles fixes.

P. C. D'après le travail récent de MM. Lecanu et Bussy, l'huile de ricin soumise à la distillation a fourni un résidu solide, spongieux, jaunâtre, s'élevant environ aux deux tiers de la quantité d'huile employée, une huile volatile très odorante, qui cristallise par le refroidissement, et deux acides nouveaux qu'ils nomment *Acides ricinique* et *Oléo-ricinique*, presque concrets, très âcres, et auxquels ils attribuent les propriétés actives de l'huile qui nous occupe. Elle diffère en outre des autres huiles fixes, en ce qu'elle est complétement soluble dans l'alcool pur et dans l'éther; enfin elle rancit très facilement, et devient alors très âcre.

Prép. On l'obtient ou par simple expression à froid, ou bien par l'intermède de l'eau bouillante. Ce dernier procédé parait être le plus généralement adopté, parce qu'il donne une huile plus douce.

U. L'huile de ricin récemment préparée est un laxatif très doux et très usité lorsqu'on a à redouter les effets d'une substance irritante sur la membrane muqueuse gastro-intestinale, comme dans les cas de coliques, de dysenterie, de hernie étranglée. Elle agit en effet sans causer la moindre irritation, et on peut même l'employer dans les cas d'inflammation du canal intestinal. Mais il n'en est pas de même lorsqu'elle est rance; elle acquiert alors une âcreté qui la rend violemment irritante, et qui la rapproche des drastiques les plus éner-

giques. On ne doit jamais l'employer dans cet état
d'altération. On se sert encore avec beaucoup d'avantages de l'huile douce comme anthelmintique ; elle paraît
exercer sur les vers intestinaux une action spéciale qui
les fait périr.

D. et M. d'ad. ℥ ß à ij en plusieurs prises, dans une tasse de bouillon
léger, de thé, etc. *Emulsion purgative avec l'huile de ricin.* P. (Huile de
ricin 2 ; jaune d'œuf , eau de fl. d'oranger et sp. ana 1 ; eau 4.) à prendre en 2 fois. *Potion minorative.* HP. (Huile de ricin ℥ j à ij ; sp. tartarique ℥ j ; eau de chicorée ℥ ij.) *Potion purgative.* HP. (Huile de ricin
℥ vj ; oximel scillitique ℥ iv ; sp. de nerprun ℥ j.) à prendre en 2 fois.
Enema olei ricini. H. de Guy. (Huile de ricin et miel ana ℥ j ; déc. d'a-
voine ℥ x.)

Famille des Légumineuses.

Casse. *Cassiæ fistulæ pulpa. Cassia fistula.* L.
Arbre originaire de l'Egypte et de l'Inde, et naturalisé
en Amérique. P. U. La pulpe du fruit.

C. B. Tronc de 40 à 50 pieds de haut ayant le port du noyer ; feuil.
grandes , composées de 5 à 6 paires de folioles ovales , aiguës, longues
de 3 à 5 pouces ; fl. grandes , jaunes , en grappes pendantes à l'aisselle
des feuil , cal. à 5 div. profondes , caduques , cor. 5 pét. inégaux , 10
étam. libres ; fr. gousse divisée en un grand nombre de loges monospermes et remplies de pulpe.

P, P. Le fruit du casséficier , qu'on nomme dans
le commerce *Casse en bâton* , est un légume cylindrique , de 1 à 2 pieds de long, de la grosseur
du pouce, d'une couleur noire, marqué d'une bande
longitudinale sur chaque suture, partagé à l'intérieur,
par des cloisons horizontales, en un grand nombre de
loges, contenant chacune une graine ovale, aplatie,
lisse et très dure, nichée dans une matière pulpeuse.
La pulpe, seule partie qu'on emploie en médecine, est
d'une couleur brune très foncée, d'une odeur très faible
et d'une saveur sucrée, mucilagineuse et aigrelette.

P. C. Elle est composée, suivant M. Vauquelin, d'un principe extractif, de sucre, de gélatine, de gluten, de gomme et d'une matière parenchymateuse. Elle est presque entièrement soluble dans l'eau ; l'alcool et l'éther sulfurique dissolvent aussi quelques-uns de ses principes.

Subst. incomp. La solution aqueuse de casse, qui est d'une couleur brune rougeâtre, est troublée par l'addition de l'alcool. L'acide hydrochlorique y occasione un précipité jaune très abondant.

Prép. On fend le légume, dans sa longueur, et on ratisse l'intérieur des loges ; on obtient ainsi la *Casse en noyaux ;* en passant cette pulpe à travers un tamis de crin, on a la *Casse mondée.*

U. Cette substance est laxative et en même temps tempérante. Son usage convient lorsque, dans le cours d'une phlegmasie, on veut entretenir la liberté du ventre. Elle agit très doucement ; mais elle donne lieu quelquefois à des coliques et à des flatuosités. C'est un laxatif très convenable pour les enfants et pour les femmes délicates et excitables ; mais il faut s'en abstenir pour les individus hypochondriaques, et dans les affections atoniques.

D. et M. d'ad. Pulpe mondée, ℥ j à ij. Décoction, ℥ ij à iv pour ℔ ij d'eau. *Pulpe de casse comp.* ou *Marmelade de Tronchin.* HP. (Pulpe de casse, manne et huile d'amandes douces ana ℥ ij ; eau de fl. d'oranger ʒ ij.) ʒ ij à iv, 3 ou quatre fois par jour. *Confectio cassiæ.* L. *Electuarium cassiæ.* D. E. (Pulpe de casse et sp. de roses ana 6 ; manne 2 ; pulpe de tamarin 1.) ℥ ß à j. *Extrait.* P. Mêmes doses. *Conserve de casse* ou *Casse cuite.* P. (Ext. de casse 16 ; sp. de violettes 12 ; sucre 5 ; huile essent. de fl. d'oranger q. s.) ʒ ij à ℥ j.

Tamarin. *Pulpa tamarindi. Tamarindus indica,* L. Arbre originaire des Indes orientales et de l'Egypte, et qu'on a naturalisé en Amérique. P. U. La pulpe des fruits.

C. B. Tronc élevé, rameux supérieurement et couvert d'une écorce brune ; feuil. piunées sans impaire , composées de 10 ou 15 paires de folioles ; fl. d'un jaune verdâtre , en grappes pendantes à l'extrémité des rameaux , cal. turbiné, à 4 lobes caducs , cor. 3 pét., 3 étam. monadelphes à la partie inférieure, ovaire étroit , falciforme; fr., gousse épaisse , recourbée sur elle-même , étranglée de distance en distance et remplie de pulpe , au milieu de laquelle se trouvent des semences aplaties et irrégulièrement quadrilatères.

P. P. Le tamarin du commerce est sous forme de pulpe gluante , d'un brun rougeâtre, inodore , d'une saveur acide très prononcée , et contenant les semences et des débris de fibres végétales.

P. C. Cette pulpe contient, d'après l'analyse de M. Vauquelin : acide citrique 9,40 ; tartrate acide de potasse 3,25 ; acide tartarique 1,55 ; acide malique 0,45 ; sucre 12,50 ; gomme 4,70 ; gélatine végétale 6 ; eau et ligneux 61,95. On y trouve aussi quelquefois un peu de cuivre , qui parait provenir des vases dans lesquels on l'a préparée. L'eau s'empare de ses principes actifs.

Subst. incomp. Les sels à base de potasse, les carbonates alcalins, l'eau de chaux , l'émétique.

Prép. On dépouille les fruits mûrs de leur enveloppe ligneuse , et on fait évaporer doucement la partie pulpeuse dans des bassines de cuivre, sur un feu modéré.

U. L'acidité qui prédomine dans la pulpe du tamarin la rapproche des médicaments tempérants et rafraîchissants. La simple infusion de cette substance dans l'eau forme une boisson très agréable et très utile dans les maladies fébriles ; mais si on la fait bouillir, et qu'on en augmente la dose, elle agit alors sur le canal intestinal, qu'elle sollicite doucement, et provoque ainsi des évacuations alvines. Elle est donc à la fois rafraîchissante et légèrement purgative. On l'emploie avec avantage de cette dernière manière , dans les cas où l'on désire obtenir un effet laxatif sans irriter la membrane muqueuse intestinale. On l'emploie assez rarement seule ; on l'associe ordinairement à d'autres purgatifs.

D. et M. d'ad. Pulpe mondée 3 j à iv en bols. Comme tempérant.

Infusion, ℥ j à ij par ℔ ij d'eau; comme laxatif, Décoction, ℥ ij à iij
par ℔ ij d'eau. *Electuarium aperiens.* DAN. (Pulpe de tamarin 4;
séné 2; tartrate de potasse 1; sp. de manne 8.) ℥ ſs à j. *Bouillon de
veau avec le tamarin.* HP. (Pulpe de tamarin ℥ ij; bouillon de veau
℔ ij.) *Serum lactis tamarindinatum.* B. (Pulpe de tamarin 1; petit-
lait 16.) par verres.

Famille des Jasminées.

MANNE. *Manna.* Suc concret fourni par le FRÊNE A
FLEURS, *Fraxinus ornus*, L., et le F. A FEUILLES
RONDES, *F. rotundifolia*, Lam., arbres qui croissent en
Italie, et qui prospèrent surtout dans la Calabre et en
Sicile.

C. B. Tronc de 25 à trente pieds; feuil. imparipinnées, composées
de 7 ou 9 folioles; fl. blanches en panicules rameuses à l'extrémité des
jeunes branches, cal. très petit à 4 div., cor. 4 div. linéaires; fr. capsule étroite, alongée, terminée par une languette plane et obtuse.

P. P. On distingue dans le commerce trois espèces de
Mannes, savoir : la Manne en larmes, *Manna lacry-
mata*, qui est en grains arrondis, solides, légers, d'une
couleur blanche, d'une saveur sucrée et presque pas
nauséabonde; la Manne en sorte, *Manna communis*,
qui est en grumeaux formés de larmes réunies par un
suc brunâtre d'une couleur jaunâtre, et d'une saveur
moins sucrée, fade et nauséeuse; la Manne grasse,
Manna inferior, qui est en masses molles, gluantes,
d'une couleur brune, d'une saveur plus désagréable, et
mêlée de beaucoup d'impuretés.

P. C. Selon M. Thénard, cette substance est composée d'un principe particulier qu'il a nommé *Mannite*, et
qui y existe en proportions variables, suivant l'espèce
de manne ; de sucre cristallisable, et d'une matière muqueuse incristallisable, d'une saveur nauséeuse, et à
laquelle elle paraît devoir ses propriétés purgatives.

La MANNITE est blanche, cristallisée en houppes

41

soyeuses formées de petites aiguilles demi transparentes ; d'une saveur sucrée , soluble dans l'eau et dans
l'alcool , surtout à chaud , et incapable de donner lieu à
la fermentation vineuse , et par conséquent de fournir
de l'alcool.

Prép. On obtient la manne en faisant des incisions à
l'écorce du frêne ; le suc s'écoule et se dessèche à
l'air.

U. La manne est un purgatif très doux ; il paraît
même que , quand elle est fraîchement recueillie, elle
n'a pas d'action sur le canal intestinal ; puisque dans
les lieux où on la récolte, on l'emploie aux mêmes usages
que le sucre. C'est par les altérations que le temps lui
fait subir qu'elle acquiert la propriété laxative. En effet,
plus elle est vieille , plus ses effets sont marqués. La
mannite, selon M. Vassal, ne produit aucun effet purgatif ; aussi la manne en larmes, qui en contient une
grande portion , est-elle très peu active , et lui préfère-
t-on la manne en sorte. Cette substance est surtout employée dans les maladies inflammatoires, lorsqu'on a à
redouter l'irritation que produirait un purgatif plus
énergique. Elle a encore l'avantage de convenir aux enfants et aux constitutions faibles. Elle est très employée,
et souvent associée à d'autres substances purgatives.

D. et M. d'ad. ℥ j à iij dans de l'eau et mieux du lait. *Aqua laxativa
viennensis.* A. (Manne 8 ; séné 6 ; tartrate acidule de potasse 1 ; eau 48.)
℥ ij à iv. *Potion de manne comp.* HP. (Manne ℥ ij ; rhubarbe ℨ iv ; eau
℥ iv.) à prendre en deux fois. *Potion émulsive de manne.* HP. (Manne
en larmes ℥ ij ; amandes douces et eau de fl. d'oranger ana ℨ iv ; sp.
de fl. de pêcher ℥ j : inf. de réglise ℥ iv.) pour trois fois. *Electuarium
mannæ.* F. (Manne , sucre et eau dist. de fenouil ana 16 ; iris de Florence 1 ; huile d'amandes douces 8.) Cochl. min. j, 3 ou 4 fois le jour.
Syrupus mannæ. Dan. R. Pr. Pol. (Manne 48 ; séné 32 ; fenouil et gingembre ana 1 ; sucre 176 ; eau 192.) ℥ ß à j.

Miel. *Mel.* Substance sucrée produite par l'Abeille
domestique, *Apis mellifica*, L., insecte hyménoptère,

et qu'elle prépare au moyen de sucs sucrés qu'elle recueille dans le nectaire des fleurs.

P. P. Le miel le plus pur est liquide, blanc et
transparent ; c'est celui de Mahon, du mont Hy-
mette, etc.; celui de Narbonne et du Gâtinais qui vient
après, est grenu, plus épais et d'une couleur blanche ;
enfin, celui de Bretagne, qu'on estime le moins, est d'un
rouge brun, et contient un matière granuleuse et souvent des œufs et des larves d'abeilles. La saveur des
deux premières qualités est sucrée et agréable, et leur
odeur légèrement aromatique. Le miel brun, au contraire, a une saveur âcre et une odeur désagréable.

P. C. Le miel de première qualité est formé de sucre
liquide incristallisable, de sucre cristallisable analogue à
celui du raisin, et d'un principe aromatique. Ceux des
qualités inférieures contiennent en outre de la cire, de
l'acide, et même des débris de larves. Le miel est soluble dans l'eau ; il éprouve alors la fermentation vineuse, et fournit ainsi une liqueur alcoolique nommée
Hydromel.

U. En substance, ou dissout dans une petite quantité
d'eau, le miel agit comme laxatif léger ; mais il perd en
général cette propriété lorsqu'il est étendu d'eau ; il devient alors rafraîchissant et émollient. On l'emploie très
souvent pour édulcorer les tisannes, mais il est peu usité
comme laxatif ; il sert d'excipient à un grand nombre de
médicaments, et forme la base des *oximels* et des *mellites* ou *miels médicinaux.* Le miel de Bretagne s'emploie principalement dans la médecine vétérinaire.

D. ET M. D'AD. Comme laxatif, ℥ j à ij dans de l'eau ou du lait. *Sirop.* P.
℥ j à ij pour édulcorer les boissons. *Hydromel.* P. (Miel blanc 1 ; eau
tiède 16.) par tasses. *Hydromel vineux.* P. (Miel blanc 160 ; eau
tiède 830 ; ferment de bierre 4.) A l'ext. *Lotion vineuse.* HP. (Miel ℥
ij ; vin rouge ℔ j.') *Ceromel.* B. (Miel 6 ; cire 1.) à l'ext.

La MERCURIALE, *Mercurialis annua*, L., plante
annuelle, indigène, de la famille des Euphorbiacées,

qui croît abondamment dans les lieux cultivés, a une odeur vireuse et une saveur amère et salée. Elle jouit de propriétés émollientes et laxatives. Elle est peu employée à l'intérieur. *Sa* décoction est usitée en lavement, et on prépare des cataplasmes avec son herbe bouillie. Elle entre dans la composition de quelques préparations officinales dont les plus remarquables sont le *Miel mercurial*, P., (Suc de mercuriale et miel ana p. é.), qu'on emploie très souvent en lavement, comme laxatif, à la dose de ℥ ij à iv; et le *Miel mercurial comp.* ou *Sirop de longue vie*, P. (Suc de mercuriale ℨ2 ; *id.* de bourrache et de buglosse ana 8 ; iris des marais 2 ; gentiane et séné ana 1 ; miel 48 ; vin blanc 12.), qu'on administre à l'intérieur, comme laxatif, à la dose de ℥ j à ℥ j.

Les pétales de la Rose pale, *Rosæ pallidioris petala*, *Rosa centifolia*, L., arbuste de la famille des Rosacées, cultivé dans tous les jardins et recherché à cause de la beauté et de l'odeur de ses fleurs, qui sont connues de tout le monde, jouissent d'une saveur douceâtre, acidule et un peu amère. Elles sont douées de quelque vertu laxative. On prépare un *Sirop de roses pâles*, P. (Suc de roses pâles et sucre ana p. é.) *Syrupus rosæ*, L., (Pétales de roses 1 ; sucre 3 ; eau bouill. 4.) qu'on emploie fréquemment pour purger les enfants, à la dose de ℥ ij à ℥ j. Elles entrent encore dans la composition de l'*Onguent rosat*, P.; (Pétales de roses fraîches 2 ; axonge 1.) dont on se sert pour appliquer sur les excoriations des lèvres et du mamelon. Enfin, et c'est leur usage le plus ordinaire, elles servent à préparer l'*Eau distillée de roses*, P., *Aqua rosæ*, L. E. D. Pr. Pol. A. R. F. B., avec laquelle on aromatise certaines potions, ou qui forme le véhicule d'autres médicaments.

Les fleurs du Pêcher commun, *Persica vulgaris Miller Romiller*, ont une saveur un peu amère, et purgent doucement sans occasioner de coliques. On les donne en infusion dans l'eau, à la dose de ℨ ij à iv par ℔ j de liquide, et on en prépare un *Sirop*, P. (Fleurs de pêcher fraîches 4; eau bouill. 12; sucre 17.), qui est très usité pour purger les enfants.

Le LIN CATHARTIQUE, *Linum catharticum*, L., petite plante annuelle, de la famille des Linacées, qui croît sur les pelouses humides, s'administrait comme laxatif, en infusion, à la dose de ℨ ij à iv par ℔ j d'eau; mais son action est si faible et si incertaine qu'on en a complétement abandonné l'usage.

CHAPITRE XII.

MÉDICAMENTS TEMPÉRANTS.

On donne le nom de *tempérants* (*Temperare*, tempérer, régler) aux substances qui modèrent la trop grande activité des organes, et qui agissent plus spécialement en diminuant la rapidité de la circulation et la production de la chaleur animale. On les appelle encore *réfrigérants*, *antiphlogistiques*, *acidules*, etc.

Tous les médicaments de cette classe possèdent une saveur acide plus ou moins prononcée. Leur action locale sur les tissus, et surtout sur les membranes muqueuses, détermine le resserrement des vaisseaux capillaires, la pâleur, etc. Lorsqu'ils sont portés dans le torrent de la circulation, leur action immédiate est peu marquée dans l'état de santé : elle se prononce davantage quand la circulation est accélérée, la chaleur animale augmentée, et, qu'en un mot, les fonctions sont dans un état d'excitation morbide. Convenablement administrés, on les voit alors diminuer la force et la fréquence du pouls, modérer la chaleur animale, étancher la soif, augmenter la transpiration cutanée et la sécrétion de l'urine; enfin calmer tous symptômes fébriles. Pris en grande quantité, ils peuvent irriter les voies digestives, et donner lieu à des évacuations alvines. On a observé que leur emploi trop long-temps prolongé tend à produire un affaiblissement des organes digestifs, l'amaigrissement général, la pâleur de la peau, etc. Lorsque l'estomac est le siége d'une irritation peu intense, l'usage des tempérants peut la faire disparaître,

mais s'il existe des ulcérations ou autres lésions organiques graves, ces médicaments ne feront qu'empirer
l'état du malade.

C'est à la présence d'un acide faible tel que l'acide
citrique, malique, oxalique, tartarique, acétique, etc., uni
à une grande proportion d'eau, et à une quantité plus ou
moins grande de matière sucrée, que les médicaments de
cette classe doivent leurs propriétés rafraîchissantes. Ils
sont presque tous de nature végétale; leurs éléments
constitutifs, à l'exception de leur acide, sont à peu près
les mêmes, et ils agissent sur l'économie animale d'une
manière à peu près semblable; de sorte qu'ils peuvent
presque indifféremment être employés l'un pour l'autre.

SUBSTANCE MINÉRALE TEMPÉRANTE.

ACIDE BORIQUE. *Acidum boricum.* Sel sédatif de
Homberg. On le trouve dans les eaux de quelques lacs
de Toscane, et, combiné à la soude et à l'état de *borate,*
dans l'Inde et au Thibet.

P. P. Cet acide est solide, sous la forme d'écailles
blanches, douces au toucher, inodores, d'une saveur
légèrement acide, et d'une pesanteur spécifique de 1,479.

P. C. L'acide borique contient 27 de bore, 73
d'oxigène, et environ 40 pour cent d'eau de cristallisation. Chauffé, il se fond, perd son eau, et fournit un
verre dur, transparent et inaltérable à l'air. Il est soluble dans 13 d'eau bouillante et 35 d'eau froide. Il se
dissout très bien dans l'alcool.

PRÉP. On l'obtient en décomposant le borax du commerce par l'acide sulfurique.

U. On le vantait beaucoup autrefois comme calmant
et rafraîchissant; mais il est très peu employé aujour-
d'hui, si ce n'est en gargarismes dans les affections gangréneuses du pharynx et des amygdales.

D. ET M. D'AD. Gr vj à ʒ j dans ℔ ij d'eau, comme limouade. Pu-

tion calmante. IIP. (Ac. borique ℥ j ; sp. ℥ j ß ; inf. de tilleul ℥ iv.)
par cuillerées.

VINAIGRE OU ACIDE ACÉTIQUE IMPUR. *Acetum vini*
seu *Acidum aceticum dilutum.* Cet acide existe dans
beaucoup de végétaux, libre ou combiné à la potasse.

P. P. Le vinaigre du commerce est un liquide limpide, d'une couleur jaune ou rouge plus ou moins foncée, suivant qu'on l'a préparé avec du vin rouge ou du
vin blanc, d'une saveur acide et franche, et d'une odeur
piquante et agréable. L'*Acide acétique pur*, qu'on
nomme ordinairement *Vinaigre radical*, est liquide,
mais susceptible de se prendre en masse cristalline à 13°,
d'une saveur caustique, d'une odeur très forte et piquante, et d'une pesanteur spécifique de 1,063.

P. C. L'acide acétique anhydre, d'après MM. Gay-
Lussac et Thénard, est formé de : carbone 50,224; oxigène 44,147, et hydrogène 5,629. Le vinaigre contient
de l'acide acétique, beaucoup d'eau, du mucilage, du
sucre, une matière extractive colorante, souvent de
l'acide malique et tartarique, des sulfates de chaux et
de potasse et un peu d'alcool. Celui qu'on obtient par la
distillation du bois contient presque toujours une petite
quantité d'huile empyreumatique. Chauffé, cet acide se
volatilise sans se décomposer, et bout au-dessus de
100°. Il attire l'humidité de l'air ; il est très soluble
dans l'eau et un peu moins soluble dans l'alcool ; et enfin
il forme, avec la plupart des bases, des sels solubles.

PRÉP. Le vinaigre se prépare ordinairement en exposant du vin au contact de l'air dans de vastes tonneaux,
et à une température de 15° à 20. Quant à l'acide acétique concentré, il se prépare en faisant chauffer de
l'acétate de cuivre, et en recueillant les produits qui
s'en dégagent.

U. L'acide acétique concentré n'est jamais employé
à l'intérieur ; on se borne à en faire respirer la vapeur
dans les cas de syncope, etc. Le vinaigre, pris intérieurement et étendu d'eau, occasione des douleurs et des

crampes d'estomac, et son usage, continué pendant un certain temps, produit l'amaigrissement, l'anorexie, etc. Etendu d'eau, de manière à être agréable au goût, il n'irrite plus l'estomac, mais ses molécules passent dans le torrent de la circulation et agissent à la manière des tempérants ; aussi l'administre-t-on avec avantage dans les cas où ces médicaments sont indiqués. On l'emploie aussi en gargarisme, et, à l'extérieur, comme détersif réfrigérant et répercussif. L'administration du vinaigre est souvent conseillée dans les cas d'empoisonnement par des substances narcotiques ; mais tant que le poison est dans l'estomac, il ne peut que faciliter son absorption et augmenter son activité, comme l'a démontré M. Orfila ; après l'expulsion du corps vénéneux, il est au contraire très utile. Ce liquide est d'un usage très fréquent, et sert de véhicule à beaucoup de médicaments.

D ᴇᴛ M. ᴅ'ᴀᴅ. ℥ ß à ij, et mieux jusqu'à acidité agréable, par ℔ ij d'eau édulcorée avec du miel ou du sucre. *Oximel.* P. *Oximel simplex.* L. D. R. Dᴀɴ. Pᴏʟ. F. Pʀ. B. (Vinaigre 1 ; miel 2.) ℨ ij à ℥ j et plus dans une boisson aqueuse. *Sirop.* P. *Syrupus aceti.* D. (Vinaigre 4 ; sucre 7.) A. R. (Vinaigre 1 ; sucre 2.) ℥ j à ij pour édulcorer les boissons délayantes. *Gargarisme acétique.* HP. (Vinaigre fort q. s. ; miel rosat ℥ j ; eau d'orge ℥ iv.)

Aᴄɪᴅᴇ ᴛᴀʀᴛᴀʀɪQᴜᴇ. *Acidum tartaricum.* Il ne se trouve dans la nature que combiné avec la potasse ou la chaux.

P. P. Cet acide est solide, cristallisé en lames larges et légèrement divergentes, ou en prismes aplatis, inaltérables à l'air, incolores, inodores, et d'une saveur très acide.

P. C. Il est composé, d'après MM Gay-Lussac et Thénard, de : carbone 24,050 ; oxigène 69,321, et hydrogène 6,629. Chauffé, il fond, se boursoufle, et ensuite se décompose. L'eau et l'alcool le dissolvent ;

sa solution aqueuse se moisit facilement. Il rougit fortement la teinture de tournesol, et s'unit aux acides.

Subst. incomp. L'eau de chaux, les sels de baryte et de strontiane, l'acétate de plomb.

Prép. On décompose le tartrate acide de potasse au moyen de la craie et de l'hydrochlorate de chaux; puis on traite la tartrate de chaux insoluble, ainsi obtenu, par de l'acide sulfurique étendu, qui forme avec la chaux un sel insoluble et met à nu l'acide tartarique que l'on fait dissoudre dans de l'eau, pour l'obtenir ensuite cristallisé.

U. L'acide tartarique, à petites doses, est un médiment tempérant que l'on peut employer avec beaucoup d'avantage dans les cas d'irritation gastrique de fièvres, etc. A hautes, il agit comme irritant et peut occasioner des accidents fâcheux.

D. et M. d'ad. Poudre, gr v à xv, avec du sucre; en dissolution, ʒ ß à j par ℔ j d'eau. *Sirop.* P. (Ac. tartarique 5; sp. 250; eau dist. 16.) ʒ j à ij par ℔ ij de liquide. *Limonade tartarique, ou végétale.* HP. (sp. tartarique ʒ ij; eau ℔ ij.) par demi-verres.

Famille des Aurantiacées.

Citron. *Fructus citri medicæ.* Fruit du *Citrus medica*, L. Arbre cultivé en Provence.

C. B. Tronc droit, élancé; feuil. ovales, acuminées, dentées, d'un vert jaunâtre, et portées sur un pétiole non garni d'ailes; fl. nombreuses, d'une teinte rouge violette en dehors, du reste semblables à celles de l'oranger; fr. ovoïde et terminé par un mamelon conique.

P. P. Le citron, dont nous avons déja décrit l'écorce, page 251, et qui d'ailleurs est connu de tout le monde, contient, en grande abondance, un suc d'une saveur acide et agréable, et d'une odeur très plaisante.

P. C. Le suc du citron contient, suivant Proust : acide citrique 1,77 ; principe amer, gomme et acide malique 0,72, et eau 97,51.

Subst. incomp. Les acides sulfurique, nitrique, oxalique et tartarique, l'eau de chaux.

U. A petites doses, le suc du citron excite l'appétit et rend la digestion plus facile. Etendu d'eau, on l'emploie avec beaucoup de succès comme tempérant, dans les maladies inflammatoires. M. Broussais a observé que c'est de toutes les substances acidules, celle que l'estomac supporte le mieux, lorsque ce viscère est atteint d'une phlegmasie aiguë. Il est encore très utile pour combattre certains vomissements. On en conseille l'usage dans la jaunisse, le scorbut, et en général dans toutes les maladies fébriles, quand la soif est vive et la chaleur animale très augmentée.

D. et M. d'ad. *Limonade citrique.* HP. (Citron n° j ; sp. de sucre ℥ ij ; eau ℔ ij.) *Sirop de limons.* P. (Suc de citron 4 ; sucre 7.) *Syrupus limonum.* L. D. (Suc de citron 2 ; sucre 3.) *Syrupus succi seu acetositatis citri.* R. F. Pol. Dan. Pa. (Suc de citron 1 ; sucre 2.) ℥ j à ij dans un véhicule aqueux. Le suc de citron entre dans la composition des boissons effervescentes, telles que la *Potion anti-émétique de Rivière. Julepum succi limonum.* II. De Guy. (Suc de citron et eau de menthe verte ana p. é.) ℥ j, dans de l'eau d'orge édulcorée, 3 ou 4 fois le jour.

L'Orange, *Malum aurantii,* fruit du *Citrus aurantium.*, L., dont nous avons décrit l'écorce, page 250, contient un suc qui ne diffère de celui du citron qu'en ce qu'il est beaucoup moins acide, plus sucré et plus amer. Il est d'ailleurs composé des mêmes principes. Etendu d'eau, et convenablement édulcoré, il est très-usité sous le nom d'*Orangeade*, dans les maladies inflammatoires. On en prépare aussi un *Sirop* très employé comme tempérant.

Acide citrique. *Acidum citricum.* Il existe en proportions variables dans le citron, l'orange et les fruits rouges acidules.

P. P. Cet acide est blanc, cristallisé en prismes rhomboïdaux, inaltérables à l'air, inodores, d'une saveur très acide, et d'une pesanteur spécifique de 1,034.

P. C. D'après MM. Gay-Lussac et Thénard, il est composé de : carbone 33,811 ; oxigène 59.859, et hydrogène 6,330. Chauffé, il se décompose et se transforme, en partie, en un acide nouveau nommé *Pyrocitrique*. Il est très soluble dans l'eau bouillante, et se dissout dans 3/4 de son poids d'eau froide. L'alcool en dissout une moindre portion. La solution aqueuse peu concentrée s'altère facilement au contact de l'air.

Prép. On l'obtient en saturant le jus de citron avec de la craie pulvérisée, et en traitant le citrate insoluble qui se forme, par de l'acide sulfurique affaibli.

U. On l'emploie à la place du jus de citron pour préparer des limonades, et il agit alors comme les autres médicaments tempérants. A hautes doses, et concentré, il pourrait occasioner des accidents à cause de sa causticité.

D. et M. d'ad. ℈ j dans ℔ j d'eau édulcorée. *Tablettes d'acide citrique.* P. (Ac. citrique 6; huile essent. de citron 1 ; sucre 390; muc. de gom. adragant q. s. ; pour des tablettes de 12 gr.) q. q.

Groseilles rouges et blanches. *Fructus grossulariæ.* Fruits du *Ribes rubrum*, L., arbrisseau commun dans les haies et dans les bois, et cultivé dans les jardins.

C. B. Tiges dressées, dépourvues d'aiguillons ; feuil. à 5 lobes, dentées, pubescentes ; fl. en grappes pendantes, cal. presque plane, anthères didymes, style bifide, ovaire infère ; fr. baie globuleuse, blanche ou rouge, ombiliquée et polysperme.

P. P. Les groseilles sont trop généralement connues pour que nous insistions sur leurs propriétés.

P. C. Elles contiennent, lorsqu'elles sont mûres :

acide malique 2,41 ; acide citrique 0,81 ; sucre 6,24 ;
gomme 0,78 ; matière animale 0,86 ; chaux 0,29 ;
ligneux et graines 8,01 ; eau 81,10.

U. Les mêmes que ceux des substances précédentes.

D. et M. d'ad. Suc exprimé, ℥ ij à iv dans ℔ ij d'eau édulcorée. *Si-*
rop. P. *Sirupus ribium.* Dan. Ph. Pol. B. A. ℥ j à ij et plus pour
édulcorer les boissons rafraîchissantes. *Gelée de groseilles.* P. q. q.

Famille des Urticées.

Mûres. *Fructus mori nigræ.* Fruits du *Morus nigra,*
L., arbre originaire de la Perse, et cultivé en Europe.

C. B. Tronc de 25 à 30 pieds de haut ; feuil. alternes, cordiformes,
pubescentes ; fl. unisexuées, en général dioïques, sans involucre charnu, cal. à 4 div. devenant charnu, fl. mâles en épi, 4 étam., fl. femelles
distinctes, ovoïdes, ovaire lenticulaire, monosperme, 2 stigmates sessiles ; fr. qui, en se soudant latéralement, forment une baie mamelon-
née.

P. P. Les mûres sont des baies ovoïdes, d'une couleur
rouge noirâtre, contenant un suc visqueux de la même
couleur, et d'une saveur acidule et agréable.

P. C. Elles renferment beaucoup de mucilage, du
sucre, de l'acide tartarique, etc.

U. Ces baies sont moins actives que les substances
précédentes ; on les emploie dans les mêmes cas. Le sirop
de mûres est très employé dans le traitement des angines
et des aphthes.

D. et M. d'ad. Suc exprimé q. q. dans de l'eau édulcorée. *Sirup.* P.
Syrupus mori. L. (Mures et sucre ana p. é.) ℥ j à ij et plus.

Famille des Polygonées.

Oseille. *Acetosæ folia. Rumex acetosa* ; L. Plante
indigène, vivace, qui croît spontanément dans les prés,
et qu'on cultive dans les jardins. P. U. Les feuilles.

42

C. B. Racine rampante , brune ; tige herbacée, de 1 à 3 pieds de haut, cannelée ; feuil. radicales pétiolées, ovales, obtuses, entières , les caulinaires sessiles , aiguës et embrassantes ; fl. petites verdâtres , en panicule terminale , cal. 6 lobes , tubulé à sa base, 6 étam. insérées au cal., 3 stigmates glandulaires ; fr. akène à trois angles saillants.

P. P. Toutes les parties de cette plante ont une saveur acidule et agréable connue de tout le monde.

P. C. Elles contiennent une grande quantité d'oxalate acide de potasse , de l'acide tartarique, du mucilage et de la fécule. L'eau dissout ses principes actifs.

U. L'oseille est employée habituellement comme aliment. Son acidité agréable l'a fait ranger parmi les médicaments tempérants. Bouillie dans l'eau , elle lui communique une saveur aigrelette , et on l'emploie fréquemment de cette manière pour faciliter l'action des purgatifs.

Le suc exprimé de cette plante a été vanté comme un puissant antiscorbutique , et ses feuilles pilées et cuites sont souvent mises en usage comme cataplasmes maturatifs.

D. ET M. D'AD. Décoction , manip. j à ij par ℔ ij d'eau. *Bouillon aux herbes.* (Oseille, feuilles de poirée , cerfeuil et laitue ana q. q. , beurre frais et sel q. s. ; eau ℔ ij à iv.) par tassés. *Sucs tempérants et diurétiques.* P- (Oseille , laitue , cerfeuil et grande joubarbe ana p. é.) ℥ j à ij. *Conserva acetosæ.* R. (Oseille 1 ; sucre 2.)

ACIDE OXALIQUE. *Acidum oxalicum.* Il existe dans le suc de plusieurs végétaux , libre, et le plus ordinairement combiné à la chaux et à la potasse.

P. P. Cet acide est solide, sous forme de cristaux prismatiques, quadrangulaires, allongés , transparents , inodores , et d'une saveur caustique.

P. C. Selon MM. Gay-Lussac et Thénard, l'acide oxalique est formé de : carbone 26,556 ; oxigène 7,689. et hydrogène 2,745. Il est soluble dans l'eau et dans l'alcool , et plus à chaud qu'à froid. Ses cristaux , en se dissolvant dans l'eau froide , font un bruit assez fort, qui peut servir à les faire reconnaitre. Chauffé , il fond dans son eau de cristallisation, puis se volat:lise et se décompose en partie.

Subst. incomp. **Tous les sels de chaux.**

Prép. On l'obtient en décomposant l'oxalate acide de potasse par l'acétate de plomb; on traite le précipité par l'acide hydro-sulfurique, et on fait cristalliser la liqueur.

U. Concentré et à hautes doses, il agit sur l'économie à la manière des poisons corrosifs. Mais én outre, MM. Coindet et Christison ont constaté par de nombreuses expériences que cet acide étendu d'eau est absorbé rapidement, et exerce une influence très délétère sur le cerveau et la moelle épinière, et que cette action est d'autant plus marquée et plus prompte qu'il est moins concentré. À petites doses, et dissout dans une grande quantité d'eau, on l'emploie quelquefois comme rafraichissant; mais il vaut mieux se servir de l'acide tartarique.

D. et M. d'ad. Gr xij à ℈ j; par ℔ ij d'eau édulcorée. *Pastilles d'acide oxalique.* P. (Ac. oxalique 6; huile essent. de citron 1; sucre 388; muc. de gomme adragant q. s.; pour des tablettes de 12 gr.) q. q.

Le Sel d'oseille ou Oxalate acide de potasse, *Super-oxalas potassæ*, qui s'extrait des feuilles de plusieurs espèces de Rumex, surtout du *R. acetosella*, L., et de l'*Oxalis acetosella*, L., est blanc, en petits cristaux aigus et même piquants, opaques, inaltérables à l'air et d'une saveur acide et un peu amère. Il est soluble dans l'eau, et décomposé par les sels de chaux, qui forment de suite un oxalate insoluble. Son action est la même que celle de l'acide oxalique; seulement elle paraît moins énergique. On l'a quelquefois administré comme rafraîchissant à la dose de ʒ ß à j dans ℔ ij d'eau sucrée, et il fait la base de la *Limonade sèche de Fascio*, (Oxal. acide de pot. ʒ iij; sucre ℔ j; huile essent. de citron gut. viij.) dont on donne ℥ j

par ℔ j d'eau, pour boisson ordinaire dans les maladies fébriles.

On emploie encore comme rafraîchissants et tempérants plusieurs fruits acidules et sucrés ; mais comme ils
sont encore plus usités comme aliments légers, et par
conséquent connus de tout le monde, nous ne ferons
que les indiquer, sans insister sur leur description. Tels
sont, dans la famille des Rosacées, les FRAISES, fruits
du *Fragaria vesca*, L. ; les FRAMBROISES, fournies par
le *Rubus idœus*, L. ; les CERISES, fruits du *Cerasus
vulgaris*, Miller ; les POMMES REINETTES, fruits d'une
variété du *Pyrus malus*, L. ; l'EPINE VINETTE, fruit
du *Berberis vulgaris*, L., de la famille des Berbéridées ;
la GRENADE, fruit du *Punica granatum*, L., de la famille des Myrtinées ; les fruits de l'AIRELLE MYRTILLE,
Vaccinium myrtillus, L., de la famille des Vacci-
niées, etc. On prépare avec le suc de la plupart de ces
fruits des boissons acidules très agréables, et des sirops
qui sont très employés pour aciduler et édulcorer les
boissons tempérantes, pendant l'hiver.

CHAPITRE XIII.

MÉDICAMENTS ÉMOLLIENTS.

Les *Emollients* (*emollire*, relâcher, adoucir) sont des médicaments qui tendent à ramollir les tissus avec lesquels ils sont en contact, à diminuer leur tonicité et à émousser leur sensibilité.

Ces substances jouissent toutes de propriétés nutritives et médicamenteuses. Elles sont en général inodores, et leur saveur est fade, visqueuse ou sucrée. Leur mode d'action paraît être le même, soit qu'on les applique sur la peau ou qu'on les introduise dans le canal digestif, et semble dépendre, en grande partie, de l'eau qui leur sert de véhicule. Dans le premier cas, on les voit ramollir le tissu de la peau, le gonfler, diminuer sa rougeur et sa sensibilité, et calmer plus ou moins complétement les symptômes inflammatoires dont elle peut être le siége. Dans le second cas, elles produisent des changements semblables dans les parties avec lesquelles elles sont en contact, et diminuent la soif, la chaleur intérieure, la toux, etc., en même temps qu'elles servent d'aliments légers et appropriés à l'état des organes enflammés.

Quoique les effets locaux des émollients soient les plus marqués, il en est d'autres encore dont il faut tenir compte. En effet, l'action relâchante de ces médicaments paraît pouvoir être transmise par contiguité d'organes, comme nous l'avons déjà dit chapitre I, § 17. Leur usage interne continué pendant un certain temps détermine aussi des effets plus ou moins débilitants sur l'économie en général. C'est ainsi qu'on les voit souvent diminuer la force et la fréquence du pouls, et calmer l'irritation d'organes éloignés de ceux avec lesquels ils sont en contact. C'est principalement aux sympathies qu'ils réveillent, et à l'absorption de la grande quantité d'eau avec laquelle on les administre, que l'on doit attribuer ces effets secondaires ; car, par l'action digestive de l'estomac, ces substances sont tranformées en chyme, et, d'un autre côté, nous savons, d'après des expériences nombreuses et exactes, que l'augmentation de la proportion d'eau dans le sang, relativement à celle des globules rouges, est un moyen puissant pour diminuer l'énergie vitale.

Tous les médicaments émollients sont des substances organiques, et contiennent certains principes immédiats auxquels ils doivent leurs propriétés, et dont nous allons indiquer les caractères généraux pour éviter les répétitions. Les principaux sont :

La Gomme, *Gummi*, qui se trouve, en proportions variables, dans toutes les parties des plantes herbacées, dans les fruits, les feuilles, et un assez grand nombre de racines et de tiges ligneuses, et qui n'est pas toujours parfaitement identique dans sa composition. Cependant ce principe est toujours solide, incristallisable, inodore, insipide ou d'une saveur très fade, soluble dans l'eau, et formant ainsi une espèce de gelée nommée *Mucilage*, insoluble dans l'alcool qui la précipite de ses dissolutions, et décomposée par l'acide nitrique qui le transforme en partie en acide mucique ;

Le Sucre, *Saccharum*, principe contenu plus ou moins abondamment dans les végétaux, d'une saveur douce, et qui, par l'action de l'eau et du ferment, est décomposé et transformé en alcool et en acide carbonique, en subissant une série de changements qui constituent la *fermentation spiritueuse*. On en distingue plusieurs espèces, le *Sucre ordinaire* ou de *Canne*, qui se trouve dans la canne à sucre, la betterave, l'érable à sucre, etc.; le *Sucre de raisin*, qui existe dans presque tous les fruits, le *Sucre de champignons*, etc.

La FÉCULE AMILACÉE, *Fecula*, qui se trouve en grandes proportions dans les graines de toutes les légumineuses, des graminées et dans certaines racines. C'est une substance blanche, pulvérulente, inodore et insipide, composée d'oxigène et d'hydrogène, dans les proportions nécessaires pour faire d'eau 56, et de carbone 43. Elle est insoluble dans l'eau froide, l'alcool et l'éther, se dissout dans l'eau bouillante, et forme alors un hydrate appelé *Empois*. L'acide nitrique faible la dissout à froid; mais à chaud il la transforme en acide malique, oxalique, etc. Par l'action de l'acide sulfurique très étendu d'eau, aidée de la chaleur, la fécule amilacée se transforme en une substance assez semblable au sucre de raisin; enfin, elle forme, avec l'iode, une combinaison d'une belle couleur bleue.

Les HUILES FIXES OU GRASSES, *Olea fixa*, qui existent en grande abondance dans les semences de diverses plantes. Elles ne sont pas parfaitement semblables les unes aux autres; mais, en général, elles sont liquides à la température ordinaire, visqueuses, d'une couleur jaunâtre, d'une saveur faible, souvent désagréable, et d'une pesanteur spécifique moindre que celle de l'eau. Elles sont composées de *Stéarine*, substance grasse, solide à la température ordinaire; d'*Elaïne*, substance grasse, liquide à la même température, et d'un peu de matière colorante et odorante; mais la proportion de ces substances diffère dans les diverses huiles. Elles sont insolubles dans l'eau; mais deviennent miscibles à ce liquide, à l'aide de la gomme, de l'albumine, etc.; plusieurs d'entre elles se dissolvent plus ou moins complétement dans l'alcool et dans l'éther. Elles rancissent par

l'action prolongée de l'air, et forment avec des alcalis
des composés solubles dans l'eau, nommés *Savons*.
(*Voyez* page 28a.)

Les GRAISSES ANIMALES dont les propriétés et la composition diffèrent peu de celles des huiles fixes ;

L'ALBUMINE, *Albumen*, qui se trouve dans toutes les
parties molles des animaux, et forme presque à elle
seule le blanc d'œuf, le sérum du sang, etc. Ses propriétés diffèrent suivant qu'elle est liquide ou solide:
L'abumine liquide est visqueuse, transparente, incolore, plus pesante que l'eau, légèrement alcaline à
cause de la petite proportion de soude qu'elle contient
alors, et très soluble dans l'eau ; chauffée elle se coagule,
et l'alcool y détermine le même phénomène. Elle est
alors solide, blanche, insoluble dans l'eau et soluble
dans les alcalis et dans l'acide acétique. Elle est composée de : carbone 5a ; oxigène a3 ; hydrogène 7, et
azote 15 ;

La GÉLATINE, *Gelatina*, qui ne se trouve jamais
dans les humeurs des animaux, mais qui entre en grande
proportion dans la composition de leurs parties molles
et solides. Desséchée, elle porte dans le commerce le
nom de colle forte. Elle se dissout très peu dans l'eau
froide, mais assez facilement dans l'eau bouillante, d'où
elle est précipitée par l'alcool, le tannin, etc. La dissolution de gélatine, en se refroidissant, se prend en
une gelée plus ou moins épaisse.

On emploie avec beaucoup d'avantage les médicaments émollients pour combattre les inflammations tant
internes qu'externes. D'après ce que nous avons dit plus
haut, on voit qu'ils doivent être nuisibles dans les cas
d'atonie, et vers la fin de certaines maladies chroniques
entretenues par la faiblesse. On les administre sous forme
de tisanes, de loochs, etc., à l'intérieur ; et de cataplasmes, de lotions, etc., à l'extérieur.

Famille des Légumineuses.

Gomme arabique. *Gummi arabicum.* Principe immédiat, qui découle du *Mimosa nilotica*, L., arbre qui croit sur les bords du Nil.

C. B. Tronc de trente à quarante pieds de haut rameux ; feuil. bipinnées, composées de 10 pinnules portant environ 20 paires de folioles petites et ovales ; fl. jaunes, petites, réunies en capitules à l'aisselle des feuil., étam. très nombreuses, monadolphes, deux beaucoup plus longues que le cal.; fr., gousses longues et étroites, présentant 7 à 8 étranglements qui contiennent chacun une graine.

P. P. La gomme arabique se trouve dans le commerce en masses sèches, demi transparentes, de la grosseur d'une petite noix, rugueuses et fendillées à leur surface, friables, irrégulièrement arrondies, incolores, ou légèrement jaunâtres, inodores, d'une saveur douce et visqueuse, et d'une pesanteur spécifique de 1,515.

P. C. Elle est composée, suivant MM. Gay-Lussac et Thénard, de : carbone 42,23; oxigène et hydrogène dans les proportions nécessaires pour faire l'eau 57. Elle contient en outre une petite quantité de substances salines. D'ailleurs ses propriétés chimiques ne diffèrent pas de celles des gommes en général. (*Voyez* page 498.)

U. C'est une des substances émollientes les plus habituellement employées en médecine. Elle convient dans toutes les phlegmasies aiguës, surtout celles des organes digestifs, pulmonaires et urinaires. Elle entre dans la composition d'un grand nombre de préparations officinales.

D. et M. d'ad. Poudre, ℨ ß à ℨ j dans une potion. *Solution de gomme.* IIP. (Gom. arab. ℥ ß à j ; eau ℔ ij.) comme boisson ordinaire. *Mucilage de gomme arabique.* P. *Mucilago acaciæ.* L. *Mucilago gummi arabici.* E . D . B . P . A . (Gomme arab. 1 ; eau bouill. 1.) ℥ ß à j très souvent dans la journée. Il sert ordinairement de véhicule à d'autres médicaments. *Potion gommeuse.* HP. (Gom. arab. ℨ j; eau ℥ iij ; sp. de sucre ℥ j; eau dist. de fl. d'oranger ℨ ij.) par cuill. *Mistura mucilaginosa.* H. de Guy. (Muc. de gom. arabiq. ℥ viij; mixture de gom. ammoniaque ℥ ij ; eau dist. de menthe ℥ v ; sp. ℥ j.) ℥ ij, 3 ou 4 fois par jour. *Emulsio acaciæ.* E. D. (Muc. de gom. arab. 4; amandes douces 2 ; sucre 1; eau 60.) *Emulsio gummosa.* F. (Gom. arabiq. 1 ; émulsion simple 24; eau q. s.) ℥ ij à iv et plus, très souvent dans la journée. *Looch gommeux.* HP. (Gom. arab. ℥ ß ; sp. ℥ j ; inf. pectorale ℥ iv.) *Julep pectoral.* HP. (Gom. arab. ℨ j ; sp. de guimauve ℥ß; eau ℥ iv.) *Poudre gommeuse alcaline* ou *Savon végétal.* P. (Gom. arabique 8; carbonate de potasse cristallisé 2.) gr xij à ℈ j et plus. *Pulvis gummosus.* B. A. Pn. (Gom. arabiq. , gom. adragant et sucre p. é.) ℨ j à ij, toutes les 2 ou 3 heures. *Pâte de gomme arabique.* P. (Gom. arab. et sucre ana 8 ; guimauve fraîche et eau de fl. d'oranger ana 1 ; eau 45.) q. q. *Sirop.* P. (Gom. arabiq. et eau ana 1 ; sp. simple 4.) ℥ j et plus pour édulcorer les boissons émollientes. *Trochisci gummosi.* E. (Gom. arab. 4 ; amidon 1 ; sucre 12 ; eau de roses s. q.) q. q.

La Gomme du Sénégal , *Gummi senegalense* , qui est fournie par le *Minosa senegal,* L. , arbre très voisin du précédent , et qui croit dans les contrées brûlantes de l'Afrique , ne diffère pas sensiblement de la gomme arabique , sous le rapport de ses propriétés physiques et chimiques. Elle est aujourd'hui plus abondante dans le commerce que la gomme arabique , et c'est elle qu'on emploie tous les jours sous ce nom.

Quant à la Gomme du pays, *Gummi nostras,* qui découle spontanément de plusieurs arbres de la famille des Rosacées, tels que le prunier, le cérisier, l'abricotier, etc , elle diffère principalement de celles dont nous venons de parler en ce qu'elle n'est pas complétement soluble dans l'eau , et qu'elle forme avec ce liquide un mucilage plus épais. On ne l'emploie que très rarement et à défaut des autres.

Gomme adragant. *Tragacanthæ gummi.* Suc gommeux fourni par l'*Astragalus gummifer,* Labillardière, et l'*A. verus*, Olivier, arbrisseaux qui croissent dans l'Asie mineure et dans les autres contrées de l'Orient.

C. R. Tige hérissée de pointes épineuses, de 2 à 3 pieds de haut; feuil. composées de 6 à 8 paires do folioles, petites, velues; fl. petites, jaunes, sessiles, en épi serré, cal. tubuleux à 5 dents, cor. papillonacée à 5 pet., 10 étam. diadelphes ou monadelphes; fr., gousses partagées en deux loges par une fausse cloison.

P. P. La gomme adragant est solide, opaque, blanche ou jaunâtre, non friable, en lanières minces, plus ou moins larges, irrégulièrement contournées, ou en filets déliés, ou enfin en grumeaux amorphes; son odeur et sa saveur sont nulles.

P. C. Elle est composée, suivant Bucholz, de 57 d'une gomme semblable à la gomme arabique, et de 43 d'une substance insoluble dans l'eau froide, entièrement soluble dans l'eau bouillante, la potasse, l'ammoniaque et l'acide hydrochlorique, qu'il a nommée *Adragantine*. Une partie de gomme adragant rend l'eau aussi visqueuse que 25 de gomme arabique.

U. Cette substance jouit des mêmes propriétés que la gomme arabique. On l'emploie le plus ordinairement pour donner de la consistance à certaines préparations pharmaceutiques, et pour suspendre dans l'eau des poudres insolubles.

D. et M. d'ad. Poudre, gr x à xv dans un looch ou julep de $\overline{3}$ iv. *Mucilage*. P. *Mucilago tragacanthœ*. B. A. (Gom. adragant 1; eau 14.) L. D. (Gom. adragant 2; eau 32.) $\overline{3}$ j à $\overline{3}$ ij. *Pulvis tragacanthœ comp.* L. (Gom. adragant, amidon et gom. arabiq. ana 3; sucre 7.) $\overline{3}$ ß à ij, dans un véhicule aqueux.

Réglisse. *Liquiritiæ radix. Glycyrrhiza glabra*, L. Arbuste qui croit dans le midi de la France et en Espagne. P. U. La racine.

C. B. Tiges dressées, glabres de 3 à 4 pieds de haut; feuil. imparipinnées à 13 folioles ovales et couvertes d'un enduit visqueux; fl. violettes, en épis axillaires, cal. tubuleux, bilabié, à 5 dents inégales, carène furmée de deux pét. distincts, 10 étam. diadelphes; fr., gousses aplaties contenant de 3 à 6 graines.

P. P. La racine de réglisse est longue, cylindrique, de la grosseur du doigt, brunâtre extérieurement, jaune à l'intérieur, d'une saveur douce, sucrée, un peu âcre, et d'une odeur faible.

P. C. Elle contient, suivant M. Robiquet, une matière sucrée particulière, non fermentescible, qu'il a nommée *Glycyrrhizine*; une matière analogue à l'asparagine, mais cristallisable; de l'amidon, de l'albumine, une huile résineuse, épaisse et âcre; du phosphate et du malate de chaux et de magnésie, enfin du ligneux. L'eau froide dissout les principes sucrés et émollients, mais ne se charge pas de l'huile âcre, qui ne s'y dissout qu'à chaud.

U. La réglisse s'emploie le plus ordinairement dans les hôpitaux et dans la médecine des pauvres pour édulcorer les boissons émollientes. La poudre est aussi très usitée comme excipient d'autres médicaments.

D. ET M. D'AD. Poudre g^r xij à ℥ j. Infusion à froid, ℥ ij à iij par ℔ ij d'eau. *Extrait.* P. *Extractum glycyrrhizæ.*L.D. ℥ ß à j. *Pâte de réglisse anisée.* P. (Ext. de réglisse et sucre ana 384 ; gom. arabique 768 ; iris de Florence 3 ; huile essent. d'anis 1.) q. q. *Trochisci glycyrrhizæ.* E. (Ext. de réglisse et gom. arabique ana 1 ; sucre 2 ; eau bouill. q. s.) q. q.

Le MÉLILOT, *Melilotus officinalis*, Lam., plante annuelle très commune dans les prés et les haies, répand une odeur très agréable mais très fugace, et jouit de propriétés émollientes. Sa décoction est quelquefois employée en lotions et en lavements.

Famille des Malvacées.

GUIMAUVE. *Althœœ radix* et *folia*. *Althœa officinalis*, L. Plante indigène vivace, quicroît dans les

champs et qui fleurit en juin et en juillet. P. U. La
racine et les feuilles.

C. B. Tige herbacée, de 2 à 3 pieds de haut ; feuil. cordiformes , molles , douces au toucher ; fl. d'un blanc rosé , en panicule à l'extrémité
de la tige , cal. double , l'extérieur à 9 div., l'intérieur à 5 div., ovaire
libre , arrondi , style simple ; fr. , capsules monospermes , réunies en
cercle autour de la base du style.

P. P. La racine de guimauve , telle qu'on la trouve
dans le commerce, est dépouillée de son épiderme, fusiforme , charnue, de la grosseur du doigt, d'une couleur
blanche , inodore et d'une saveur visqueuse.

P. C. Toutes les parties de cette plante, et surtout la
racine, contiennent une grande quantité de gomme et
de fécule. L'eau bouillante s'empare de ces principes.

U. La guimauve jouit des propriétés émollientes au
plus haut degré. C'est une des substances adoucissantes
les plus habituellement employées, tant à l'intérieur qu'à
l'extérieur, dans le traitement des phlegmasies.

D. et M d'AD. Décoction , ℥ j par ℔ ij d'eau. *Decoctum althææ officinalis*. E. (Guimauve 2 ; raisins secs 1 ; eau 42.) par tasses. *Sirop*. P.
(Guimauve 3 ; sucre 96; eau 32.) *Syrupus althææ*. L. E. Pa. F. R. Dan.
(Guimauve 6 ; sucre et eau 72 ; eau de fl. d'oranger 1.) ℥ j à ij pour
édulcorer les boissons émollientes. *Pasta althææ*. Pa. Pol. R. (Guimauve 2; gom. arabique et sucre ana 12; eau de fl. d'oranger 1 ; eau
bouill. 48; blanc d'œuf q. s.) q. q. *Trochisci althææ comp*. R. (Guimauve 2; iris de Florence 2; sucre 36; muc. de gom. arabique q. s.) q. q.
A l'extérieur , Décoction , en lotions, bains, lavements, fomentation.
Lavement de guimauve. HP. (Guimauve ℥ j ; eau ℔ j.)

La racine et les feuilles de la Rose trémière, *Alcea
rosea*, L. ; de la Mauve, *Malva silvestris ;* de la Petite
mauve , *M. rotundifolia*, L., et de la Mauve alcée,
M. alcea, L., plantes très voisines de la précédente,
jouissent absolument des mêmes propriétés, et sont journellement employées aux mêmes usages.

43

, Béurre de Cacao. *Butyrum* seu *Oleum cacao.* Huile fixe extraite des semences du *Theobroma cacao*, L., arbre originaire du Mexique.

C. B. Tronc rameux, de 30 à 40 pieds de haut; feuil. ovales, acuminées, lisses; fl. rougeâtres, réunies en petits faisceaux, extra-axillaires, cal. caduc à 5 div. profondes, 10 étam. dont 5 stériles; fr. capsule ovale, oblongue, à 5 loges, péricarpe dur et indéhiscent.

P. P. Le cacao, dont on distingue plusieurs espèces dans le commerce, a en général la forme et le volume . d'une amande, brunâtre intérieurement, d'une saveur douce et agréable, et d'une odeur particulière. L'huile qu'on en extrait est concrète, d'un blanc jaunâtre, d'une odeur et d'une saveur qui rappellent celles de l'amande entière.

P. C. La composition de cette huile et ses propriétés chimiques ne diffèrent en rien de celles des huiles grasses. (*Voyez* page 499.)

Prép. On obtient cette huile par expression, ou bien en jetant les amandes de cacao broyées dans de l'eau bouillante. L'huile surnage et se rassemble à la surface du liquide.

U. Le cacao, après avoir subi la torréfaction, sert à faire le *Chocolat*, dont l'usage comme aliment est généralement répandu. Quant à l'huile, on l'emploie, comme adoucissante, dans les phlegmasies des organes digestifs, respiratoires et urinaires. Elle est souvent utile dans les cas de cancer à l'estomac. A l'extérieur, on s'en sert pour appliquer sur les tumeurs hémorrhoïdaires, sur les fissures des lèvres, du mamelon, etc.

D. et M. d'ad. ℥ j à ij dans une émulsion ou eu pilules. A l'extérieur, suppositoires, pommade, etc. Elle sert encore d'excipient pour d'autres médicaments.

Famille des Borraginées.

Bourrache. *Borraginis herba* et *flores. Borrago of-*

ficinalis, L. Plante bisannuelle, indigène, très commune dans les lieux cultivés, et qui fleurit en mai et juin. P, U. Les feuilles et les fleurs.

C. B. Tige herbacée, dressée, couverte de poils rudes; feuil. radicales, très grandes, ovales, portées sur un long pétiole canaliculé, les caulinaires sessiles, ovales, lancéolées et couvertes de poils rudes; fl. bleues, en panicule écarté à l'extrémité des rameaux, gorge de la cor. garnie de 6 appendices saillants, cor. en roue, anthères rapprochées.

P. P. La bourrache a une odeur faible, et une saveur herbacée et mucilagineuse.

P. C. Elle contient : substance mucilagineuse 18; matière azotée, soluble dans l'eau et insoluble dans l'alcool 13 ; acétate et autres sels végétaux de potasse 12; sels de chaux 0,5, et nitrate de potasse 0,5. L'eau dissout tous ses principes actifs.

U. La bourrache est très employée comme émolliente, diurétique et sudorifique, dans un grand nombre d'affections inflammatoires.

D. et M. d'ad. Décoction et Infusion, manip. j à ij par ℔ ij d'eau. Suc exprimé. P. ℥ ij à iv. Extrait. P. ℈ j à ℨ j.

GRANDE CONSOUDE. *Consolidæ majoris radix etfolia, Symphytum officinale*, L. Plante vivace, indigène, qui croit dans les prairies et fleurit en mai et juin. P. U: La racine et les feuilles.

C. B. Tige herbacée, feuil. ovales; lancéolées, aiguës; fl. blanches ou rosées, en épis à l'extrémité des rameaux, cor. tubuleuse, garnie de 5 appendices lancéolés, aigus.

P. P. La racine de cette plante, autrefois très employée, est grosse, alongée, noirâtre en dehors, blanche en dedans, d'une saveur d'abord fade et mucilagineuse, puis un peu astringente.

P. C. Elle contient beaucoup de mucilage, et paraît renfermer aussi un peu d'acide gallique; mais en trop petite quantité pour influer sur son mode d'action.

U. La grande consoude est un émollient assez actif, dont on a principalement vanté les bons effets dans les hémorrhagies actives des poumons, des intestins, etc. On sait maintenant à quoi s'en tenir sur ses prétendues vertus astringentes. Elle est peu employée aujourd'hui.

D. ET M. D'AD. Décoction, ℥ ß à j par ℔ ij d'eau. *Sirop.* P. ℥ j à ij, dans une potion ou pour édulcorer les boissons adoucissantes.

La BUGLOSSE, *Anchusa italica*, Decand., et la PULMONAIRE, *Pulmonaria officinalis*, L., plantes vivaces, indigènes, très voisines de la précédente, jouissent absolument des mêmes propriétés, et s'emploient de la même manière et dans les même circonstances.

Les SÉBESTES, *Sebesten fructus*, fruits du *Cordia myxa*, L., arbre qui croît aux Indes orientales, sont des drupes ovales, brunes, charnues, pointues à leur sommet, et d'une saveur visqueuse et sucrée. Ils contiennent beaucoup de mucilage, et étaient autrefois employés comme émollients en décoction. On ne s'en sert plus aujourd'hui.

Enfin la CYNOGLOSSE, *Cynoglossum officinale*, L., plante indigène, qui croît dans les lieux secs, et dont toutes les parties exhalent une odeur désagréable, a été long-temps vantée comme jouissant de propriétés narcotiques très remarquables; mais on sait de nos jours qu'elle est presque inerte; aussi est-elle presque complétement abandonnée; seulement elle entre dans la composition de plusieurs préparations officinales, entre autres dans celle des *Pilules de cynoglosse* (Voyez page 386), dans lesquelles elle n'est que l'excipient de l'opium.

Famille des Linacées.

LIN. *Lini semina. Linum usitatissimum*, L. Plante

annuelle, généralement cultivée en Europe. P. U. Les
graines.

C. C. Tige simple, haute de deux pieds ; feuil. longues, étroites et
pointues ; fl. bleues, terminales, cal. persistant, cor. campanulée : fr.
capsule sphérique, environnée par le calice ; à 10 loges monospermes.

P. P. Les graines du lin sont petites, oblongues,
comprimées, luisantes, brunes en dehors, d'un blanc
jaunâtre et huileuses en dedans, et d'une saveur visqueuse et douceâtre.

P. C. Elles contiennent beaucoup de mucilage et une
grande quantité d'huile grasse. L'eau bouillante se
charge du mucilage.

U. On emploie très fréquemment la graine de lin
comme émollient. C'est surtout dans les phlegmasies des
voies urinaires qu'on l'administre en décoction, pour
faciliter la sécrétion de l'urine et diminuer l'état d'irritation de ces parties. On la donne encore dans les affections inflammatoires du poumon et des autres organes.
Ces semences, réduites en poudre grossière, forment la
base des cataplasmes émollients le plus ordinairement
employés.

D. ET M. D'AD. Décoction, ℈ ß à j par ℔ ij d'eau. *Infusum lini.* L.
E. *Infusion de lin.* HP. (Graine de lin 2 ; réglisse 1 ; eau 64.) ℥ ij,
très souvent dans la journée. *Decoctum lini comp.* H. DE GUY. (Inf. de
lin ℔ ij; nit. de potasse ℈ j; manne ℥ j.) par verres de temps à autre.
A l'ext., Décoction, en lavement, lotions, bains, fomentations. *Lavement adoucissant.* HP. (Graine de lin ℥ ij ; eau ℔ ij ; huile d'olives
℥ ij.) *Farine de lin*, en cataplasmes, q. q. *Cataplasme émollient.* HP.
(Farine de graine de lin et d'orge ana p. é. ; déc. de guimauve q. s.)

L'HUILE DE LIN, *Oleum lini*, qu'on extrait des semences que nous venons de décrire, est limpide, jaune
foncée ou verdâtre, d'une odeur et d'une saveur désagréables, et d'une pesanteur spécifique de 0,932. Sa
composition est la même que celle des autres huiles
fixes; seulement elle est très siccative. Pour les besoins

de la médecine, on la prépare par expression à froid ;
car celle du commerce, qu'on obtient par torréfaction
des graines, a une odeur et une saveur insupportables.
Cette huile est émolliente et légèrement laxative; on
l'emploie peu à l'intérieur à cause de sa saveur désagréable; cependant on peut la donner à la dose de ℥ ß
à j mêlée à du sirop. A l'extérieur, on la fait souvent
entrer dans les lavements émollients à la dose de ℥ ij à
iv. Enfin elle sert fréquemmeet de véhicule pour la préparation de divers liniments.

Famille des Rosacées.

AMANDIER. *Amygdalæ dulces. Amygdalus communis*, L. Var. *Dulcis.* Arbre cultivé dans le midi de la
France, l'Espagne et l'Orient. P. U. L'amande des
fruits.

C. B. Tronc élevé, droit, rameux; feuil, lancéolées, d'un vert clair
des deux côtés; fl. blanches ou rosées, grandes, extra-axillaires, cal.
tubuleux, rougeâtre, caduc, 10 étam. ou plus; fr., drupe charnue,
recouverte d'une pellicule tomenteuse, sèche, contenant un noyau rugueux à 1 ou 2 graines.

P. P. Les amandes douces sont ovoïdes, déprimées,
formées de deux cotylédons blancs, oléagineux, recouverts d'une enveloppe brunâtre, sans odeur et d'une saveur douce et agréable.

P, C. Elles sont composées, suivant M. Boullay, de :
huile fixe 54; albumine 24; sucre liquide 6; gomme 3;
eau 3,5o; ligneux 4, et acide acétique o,5; l'enveloppe
contient du tannin. Triturées avec de l'eau, les amandes donnent un mélange d'une couleur blanche, nommé
Emulsion ou *Lait d'amandes*, et qui a une analogie
très remarquable avec le lait des animaux. Ce liquide
contient une grande quantité d'huile tenue en suspension dans l'eau par le sucre, la gomme et l'albumine.

U. Le lait et les autres préparations d'amande sont très

souvent employés pour combattre les inflammations du canal alimentaire, et les affections fébriles en général.

D. ET M. D'AD. *Lait d'amandes.* P. *Lac amygdalæ.* D. (Amandes douces et sucre ana 2 ; eau dist. de fl. d'oranger 1 ; eau 32.) *Mistura amygdalarum.* L. *Emulsio amygdalarum.* E. R. F. (Amandes douces 4 ; sucre 1 ; eau 32.) ℥ ß à j très souvent dans la journée. *Looch blanc.* P. (Am. douces et huile d'am. douces ana 24 ; *id.* amères 4 ; gomme adragant 1 ; sucre 36 ; eau 192.) par cuill. *Confectio amygdalarum.* L. (Am douces 8 ; gom. arabique 2 ; sucre 8.) q. q. dans de l'eau pour préparer à l'instant du lait d'amandes. *Sirop d'orgeat.* P. (Am . douces 16 ; *id.* amères 8 ; sucre 108 ; eau de fl. d'oranger 3 ; eau 64.) *Syrupus amygdalarum.* F. (Amandes douces 24 ; *id.* amères 1 ; eau de fl. d'oranger 8 ; eau 96 ; sucre q. s.) DAN. PR. POL. (Amandes douces 4 ; sucre 18 ; eau de fl. d'oranger 1 ; eau de roses 12.) ℥ ß à j, pour édulcorer les boissons tempérantes.

Les AMANDES AMÈRES contiennent, comme les précédentes, une grande quantité d'huile douce ; mais elles renferment aussi une certaine proportion d'acide prussique. Elles ne sont pas émollientes, et ne servent guère, comme telles, qu'à aromatiser les émulsions. (*Voyez* page 408.)

HUILE D'AMANDES DOUCES. *Oleum amygdalarum.* Huile grasse retirée des amandes douces.

P. P. Elle est liquide à une température au-dessus de 10° cent. , d'une couleur blanche verdâtre, d'une odeur et d'une saveur semblables à celles des amandes, et d'une pesanteur spécifique de 0,932.

P. C. Cette huile rancit avec la plus grande facilité. Sa composition ne diffère pas de celle des huiles fixes en général.

PRÉP. On l'obtient en soumettant les amandes à une forte pression, et sans l'intermédiaire de la chaleur.

U. Cette substance, prise en petite quantité, agit comme émolliente ; à plus hautes doses, elle devient laxative. On l'emploie souvent dans les affections inflammatoires des organes pulmonaires. Elle est très utile pour purger les enfants et les personnes très délicates. Elle entre dans la composition de beaucoup de liniments et d'embrocations huileuses officinales.

D. ET M. D'AD. ℥ ß à j mêlée à du sirop ou à du jaune d'œuf. *Looch sans émulsion.* P. (Huile d'amandes douces 18 ; gomme adragant 2 ; sucre 36 ; eau de fl. d'oranger 9 ; eau 108.) *Looch d'œuf.* P. (Huile d'amandes douces 3 : jaune d'œuf 1 ; sp. de guimauve 2.) par cuillerées. *Potion huileuse.* HP. (Huile d'amandes douces et infusion pectorale ana ℥ ij ; sp. ℥ j.) *Linctus oleosus.* H. DE GUY. (Huile d'amandes douces, sp. de limons et conserve de roses ana ℥ j ; poudre de gom. adragant comp. ℈ iij.) par petites cuillerées. A l'ext. *Cérat simple.* P. (Huile d'amandes douces 3 ; cire 2.) *Cérat de Galien.* P. (Huile d'amandes douces 4 ; cire 1 ; eau dist. de roses 5.) q. q.

L'HUILE D'OLIVES, *Oleum olivæ,* fournie par les fruits de l'*Olea europæa,* L., de la famille des Jasminées ; arbre originaire de l'Asie et cultivé en grand dans le midi de l'Europe, et surtout en Provence, est visqueuse, douce au toucher, d'une couleur jaune verdâtre, solide à quelques degrés au-dessus de zéro, d'une saveur et d'une odeur agréables, et d'une pesanteur spécifique de 0,9153. Sa composition est la même que celle des autres huiles ; elle n'est pas siccative, et rancit moins facilement que l'huile d'amandes douces. Cette huile s'emploie journellement comme aliment. Elle jouit de propriétés émollientes et adoucissantes, et, à doses un peu élevées, elle agit comme laxative. On l'emploie dans les affections inflammatoires des poumons et du canal intestinal. Elle est très utile dans certains cas d'empoisonnement par des substances âcres, et réussit assez bien comme anthelmintique. On l'administre à la dose de ℥ ij à ℥ j, unie à l'eau au moyen du mucilage. Enfin elle entre dans la composition d'un grand nombre d'emplâtres et de liniments officinaux qui sont journellement employés.

L'HUILE BLANCHE ou D'ŒILLETTE, qu'on retire par expression des semences du *Papaver somniferum,* L.

est douce et bonne à manger ; elle est souvent employée
aux mêmes usages que celles que nous venons de décrire. Il en est de même de l'*Huile de noix*, qu'on extrait à froid des amandes du *Juglans regia*, L., arbre
de la famille des Juglandées, originaire de la Perse, et
cultivé abondamment en France.

Famille des Graminées.

SUCRE. *Saccharum.* Principe immédiat qui existe
dans un grand nombre de végétaux, mais qu'on extrait
principalement de la CANNE A SUCRE, *Saccharum officinarum*, L., plante originaire d'Asie, naturalisée et
cultivée en grand en Amérique.

C. B. Tiges droites, de 12 à 15 pieds de haut, cylindriques, à nœuds
rapprochés; feuil. engaînantes, longues de 2 à 3 pieds, aiguës au sommet, rudes au toucher et larges de 2 pouces; fl. en panicule terminale
très grande et pyramidale, épillets triflores, valves de la lépicène couvertes de longs poils soyeux.

P. P. Le sucre pur est solide, blanc, translucide, en
masses formées d'un amas confus de petits cristaux, ou
bien cristallisé en prismes à six pans, incolores et transparents. Ces cristaux prennent le nom de *Sucre candi*.
Sa saveur est douce et connue de tout le monde, et sa
pesanteur spécifique est de 1,6065. Enfin il est inaltérable à l'air, et phosphorescent par le frottement dans
l'obscurité. Le sucre impur, qu'on désigne sous le nom
de *Cassonnade* ou *Moscouade*, est en poudre grossière, cristalline, d'une couleur grise ou jaunâtre, et
d'une saveur un peu différente de celle du sucre pur.
P. C. Le sucre, selon MM. Gay-Lussac et Thénard,
est composé de : carbone 42,47 ; oxigène 50,63, et
hydrogène 6,90. Il est soluble dans son poids d'eau
froide, et en toute proportion dans ce liquide bouillant.
Une partie d'eau et trois de sucre forment une solution
qu'on a nommée *Sirop*. L'alcool concentré est presque

sans action sur lui ; l'alcool faible le dissout, moins bien
cependant que l'eau. L'acide sulfurique le charbonne
rapidement; l'acide nitrique le décompose et le convertit
en acide oxalique. Les alcalis et surtout la chaux le rendent amer, astringent et incristallisable. Chauffé, il fond,
se boursoufle, noircit et exhale une odeur particulière.

Prép. On l'obtient en faisant bouillir, dans de vastes
chaudières, le suc exprimé de la canne, auquel on
ajoute une certaine quantité de lait de chaux, pour
séparer la fécule et le mucilage ; on concentre ensuite le
sirop ainsi obtenu par l'évaporation, puis on le fait
cristalliser. On laisse alors égoutter le sucre pour le séparer de la *mélasse* ou sucre incristallisable, et l'on
obtient ainsi la cassonade ou *Sucre brut.* Pour le purifier,
ou, comme on dit, le raffiner, on le dissout dans une petite quantité d'eau ; on clarifie ce sirop avec des blancs
d'œufs ou du sang de bœuf ; on le décolore à l'aide du
charbon animal ; on le fait cristalliser dans des moules de
forme conique, et enfin on le dépouille du sirop coloré
qu'il retient encore, en appliquant sur la base du cône
de sucre une couche d'argile humectée d'eau, qui, en
filtrant à travers le sucre, achève de le purifier.

U. Les nombreux usages de cette précieuse substance
sont trop généralement connus pour que nous nous y
arrêtions ici. On ne l'emploie guère seul comme médicament ; mais il entre comme excipient ou comme condiment dans une foule de préparations pharmaceutiques.

L'Érable a sucre. *Acer saccharinum*, L., de la
famille des Acérinées, arbre de l'Amérique du Nord,
fournit une assez grande quantité de sucre. Depuis
quelques années, on l'extrait en France avec avantage
des racines de la Betterave, *Beta vulgaris*, L.,
plante potagère de la famille des Chénopodées.

Chiendent. *Radix graminis. Triticum repens*, L.

Plante vivace, très commune dans les lieux incultes.
P. U. La racine.

C. B. Racines rampantes ; tiges droites d'environ 2 pieds de haut ;
feuil. molles et vertes ; épi alongé et comprimé, épillets distiques,
sans arêtes, renfermant 4 à cinq fleurs.

P. P. La racine du chiendent est longue, cylindrique, grêle, noueuse, blanche à l'intérieur, jaune et luisante en dehors, inodore et d'une saveur farineuse légèrement sucrée.

P. C. Elle contient, suivant M. Chevallier, du sucre cristallisable, de la fécule, du mucilage, et une matière aromatique dont l'odeur se rapproche de celle de la vanille. D'après ce chimiste, la matière sucrée est assez abondante pour donner, par la fermentation, une certaine quantité d'alcool. L'eau s'empare de ses principes actifs.

U. Le chiendent est une des substances émollientes les plus fréquemment employées. On l'administre en décoction dans la plupart des maladies inflammatoires, et surtout dans celles des voies urinaires. On la vantait autrefois comme un puissant diurétique, et on l'employait comme tel dans les hydropisies ; mais aujourd'hui l'on sait à quoi s'en tenir à cet égard.

D. ET M. D'AD. Décoction, ℥ ß à j par ℔ ij d'eau. *Tisane de chiendent.* P. *Tisane commune.* HP. (Chiendent 4 : réglisse 1 ; eau 160.) par
tasses. Suc exprimé. P. ℥ ß à j. *Extractum liquidum* seu *Mellago graminis.* DAN. POR. PR. A. (Chiendent frais 2 ; eau 1.) ℈ j à ij et plus.

ORGE. *Hordei semina. Hordeum vulgare.* Plante dont les diverses variétés sont cultivées dans toute l'Europe, et surtout dans le Nord. P. U. Les graines.

C. B. Chaume de 2 à 5 pieds de haut, fistuleux ; feuil. alternes, engaînantes, planes, lancéolées, aiguës et rudes au toucher ; fl. hermaphrodites, en épi serré à l'extrémité de la tige, formé par un axe denté
portant 3 fl. sessiles à chaque dent, lépicène à 2 valves, glume à 2 pailettes dont l'extérieure plus grande se termine par une longue soie, roide

et finement dentée sur les bords, 5 étam.; fr. ovoïde, tronqué à son sommet et marqué d'un sillon longitudinal.

P. P. Le grain de l'orge est ovoïde, jaunâtre. à sommet tronqué, dur, farineux à l'intérieur, et d'une saveur douce et sucrée. On trouve encore, dans le commerce, l'orge dépouillé de son enveloppe corticale, qui est amère et un peu âcre ; c'est l'*Orge mondé* ; ou bien en grains blancs, polis et plus ou moins arrondis ; c'est l'*Orge perlé*.

P. C. La farine d'orge, suivant M. Proust., est composée de : amidon 32 ; sucre 5 ; gomme 4 ; gluten 3 ; résine jaune 1, et *Hordéine* 55. Ce dernier principe diffère de l'amidon, duquel il se rapproche par son aspect extérieur, en ce qu'il est rude au toucher, assez semblable à de la sciure de bois, et complétement insoluble dans l'eau. L'orge germé et séché à l'étuve, *Malt* ou *Drêche*, renferme 12 d'hordéine ; 56 d'amidon ; 15 de sucre ; 15 de gomme et seulement 1 de gluten. Enfin l'enveloppe corticale de cette graine contient un principe amer. L'eau bouillante s'empare des principes émollients.

Prép. Pour les besoins de la médecine, on dépouille l'orge de son écorce, au moyen d'une meule courante, et on l'arrondit à l'aide d'une machine particulière.

U. L'orge est une des substances émollientes les plus employées. On l'administre en décoction dans presque toutes les affections inflammatoires. La farine de cette céréale est souvent mêlée à celle de graine de lin pour préparer des cataplasmes émollients ; enfin, c'est avec la drêche qu'on prépare la *Bière*, boisson alcoolique connué de tout le monde, et qui remplace le vin dans le nord.l'Europe.

D. et M. d'ad.: *Orge mondé* ou *perlé*, Décoction, ℥ ß à j dans ℔ ij d'eau. *Tisane d'orge*. P. (Orge mondé 1 ; sp. de guimauve 2 ; eau 80.) *Décoction d'orge*. IIP. (Orge ℥ j ; réglisse ʒ j ; eau ℔ iij.) *Decoctum hordei comp.* L. D. (Déc. d'orge 64 ; figues et raisins secs ana 4 ; réglisse 1 ; eau 32.) *Decoctum hordei acidulatum*. R. (Orge 3 ; oximel simple 2 ; eau 60.) comme boisson habituelle. A l'ext. Décoction, en lotions, fomentation, gargarismes, lavements. *Gargarisme acidulé*. IIP. (Déc-

d'orge ℥ vj ; vinaigre ℨ ij) Farine, en cataplasmes. *Cataplasme réso-*
lutif. IIIᵉ. *(Far. d'orge* ℥ v ij ; savon ℥ iv ; eau q. s.)

Le Riz, *Oryzæ semina*, semence de l'*Oryza sativa*,
L., plante originaire de l'Inde, et maintenant cultivée en
Italie, en Espagne et en Amérique, est connu de tout le
monde, et d'un usage habituel comme aliment, surtout
dans certaines contrées. Il diffère des autres céréales
en ce qu'il ne contient pas de gluten, et qu'il est presque entièrement formé de fécule amilacée. On l'emploie très souvent comme émollient dans les maladies
inflammatoires, surtout dans celles du canal intestinal. On lui attribuait autrefois certaines propriétés astringentes qui le faisaient principalement conseiller dans
les diarrhées et la dysenterie; mais aujourd'hui on sait
qu'il n'agit que comme émollient. On l'administre en
décoction, *Eau de riz*, à la dose de ℨ ij à iv par ℔ ij
d'eau, et l'on édulcore souvent cette tisane avec le
sirop de coings.

Le Gruau, *Grutum*, que l'on prépare en dépouillant
de leur enveloppe corticale, et en pulvérisant grossièrement les semences de l'Avoine cultivée, *Avena sativa*,
L., plante annuelle cultivée dans toute l'Europe, contient une grande quantité d'amidon, du mucilage, du
sucre, une huile grasse et un principe amer. Cette
substance, qui fait la base de la nourriture des habitants
de la Bretagne, est fréquemment employée comme émolliente et légèrement nutritive dans la plupart des affections inflammatoires et surtout dans celles des organes
respiratoires. On l'administre en décoction plus ou moins
rapprochée et convenablement édulcorée, qu'on désigne
vulgairement sous le nom d'*Eau de gruau*.

L'Amidon ou Fécule amilacée, *Amylum*, est un principe particulier qui existe dans un grand nombre de végétaux, et qu'on extrait principalement des graines

44

céréales, surtout de celles du Froment, *Triticum æstivum* et *T. hibernum*, L., plantes annuelles qu'on cultive en grand dans toute l'Europe. Cette substance est blanche, pulvérulente, d'un aspect grenu et comme cristallin, rude au toucher, insipide, inodore et inaltérable à l'air. Dans le commerce, on la trouve sous forme de prismes quadrangulaires, irréguliers, mais cependant assez semblables entre eux, qu'on nomme *Amidon en aiguilles*. Elle est insoluble dans l'eau froide, l'alcool et l'éther; l'eau chaude la convertit en une sorte de gelée, que l'on considère comme un hydrate, et qu'on nomme *Empois*. Chauffé, l'amidon fond, noircit et se décompose. Soumis à la torréfaction, il devient soluble dans l'eau et se rapproche beaucoup de la gomme. Enfin, mis en contact avec l'iode, il forme des combinaisons d'une couleur bleue plus ou moins intense, suivant les proportions dans lesquelles il se trouve avec ce principe. L'amidon est employé comme émollient en décoction, à la dose de ℥ ij à iv dans ℔ j d'eau. Les pharmacopées anglaises donnent la formule d'un mucilage, *Mucilago amyli* (Amidon 3; eau 128), qu'on emploie habituellement en lavement.

. La Farine de Froment et celle du Seigle, *Secale cereale*, L., contiennent, outre une grande quantité d'amidon, beaucoup de gluten et de matière gommeuse et sucrée. Personne n'ignore qu'elles servent, et surtout la première, à préparer le pain, qui fait la base de la nourriture d'un grand nombre de peuples. Ces farines jouissent de propriétés émollientes, et sont quelquefois employées en décoction dans les maladies inflammatoires. On les emploie plus souvent comme excipient d'autres médicaments, et à l'extérieur sous forme de cataplasmes. La mie de pain blanc sert à préparer la *Décoction blanche*, P. (Mie de pain 3; corne de cerf calcinée et eau de cannelle ana 1; sucre 4; eau de fl. d'oranger 2; eau 128), qu'on donne principalement dans les cas de dysenterie et de diarrhées. Légèrement torréfiée et mise en infusion dans de l'eau, elle forme une boisson, *Eau panée*, légèrement nourrissante, et d'une saveur agréable, qu'on emploie, surtout en Angleterre, dans les maladies fébriles; enfin en la faisant bouillir dans de l'eau ou du lait, on prépare des cataplasmes émollients très utiles, mais qui ont l'inconvénient de s'aigrir promptement.

Le Son, *Fur*, écorce des grains de blé, détachée et réduite en petites écailles par l'action de la meule, retient encore une assez grande quantité d'amidon, et est très utile pour préparer des lotions, des lavements et des cataplasmes émollients.

Le Salep, *Radix salep*, est le bulbe préparé de l'*Orchis mascula*, L., plante qui croit dans les bois et dans les pâturages. Cette substance, telle qu'on l'apporte de la Turquie, est sous la forme de petits bulbes ovoïdes, le plus souvent enfilés en chapelets, d'une couleur grise jaunâtre, demi transparents, durs, comme cornés, d'une odeur légèrement aromatique, et d'une saveur mucilagineuse et un peu salée. Ces bulbes sont entièrement formés de fécule amilacée, se dissolvent dans l'eau bouillante, et forment une gelée comme l'amidon.

Le Sagou, *Fecula sagu*, est une fécule qu'on retire de la moelle du *Sagus farinaria*, Rumph, arbre de la famille des Palmiers, qui croît abondamment aux îles Moluques. Le sagou est en petits grains irrégulièrement arrondis, d'un gris rougeâtre, demi transparents, durs, élastiques, difficiles à pulvériser, inodores et d'une saveur douceâtre très faible. Il se ramollit et se gonfle beaucoup dans l'eau bouillante; mais il garde sa forme, et ne se prend en gelée qu'autant qu'il a été préalablement réduit en poudre.

Le Tapioka ou Sagou blanc, *Fecula tapioka*,

s'extrait de la racine du *Jatropha manihot*, L., arbrisseau de la famille des Euphorbiacées, qui croît naturellement dans l'Amérique du sud. Cette fécule est
blanche, en grains irréguliers, de grosseur variable,
durs et d'une saveur douce. Elle se réduit facilement en
gelée par l'action de l'eau bouillante.

L'ARROW-ROOT, *Fecula arrow-root*, est fourni par
la racine des *Maranta indica* et *arundinacea*, plantes
de la famille des Amomées, originaires de l'Inde et
maintenant cultivées à la Jamaïque. Cette substance est
pulvérulente, et ne diffère de l'amidon qu'en ce qu'elle
est moins blanche, plus fine et plus douce au toucher.

Enfin la FÉCULE DE POMME-DE-TERRE, *Fecula solani
tuberosi*, qu'on extrait abondamment des tubercules du
Solanum tuberosum, L., plante de la famille des Solanées, est d'un blanc éclatant et ressemble parfaitement
à l'amidon, si ce n'est qu'elle est en poudre moins fine.
Cette substance, de même que toutes celles que nous venons de passer en revue, jouit de propriétés émollientes,
et s'emploie fréquemment comme aliment léger et de
facile digestion dans les convalescences des maladies, et
dans tous les cas où il est nécessaire de nourrir le malade
sans fatiguer les organes digestifs.

Les PRUNEAUX, *Pruni domesticæ fructus*, fruits séchés au four ou au soleil du *Prunus domestica*, L.,
arbre de la famille des Rosacées, contiennent une pulpe
sucrée et acidule, qui jouit de propriétés émollientes et
tempérantes. On les administre souvent en décoction
édulcorée avec du sucre ; et leur pulpe préparée entre
dans la composition de plusieurs préparations officinales. Les pruneaux faits avec la prune de *Damas* sont
plus acides, et agissent comme laxatifs. Leur décoction
sert à purger les enfants, et s'emploie comme excipient
d'autres médicaments purgatifs.

(521)

Les Raisins secs , *Uvæ passæ*, fruits séchés au soleil du *Vitis vinifera*, L. (*Voy*. page 352), dont on
distingue dans le commerce trois sortes : les *Raisins de
caisse*, ceux de *Corinthe* et ceux de *Damas;* les
Figues , *Caricæ pingues*, fruits du *Ficus carica*, L. ,
de la famille des Urticées; les Dattes, *Fructus dactylus*,
fruits conservés du *Phœnix dactylifera*, L., de la famille
des Palmiers et les Jujubes, *Fructus jujuba*, fruits desséchés du *Rhamnus zizyphus*, de la famille des Rhamnées , sont ordinairement désignés collectivement sous
le nom de *Fruits pectoraux*. Ces substances, qui contiennent beaucoup de mucilage et de matière sucrée qu'on
nomme sucre de raisin , jointe à un peu d'acide , jouissent toutes de propriétés émollientes et légèrement
nutritives. On les emploie ordinairement en décoction
dans les affections inflammatoires des organes de la respiration. Les figues bouillies dans du lait sont très utiles
en gargarismes et en cataplasmes dans les angines et
dans les inflammations de la bouche.

Les semences de la Courge, *Cucurbita lagenaria*, L.,
de la Citrouille, *Cucurbita pepo*, L., du Melon,
Cucumis melo, L., et du Concombre, *Cucumis sativus*,
L., plantes de la famille des Cucurbitacées, qu'on désignait autrefois sous le nom de *Semences froides majeures*, contiennent une huile fixe et beaucoup de
mucilage. Elles agissent à la manière des émollients , et
peuvent servir, après avoir été dépouillées de leur enveloppe , à faire des émulsions ; autrefois , très usitées ,
elles sont presque abandonnées aujourd'hui , à cause de
la facilité avec laquelle elles rancissent. Il en est à peu
près de même des semences du Chanvre, *Cannabis
sativa*, L., de la famille des Urticées, qu'on employait
très fréquemment en décoction , émulsion , ou infusion,
dans les inflammations des voies urinaires.

Enfin on emploie encore, comme émollientes , en

*

lotions ou en cataplasmes, à cause de la grande quantité
de mucilage qu'elles contiennent, plusieurs autres plan-
tes, telles que les graines du Coing, *Pyrus cydonia*,
L., de la famille des Rosacées ; celles du Psyllium,
Plantago psyllium, L., de la famille des Plantaginées ; le
Seneçon vulgaire, *Senecio vulgaris*, L., de la famille
des Synanthérées, l'Acanthe molle, *Acanthus mollis*,
L., de la famille des Acanthacées, les Oignons de lis,
Lilium candidum, L., le Poireau, *Allium porrum*,
L., de la famille des Liliacées, etc.

SUBSTANCES ANIMALES ÉMOLLIENTES.

Lait. *Lac.* Liquide particulier, sécrété chez les animaux mammifères par certains organes nommés *glandes
mammaires*, et destiné à la première nourriture de leurs
petits.

P. P. Le lait, considéré en général, est blanc, opaque, plus pesant que l'eau, d'une saveur douce, particulière, et variable suivant l'espèce d'animal qui le
fournit.

P. C. Il est composé d'eau, de matière caséeuse,
de sucre de lait, de matière grasse, de différents sels
et d'une petite quantité d'acide ; le tout aussi dans des
proportions très variables. Abandonné à lui-même, à la
température ordinaire, il se sépare peu à peu en trois
parties : l'une supérieure, blanche, opaque, molle,
onctueuse, nommée *crême*, est formée de matière butyreuse unie à une certaine quantité de matière caséeuse
et de sérum ; la seconde, également blanche, et opaque,
mais sans onctuosité, est formée par la matière caséeuse;
enfin la troisième, liquide, transparente, légèrement verdâtre, d'une saveur douce et acidule, constitue le *Serum*
ou *Petit-lait;* elle est composée elle-même d'eau, de sucre
de lait et d'une petite quantité de matière caséeuse. Le
lait peut se mêler en toutes proportions avec l'eau. Les

acides un peu forts et l'alcool le coagulent ; les alcalis redissolvent au contraire le caillot.

U. C'est le lait de vache qu'on emploie le plus habituellement ; on se sert aussi très souvent de celui de chèvre et d'ânesse Ces liquides sont à la fois nourrissants et émollients. On les administre comme tels dans le traitement des maladies de poitrine et de certaines affections cutanées. La diète lactée est souvent utile dans la phthisie, les altérations organiques de l'estomac et de quelques autres organes. Le lait est encore employé comme topique émollient dans les cas de phlegmasies de la peau, d'hémorrhoïdes, d'angines, etc.

Le PETIT-LAIT, *Serum lactis*, que l'on prépare en jetant dans du lait une certaine quantité de vinaigre et en le faisant bouillir, est très souvent mis en usage comme émollient et rafraichissant dans les maladies inflammatoires en général, et surtout dans celles des organes digestifs. Il sert encore fréquemment de véhicule pour l'administration de médicaments plus actifs.

La COLLE DE POISSON ou ICHTHYOCOLLE, *Ichthyo-colla*, se prépare en Russie avec la membrane interne de la vessie natatoire du GRAND ESTURGEON, *Acipenser huso*, poisson très grand, de l'ordre des Chondroptérygiens. Cette substance se trouve dans le commerce sous trois formes différentes : roulée sur elle-même et formant un cordon d'une certaine grosseur, contourné en forme de lyre, ou bien en cordons plus gros ployés en forme de cœur, ou bien enfin en feuillets minces, rapprochés l'un de l'autre et de forme carrée ; d'ailleurs elle est blanche, demi transparente, inodore et insipide. Plongée dans l'eau froide, elle se gonfle, se ramollit, et devient opaline. Dans l'eau bouillante, elle se dissout sans presque laisser de résidu ; et, par le refroidissement, elle donne lieu à une gelée assez ferme, tremblante, et d'une légère couleur opaline. La colle de poisson est presque entièrement composée de gélatine. *Voy.* p. 500. On l'emploie fréquemment pour préparer des gelées légèrement nutritives et de facile digestion , très utiles dans la convalescence des longues maladies , etc. ; elle s'emploie communément pour clarifier les liqueurs troubles.

La Colle forte, *Taurocolla*, gélatine extraite des pieds, des oreilles , etc., des bœufs, des veaux et des chevaux, et qu'on trouve dans le commerce sous la forme de tablettes sèches , cassantes, demi transparentes. et d'une couleur variable, depuis le jaune clair jusqu'au brun rougeâtre , sert à préparer des bains gélatineux , dont l'usage est très répandu , et qui sont souvent très utiles comme émollients.

La chair des jeunes animaux en général , et surtout celle du Veau, de l'Agneau, du Poulet, et celle de quelques animaux des classes inférieures, tels que la Grenouille , les Limaçons de vigne ou Escargots, la Tortue, la Vipère, l'Ecrevisse, etc., contient une grande quantité de gélatine qui lui donne des qualités émollientes. En faisant bouillir pendant quelques heures dans de l'eau une certaine quantité de ces substances animales , on obtient des boissons émollientes, et légèrement nutritives, qu'on désigne sous le nom de *Bouillons médicinaux*, voy. p. 49, et qui sont d'un usage très fréquent et surtout très utile dans la plupart des affections inflammatoires. Les plus usités sont les bouillons de veau , de poulet et de limaçons.

L'Axonge , *Axungia* seu *Adeps suilli*, est la graisse fondue et purifiée du Porc, *Sus scrofa*, L. , mammifère de la tribu des Pachydermes. Elle est très blanche, solide au-dessous de 27°, grenue, très douce au toucher, et fondant sous le doigt , d'une odeur faible, et d'une saveur douce et agréable, mais qui rancit très promptement. Sa composition ne diffère pas de celle des matières grasses animales en général , *Voy.* p. 5oo. Cette substance , qui agit sur l'économie comme les huiles fixes douces , est très employée , comme excipient de la plupart des pommades , et comme principe constituant des onguents et des emplâtres.

Le Beurre , *Butyrum* , qui est contenu dans la crême du lait, et que tout le monde connaît, s'emploie comme émollient pour panser les vésicatoires , ou les plaies trop enflammées , et entre comme excipient dans certaines pommades.

Le Suif , *Sebum ovilli* , est la graisse du Mouton , *Ovis aries* , mammifère de la classe des Ruminants. Il est blanc , solide , d'une odeur et d'une saveur particulières et désagréables ; il n'est employé en pharmacie que pour préparer certains onguents et quelques emplâtres.

La Cire , *Cera* , matière particulière sécrétée par l'abeille , et avec laquelle elle forme ses rayons , se trouve dans le commerce en pains circulaires de grosseur variable , d'une couleur jaune pur , d'une odeur et d'une saveur légèrement aromatique et d'une pesanteur spécifique d'environ 0,96. Mais comme cette cire n'est pas pure , et que sa couleur et son odeur sont dues à des corps étrangers , on la purifie , et on la prive de sa couleur par divers procédés. On la nomme alors *cire blanche*. Dans cet état, elle est blanche , solide , cassante , presque insipide et inodore , se ramollit lorsqu'on la chauffe , et fond à 70° ; à une plus haute chaleur, elle est décomposée. Elle est insoluble dans l'eau ; se dissout en toutes proportions dans les huiles fixes , et à l'aide de la chaleur dans les huiles essentielles , etc. Cette substance, qu'on administrait autrefois à l'intérieur comme émolliente suspendue dans une émulsion , entre dans la composition de la plupart des onguents et des emplâtres ; c'est d'elle que le mélange d'huile et de cire qu'on emploie si fréquemment en chirurgie a tiré son nom de *Cérat.*

Enfin le Blanc de Baleine, *Sperma ceti,* est une matière grasse particulière, qui existe en grande quantité en dissolution dans l'huile qui entoure le cerveau du Cachalot, *Catodon macrocephalus.* Cette substance pure est en masses translucides, blanches, brillantes, nacrées, onctueuses au toucher, un peu flexibles, d'une structure cristalline, inodores, insipides, et d'une pesanteur spécifique de 0,943. Elle fond facilement à 44° ; à une plus haute température, elle se volatilise en partie et en partie se décompose. Insoluble dans l'eau, elle se dissout dans les huiles fixes et volatiles, l'alcool et l'éther. Les propriétés du blanc de baleine sont à peu près les mêmes que celles de la cire blanche ; comme elle, il entre dans la composition de plusieurs emplâtres et onguents, dont le plus ordinairement employé est le *Ceratum cetacei,* L., (Blanc de baleine 1 ; cire blanche 4 ; huile d'olives 8), qui remplace notre cérat simple.

CHAPITRE XIV.

MÉDICAMENTS ANTHELMINTIQUES OU VERMIFUGES..

———

LES médicaments *Anthelmintiques* (ἀντί, contre, et ἕλμινς, ver) ou *vermifuges*, sont ceux qui jouissent de la propriété de faire périr les vers intestinaux, ou de les expulser au dehors. Ces effets sont souvent produits par les purgatifs drastiques, et certaines autres substances dont l'action sur l'économie animale est très vive, telles que le camphre, l'huile de térébenthine, certains toniques ou astringents très énergiques, etc. ; mais il est un certain nombre de substances qui, sans exercer une action bien marquée sur l'économie en général, paraissent être délétères pour les vers qui existent dans le canal digestif. C'est de celles-là seulement que nous devons nous occuper ici, car les autres ont déjà été décrites. Le nombre des vermifuges, proprement dits, est très limité ; ils sont fournis par les règnes végétal et minéral. Nous ne pouvons en rien dire ici de général ; si ce n'est que, dans la plupart des cas, on les administre à l'intérieur, et qu'on fait suivre leur usage de celui d'un purgatif, pour faciliter l'expulsion des vers.

Famille des Algues.

· MOUSSE DE CORSE. *Helminthochorton. Fucus helminthochortos*, L. Plante marine qui croît sur les côtes de la Méditerranée et de l'île de Corse. P. U. Toute la plante.

C. B. Tiges grêles et cylindriques, terminées par de petits rameaux

crochus , sur les parties latérales desquels se trouvent des tubercules sessiles qui renferment les organes de la fructification.

P. P. La consistance de cette plante est cartilagi-
neuse ; sa couleur est terne et d'un rouge brun ; sa saveur amère , salée et nauséabonde ; son odeur saumâtre
et désagréable. Elle se présente sous forme de touffes
très serrées , formées par des filaments nombreux ,
réunis en faisceaux par la base , entrelacés et accro-
chés les uns aux autres par de petits crampons dont les
tiges sont armées. Dans le commerce , elle est toujours
mêlée avec différentes espèces de varecs filamenteux, de
céramions , de coralines , etc.

P.C. D'après l'analyse de M. Bouvier, elle est composée
de : gélatine 602 ; fibre végétale 110 ; sulfate de chaux
112 ; sel marin 92; carbonate de chaux 75 ; fer, magnésie et silice mêlés à du phosphate de chaux 17. On y
trouve de l'iode comme dans la plupart des varecs. L'eau
s'empare de ses principes actifs.

U. L'influence que cette substance exerce sur l'économie animale est très peu marquée; cependant elle peut
irriter légèrement le canal digestif; mais, d'un autre côté,
elle agit avec beaucoup d'énergie sur les vers intestinaux.
C'est principalement chez les enfans et contre les vers
lombricoïdes que son usage est suivi de très bons effets.

D. et M. d'AD. Poudre, gr x à ℥ ij, incorporée dans du miel. Infusion,
ℨj à ℥ j dans un verre d'eau ou de lait. *Gelée.* P. (Mousse de Corse 16;
ichthyocolle 1 ; vin blanc 64 ; sucre 96; eau 256.) ℨj et plus. *Potion de
mousse de Corse.* IIP. (Mousse de Corse ℨj ; sp. de sucre ℥ j; eau bouil.
℥ iv.) par cuill.

Famille des Fougères.

- FOUGÈRE MÂLE. *Filicis maris radix. Polypodium filix
mas*, L. *Nephrodium filix mas*, Rich. Plante vivace ,
herbacée, qui croît abondamment dans les lieux ombra-
gés de toute l'Europe. P. U. La racine et les bourgeons.

C. B. Racine ou souche souterraine horizontale ; feuil. grandes, pe-
tiolées, ovales, pinnées, pinnules rapprochées, très longues et pinnatifides, pétioles courts, d'un brun foncé, et couverts d'écailles; fructifications réniformes et arrondies.

P. P. La racine de cette plante est de la grosseur du
pouce, noueuse, brune et écailleuse à l'extérieur, blanchâtre en dedans, de 6 à 8 pouces de longueur, d'une
odeur désagréable et d'une saveur amère un peu
acerbe.

P. C. D'après l'analyse de M. Morin, cette racine
contient une huile volatile, une matière grasse, du sucre
incristallisable, de l'acide gallique, du tannin, de l'amidon, etc. M. Peschier, pharmacien de Genève, en faisant
digérer des bourgeons de fougère mâle dans l'éther sulfurique, a obtenu une teinture éthérée de consistance huileuse, et contenant une matière adipocireuse particulière,
qui paraîtrait être le principe anthelmintique de cette
plante.

U. La racine de fougère n'agit que très faiblement
sur l'économie animale ; mais elle paraît être délétère
pour les vers intestinaux. En effet, on l'emploie avec
succès pour détruire les lombrics, les trichocéphales et
même les ténias. Le docteur Peschier, frère du pharmacien que nous venons de citer, assure avoir employé avec
un succès constant la teinture éthérée de bourgeons de
fougère dans le traitement du ténia; il cite 150 exemples
de réussite dans l'espace de neuf mois. Il assure en outre,
que, convenablement administrée, cette substance ne fatigue pas les malades.

D. ET M. D'AD. Poudre, ℨij à iij; 2 heures après son administration,
on donne un purgatif pour déterminer l'expulsion des vers. *Teinture
éthérée de bourgeons de fougère.* PESCHIER. gut. viij à xxx, mêlées avec
une substance extractive q. s., pour faire autant de pil. qu'il y a de
gouttés de teinture.

45

Famille des Synanthérées.

Corymbifères.

Sémen-contra. *Semen contrà vermes. Artemisia judaïca*, L. Arbuste qui croît dans l'Arabie et le nord de l'Afrique. P. U. Les graines, les capitules et les ramifications supérieures.

C. B. Tige rameuse, pubescente et d'un gris cendré, de t à 2 pieds de haut ; feuil. petites, cotonneuses ; fl. jaunâtres, petites, en panicule peu serrée, réceptacle nu et plane ; fr. sans aigrettes.

P. P. On distingue dans le commerce deux sortes de sémen-contra : celui du *Levant,* qui est verdâtre, composé de capitules oblongs, entiers ou brisés, formés d'écailles imbriquées, recouvrant des semences ovoïdes, jaunes, aplaties et des pédoncules brisés ; son odeur est forte et aromatique et sa saveur amère ; et celui de *Barbarie,* qui est formé de boutons blanchâtres, non développés et de fragments de feuilles et de pédoncules ; sa saveur est âcre, et son odeur plus forte et moins agréable.

P. C. De même que toutes les autres plantes de ce genre, le sémen-contra contient un principe amer gommo-résineux et de l'huile essentielle.

U. Cette substance est regardée comme un anthelmique très énergique. C'est principalement contre les lombrics et les ascarides vermiculaires qu'on l'emploie.

D. et M. d'ad. Poudre, gr xx à ℥ ij, incorporée dans du miel. Infusion, ℥ ij à iij dans de l'eau, du vin, ou du lait. *Poudre vermifuge sans mercure.* P. (Sémen-contra, mousse de Corse, absinthe, tanaisie, scordium, séné et rhubarbe ana p. é.) ℥ ß à ʃ. *Bol vermifuge.* UP. (Sémen-contra gr viij ; calomel gr ij ; camphre gr vj ; sp. q. s. pour un bol.) n° ʃ à ij et plus par jour.

L'écorce de l'Umari de la Jamaïque, *Geoffroya iner-*

mis, Swartz, arbre de la famille des Légumineuses, qui croît à la Jamaïque, est en fragments grisâtres en dehors, brunâtres et pulvérulents en dedans, d'une odeur nauséeuse, et d'une saveur amère, âcre et désagréable. Les médecins Anglais et Américains l'emploient très fréquemment contre les vers lombrics. D'après leurs observations, cette substance paraît agir, d'abord comme cathartique, puis ensuite comme un léger narcotique. A trop hautes doses, elle devient violemment émétique et provoque le délire, On l'administre en poudre à la dose de ℈ j à ʒ ß ; sous forme d'extrait, à celle de gʳ iij, et en décoction à la dose de ʒ j dans ℔ ij d'eau, dont on donne de temps en temps ʒ ij à ʒ j.

Le Perce-pierre commun, *Crithmum maritimum*, L., plante annuelle de la famille des Ombellifères, qui croît sur les rochers des bords de la mer, a une odeur forte et une saveur aromatique, piquante et salée. Suivant M. Lavini, cette plante contient une huile volatile très légère, très fluide, de couleur jaune-paille, d'une saveur très âcre, et d'une odeur qui rappelle celle du pétrole, des sels à base de chaux et de potasse, de l'acide acétique libre, etc. Il attribue à cette plante, qu'on employait jadis comme puissamment diurétique, la propriété de faire rendre les vers lombrics par le vomissement et par les selles. Il conseille, dans cette vue, le suc exprimé des feuilles ou l'huile essentielle unie à du sucre sous forme d'oléosaccharat, et il pense qu'elle peut encore agir efficacement, en appliquant à l'épigastre un cataplasme de ses feuilles pilées.

La racine de la Spigélie du Maryland, *Spigelia marylandica*, L., plante vivace de la famille des Gentianées, qui croît dans les parties les plus chaudes de l'Amérique du nord, a une saveur amère et un peu nauséeuse. Elle est purgative et anthelmintique, et paraît surtout efficace contre les vers lombrics. A hautes doses, elle agit sur le système nerveux et produit des vertiges, des éblouissements et même des convulsions. On l'administre en poudre à la dose de gʳ x à ℨ j progressivement matin et soir, ou bien en décoction à la dose de ℨ ij à ℥ iij dans ℔ ij d'eau, dont on donne de temps en temps ℥ ß à ℨ j.

Les bulbes de l'AIL, *Allium sativum*, L., plante de la famille des Liliacées, qui croît naturellement en Italie, et qu'on cultive en France, sont du volume d'une grosse noix, composés de plusieurs petits bulbes recouverts de tuniques minces, sèches et blanchâtres; leur odeur forte et désagréable de même que leur saveur sont connues de tout le monde. Ils contiennent une huile volatile, très âcre, pesante, de couleur jaune, de l'albumine, du soufre, une matière sucrée et de la fécule. L'huile âcre de l'ail lui donne des propriétés irritantes très énergiques, au point que pilé et appliqué sur la la peau, il agit comme rubéfiant et peut même donner lieu à des ulcérations difficiles à guérir. Administré à l'intérieur, cru ou cuit dans de l'eau ou dans du lait, l'ail agit comme un bon anthelmintique, auquel on a souvent recours, surtout dans la médecine populaire.

La CORALLINE DE CORSE, ou CORALLINE BLANCHE, *Corallina officinalis*, L., que l'on confond souvent avec la mousse de Corse, est un zoophyte que l'on rapporte au genre *Polype*, mais dans lequel on n'a pu jusqu'ici apercevoir de polype. Elle est sous forme de tiges calcaires, articulées, d'apparence homogène, et d'une couleur blanche. Cette substance est tout-à-fait inerte par elle-même, et ne paraît devoir sa réputation, comme anthelmintique, qu'aux varecs avec lesquels elle est toujours mêlée, et aux matières salines dont elle est imprégnée, et qui contiennent de l'iode; on la donne en poudre à la dose de ℈ j à ℨ j, et en infusion à celle de ℨ j à ℥ j par ℔ j d'eau.

SUBSTANCES MINÉRALES VERMIFUGES.

ÉTAIN. *Stannum.* Métal qui se trouve dans la nature
à l'état d'oxide ou de sulfure, en Allemagne, en Angleterre, en France, etc.

P. P. L'étain métallique est solide, malléable, d'une
couleur blanche, faisant entendre, lorsqu'on le plie, un
certain bruit nommé *cri de l'étain*, inodore, mais ac-
quérant une légère odeur désagréable par le frottement,
et d'une pesanteur spécifique de 7,299.

P. C. Ce métal fond à 228°; chauffé fortement, il
prend feu, brûle et se transforme en oxide; chauffé
doucement avec le contact de l'air, il se recouvre d'une
pellicule irisée qui est de l'oxide d'étain et de l'étain métallique. L'acide nitrique concentré agit très vivement
sur l'étain, et le fait passer à l'état d'oxide; l'acide
hydro-chlorique le dissout facilement, surtout à chaud.
Enfin il forme avec le soufre, deux combinaisons dont
l'une porte le nom d'*Or mussif*.

U. Ce métal, réduit en poudre, a été vanté dans le
traitement de plusieurs maladies; mais il ne parait être
vraiment utile que comme anthelmintique.

D. ET M. D'AD. Poudre ou limaille, ℥ ß à j, incorporée dans du miel
ou du sirop. *Pulvis stanni.* R. (Etain pur 2 ; craie préparée 1.) gr xx à xl.
Electuaire vermifuge. HP. (Etain ℥ j; ext. d'armoise et jalap ana ℨ j ;
sp. de chicorée comp. q. s. ; pour 12 doses.) n° j toutes les demi-heures.

Le NAPHTE, ou HUILE DE NAPHTE, *Naphta*, est
une substance sur l'origine de laquelle on n'est pas d'accord. On croit cependant qu'elle est le produit de la
fermentation putride de la houille. On la trouve assez
abondamment, à une certaine profondeur, sur les bords
de la mer Caspienne, dans la Calabre, etc.

C'est un liquide transparent, d'un blanc légèrement
jaunâtre, d'une pesanteur spécifique de 0,83, et d'une
odeur particulière et désagréable. Il est très volatil,

s'enflamme à l'approche d'un corps en ignition. Il est insoluble dans l'eau et se dissout dans l'alcool, l'éther et les huiles.

On l'emploie quelquefois comme anthelmintique, à la dose de gouttes x à ℨ j et plus, et on le mêle à l'éther pour en masquer l'odeur insupportable.

Le Pétrole, *Petroleum*, mélange de naphte et de bitume asphalte, se trouve en France, dans le département du Puy de Dôme, et dans quelques autres lieux. C'est un liquide onctueux, d'un brun noirâtre, presque opaque, d'une odeur forte et désagréable, et d'une pesanteur spécifique de 0,85. On l'a employé aux mêmes usages que le précédent ; mais il est presque abandonné.

FIN.

TABLE

DES PRINCIPALES PLANTES

QUI FOURNISSENT DES MÉDICAMENTS,

RANGÉES PAR ORDRE DE FAMILLES NATURELLES.

I. PLANTES ACOTYLEDONÉES.

1re Classe.

ACOTYLEDONIE.

ALGUES. *Algæ.*

Végétaux d'une organisation très simple, d'une structure homogène, d'une forme et d'une consistance très variables, vivant ordinairement dans l'eau douce ou salée ; fructifications consistant en des conceptacles ou sporanges semblables à des tubercules, déhiscents ou non, placés en dehors de la plante ou dans sa substance même.

Mousse de Corse. *Fucus helminthochortos*, L.

CHAMPIGNONS. *Fungi.*

Plantes terrestres ou parasites, de consistance très variable, jamais de couleur verte ; tantôt en forme de tubercules, tantôt en filaments déliés, d'autrefois, et même le plus souvent, en forme de parasols, etc.; organes de la reproduction placés à l'intérieur ou à l'extérieur sous forme de poussière.

Agaric blanc. *Boletus laricis*, L.

LICHÉNÉES. *Licheneæ.*

Plantes sèches, coriaces, en général membraniformes ou dendroïdes, vivant ordinairement sur les arbres ou les pierres; fructifications renfermées dans des réceptacles en forme d'écussons ou de tubercules.

Lichen d'Islande. *Physcia islandica*, De Cand.
— pulmonaire. *Lobaria pulmonaria*, De Cand.
— aphteux. *Lichen aphtosus*, L.
— pyxidé. — *pyxidatus*, L.

FOUGÈRES. *Filices.*

Plantes ordinairement herbacées, à tiges souterraines, vivaces; feuil.
alternes, roulées en crosse ayant leur développement, simples, penna-
tifides ou décomposées; organes de la fructification consistant en spo-
rules contenues dans des capsules en forme d'écailles, placées sous les
feuilles ou formant des grappes ou épis terminaux.

Fougère mâle. *Nephrodium filix mas*, Rich.
Polytric. *Asplenium trichomanes*, L.
Capillaire noir. *Adianthum nigrum*, L.
— de Montpellier. — *capillus Veneris*, L.
— du Canada. — *pedatum*, L.
Cétérach. *Ceterach officinarum*, L.

II. PLANTES MONOTYLEDONEES.

2ᵉ Classe.

MONOHYPOGYNIE.

PIPÉRITÉES. *Piperiteæ.*

Tige herbacée ou ligneuse, grimpante; feuil. simples, alternes ou opposées; fl. en chatons axillaires, sans calice ni corolle, 2 et quelquefois
une ou plusieurs étam., anthères à 1 ou 2 loges, ovaire simple, 1 ou
plusieurs stigmates; fr. coque monosperme indéhiscente.

Poivre. *Piper nigrum*, L.
— bétel. — *betel*, L.
— cubèbe. — *cubeba*, L.
— long. — *longum*, L.

AROIDÉES. *Aroideæ.*

Racines souvent tubéreuses; pas de tige; feuil. engainantes; fl.
hermaphrodites ou unisexuées, disposées sur un spadice enveloppé
d'une spathe, nues ou ayant un cal. divisé, étam. variables, ovaire à 1
ou 3 loges, stigmate glanduleux; fr. baies mono ou polyspermes.

Gouet ordinaire, *Arum maculatum*, L.
Acore vraie. *Acorus calamus*, L.

CYPÉRACÉES. *Cyperoideæ.*

Tiges ou chaumes triangulaires, sans nœuds; feuil. longues, étroites,
engainantes; fl. hermaphrodites ou unisexuées, souvent monoïques,
en épi ou en chaton, une simple écaille au lieu de calice, à étam.,
ovaire uniloculaire, 5 stigmates; fr. akène de forme variable.

Souchet long. *Cyperus longus*, L.
— rond. — *rotundus*, L.
Laiche des sables. *Carex arenaria*, L.

GRAMINÉES. *Gramineæ.*

Tige herbacée, nommée *chaume*, cylindrique, fistuleuse, offrant des nœuds de distance en distance; feuil. longues, étroites, alternes, engaînantes; fl. en épis ou panicules, hermaphrodites, quelquefois unisexuées, enveloppées d'écailles dont l'extérieure, divisée en 2 valves, se nomme *Lépicène*, et renferme une ou plusieurs fleurs dont l'assemblage constitue l'*Épillet*; l'écaille intérieure se nomme *bale* et est souvent bivalve, l'une des valves ordinairement terminée par un prolongement filiforme nommé *barbe*, ordinairement 3 étam., quelquefois moins ou plus, stigmate double, plumeux, ovaire simple, 1 style: fr. cariopse ou akène à endosperme farineux.

Avoine. *Avena sativa*; L.

Chiendent. *Triticum repens*, L.

Froment. — *sativum*, L.

Seigle. *Secale cereale*, L.

Orge. *Hordeum vulgare*, L.

Canne de Provence. *Arundo donax*, L.

Roseau à balais. — *phragmites*, L.

Canne à sucre. *Saccharum officinarum*, L.

Riz. *Oryza sativa*, L.

3e Classe.

MONOPÉRIGYNIE.

PALMIERS. *Palma.*

Tige ou stipe élancée en colonne mince, droite, cylindrique; feuil. très grandes, en faisceau au sommet de la tige; fl. hermaphrodites monoïques ou dioïques, en très grand nombre sur des pédoncules communs et renfermées, avant la floraison, dans des spathes mono ou polyphylles, cal. double et persistant, à 6 div., 6 étam., 3 ovaires dont 2 avortent ordinairement, 1 à 3 styles, 1 stigmate simple ou trifide; fr. très variable suivant les espèces.

Dattier. *Phœnix dactylifera*, L.

Sagouier. *Sagus farinaria*, Rumph.

ASPARAGINÉES. *Asparagineæ.*

Tige ordinairement sarmenteuse et grimpante, quelquefois cylindrique et couronnée d'un faisceau de feuilles comme celle des palmiers; feuil. simples, pétiolées ou sessiles, opposées ou alternes, et rarement verticillées; fl. hermaphrodites, cal. pétaloïde, coloré, à 4 ou 6 sép., 4 ou 6 étam., ovaire non adhérent, à 3 loges, style simple ou trifide, stigmate trilobé; fr. baie globuleuse, contenant une ou plusieurs graines,

Asperge. *Asparagus officinalis*, L.

Salsepareille. *Smilax sarsaparilla*, L.

Squine. — *china*, L.

Fragon. *Ruscus aculeatus* , L.

COLCHICÉES. *Colchiceæ.*

Racine souvent bulbifère ; tiges herbacées ; feuil. alternes, longues , engaînantes ; fl. périanthe pétaloïde , à 6 div., quelquefois tubulé à sa base, 6 étam. opposées aux div. du périanthe, ovaire simple , à 3 côtes, style trifide ou 3 styles, 3 stigmates; fr. capsule triloculaire à 3 valves , contenant des graines nombreuses.

Colchique. *Colchicum autumnale* , L.

Cévadille. *Veratrum sabadilla* , Retz.

Ellébore blanc. — *album* , L.

LILIACÉES. *Liliaceæ.*

Racine souvent bulbifère ; tige herbacée ; feuil. alternes , quelquefois verticillées, alongées, engaînantes ; fl. quelquefois renfermées dans une spathe, solitaires ou paniculées, ou bien disposées en corymbe, cal. coloré , à 6 sép. soudés à leur base , ovaire à 3 loges, style simple , manquant parfois , stigmate trilobé ; fr. capsule triloculaire , à 3 valves et contenant des graines nombreuses.

Lis blanc. *Lilium candidum* , L.

Ail. *Allium sativum* , L.

Poireau. — *porrum* , L.

Oignon. — *cepa* , L.

Scille. *Scilla maritima* , L.

Aloès. *Aloe spicata* , L.

— perfolié. — *perfoliata* , Lam.

IRIDÉES. *Irideæ.*

Racine bulbifère ou rampante ; hampe nue ou garnie de feuilles; feuil. sessiles, engaînantes , alternes et comprimées ; fl. renfermées dans une spathe, cal. pétaloïde, tubuleux à sa base, à 6 div. irrégulières, 3 étam. libres et distinctes ou soudées par leurs filets, style simple ou trifide, stigmate plane et pétaloïde ; fr. capsule à 3 loges , polysperme.

Iris des marais. *Iris pseudo-acorus* , L.

— de Florence. — *florentina* , L.

— d'Allemagne. — *germanica* , L.

Safran. *Crocus sativus*, L.

4ᵉ Classe.

MONOÉPIGYNIE.

AMOMÉES. *Amomeæ.*

Tiges ordinairement herbacées ; racine vivace, tuberculeuse ; feuil. simples, entières, engaînantes et roulées en cornets avant leur développement ; fl. solitaires , en épi ou en grappe, contenues dans des spathes, cal. coloré , tubuleux à sa base , à limbe double, l'extérieur à 3 div. de même que l'intérieur, dont les 2 supérieures plus petites forment la lèvre supérieure, et la 3e irrégulière et trilobée constitue la lèvre inférieure, 1 étam., à filet plane et pétaloïde, ovaire à 3 loges, stigmate concave ; fr. capsule à 3 loges, trivalve, quelquefois une baie à plusieurs graines.

Cardamome. *Amomum cardamomum* , L.
Zédoaire longue. — *zedoaria* , Wilden.
Gingembre. — *zingiber* , L.
Zédoaire ronde. *Kœmpferia rotunda* , L.
Galanga. — *galanga* , L.
Arrow-root. *Maranta arundinacea* , L.

ORCHIDÉES. *Orchideæ.*

Racine à 2 tubercules charnus, arrondis ou palmées; tige simple herbacée, quelquefois grimpante ; feuil. radicales engaînantes, les caulinaires sessiles, alternes; fl. en épi, rarement solitaires, cal. pétaloïde, à 6 div., les 3 extérieures régulières, les 3 intérieures prenant des formes variées, 1 étam., ovaire infère; fr. capsule à 3 valves, uniloculaire, polysperme.

Orchis mâle. *Orchis mascula* , L.
Vanille. *Epidendrum vanilla* , L.

III. PLANTES DICOTYLEDONEES.

§ 1. APÉTALES.

5e Classe.

ÉPISTAMINIE.

ARISTOLOCHIÉES. *Aristolochiæ.*

Plantes herbacées vivaces, ou arbustes sarmenteux; feuil. alternes; fl. axillaires, cal. monosép. irrégulier, 6 à 12 étam. libres, ou soudées ensemble, style simple, stigmate à 5 lobes; fr. capsule ordinairement à 6 loges polyspermes.

Azaret. *Azarum europæum* , L.
Aristoloche ronde. *Aristolochia rotunda* , L.
— longue. — *longa* , L.
Serpentaire de Virginie. — *serpentaria* , Willden.
Hypociste. *Cytinus hypocistus* , L.

6e Classe.

PÉRISTAMINIE.

SANTALACÉES ou OSYRIDÉES. *Santalaceæ.*

Tiges ligneuses; feuil. alternes, simples, quelquefois très petites ; fl.

petites , solitaires ou en épi, périgone à 4 ou 5 div., 4 ou 5 étam., ovaire
uniloculaire , style simple, stigmate lobé; fr. drupe contenant un noyau
monosperme.

Santal blanc. *Santalum album ,* L.

THYMÉLÉES. *Thymeleæ.*

Tiges ligneuses, frutescentes et rameuses; feuil. simples , ordinairement alternes et souvent persistantes; fl. hermaphrodites, solitaires, terminales ou en épis axillaires , cal. monosép. coloré , à 4 ou 5 div. , 8 et
rarement 10 étam., ovaire uniloculaire, style et stigmate simples; fr.
akène ou baie monosperme.

Garou. *Daphne gnidium ,* L.
Bois-gentil. — *mezereum ,* L.
Lauréole. — *laureola ,* L.

LAURINÉES. *Laurineæ.*

Arbres ou arbrisseaux d'un port élégant, aromatiques ; feuil. alternes,
coriaces, luisantes, souvent persistantes; fl. en ombelles ou en panicules, cal. monosép., à 6 et rarement 4 div., 6 à 9 étam. et plus, anthères
biloculaires, ovaire libre ; uniloculaire; fr. drupe dont la base est environnée par le cal. renfermant une seule graine.

Laurier ordinaire. *Laurus nobilis ,* L.
Cannellier. — *cinnamomum ,* L
Sassafras. — *sassafras ,* L.
Camphrier. — *camphora ,* L.
Cassia lignéa. — *cassia ,* L.
Laurier culilawan. — *culilaban ,* L.

POLYGONÉES. *Polygoneæ.*

Tiges herbacées, rarement sarmenteuses; feuil. alternes, engaînantes
à la base ; fl. petites et verdâtres, en épis ou en panicules, cal. monosép.
à 3, 5 ou 6 div. souvent persistantes, et dont le fond est formé par un
disque périgyne, étam. variables , jamais plus de 15, ovaire libre à une
seule loge, 2 ou 3 stigmates sessiles ; fr., petit akène ordinairement triangulaire , à endosperme farineux.

Bistorte. *Polygonum bistorta ,* L.
Oseille. *Rumex acetosa ,* L.
Patience. — *patientia ,* L.
Rhubarbe. *Rheum palmatum ,* L.
— ondulée. — *undulatum ,* L.
— compacte. — *compactum ,* L.
Rhapontic. — *rhaponticum ,* L.

CHÉNOPODÉES ou ATRIPLICÉES. *Chenopodeæ.*

Tiges herbacées, ou frutescentes, rameuses; feuil. alternes, dépourvues de stipules; fl. petites, quelquefois unisexuées, cal. monosép. persistant, à 2, 4 ou 5 div. profondes, 4 à 10 étam., ovaire libre, uniloculaire, style bi ou quadrifide, 2 ou 4 stigmates; fr. membraneux, comprimé, indéhiscent, rarement charnu.

Botrys. *Chenopodium botrys*, L.
Thé du Mexique. — *ambrosioïdes*, L.
Vulvaire. — *vulvaria*, L.
Soude, *Salsoda soda*, L.
Betterave. *Beta vulgaris*, L.
Camphrée de Montpellier. *Camphorosma monspeliaca*, L.

7e Classe.

HYPOSTAMINIE.

PLANTAGINÉES. *Plantagineæ.*

Tiges herbacées, simples ou rameuses; feuil. ou toutes radicales ou toutes caulinaires; fl. en épis ovoïdes, cal. persistant à 4 div., cor. tubuleuse, à 4 lobes, 4 étam., ovaire libre, stigmate simple; fr. pyxide à 2 loges polyspermes.

Plantain. *Plantago major*, L.
Psyllium. — *psyllium*, L.

PLUMBAGINÉES *Plumbagineæ.*

Plantes herbacées, ou arbustes; feuil. alternes, ou toutes radicales, souvent engaînantes; fl. en épis ou en capitules, cal. persistant, cor. monopét. à 5 div. profondes, 5 étam., ovaire libre, 5 styles et 5 stigmates; fr. capsule enveloppée par le cal., quelquefois indéhiscente, monosperme,

Dentelaire. *Plumbago europæa*, L.

§ 2. MONOPÉTALES.

8e Classe.

HYPOCOROLLIE.

GLOBULARIÉES. *Globulariæ.*

Fl. constamment en capitules, cal. monosép. à 4 div., cor. monopét. régulière, à 4 ou 5 div., 4 à 5 étam. alternes avec les lobes de la cor., ovaire libre, 1 style et 1 stigmate; fr. capsule indéhiscente, monosperme.

Globulaire turbith. *Globularia alypum*, L.
— vulgaire. — *vulgaris*, L

46

SCROFULARIÉES. *Scrofulariæ.*

Plantes herbacées, rarement ligneuses, feuil. alternes ou opposées, fl. en épis, cal. monosép., persistant à 4 ou 5 div., cor. monopét. irrégulière, 2 ou 4 étam. didynames, ovaire simple, 1 style, 1 stigmate simple ou à 2 lobes; fr. capsule biloculaire, à 2 valves, polysperme.

Véronique officinale. *Veronica officinalis*, L.
— bécabunga. — *becabunga*, L.
— petit chêne. — *chamœdrys*, L.
— des prés. — *teucrium*, L.
— en épis. — *spicata*, L.
Gratiole. *Gratiola officinalis*, L.
Digitale pourprée. *Digitalis purpurea*, L.
Euphraise. *Euphrasia officinalis*, L.

ACANTHACÉES. *Acanthaceæ.*

Arbustes ou plantes herbacées, à feuil. opposées; fl. axillaires, solitaires ou en épis terminaux, 2 ou 3 bractées à chaque fl., cal. monosép. irrégulier, à 4 ou 5 div. profondes, cor. monopét. irrégulière, souvent bilabiée, 2 à 4 étam. didynames, ovaire porté sur un disque circulaire, bypogyne, 1 style et 1 stigmate bilamellé; fr. capsule biloculaire, à 2 ou plusieurs graines.

Acanthe molle. *Acanthus mollis*, L.

JASMINÉES. *Jasmineæ.*

Arbres ou arbrisseaux à feuil. opposées, simples ou pinnées, ponctuées à leur face inférieure; fl. hermaphrodites ou unisexuée. en grappes ou en corymbes, d'une odeur agréable, cal. à 4 ou 5 dents, cor. monopét. régulière, à 4 ou 5 div., 2 étam., ovaire libre, style simple, stigmate bifide; fr. capsule à 2 loges contenant chacune une ou 2 graines, ou baie renfermant de 1 à 4 noyaux.

Olivier d'Europe. *Olea europæa*, L.
— odorant. — *fragrans*, Thunberg.
Lilas. *Syringa vulgaris*, L.
Frêne ordinaire. *Fraxinus excelsior*, L.
— à fleurs. — *ornus*, L.
— à feuilles rondes. — *rotundifolia*, Lam.

LABIÉES. *Labiatæ.*

Tiges herbacées ou sous frutescentes, carrées; feuil. opposées ainsi que les rameaux; fl. odorantes, axillaires ou verticillées, solitaires, ou disposées en corymbes ou en épis, cal. monosép., tubuleux, à 5 div., cor. monopét. irrégulière, tubuleuse, à 2 lèvres, à 5 div., 4 étam., dont 2 plus courtes, ovaire simple, quadrilobé, style simple, stigmate bifide; fr. tétrakène à 4 graines.

Romarin. *Rosmarinus officinalis*, L.
Sauge. *Salvia officinalis*, L.
— des prés. — *pratensis*, L.
— sclarée. — *sclarea*, L.
Marum. *Teucrium marum*, L.
Chamædrys. — *chamædrys*, L.
Scordium. — *scordium*, L.
Ivette. — *chamæpytis*, L.
— musquée. — *iva*, L.
Menthe poivrée. *Mentha piperita*, L.
— élégante. — *gentilis*, L.
— crépue. — *crispa*, L.
— verte. — *viridis*, L.
— pouillot. — *pulegium*, L.
Hysope. *Hyssopus officinalis*, L.
Sarriette. *Satureia hortensis*, L.
Cataire officinale. *Nepeta cataria*, L.
Lavande. *Lavandula vera*, De Cand.
— spic. — *spica*, L.
Stæchas. — *stæchas*, L.
Lierre terrestre. *Glechoma hederacea*, L.
Ortie blanche. *Lamium album*, L.
Bétoine. *Betonica officinalis*, L.
Marrube blanc. *Marrubium vulgare*, L.
— noir. *Ballota nigra*, L.
Agripaume. *Leonurus cardiaca*, L.
Thym. *Thymus vulgaris*, L.
— calament. — *calamintha*, L.
Serpolet. — *serpyllum*, L.
Origan commun. *Origanum vulgare*, L.
Marjolaine. — *majorana*, L.
Mélisse. *Melissa officinalis*, L.
Basilic. *Ocymum basilicum*, L.
Prunelle officinale. *Prunella vulgaris*, L.

SOLANÉES, *Solaneæ*.

Plantes herbacées annuelles ou vivaces, ou arbustes d'un aspect triste et particulier; feuil. alternes, souvent géminées à la partie supérieure;

fl. solitaires ou en épis , ordinairement extra-axillaires, cal. persistant,
monosép. à 5 div. , cor. monopét. régulière, rotacée ou campaniforme,
à 5 div. , 5 étam. , ovaire simple , entouré d'un disque hypogyne
jaunâtre , style simple , stigmate bilobé ; fr. capsule biloculaire , bivalve , polysperme , ou baie à 2 loges contenant des graines à surface
rugueuse et comme chagrinée.

Belladone. *Atropa belladona* , L.
Mandragore. — *mandragora* , L.
Pomme de terre. *Solanum tuberosum* , L.
Douce-amère. — *dulcamara* , L.
Morelle noire. — *nigrum* , L.
Alkékenge. *Physalis alkekengi*, L.
Jusquiame noire. *Hyosciamus niger*, L.
— blanche. — *albus* , L.
— jaune. — *aureus* , L.
Tabac. *Nicotiana tabacum* , L.
Stramoine. *Datura stramonium* , L.

BORRAGINÉES. *Borragineæ.*

Plantes herbacées , vivaces ou annuelles , rarement ligneuses ; feuil.
simples , alternes , sessiles, ordinairement couvertes de poils rudes ; fl.
en épis rameux , parfois solitaires , souvent unilatérales et munies de
bractées , cal. persistant , monosép. à 5 div. , cor. monopét. régulière,
5 étam., ovaire quadrilobé , porté sur un disque hypogyne, style simple,
stigmate quelquefois bilobé ; fr. capsule ou baie à 4 loges et à 4 graines,
souvent un tétrakène.

Cynoglosse. *Cynoglossum officinale*, L.
Bourrache. *Borrago officinalis*, L.
Grande consoude. *Symphytum officinale*, L.
Buglosse. *Anchusa italica*, L.
Pulmonaire. *Pulmonaria officinalis* , L.
Sébeste. *Cordia mixa* , L.

CONVOLVULACÉES. *Convolvulaceæ.*

Tiges herbacées ou sous-frutescentes, volubiles, grêles ; feuil. alternes;
cal. persistant , à 5 div. profondes , cor. monopét. régulière , entière ou
à 5 div. , 5 étam. , ovaire libre , style simple ou à plusieurs div. , stigmates aussi nombreux que les div. du style ; fr. capsule recouverte par
le calice , à 2 ou 4 loges mono ou polyspermes.

Jalap. *Convolvulus jalapa* , L.
Scammonée. — *scammonia* , L.
Turbith. — *turpethum* , L.

Méchoacan. — *mechoacan,* L.
Liseron des haies. — *sepium,* L.
— des champs. — *arvensis,* L.
Soldanelle. — *soldanella,* L.

GENTIANÉES. *Gentianeæ.*

Tige herbacée ; feuil. opposées, sessiles ou pétiolées, entières ou composées ; fl. terminales ou axillaires, souvent munies de bractées, cal. persistant, monosép. à 5 div., cor. monopét. régulière, tubuleuse, à 5 div., ordinairement 5 étam., ovaire surmonté d'un style simple ou bifide et d'un stigmate à 2 lobes ; fr. capsule bivalve, à 2 loges polyspermes.

Gentiane. *Gentiana lutea,* L.
— pourpre. — *purpurea,* L.
— ponctuée. — *punctata,* L.
— sans tige. — *acaulis,* L.
Chiretta. — *chirayta,* Roxburgh.
Petite centaurée. *Chironia centaurium,* Lam.
Chironie anguleuse. — *angularis,* L.
Ményanthe. *Menyanthes trifoliata,* L.

APOCINÉES. *Apocineæ.*

Tiges herbacées ou ligneuses, contenant un suc laiteux ; feuil. opposées, quelquefois alternes ; fl. terminales ou axillaires, cal. monosép. à 5 div., cor. monopét. régulière, 5 étam., tantôt libres et tantôt monadelphes, 2 ovaires soudés en un seul, style court, stigmate de forme variable ; fr. follicule simple ou double, uniloculaire et polysperme, ou une baie, les graines quelquefois munies d'une aigrette soyeuse.

Arguel. *Cynanchum arguel,* Delile.
Cynanche ipécacuanha. — *ipecacuanha,* Rich.
— tomenteux. — *tomentosum,* L.
Scammonée de Montpellier. — *monspeliacum,* L.
Dompte-venin. — *vincetoxicum,* Rich.
Pervenche. *Vinca major,* L.
Codaga-pala. *Nerium antidysentericum,* L.
Noix-vomique. *Strychnos nux vomica,* L.
Strychnos fève de St.-Ignace. — *ignatia,* L.
— couleuvrée. — *colubrina,* L.
Asclépiade tubéreuse. *Asclepias tuberosa,* Michaux.
— de Curaçao. — *curassavica,* L.

Périploque scammonée. *Periploca secamone* , L.
— émétique. — *emetica* , Retz.

9e Classe.

PÉRICOROLLIE.

DIOSPYRÉES ou ÉBÉNACÉES. *Diospyreæ.*

Tige ligneuse, souvent arborescente ; feuil. alternes, simples: fl. axillaires, cal. monosép. à 4 ou 6 dents inégales, libre ou soudé avec l'ovaire,
cor. monopét. régulière , à 4 ou 3 div. , étam. en nombre variable,
ovaire à 4 loges, style simple , stigmate quadrilobé ; fr. capsule ou baie
à plusieurs loges monospermes.

Styrax officinal. *Styrax officinale* , L.
Benjoin. — *benzoe* , Dryander.

ÉRICINÉES. *Ericineæ.*

Arbres ou arbustes à feuil. alternes, opposées ou verticillées ; fl. en
épis ou en grappes, cal. persistant, monosép., à 4 ou 5 div., cor. monopét. régulière , à 5 div. , souvent persistante , 8 ou 10 étam., anthères
biloculaires , ovaire à 5 loges ; fr. capsule à 5 loges et à 5 valves , contenant de petites graines.

Busserole. *Arbutus uva ursi* , L.
Chimophile à ombelle. *Chimophila umbellata* , L.

CAMPANULACÉES. *Campanulaceæ.*

Plantes herbacées, annuelles ou vivaces , lactescentes ; feuil. alternes,
simples ; fl. solitaires ou en épis, ordinairement bleues ou blanches: cal.
adhérent par sa base à l'ovaire, à 4 ou 5 div., cor. monopét. régulière , quelquefois irrégulière et à 5 lobes, 5 étam. , alternes avec les
lobes de la corolle , libres ou soudées ensemble , ovaire à 2 ou 5 loges,
style simple , stigmate à 2, 3 ou 5 lobes ; fr. capsule couronnée par le
cal. à 3 ou 5 loges , polyspermes.

Lobélie syphilitique. *Lobelia syphilitica* , L.

10e Classe.

ÉPICOROLLIE-SYNANTHÉRIE.

SYNANTHÉRÉES ou COMPOSÉES. *Synanthereæ.*

Plantes herbacées ou frutescentes ; feuil. alternes ou opposées, entières
ou découpées ; fl. petites, hermaphrodites, unisexuées ou neutres , réunies en têtes et portées sur une sorte de plateau nommé *réceptacle* ,
entourées d'un ou plusieurs rangs d'écailles qui forment un *involucre* ,
chacune d'elles se compose d'une cor. monopét. régulière , tubuleuse ,
fleuron , ou bien irrégulière et déjetée d'un seul côté, *demi-fleuron* . 5
étam. synanthères , c'est-à-dire réunies par les anthères, 1 style simple,
stigmate bifide ; fr. akène de forme variable, nu ou couronné par une
aigrette soyeuse ou plumeuse.

Cette famille se divise naturellement en trois tribus :

A. CARDUACÉES ou CYNAROCÉPHALES. *Carduaceæ.*

Feuil. alternes, souvent épineuses ; fl. toutes flosculeuses, réceptacle garni de soies nombreuses, style offrant un bouquet de poils circulaire au-dessous de la bifurcation du stigmate.

Chardon-Marie. *Carduus marianus*, L.
Bardane. *Arctium lappa*, L.
Chausse-trappe. *Centaurea calcitrapa*, L.
Chardon-bénit. — *benedicta*, L.
Bluet. — *cyanus*, L.
Grande centaurée — *centaurium*, L.
Jacée. — *jacea*, L.

B. CORYMBIFÈRES. *Corymbiferæ.*

Fl. toutes flosculeuses, hermaphrodites ou unisexuées, le plus souvent radiées, c'est-à-dire des fleurons au centre et des demi-fleurons femelles ou neutres à la circonférence, réceptacle nu ou garni de soies ou de paillettes en nombre égal à celui des fleurs, style sans poils.

Camomille romaine. *Anthemis nobilis*, L.
— puante. — *cotula*, L.
— des teinturiers. — *tinctoria*, L.
Pyrèthre. — *pyrethrum*, L.
Ptarmique. *Achillea ptarmica*, L.
Millefeuille. — *millefolium*, L.
— naine. — *nana*, L.
— musquée. — *moschata*, L.
. . . . — *atrata*, L.
Absinthe officinale. *Artemisia absinthium*, L.
— pontique. — *pontica*, L.
Armoise. — *vulgaris*, L.
— de Judée. — *judaïca*, L.
— des glaciers. — *glacialis*, L.
— à épis. — *spicata*, L.
Aurone. — *abrotanum*, L.
Sementine. — *contra*, L.
Estragon. — *dracunculus*, L.
Tanoisie. *Tanacetum vulgare*, L.
Balsamite odorante. — *balsamita*, L.
Matricaire. *Matricaria parthenium*, L.
Camomille ordinaire. — *chamomilla*, L.

Souci officinal. *Calendula officinalis*, L.
— des champs. — *arvensis*, L.
Arnique. *Arnica montana*, L.
Aunée. *Inula helenium*, L.
Tussilage. *Tussilago farfara*, L.
Acmelle. *Spilanthus acmella*, L.
Cresson de Para. — *oleracea*, L.
Seneçon. *Senecio vulgaris*, L.
Aya-pana. *Eupatorium aya-pana*, Ventenat.
Eupatoire. — *cannabinum*, L.
— à poils. — *pilosum*, L.

C. CHICORACÉES. *Cichoraceæ.*

Plantes lactescentes; capitules formés entièrement de demi-fleurons.

Laitue vireuse. *Lactuca virosa*, L.
— cultivée. — *sativa*, L.
Pissenlit. *Leontodon taraxacum*, L.
Scorzonère. *Scorzonera hispanica*, L.
Chicorée sauvage. *Cichorium intybus*, L.

11ᵉ Classe.

ÉPICOROLLIE-CORISANTHÉRIE.

DIPSACÉES. *Dipsaceæ.*

Tiges herbacées, rarement frutescentes; feuil. opposées; fl. en capitules, portées sur un réceptacle commun, garni d'écaille et entouré d'un involucre, chacune des fl. munie d'un involucre propre, cal. adhérent à l'ovaire, cor. monopét. tubuleuse, à 4 ou 5 lobes, 4 à 5 étam. à anthères distinctes, ovaire, style et stigmate simples; fr. graine solitaire recouverte par le calice.

Scabieuse. *Scabiosa arvensis*, L.

VALÉRIANÉES. *Valerianeæ.*

Plantes herbacées à feuil. opposées; fl. nues, en panicules ou en corymbes, cal. adhérent, irrégulier, cor. tubuleuse, à 5 lobes inégaux, 1 à 5 étam., ovaire et style simples, stigmate triparti; fr. akène surmonté par les dents du cal. ou par une aigrette plumeuse.

Valériane officinale. *Valeriana officinalis*, L.
— celtique. — *celtica*, L.
Grande Valériane. — *phu*, L.
Petite Valériane. — *dioïca*, L.

RUBIACÉES. *Rubiaceæ.*

Tige herbacée ou ligneuse; feuil. opposées avec des stipules, ou verticillées sans stipules; cal. adhèrent à l'ovaire, entier ou à 4 ou 5 dents,
cor. monopét. régulière, à 4 ou 5 div., 4 ou 5 étam., alternes avec
les div. de la cor., ovaire à 2 loges, surmonté d'un disque épigyne jaunâtre, style bifide, 2 stigmates; fr. quelquefois 2 petites coques monospermes, ou bien capsule ou baie à 2, 4, 5 ou plusieurs loges mono
ou polyspermes.

Caille-lait. *Galium verum ,* L.

Aspérule. *Asperula cynanchica ,* L.

Garance *Rubia tinctorum ,* L.

Quinquina gris. *Cinchona condaminea ,* Humboldt.

— jaune. — *cordifolia ,* Mutis.

— orangé. — *lancifolia ,* Mutis

— rouge. — *oblongifolia ,* Mutis.

— blanc. — *ovalifolia ,* Mutis.

— piton. *Exostemma floribunda ,* Persoo .

— caraïbe. — *caribœa ,* Persoon.

— nova. *Portlandia grandiflora ,* L.

Caféier. *Coffea arabica ,* L.

Ipécacuanha annelé. *Cephælis·ipecacuanha ,* Rich.

— strié. — *Psychotria emetica ,* L.

— blanc. *Richardsonia brasiliensis ,* Gomez.

Psychotrie herbacée. *Psychotria herbacea.*

Gomme kino. *Nauclea gambeer ,* Hunter.

CAPRIFOLIACÉES. *Caprifoliaceæ.*

Tiges herbacées, le plus souvent ligneuses, quelquefois volubiles de
droite à gauche; feuil. opposées, simples; fl. solitaires, ou en panicules
axillaires ou terminales, cal. adhèrent à l'ovaire, cor. monopét. régulière ou irrégulière, 4 à 5 étam., ovaire surmonté d'un disque, style
simple ou nul, 1 à 3 stigmates; fr. charnu, couronné par les dents du
cal., à une ou plusieurs graines.

Sureau. *Sambucus niger ,* L.

Yèble. — *ebulus ,* L.

HÉDÉRACÉES. *Hederareæ.*

Arbres ou arbrisseaux à feuil. alternes sans stipules; fl. en ombelles
simples, cal. à 4 ou 5 dents, cor. 4 ou 5 pét. distincts, 4 à 5 étam.,
alternes avec les pétales, style et stigmate simples; fr. charnu, couronné
par les dents du cal., à 2 ou 5 noyaux osseux.

Cornouiller à fleurs. *Cornus florida ,* L.

— soyeux. — *sericea ,* L.

§ 3. POLYPÉTALES.

12e Classe.

ÉPIPÉTALIE.

ARALIACÉES. *Araliaceæ.*

Tiges herbacées, frutescentes ou arborescentes ; feuil. alternes, composées, à pétiole engaînant à sa base ; fl. petites, en ombelles, munies d'un involucre, cal. entier ou denté, cor. 5 ou 6 pét. réguliers, étam. en nombre égal aux pétales, rarement le double, ovaire à 5, 6, 10 et 12 loges, style à stigmates en nombre égal aux loges de l'ovaire ; fr. baie à 1, 2, 5 et plusieurs loges monospermes.

Ginseng. *Panax quinquefolium ,*Lam.

OMBELLIFÈRES. *Umbelliferæ.*

Tige herbacée, fistuleuse, quelquefois ligneuse; feuil. alternes, engaînantes, ordinairement découpées profondément, ou composées de folioles de forme et de grandeur variables ; fl. petites, blanches en ombelles simples ou composées et entourées de folioles symétriques, *involucre,* et *involucelle,* cal. 5 dents, cor. 5 pét., 5 étam., ovaire à 2 loges, surmonté d'un disque formant des mamelons, 2 styles, 2 stigmates très petits ; fr. diakène de forme très variable, se partageant à la maturité en 2 akènes.

Anis. *Pimpinella anisum ,* L.
Saxifrage — *saxifraga ,* L.
Carvi. *Carum carvi ,* L.
Persil. *Apium petroselinum ,* L.
Ache odorante. — *graveolens ,* L.
Méum. *Meum vulgare ,* L.
Fenouil. *Anethum fœniculum ,* L.
— odorant. — *graveolens ,* L.
Cumin. *Cuminum cyminum ,* L.
Coriandre. *Coriandrum sativum ,* L.
Ciguë. *Conium maculatum ,* L.
Petite ciguë. *OEthusa cynapium ,* L.
Cicutaire aquatique. *Cicutaria aquatica ,* Lam.
Carotte. *Daucus carota ,* L.
Cerfeuil. *Scandix cerefolium ,* L.
Galbanum. *Selinum galbanum ,* L.
Héraclée gommifère. *Heracleum gummiferum ,* Willd.
Opopanax. *Pastinaca opopanax ,* L.
Assa-fœtida. *Ferula assa-fœtida ,* Lam.

Angélique. *Angelica archangelica* , L.
Perce-pierre commun. *Crithmum maritimum* , L.
Chardon-Roland. *Eryngium campestre* , L.
Ammi. *Ammi majus* , L.
Livêche. *Ligusticum levisticum* , L.
Impératoire. *Imperatoria ostruthium* , L.

13ᵉ Classe.

HYPOPÉTALIE.

RENONCULACÉES. *Ranunculaceæ.*

Plantes herbacées , quelquefois sous-frutescentes , à feuil. alternes, simples ou composées; fl. ordinairement grandes et d'une belle couleur, cal. polysép. presque toujours corolliforme , à 3 ou 6 sép. , cor. quelquefois nulle , ou bien à 5 pét. ou plus, étam. nombreuses, libres, ovaires insérés sur un réceptacle commun, en nombre défini ou indéfini, solitaires ou soudés ensemble et offrant chacun un style latéral et un stigmate simple ; fr. akènes comprimés, disposés en capitules ou bien capsules agrégées, ou distinctes, uniloculaires et polyspermes.

Renoncule bulbeuse. *Ranunculus bulbosus* , L.
— âcre. — *acris* , L.
Anémone des bois. *Anemone nemorosa* , L.
Clématite. *Clematis vitalba* , L.
— droite. — *erecta* , L.
Pivoine. *Pæonia officinalis* , L.
Ellébore noir. *Helleborus niger* , L.
— vert. — *viridis* , L.
— fétide. — *fœtidus* , L.
Staphisaigre. *Delphinium staphisagria* , L.
Aconit napel. *Aconitum napellus* , L.
— tue-loup. — *lycoctonum* , L.
— anthora. — *anthora* , L.

PAPAVÉRACÉES. *Papaveraceæ.*

Plantes herbacées, souvent annuelles, lactescentes ; feuil. alternes ; fl. grandes, solitaires, terminales, cal. 2 sép. concaves, caducs , cor. 4 pét. , étam. libres, nombreuses, ovaire libre , stigmate sessile , rayonné ou lobé; fr. capsule polysperme.

Pavot somnifère. *Papaver somniferum* , L.
Coquelicot. — *rhœas* , L.
Chélidoine grande éclaire. *Chelidonium majus* , L.

FUMARIACÉES. *Fumariaceæ.*

Plantes herbacées annuelles ou vivaces, non laciescentes: feuil. alternes ; cal. très petit à 2 sép., cor. irrégulière, éperonnée à 4 pét.
inégaux, 6 étam. diadelphes, anthères centrales à 2 loges, les latérales à
une seule loge, ovaire simple, style filiforme, stigmate bilamellé ; fr.
capsule en forme de silique bivalve ou akène, graines arillées,

Fumeterre. *Fumaria officinalis ,* L.
— à épis. — *spicata ,* L.

CRUCIFÈRES. *Cruciferæ.*

Plantes herbacées à feuil. alternes ; fl. en corymbes, en panicules ou
en épis, cal. 4 sép. caducs, cor. 4 pét. unguiculés, alternes avec les
div. du cal., 6 étam. tétradyuames, c'est-à-dire 2 plus petites inférieures et 4 plus grandes en 2 paires opposées, ovaire à 2 loges, style
court, stigmate bilobé ; fr. alongé, biloculaire à 2 valves et polysperme,
silique, ou court, elliptique, arrondi ou anguleux, *silicule.*

Cresson de fontaine. *Sisymbrium nasturtium ,* L.
Vélar. — *officinale,* De Cand.
Alliaire. *Erysimum alliaria ,* L.
Moutarde. *Sinapis nigra ,* L.
Cardamine des prés. *Cardamine pratensis ,* L.
Cresson alénois. *Lepidium sativum ,* L.
Cochléaria. *Cochlearia officinalis ,* L.
Raifort sauvage. — *armoracia ,* L.

CAPPARIDÉES. *Capparideæ.*

Plantes herbacées ou arbrisseaux à feuil. alternes, simples avec des
stipules, ou composées sans stipules ; cal. 4 sép., cor. 4 pét. souvent
irréguliers, étam. nombreuses, ovaire stipité, uniloculaire, style simple
ou divisé, de même que le stigmate ; fr. alongé, charnu, en forme
de baie ou de silique, à une loge contenant des graines réniformes.

Câprier. *Capparis spinosa ,* L.

ACÉRINÉES. *Acerineœ.*

Arbres à feuil. opposées simples ou composées ; fl. en grappes ou en
corymbes, souvent dioïques par avortement, cal. monosép. persistant, à
5 div., cor. 5 pét. onguiculés, insérés sur un disque hypogyne, étam.
définies, ovaire didyme, un style et un stigmate, rarement deux ; fr.
formé de 2 et plus rarement 3 coques ailées et dispermes.

Erable à sucre. *Acer saccharinum ,* L.

HYPPOCASTANÉES. *Hyppocastaneœ.*

Arbres ou arbrisseaux à feuil. opposées, sans stipules, digitées, ; fl. en
thyrses, cal. monosép. tubuleux, à 5 div., cor. 4 pét. inégaux onguiculés ;
étam. diclinées, de 7 à 8, ovaire triloculaire, style simple, stigmate tri-
obé ; fr. capsule à 3 valves coriaces, contenant de 1 à 5 graines, re-

couvertes d'une enveloppe brune, luisante et marquées d'une large tache blanchâtre, non polie.

Marronnier d'Inde. *Œsculus hippocastanum*, L.

GUTTIFÈRES. *Guttiferœ.*

Arbres très élevés à feuil. opposées, entières, coriaces, persistantes; fl. axillaires ou terminales, cal. mono ou polysép., 4 pét., ordinairement jaunes, étam. indéfinies, libres ou monadelphes, anthères alongées, adnées aux parties latérales des filets, ovaire uni ou multiloculaire, style et stigmate simples; fr. variable, baie coriace à une ou plusieurs graines, ou capsules mono ou polyspermes.

Gomme-gutte. *Stalagmitis cambogioïdes*, Murray.

AURANTIACÉES. *Aurantincœ.*

Arbres ou arbrisseaux à feuil. alternes, simples ou composées, persistantes, luisantes, souvent garnies de points glanduleux; fl. axillaires, blanches ou purpurines, cal. monosép., à 4 ou 5 div., cor. 4 à 5 pét., ordinairement 10 étam., insérées sur un disque hypogyne, ovaire simple à plusieurs loges; fr. baie polysperme.

Oranger. *Citrus aurantium*, L.
Citronier. — *medica*, L.
Bergamottier. — *bergamia*, L.

THÉACÉES. *Theaceœ.*

Arbrisseaux à feuil. alternes, simples, non ponctuées, persistantes; fl. axillaires très grandes, cal. monosép., à 5 ou 7 div., profondes, cor. 5 ou un plus grand nombre de pét. disposés sur deux rangs, étam. nombreuses, soudées en plusieurs faisceaux par leurs filets, anthères arrondies, à 2 loges, ovaire libre, à 3 ou 4 loges, style simple ou divisé, 3 ou 4 stigmates; fr. capsule dure, coriace, à 3 ou 4 côtes saillantes et autant de loges à une ou 2 graines.

Thé. *Thea sinensis*, L.
Camellia. *Camellia sasangua*, L.

MÉLIACÉES. *Meliaceœ.*

Tige ligneuse frutescente ou arborescente: feuil. alternes, simples; fl. en panicule terminale, cal. monosép. à 4 ou 5 div., cor. 4 à 5 pét. sessiles, égaux ou inégaux, étam. en nombre égal ou double de celui des pét., ovaire, style et stigmate simples; fr. capsulaire, à 4 ou 5 loges mono ou dispermes.

Cannelle blanche. *Winterania canella*, L.
Azédarach. *Melia azedarach*, L.
Swiéténia fébrifuge. *Swietenia febrifuga*, L.

VINIFÈRES. *Viniferœ.*

Végétaux sarmenteux, volubiles, à feuil. alternes, simples ou digitées, vrilles opposées aux feuil. et rameuses; fl. petites, verdâtres, en grappes opposées aux feuil., cal. court, cor. à 4 ou 6 pét. sessiles; étam. opposées aux pét., ovaire offrant un disque hypogyne, à 2 loges, style court et épais ; fr. baie globuleuse contenant de 1 à 4 graines.

Vigne. *Vitis vinifera* , L.

GÉRANIACÉES. *Geraniaceæ.*

Plantes herbacées, quelquefois sous frutescentes, à feuilles opposées, quelquefois alternes, simples ou composées, avec 2 stipules; fl. grandes, de couleur ordinairement éclatante, cal. monosép. persistant, à 5 div. profondes, cor. 5 pét., régulière ou non, 5 à 10 étam., dont les filets sont libres ou monadelphes et portent tous des anthères, ou bien'quelques-uns d'entre eux sont stériles, ovaire libre, à 3 ou 5 côtes saillantes, style alongé, 3 à 5 stigmates ; fr. 3 à 5 coques uniloculaires, indéhiscentes, monospermes.

Géranion à Robert. *Geranium robertianum* , L.
— sanguin. — *sanguineum* , L.
Bec de grue. — *gruinum* , L.

OXALIDÉES., *Oxalideæ.*

Plantes herbacées, annuelles ou vivaces, sans tiges apparentes, à feuil. pétiolées, composées de trois folioles sessiles, opposées ou presque verticilées; fl. terminales ou axillaires, cal. monosép. à 5 div. profondes, persistant, cor. régulière pentapétale, 10 étam. monadelphes, ovaire à 5 loges, 5 styles et 5 stigmates; fr. capsule à 5 loges polyspermes, s'ouvrant en 5 valves, les graines enveloppées d'un arille charnu.

Surelle acide. *Oxalis acetosella* , L.

MALVACÉES. *Malvaceæ.*

Tiges ligneuses ou herbacées : feuil. simples ou composées, alternes, accompagnées de stipules; fl. axillaires ou terminales, cal. monosép. à 5 div., ordinairement un second cal. extérieur, *calicule* , cor. pentapétale, étam. nombreuses, réunies en tube par leurs filets monadelphes, ou 5 à 10 seulement, ovaire à un grand nombre de côtes saillantes, ou globuleux à 5 loges, style simple ou multifide, stigmates nombreux; fr. petites capsules indéhiscentes, uniloculaires, monospermes, rangées en cercle, ou bien une seule capsule à 5 loges polyspermes, ou enfin un fruit coriace, pulpeux intérieurement et indéhiscent.

Guimauve. *Althæa officinalis* , L.
Rose trémière. — *rosea* , L.
Mauve. *Malva sylvestris* , L.
— à feuilles rondes. — *rotundifolia* , L.
— alcée. — *alcea* , L.
Cacaoier. *Theobroma cacao* , L.

MAGNOLIACÉES. *Magnoliaceæ.*

Arbres ou arbrisseaux à feuil. alternes; fl. grandes et très odorantes, cal. caduc à 3 ou 6 sép., cor. à 3 ou un grand nombre de pét. sur plusieurs rangs, étam. nombreuses, anthères alongées et situées sur le côté des filets, ovaires nombreux à une loge mono ou polysperme ; fr. capsules à 2 valves, ou bien fruits minces, planes et indéhiscents , un peu charnus dans quelques cas.

Drymis de Winter. *Drymis Winteri*, Forster.
Badiane. *Illicium anisatum*, L.

SIMAROUBÉES. *Simarubeæ.*

Arbres ou arbrisseaux à feuil. alternes, imparipinnées, sans stipules ; fl. en grappes ou en panicules terminales, cal. court, persistant, à 4 ou 5 div., 5 pét. dressés, caducs, 5 à 10 étam. libres, attachées à un disque hypogyne épais, ovaire à 5 côtes saillantes, style simple, stigmate multilobé ; fr. petites drupes en nombre égal à celui des loges de l'ovaire, ovoïdes, alongées et renfermant chacune un noyau ; quoique distinctes, elles sont toutes portées sur le disque charnu.

Quassia. *Quassia amara*, L,
— élevé. — *excelsa*, L.
Simarouba. — *simaruba*, L.

MÉNISPERMÉES. *Menispermeæ.*

Arbrisseaux sarmenteux, volubiles, à feuil. alternes, simples, pétiolées, sans stipules; fl. petites, unisexuées, ordinairement dioïques, en épis ou en grappes, cal. formé de plusieurs rangs de sép., cor. nulle quelquefois, ordinairement composée de pét. nombreux et sur plusieurs rangs, étam. monadelphes ou libres, en nombre égal, triple ou quadruple de celui des pét. avec lesquels elles sont opposées, ovaires réunis par leur base, autant de styles et de stigmates que d'ovaires ; fr. petite drupe monosperme, recourbée et réniforme, renfermant une graine de même figure.

Coque du Levant. *Menispermum cocculus*, L.
Columbo. — *palmatum*, Lam.
Pareira-brava. *Cissampelos pareira*, L.

BERBÉRIDÉES. *Berberideæ.*

Plantes herbacées ou ligneuses, à feuil. alternes, simples, quelquefois pinnées ; fl. petites, jaunes, en épis ou en grappes, cal. 3 à 6 sép. caducs, autant de pét. opposés aux div. du cal., 3 à 6 étam. aussi opposées aux pétales, anthères à 2 loges écartées, ovaire simple, style et stigmate simples, le dernier quelquefois sessile : fr. baie uniloculaire, polysperme, quelquefois une capsule.

Épine-vinette. *Berberis vulgaris*, L.

PODOPHYLLÉES. *Podophylleæ.*

Plantes herbacées, aquatiques, à feuil. pétiolées, peltinerves ; fl. portées sur des pédoncules uniflores, cal. à 3 ou 4 sép., cor. formée de
plusieurs rangs de pét. alternes avec les div. du cal., étam. nombreuses. plusieurs ovaires à plusieurs loges, style presque nul, stigmate
épais, pelté, fr. carpelles charnus aussi nombreux que les loges de
l'ovaire.

Podophylle pelté. *Podophyllum peltatum ,* L.

TILIACÉES. *Tiliaceæ.*

Arbres, arbrisseaux et quelquefois plantes herbacées, à feuil. alternes,
simples, accompagnées de stipules ; fl. axillaires ou terminales, cal. coloré, caduc, à 4 ou 5 div. profondes. cor. 4 à 5 pét. alternes avec les
sép., étam. nombreuses, anthères à 2 loges, ovaire simple, sessile, à 2
ou 5 loges, style simple , stigmate à 2, 3 ou 5 lobes; fr. sec ou charnu, à
2 ou plusieurs loges mono ou polyspermes.

Tilleul. *Tilia europæa ,* L.

CISTÉES. *Cisteæ.*

Arbustes ou arbrisseaux, à feuil. opposées, simples, avec ou sans
stipules ; fl. axillaires ou terminales, cal. monosép. à 5 div. profondes,
cor. à 5 pét. réguliers, étam. nombreuses, ovaire globuleux, à 3 ou 5
loges, style et stigmate simples ; fr. sec à 3 ou 5 loges polyspermes.

Ciste de Crète. *Cistus creticus*   L.

VIOLARIÉES. *Violariæ.*

Plantes herbacées ou sous-frutescentes , à feuil. simples , opposées, à
2 stipules ; fl. axillaires, droites ou renversées au sommet du pédoncule,
cal. 5 div. profondes, cor. irrégulière, à 5 pét. inégaux , l'inférieur plus
grand, 5 étam. , alternes avec les pét. , anthères biloculaires, ovaire libre, uniloculaire, style droit ou crochu , stigmate simple ou renflé et
concave ; fr. capsule à une loge trivalve et polysperme.

Violette odorante. *Viola odorata ,* L.
— des champs. — *arvensis ,* De Cand.
— tricolore. — *tricolor ,* L.
— canine. — *canina ,* L.
Ionide ipécacuanha. *Ionidium ipecacuanha ,* Vent.

POLYGALÉES. *Polygaleæ.*

Plantes herbacées ou ligneuses à feuil. alternes sans stipules ; fl. terminales et en épis, quelquefois solitaires et axillaires, munies de deux
bractées latérales, cal. à 3, 4 ou 5 div. régulières ou irrégulières, cor.
3 à 5 pét. libres ou soudés par la base, 8 étam. soudés par les filets ,
diadelphes, quelquefois 2 ou 3 seulement et libres , anthères uniloculaires, ovaire libre, à une ou 2 loges, stigmate de forme variable ; fr.
capsule à une ou 2 loges monospermes et bivalves, la graine souvent
arillée.

Poylgala amer. *Polygala amara* , L.
— de Virginie. — *senega*, L.
Ratanhia. *Krameria triandra* , L.
—   — *ixina*, L.

RUTACÉES. *Rutaceæ.*

Tiges herbacées ou ligneuses ; feuil. alternes ou opposées, simples ou composées ; fl. terminales ou axillaires, cal. monosép., à 5 div. profondes, cor. 4 à 5 pét. quelquefois inégaux, 8 ou 10 étam., portées sur un disque hypogyne, ovaire à 5 côtes et autant de loges, style simple, stigmate à 5 lobes ; fr. globuleux ou comprimé, à 2, 3 ou 5 côtes quelquefois saillantes en forme d'ailes.

Rue. *Ruta graveolens* , L.
Gaïac. *Guaïacum officinale* , L.
Augusture vraie. *Cusparia febrifuga* , Humb.
Diosmée crénelée. *Diosma crenata* , L.

CARYOPHYLLÉES. *Caryophylleæ.*

Tiges herbacées ou sous-frutescentes ; feuil. opposées, sessiles ; fl. en épis ou en bouquet terminal, cal. monosép. à 5 dents, persistant tubuleux, ou à 5 sép., cor. 5-pét. longuement onguiculés, 4, 5 ou 10 étam., ovaire libre, uni ou multiloculaire, 1 à 5 styles et autant de stigmates ; fr. capsule à une ou plusieurs loges, multivalves et polyspermes, quelquefois le fruit est bacciforme.

OEillet. *Dianthus caryophyllus* , L.
Saponaire. *Saponaria officinalis* , L.

LINACÉES. *Linaceæ.*

Les plantes de cette famille diffèrent de la précédente par leurs feuil. alternes, leurs étam. monadelphes, par leurs pétales sans onglets et par leur fruit qui est une capsule à 10 loges monospermes.

Lin. *Linum usitatissimum* , L.
— cathartique. — *catharticum* , L.

14ᵉ Classe.

PÉRIPÉTALIE.

PORTULACÉES. *Portulaceæ.*

Plantes herbacées ou arbustes à feuil. opposées ou alternes, en général épaisses et charnues ; cal. libre ou demi-adhérent à l'ovaire, à 2 ou plusieurs div., cor. 4 à 5 pét., étam. variables, ovaire à une ou plusieurs loges, style simple ou divisé, un ou plusieurs stigmates ; fr. capsule uni ou multiloculaire, à une ou plusieurs graines.

Pourpier. *Portulaca oleracea* , L.

Tamarisc. *Tamarix gallica* , L.

PARONYCHIÉES. *Paronychiew.*

Tiges herbacées ou sous-frutescentes : feuil. opposées , munies de stipules, ou bien cônées et sans stipules : fl. terminales ou axillaires , en têtes ou en corymbes, cal. monosép. à 5 div. cor. 5 pét. en forme d'écailles , alternes avec les div. du cal. , 5 étam. alternes avec les pét., ovaire libre, un ou plusieurs styles, un ou plusieurs stigmates ; fr. cupsulaire uniloculaire , mono ou polysperme.

Turquette. *Herniaria glabra* , L.
— velue. — *hirsuta* , L.

CRASSULACÉES. *Crassulaceæ.*

Plantes grasses, herbacées, à feuilles épaisses , charnues, alternes ou opposées ; fl. alternes en épi, en corymbe ou en cyme, cal. divisé en un nombre de lobes défini , autant de pét. que de lobes au cal. et alternes avec eux, autant ou le double d'étam., que de div. à la cor., ovaires aussi nombreux que les pét., rangés en cercle , offrant chacun un style et un stigmate ; fr. capsule uniloculaire, polysperme.

Joubarbe âcre. *Sedum acre* , *L.*

RIBÉSIÉES. *Ribesiew.*

Arbrisseaux à feuil. alternes , pétiolées , lobées , souvent armées d'aiguillons ; fl. solitaires, en épis ou en grappes, axillaires , cal. monosép. à 5 div., cor. 5 pét. petits , alternes , avec les div. du cal., 5 étam. alternant avec les pét., insérées sur un disque périgyne , anthères biloculaires , cordiformes, ovaire à une seule loge , style simple ou bifide ; fr. baie globuleuse, polysperme et ombiliquée au sommet.

Groseiller. *Ribes rubrum* , L.
Cassis. — *nigrum* , L.

MYRTINÉES. *Myrtineæ.*

Arbres ou arbrisseaux à feuil. persistantes , opposées ; fl. axillaires ou terminales , cal. monosép. adhérent à l'ovaire , à 4 ou 5 div. peu profondes , cor. polypét. régulière, étam. nombreuses, libres ou réunies en plusieurs faisceaux , ovaire uni ou multiloculaire : fr. à une ou plusieurs loges mono ou polyspermes, charnu et bacciforme, ou bien sec et capsulaire.

Myrte commun. *Myrtus communis* , L.
Cannelle giroflée. — *caryophyllata* , L.
Piment. — *pimenta* , L.
Gérofllier. *Caryophyllus aromaticus* . L.
Grenadier. *Punica granatum* , L.
Mélaleuque. *Melaleuca leucadendron* , L.

ROSACÉES. *Rosaceæ.*

Plantes herbacées ou ligneuses, à feuil. alternes, simples, divisées plus ou moins profondément, ou composées de folioles pinnées ou digitées; fl. en général blanches, solitaires et axillaires, ou en capitules, en grappes, etc., cal. monosép. tubuleux ou étalé, à 5 div., quelquefois calicule extérieur, cor. 5 pét., égaux et réguliers, étam. très nombreuses, ovaires très variables en nombre et en position, chacun d'eux uniloculaire, style latéral, stigmate simple; fr. très variable, tantôt une drupe, tantôt une quantité de petits akènes réunis sur un réceptacle commun, etc.

Fraisier. *Fragaria vesca*, L.
Ansérine *Potentilla anserina*, L.
Quintefeuille. — *reptans*, L.
Tormentille. *Tormentilla erecta*, L.
Bénoite. *Geum urbanum*, L.
— des rivages. — *rivale*, L.
Framboisier. *Rubus idæus*, L.
Ronce commune. — *fruticosus*, L.
— tombante. — *procumbens*, L.
— villeuse. — *villosus*, L.
Filipendule. *Spiræa filipendula*, L.
Ulmaire. — *ulmaria*, L.
Aigremoine. *Agrimonia eupatoria*, L.
Alchemille. *Alchemilla vulgaris*, L.
Pimprenelle. *Poterium sanguisorba*, L.
Prunier. *Prunus domestica*, L.
Prunellier. — *spinosa*, L.
Cerisier. *Cerasus vulgaris*, Miller.
— mahaleb. — *mahaleb*, Miller.
Merisier. — *avium.*
— à grappes. — *padus*, De Cand.
Laurier-cerise. — *lauro-cerasus*, Rich.
Amandier. *Amygdalus communis*, L.
Pêcher. *Persica vulgaris*, Miller.
Abricotier. *Armeniaca vulgaris*, Lam.
Rosier sauvage. *Rosa canina*, L.
— de France. — *gallica*, L.
— à cent feuilles. — *centifolia*, L.
Pommier. *Pyrus malus*, L.

Coignassier. *Cydonia vulgaris*, Rich.
Néflier. *Mespilus germanica*, L.

LÉGUMINEUSES. *Leguminosæ.*

Plantes herbacées, annuelles ou vivaces, ou arbustes, arbrisseaux et arbres, à feuil. alternes, composées, digitées ou pinnées, accompagnées de deux stipules persistantes; fl. solitaires, en panicules, en grappes, etc., cal. monosép.,tubuleux ou en cloche, à 5 div., cor. polypét. papilionacée, ou monopét. régulière, 10 étam., ordinairement diadelphes, quelquefois distinctes ou bien monadelphes, ovaire simple, style et stigmate simples; fr. gousse ou légume à une ou 2 loges, bivalve, mono ou polysperme, quelquefois divisé par des cloisons transversales formant autant de loges à une graine, ou bien capsule monosperme indéhiscente ou bivalve.

Arrête-bœuf. *Ononis spinosa*, L.
Bugrane jaune. — *natrix*, L.
Mélilot. *Melilotus officinalis*, L.
— bleu. — *cœruleus*, L.
Astragale sans tige. *Astragalus exscapus*, L.
— gommifère. — *gummifer*, L.
— vrai. — *verus*, Olivier.
Baguenaudier. *Colutea arborescens*, L.
Réglise. *Glycyrrhiza glabra*, L.
Sang-dragon. *Pterocarpus draco*, L.
Santal. — *santalinus*, L.
Copahu. *Copaifera officinalis*, L.
Myroxilon baumier. *Myroxylum balsamiferum*, L.
Baume de Tolu. *Myrospermum peruiferum*, De C.
Geoffroya. *Geoffroya inermis*, Swartz.
Séné à feuilles aiguës. *Cassia acutifolia*, Delile.
— à feuilles obtuses. — *obovata*, Colladon.
Caneficier. — *fistula*, L.
Tamarinier. *Tamarindus indica*, L.
Bois de campêche. *Hæmatoxylum campechianum*, L.
— néphrétique. *Guilandina moringa*, L.
Acacia vrai. *Mimosa nilotica*, L.
— cachou. — *catechu*, L.
— du Sénégal. — *senegal*, Willden.

RHAMNÉES. *Rhamneæ.*

Tiges ligneuses; feuil. simples, opposées ou alternes, avec ou sans

stipules ; fl. petites, ordinairement verdâtres, cal. monosép. étalé ou turbiné , à 4 ou 5 div., cor. 4 ou 5 pét. manquant quelquefois, étam. en
nombre égal à celui des pét. , ovaire libre à 2, 3 ou 4 loges . style simple
ou divisé , stigmates aussi nombreux que les loges de l'ovaire ; fr. sec et
capsulaire , ou bien charnu et contenant un ou plusieurs nucules.

Nerprun. *Rhamnus catharticus* , L.
Bourgène. — *frangula* , L.
Jujubier. — *zyziphus* , L.
Houx. *Ilex aquifolium* , L.
— vomitif. — *vomitoria* , Aiton.

TÉRÉBENTHACÉES. *Terebinthaceæ.*

Arbres ou arbrisseaux à feuil. alternes, ordinairement trifoliées ou
pinnées; fl. petites, en grappes rameuses, hermaphrodites ou unisexuées,
monoïques ou dioïques , cal. monosép. à 4 ou 5 div. profondes, cor.
pentapét. ou nulle, étam. 5 ou 10, alternes avec les pét., insérées sur un
disque périgyne , ovaire libre , uni ou multiloculaire , style court ,
stigmate trilobé ou 3 stigmates distincts ; fr. drupe sèche ou succulente,
à un noyau monosperme ou à plusieurs nucules.

Sumac des corroyeurs. *Rhus coriaria* , L.
— vénéneux. — *toxicodendron* , L.
Pistachier franc. *Pistacia vera* , L.
— térébinthe — *terebinthus* , L.
— lentisque. — *lentiscus* , L.
Baumier de la Mecque. *Amyris opobalsamum*, Willd.
— de Giléad. — *gileadensis.*
— élémifère. — *elemifera* , Willd.
— myrrhe. — *kataf* , Forskall.
Fausse augusture. *Brucea ferruginea.*
Oliban. *Boswellia serrata* , Roxburgh.

15e Classe.

DICLINIE.

EUPHORBIACÉES. *Euphorbiaceæ.*

Plantes herbacées ou ligneuses , à feuil. alternes, éparses ou opposées,
quelquefois épaisses et succulentes , contenant ordinairement un suc
laiteux très âcre ; fl. unisexuées, monoïques ou dioïques, en épi ou en
ombelle , rarement solitaires , cal. souvent double, à 5 ou 10 div. , dont
les intérieures colorées , fl. mâles, étam. variables, libres ou soudées par
leur base , fl. femelles , ovaire globuleux, à 3 loges et 3 côtes , 3 styles
bifurqués ; fr. 3 coques bivalves, à une ou 2 graines et s'ouvrant avec
élasticité , les graines recouvertes supérieurement par une crête ou
caroncule de forme variée.

Euphorbe officinale. *Euphorbium officinarum*, L.
— épurge. — *lathyris*, L.
— ipécacuanha. — *ipecacuanha*, L.
— des bois. — *sylvatica*, L.
— de Gérard. — *gerardiana*, L.
— cyprès. — *cyparissias*, L.
Mercuriale. *Mercurialis annua*, L.
Médicinier manioc. *Jatropha manihot*, L.
— curcas. — *curcas*, L.
— sauvage. — *gossypifolia*, L.
— d'Espagne. — *multifida*, L.
Cascarille. *Croton cascarilla*, L.
Croton de Tilly. — *tiglium*, L.
Buis. *Buxus sempervirens*, L.
Ricin. *Ricinus communis*, L.

CUCURBITACÉES. *Cucurbitaceæ.*

Tiges herbacées, rampantes, flexueuses et souvent grimpantes ; feui.
alternes, pétiolées, simples ou lobées, souvent couvertes de poils rudes;
fl. ordinairement unisexuées, monoïques et axillaires, fl. mâles, cal.
campaniforme, à 5 div., cor. monopét. régulière, à 5 lobes, plissée longitudinalement, 5 étam. dont 1 libre, les 4 autres soudées deux à deux,
anthères uniloculaires, fl. femelles, ovaire à une seule loge. style simple
ou trifurqué, 5 stigmates épais, ordinairement à 2 lobes : fr. péponide,
c'est-à-dire charnu et pulpeux à l'intérieur et contenant plusieurs graines
aplaties, recouvertes d'un tégument coriace.

Bryone. *Bryonia alba*, L.
Coloquinte. *Cucumis colocynthis*, L.
Melon. — *melo*, L.
Concombre. — *sativus*, L.
Courge. *Cucurbita lagenaria*, L.
Citrouille. — *pepo*, L.
Elatérium. *Ecballium elaterium*, Rich.

MYRISTICÉES. *Myristiceæ.*

Arbres contenant un suc propre rougeâtre, à feuil alternes, non
ponctuées, pétiolées, coriaces; fl. unisexuées, dioïques, axillaires ou
terminales, en grappes ou en panicules, cal. à 3 div., 4 à 12 étam.,
soudées par les filets et par les anthères, ovaire monosperme, a stylus
et 2 stigmates; fr. baie drupacée, monosperme, dont la graine est entourée d'un arille ordinairement découpé.

Muscadier. *Myristica moschata*, Thunberg.

URTICÉES. *Urticeæ.*

Plantes herbacées, arbrisseaux ou arbres à feuil. alternes, munies de
stipules : fl. dioïques ou monoïques, solitaires ou en épis, cal. monosép.
persistant, profondément divisé. fl. mâles, 4 ou 5 étam., alternes avec les
div. du cal., fl. femelles, ovaire libre, uniloculaire, 2 stigmates ; fr.
akène, quelquefois enveloppé par le cal. devenu charnu et bacciforme.

Figuier. *Ficus carica*, L.

Contrayerva. *Dorstenia contrayerva*, L.

Murier. *Morus nigra*, L.

Pariétaire. *Parietaria officinalis*, L.

Chanvre. *Cannabis sativa*, L.

Houblon. *Humulus lupulus*, L.

Ortie. *Urtica urens*, L.

JUGLANDÉES. *Juglandeæ.*

Arbres élevés, à feuil. alternes et composées ; fl. unisexuées, monoïques, fl. mâles en chatons simples ou composés, placés à l'extrémité des
rameaux, cal. formé d'une écaille, partagée en 2 ou 6 lobes, étam. en
nombre indéterminé, fl. femelles solitaires ou réunies à l'extrémité des
rameaux, cal. double adhérent à l'ovaire qui est simple, uniloculaire, 2
stigmates très épais ou 1 style et un stigmate quadrilobé ; fr. drupe peu
charnue, contenant une noix à 2 ou 4 valves, et dont la graine est bos-
selée et comme cérébriforme.

Noyer ordinaire. *Juglans regia*, L.

— cendré. — *cinerea*, L.

CUPULIFÈRES. *Cupulifereæ.*

Arbres à feuil. simples, alternes et stipulées : fl. unisexuées, monoïques, fl. mâles, en chatons alongés, écaille caliciforme diversement
conformée, 5 à 20 étam., fl. femelles axillaires, solitaires ou réunies et
entourées d'une cupule écailleuse, ovaire à 2 ou 3 loges, 2 ou 3 stigmates ;
fr. gland, c'est à-dire, sec, monosperme, indéhiscent, et entouré par la
cupule.

Chêne. *Quercus robur*, L.

— des teinturiers. — *infectoria*, L.

SALICINÉES. *Salicineæ.*

Arbres, arbrisseaux ou arbustes se plaisant dans des lieux humides, à
feuil. alternes, simples et munies de stipules ; fl. dioïques en chatons
alongés ou globuleux, fl. mâles, écaille caliciforme de figure variable, 1 à 24 étam., fl. femelles, écaille caliciforme supportant un
ovaire uniloculaire, style très court, 2 stigmates biparti : fr. petite
capsule à 2 valves, contenant plusieurs graines très petites, environnées
de poils soyeux.

Saule blanc. *Salix alba*, L.

Saule fragile. *Salix fragilis*, L.
— à 3 étamines. — *triandra* , L.
— de caprée. — *caprea* , L.
Peuplier noir. *Populus nigra* , L.

ULMACÉES. *Ulmaceæ.*

Arbres à feuil. alternes, simples et munies de deux petites stipules ; fl. hermaphrodites, axillaires, cal. à 4 ou 5 div., 4 à 5 étam., ovaire libre, uniloculaire, 2 stigmates sessiles, alongés et glanduleux ; fr. samare membraneuse, ou petite drupe monosperme.

Orme commun. *Ulmus campestris* , L.

CONIFÉRÉES. *Coniferæ.*

Arbres résineux à feuil. persistantes, étroites, tubulées, solitaires ou géminées ou bien en faisceaux ; fl. unisexuées, monoïques ou dioïques, fl. mâles en chatons, étam. définies ou indéfinies, sessiles ou supportées par des filets distincts ou soudés, fl. femelles en chatons écailleux, ovoïdes ou globuleux, dont les écailles sont grandes et imbriquées, une ou deux fl. à la base de chaque écaille, ovaire conique ; fr. akène ovoïde ou anguleux.

Pin pignon. *Pinus pinea* , L.
— maritime. — *maritima* , L.
— sauvage. — *sylvestris* , L.
Sapin commun. *Abies pectinata* , De Cand.
Mélèze ordinaire. *Larix europœa* , De Cand.
Genévrier. *Juniperus communis* , L.
Sabine. — *sabina* , L.

FIN DE LA TABLE.

(565)

TABLE DES MATIÈRES.

CHAPITRE VI.

CHAPITRE VII.

DES EXCITANTS SPÉCIAUX, C'EST-A-DIRE DONT L'ACTION SE PORTE PLUS PARTICULIÈREMENT SUR UN OU PLUSIEURS ORGANES. 273

CHAPITRE XIV.

FIN DE LA TABLE DES MATIÈRES.

TABLE ALPHABÉTIQUE

DES MATIÈRES

CONTENUES DANS CET OUVRAGE.

49

F.

G.

H.

I.

Q.

FIN DE LA TABLE ALPHABÉTIQUE.

TABLEAU SYNOPTIQUE

Des Caractères distinctifs des Sels qui peuvent être employés en Médecine, considérés sous le rapport de leur acide.

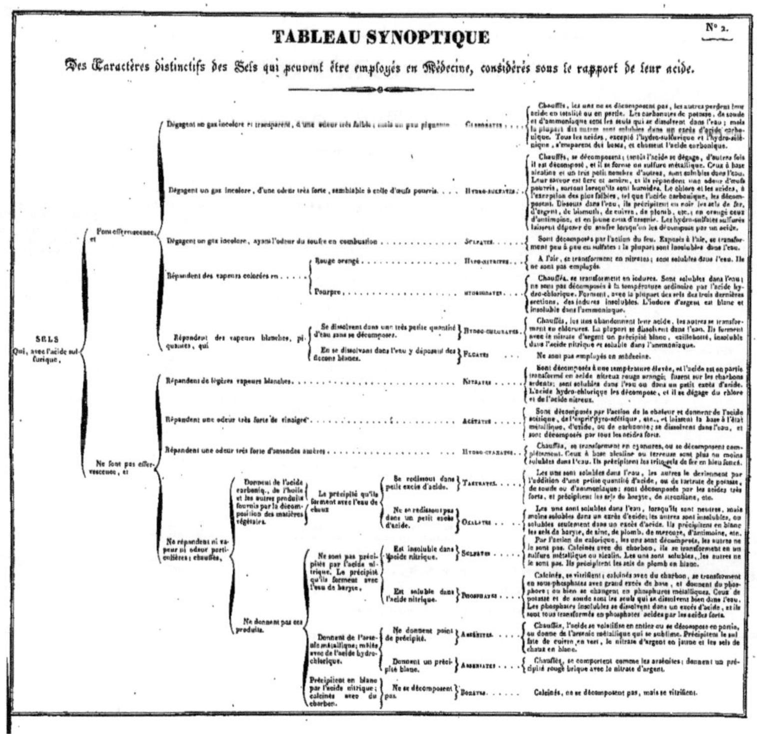

TABLEAU SYNOPTIQUE

Des Caractères distinctifs des Acides employés en Médecine.

N° 1.

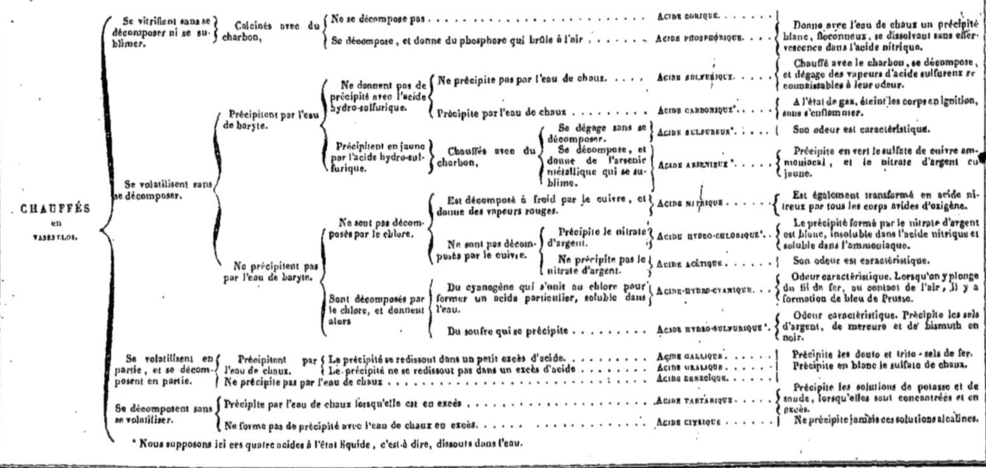

CHAUFFÉS en VASES CLOS.

- **Se vitrifient sans se décomposer ni se sublimer.**
  - Calcinés avec du charbon,
    - Ne se décompose pas . . . . **ACIDE BORIQUE.**
    - Se décompose, et donne du phosphore qui brûle à l'air . . . . . . **ACIDE PHOSPHORIQUE.** — Donne avec l'eau de chaux un précipité blanc, floconneux, se dissolvant sans effervescence dans l'acide nitrique.

- **Se volatilisent sans se décomposer.**
  - Précipitent par l'eau de baryte.
    - Ne donnent pas de précipité avec l'acide hydro-sulfurique.
      - Ne précipite pas par l'eau de chaux . . . . **ACIDE SULFURIQUE.** — Chauffé avec le charbon, se décompose, et dégage des vapeurs d'acide sulfureux reconnaissables à leur odeur.
      - Précipite par l'eau de chaux . . . . **ACIDE CARBONIQUE*.** — A l'état de gas, éteint les corps en ignition, sans s'enflammer.
    - Précipitent en jaune par l'acide hydro-sulfurique.
      - Chauffés avec du charbon,
        - Se dégage sans se décomposer. **ACIDE SULFUREUX*.** — Son odeur est caractéristique.
        - Se décompose, et donne de l'arsenic métallique qui se sublime. **ACIDE ARSENIEUX*.** — Précipite en vert le sulfate de cuivre ammoniacal, et le nitrate d'argent en jaune.
  - Ne précipitent pas par l'eau de baryte.
    - Ne sont pas décomposés par le chlore.
      - Est décomposé à froid par le cuivre, et donne des vapeurs rouges. **ACIDE NITRIQUE.** — Est également transformé en acide nitreux par tous les corps avides d'oxigène.
      - Ne sont pas décomposés par le cuivre.
        - Précipite le nitrate d'argent. **ACIDE HYDRO-CHLORIQUE*.** — Le précipité formé par le nitrate d'argent est blanc, insoluble dans l'acide nitrique et soluble dans l'ammoniaque.
        - Ne précipite pas le nitrate d'argent. **ACIDE ACÉTIQUE.** — Son odeur est caractéristique.
    - Sont décomposés par le chlore, et donnent alors
      - Du cyanogène qui s'unit au chlore pour former un acide particulier, soluble dans l'eau. **ACIDE HYDRO-CYANIQUE.** — Odeur caractéristique. Lorsqu'on y plonge du fil de fer, au contact de l'air, il y a formation de bleu de Prusse.
      - Du soufre qui se précipite . . . . **ACIDE HYDRO-SULFURIQUE*.** — Odeur caractéristique. Précipite les sels d'argent, de mercure et de bismuth en noir.

- **Se volatilisent en partie, et se décomposent en partie.**
  - Précipitent par l'eau de chaux.
    - Le précipité se redissout dans un petit excès d'acide. . . . . **ACIDE GALLIQUE.** — Précipite les deuto et trito-sels de fer.
    - Le précipité ne se redissout pas dans un excès d'acide . . . . . **ACIDE OXALIQUE.** — Précipite en blanc le sulfate de chaux.
  - Ne précipite pas par l'eau de chaux . . . . **ACIDE BENZOÏQUE.**

- **Se décomposent sans se volatiliser.**
  - Précipite par l'eau de chaux lorsqu'elle est en excès . . . . . . **ACIDE TARTARIQUE.** — Précipite les solutions de potasse et de soude, lorsqu'elles sont concentrées et en excès.
  - Ne forme pas de précipité avec l'eau de chaux en excès . . . . . **ACIDE CITRIQUE.** — Ne précipite jamais ces solutions alcalines.

* Nous supposons ici ces quatre acides à l'état liquide, c'est-à-dire, dissous dans l'eau.

www.ingramcontent.com/pod-product-compliance
Ingram Content Group UK Ltd.
Pitfield, Milton Keynes, MK11 3LW, UK
UKHW020958140726
13695UKWH00001B/25